Gesundheit – Krankheit
Ein Balanceakt

Dr. Eva Höll-Stüber

Sabine Baltes

6., durchgesehene Auflage

Dr. Felix Büchner

Handwerk und Technik – Hamburg

Vorwort

Die notwendigen Maßnahmen zur Gesundheitsvorsorge und Krankheitsvermeidung bedeuten für jeden einzelnen einen ständigen Balanceakt. Nur wenn er bereit ist, Verantwortung zu übernehmen, ist Gesundheitsförderung langfristig zu realisieren.

Das Lehrbuch wendet sich an Schülerinnen und Schüler der Berufsfachschule Sozialpflege sowie Auszubildende der Fachschule Familienpflege. Darüber hinaus sind alle Menschen angesprochen, die sich aufgrund ihres Berufes oder privat für den Bereich der Gesundheitsförderung interessieren. Da die Mehrzahl der Auszubildenden weiblich ist, wird von Schülerinnen die Rede sein - gemeint sind aber gleichberechtigt Schüler und Schülerinnen.

Das Buch ist als Lehr- und Arbeitsbuch konzipiert. Neben der Vermittlung von Fachwissen enthält es konkrete Aufgabenstellungen, die zum Nachdenken, Diskutieren und Wiederholen anregen. Praktische Arbeitsaufträge und Versuche befähigen zum selbstständigen Handeln. Wo es sich anbietet, werden fächerübergreifende Zusammenhänge herausgearbeitet. Insgesamt werden die Themen der Gesundheits- und Krankheitslehre ganzheitlich dargestellt.

Besonderen Wert legen die Autorinnen darauf, die Lehrerinnen und Lehrer dabei zu unterstützen, den Unterricht handlungsorientiert zu gestalten: Es werden Unterrichtsaktivitäten vorgestellt, die den Schülerinnen und Schülern ermöglichen, ihren Körper gezielt wahrzunehmen, zu verstehen und dementsprechend gesundheitsbewusst zu handeln und zu leben.

Der Aufbau und die Funktion des menschlichen Körpers sowie die allgemeine Krankheitslehre werden verständlich dargestellt. Abbildungen, Fotos, Tabellen und Fallbeispiele veranschaulichen den Lernstoff.

Zum Gebrauch des Buches

Einstiegskästen am Anfang eines Kapitels stimmen den Leser durch Fotos, Fallbeschreibungen etc. auf das Themengebiet ein und regen eine persönliche Auseinandersetzung mit dem Text an.

Fotos, **Tabellen** und **Grafiken** veranschaulichen die komplexen fachlichen Inhalte.

Aktivitätskästen in den Kapiteln initiieren eine gemeinsame Aktivität der Schülerinnen und Schüler, in der eigene Erfahrungen und themenzentrierte Aktionen in und außerhalb der Schule ermöglicht werden. Die Schülerinnen und Schüler lernen in einem ganzheitlichen Zusammenhang, der auch das Lernumfeld Schule mit einbezieht.

Wiederholungsaufgaben am Kapitelende greifen die wichtigsten Inhalte eines Kapitels nochmals auf und ermöglichen eine Stoffwiederholung. Darüber hinaus werden Anregungen zur weiteren Bearbeitung des Themas gegeben.

Umschlaggestaltung: harro.wolter@freenet.de
Illustrationen: Scott Krausen, Düsseldorf

ISBN 978-3-582-04191-3

Das Werk und seine Teile sind urheberrechtlich geschützt. Jede Nutzung in anderen als den gesetzlich zugelassenen Fällen bedarf der vorherigen schriftlichen Eiwilligung des Verlages. Hinweis zu § 52 a UrhG: Weder das Werk noch seine Teile dürfen ohne eine solche Einwilligung eingescannt und in ein Netzwerk eingestellt werden. Dies gilt auch für Intranets von Schulen und sonstigen Bildungseinrichtungen.

Verlag Handwerk und Technik G.m.b.H.,
Lademannbogen 135, 22339 Hamburg;
Postfach 63 05 00, 22331 Hamburg – 2007
Internet-Adresse: www.handwerk-technik.de
E-Mail: info@handwerk-technik.de

Layout, Lithos und Satz: alias GmbH, Berlin
Druck: J. P. Himmer GmbH & Co. KG, Augsburg

Inhaltsverzeichnis

1	**„Gesund sein" – was bedeutet das heute?**	**5**
1.1	Gesundheit – eine Begriffserklärung	5
1.2	Persönliche Gesundheit – von welchen Faktoren hängt sie ab?	6
1.3	Gesund leben im Alltag, wie geht das?	9
1.3.1	Wie lebe ich, wie will ich leben?	9
1.3.2	Perspektiven für eine gesunde Lebensweise	11
	Ernährung – der Mensch ist, was er isst!	11
	Ernährungsverhalten wird in der Kindheit geprägt	12
	Wie viel Energie braucht der Mensch?	13
	Eiweiß	14
	Fette	15
	Kohlenhydrate	16
	Vitamine und Mineralstoffe	17
	Schulfrühstück zwischen Wunsch und Wirklichkeit	19
	Empfehlungen für die Nährstoffzufuhr von Heranwachsenden und Erwachsenen	20
	Ernährung von Personen mit eingeschränkter Bewegung und von älteren Menschen	21
	Arbeitszeit und Freizeit	22
	Stress	25
	Freizeit und Entspannung	28
	Medikamente als Problemlöser	31
	Gesunder Schlaf, aber wie?	33
	Richtige Körperpflege, aber wie?	36
	Unfallverhütung	42
1.3.3	Bewusster Umgang mit Arzneimitteln	46
1.3.4	Hygiene – der beste Schutz der Gesundheit	52
2	**„Mir geht es nicht gut" – Krankheit heute**	**61**
2.1	Krankheit – was ist das?	61
2.2	Entstehung und Verlauf von Krankheiten	62
2.3	Umgang mit Kranken	63
2.4	Eine gute Krankenbeobachtung kann Schlimmeres verhindern!	64
3	**Fortpflanzung und Entwicklung**	**77**
3.1	Pubertät – Zeit der seelischen und körperlichen Veränderungen	77
3.2	Die Regelblutung (Menstruation)	78
3.3	Schwangerschaft – ein Kind wächst heran	79
3.4	Geburt	81
3.5	Erbkrankheiten in der Familie – was kann man tun?	82
3.6	Familienplanung und Empfängnisverhütung	84
3.7	Entwicklungsstörungen beim Kleinkind – Früherkennung durch Vorsorge und Frühförderung	86
4	**Körpereigene Abwehr**	**88**
4.1	Vorkommen und Bedeutung der Mikroorganismen	88
4.2	Mikroorganismen und Gesundheit	89
4.2.1	Wer ist wer? (Einteilung der Mikroorganismen)	89
4.2.2	Mikroorganismen als unverzichtbare Begleiter im Körper des Menschen	93
4.2.3	Mikroorganismen als Verursacher von Infektionen	94
4.3	Infektionskrankheiten	95
4.3.1	Übertragung und Verlauf von Infektionskrankheiten	95
4.3.2	Häufige Infektionskrankheiten	97
4.3.3	Unspezifische Abwehr des Körpers	102
4.3.4	Spezifische Abwehr	103
4.3.5	Verhütung und Bekämpfung von Infektionskrankheiten	105
4.3.6	Stärkung des Immunsystems	107
4.3.7	Aids	108
4.4	Allergien – ein Phänomen unserer Zeit	109
4.4.1	Entstehung von Allergien	109
4.4.2	Diagnose und Therapie	111
5	**Herz-Kreislauf-System**	**113**
5.1	Aufbau und Funktion des Herzens	113
5.2	Blutkreislauf	117
5.2.1	Der Lungenkreislauf	117
5.2.2	Der Körperkreislauf	118
5.3	Arteriosklerose – wenn es eng wird in den Gefäßen	119
5.4	Bluthochdruck (Hypertonie)	122
5.5	Niedriger Blutdruck (Hypotonie)	124
5.6	Thrombose	125
5.7	Wie entstehen Krampfadern?	127
5.8	Der Herzinfarkt – jede Minute zählt	128
5.9	Herzmuskelschwäche (Herzinsuffizienz)	130
6	**Verdauung und Ausscheidung**	**131**
6.1	Der Weg der Nahrung durch den Verdauungstrakt	131
6.2	Die Verdauung erfolgt durch Enzyme	134
6.3	Erkrankungen der Verdauungsorgane	135
6.3.1	Gastritis – wenn der Magen brennt und schmerzt	135
6.3.2	Magenkrebs	137
6.3.3	Durchfall – was kann man tun?	137
6.3.4	Verstopfung – wenn der Darm träge ist	138
6.3.5	Morbus Crohn	140
6.3.6	Gallensteine – kein Grund zur Panik	141
6.3.7	Die Leber leidet stumm	142
6.4	Die Nieren – Ausscheidungsorgane mit lebenswichtigen Funktionen	144

6.4.1	Harnbildung und Ausscheidung – Entgiftung des Körpers	144
6.4.2	Erkrankungen der Niere	146

7	**Stoffwechsel und Hormone**	**147**
7.1	Stoffwechsel, was ist das eigentlich?	147
7.2	Hormone regulieren den Stoffwechsel	149
7.3	Zuckerkrankheit – die häufigste Stoffwechselkrankheit heute	150
7.3.1	Blutzuckerregulation	150
7.3.2	Stoffwechselwirkung des Insulins	151
7.3.3	Früherkennung ist entscheidend – die Symptome des Diabetes mellitus	152
7.3.4	Die Formen des Diabetes – Typ I und Typ II	153
7.3.5	Behandlung des Diabetes mellitus	154
7.3.6	Spätschäden – sind sie vermeidbar?	156
7.3.7	Schulung und Betreuung des Diabetikers	156

8	**Nervensystem**	**157**
8.1	Die Nervenzelle – eine besondere Zelle des Körpers!	158
8.2	Zentrales Nervensystem	159
8.3	Das vegetative Nervensystem – Steuerung ohne Willen	161
8.4	Reflexe	162
8.5	Erkrankungen des Nervensystems	163
8.5.1	Schlaganfall – oft aus heiterem Himmel!	163
8.5.2	Multiple Sklerose – wenn der Körper sein Nervensystem zerstört!	164
8.5.3	Epilepsie – die Fallsucht	165
8.5.4	Querschnittslähmung	167
8.5.5	Parkinsonerkrankung – die „Schüttellähmung"	167
8.5.6	Alzheimerkrankheit – wenn die Persönlichkeit langsam zerfällt!	169

9	**Haltung und Bewegung**	**171**

10	**Suchterkrankungen**	**175**
10.1	Sucht – was ist das eigentlich?	175
10.2	Süchtig – warum?	177
10.3	Häufige Suchtmittel	179
10.3.1	Alkohol – Volksdroge mit vielen Gefahren!	179
10.3.2	Nikotin – Gefahr im blauen Dunst!	181
10.3.3	Medikamente – die stille Sucht!	182
10.3.4	Haschisch – die Einstiegsdroge?	183
10.3.5	LSD – ein möglicher Höllentrip!	184
10.3.6	Ecstasy	184
10.3.7	Kokain und Crack – zwei gefährliche Brüder!	185
10.3.8	Heroin – der schnelle Weg in den Abgrund!	185
10.4	„Ich habe ein Suchtproblem!" – Wege aus der Abhängigkeit	186
10.5	Suchtprävention – der bessere Weg!	188

11	**Krebs – eine Volkskrankheit**	**189**
11.1	Wie entsteht Krebs?	189
11.2	Welche Ursachen führen zu Krebs?	190
11.3	Früherkennung – je früher, desto besser	193
11.4	Nach der Diagnose – Behandlung und Heilungschancen	194

12	**Zivilisationskrankheiten – mögliche negative Folge des Wohlstandes!**	**197**
12.1	Übergewicht – die Last mit den Pfunden!	198
12.2	Erhöhte Blutfettwerte – eine ernst zu nehmende Gefahr!	202
12.3	Gicht – das Reißen im Gelenk!	204
12.4	Magersucht – tatsächlich eine Sucht?	206
12.5	Bulimie – der Ochsenhunger!	208

13	**Der alte Mensch**	**209**
13.1	Der alte Mensch in der Gesellschaft	209
13.2	„Alt werden" – was verändert sich im Körper?	211
13.3	Häufige Krankheiten im Alter	212
13.3.1	Osteoporose – wenn der Knochen schnell bricht!	212
13.3.2	Arthrose	214
13.3.3	Arthritis	215
13.3.4	Altersbedingte Demenz	216
13.3.5	Altersdepression – dunkle Wolken auf der Seele!	217
13.3.6	Inkontinenz – „wenn Urin und Stuhl nicht mehr gehalten werden können"	219
13.4	Betreuung und Pflege alter Menschen	220

Anhang		**221**
Bildquellenverzeichnis		221
Informationsdienste		221
Literaturverzeichnis		221
Sachwortverzeichnis		222
Abb: Skelett des Menschen		Umschlag
Abb: Muskulatur des Menschen		hinten

1 „Gesund sein" – was bedeutet das heute?

Gesund sein, ist der Wunsch aller Menschen – was ist „Gesundheit" für den Einzelnen?

- „Gesundheit ist das perfekte Funktionieren aller Organe." (Tobias, 16 Jahre)
- „Ich bin gesund, wenn ich nicht mit Fieber im Bett liegen muss." (Maike, 6 Jahre)
- „Ich bin gesund, wenn ich nicht behindert bin und alles machen kann, was ich will." (Torben, 9 Jahre)
- „Wenn ich mich nach einem interessanten Arbeitstag zufrieden mit meinen Freunden am Feierabend entspannen kann, fühle ich mich wohl und gesund." (Werner, 34 Jahre)
- „Wenn ich am morgen aufstehen und mir allein meinen Haushalt führen kann, bin ich gesund. An meine kleinen körperlichen Gebrechen habe ich mich gewöhnt, sie gehören zum Älterwerden einfach dazu." (A. Schmidt, 76 Jahre)
- „Gesundheit ist für mich die Harmonie aller Kräfte innerhalb und außerhalb des Menschen." (jordanische Schülerin, 15 Jahre)

Der Begriff „Gesundheit" hat für jeden Menschen abhängig von seinem Alter, seiner Herkunft und seiner Lebensweise eine unterschiedliche Bedeutung.
Diskutieren und erläutern Sie bitte anhand der Zitate das individuelle Verständnis von Gesundheit und entwickeln Sie daraus eine umfassende Definition des Begriffs „Gesundheit".

1.1 Gesundheit – eine Begriffserklärung

„Ihre Blutwerte und ihr Blutdruck sind in Ordnung!" Erleichtert nehmen wir zur Kenntnis, dass die Laborwerte normal und die Organe gesund sind, fragen uns aber gleichzeitig, woher die ständige Müdigkeit und Lustlosigkeit in unserem Alltag kommen. Gesundheit umfasst also mehr als nur die physische (körperliche) Gesundheit, die der Arzt zum Beispiel mithilfe von Labordaten feststellen kann. Nach der Definition der WHO (World Health Organisation) versteht man unter Gesundheit:

Gesundheit ist ein Zustand des vollkommenen körperlichen, geistigen und seelischen Wohlbefindens und nicht nur das Freisein von Krankheiten und Gebrechen.

Gesundheit wird nach dieser Definition nicht mehr nur auf die körperlichen Funktionsabläufe des medizinisch gesunden Menschen beschränkt, sondern auf das geistig-seelische Wohlbefinden ausgedehnt. Die körperliche, die geistige und die soziale Gesundheit sind die drei Eckpfeiler der modernen Pflegewissenschaft.

Jeder Mensch ist in einer bestimmten Weise eingebunden in Gesellschaft, Familie und Arbeitsplatz, die sein soziales und seelisches Wohlbefinden entscheidend beeinflussen. Auch Lebensstil und die persönlichen Erbanlagen haben einen Einfluss auf die Gesundheit des Menschen.

Insbesondere die geistig-seelische Gesundheit ist durch die Lebensweise unserer modernen Industriegesellschaft stark gefährdet. Akkordarbeit, Monotonie des Arbeitsplatzes, Gettoisierung des Wohnraumes in den Großstädten, Auflösung der traditionellen Familienstrukturen und Ausgrenzung von alten Menschen in einer „jungen und leistungsorientierten Gesellschaft" führen zu Stress, Leistungsdruck, Vereinsamung, Angst, Depression und Aggression, die unser persönliches Wohlbefinden negativ belasten und Auslöser für viele Erkrankungen sein können.

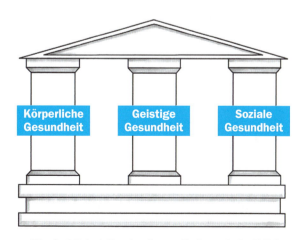

Die drei Eckpfeiler der Gesundheit nach der WHO

Gesundheit heißt, am Leben in möglichst vielen Fassetten teilnehmen zu können.

Das bedeutet
- in die Gesellschaft integriert sein.
- sich in der Gesellschaft nützlich machen.
- Lebensfreude, Selbstwertgefühl, Leistungsfähigkeit erleben.
- persönliche Anerkennung finden.
- anhand der eigenen Fähigkeiten einen Lebensplan entwickeln und Lebensperspektiven bewusst verfolgen.
- Bereitschaft und Kraft, soziale, seelische und körperlich schwierige Situationen zu bewältigen.

Wichtige Merkmale der Gesundheit
- Leistungsfähigkeit
- Schmerzfreiheit
- Schaffensantrieb
- Konzentrationsfähigkeit
- verantwortungsvolles Denken und Handeln

bestimmen den gesunden Menschen

Nach neueren aus der Pflegewissenschaft kommenden Definitionen versteht man unter Gesundheit eine gelungene Anpassung an körperliche, soziale und auch geistig-seelische Einschränkungen in unserem Leben.

So kann der Gehörlose den Hörverlust zum Teil durch die stärkere Ausbildung der anderen Sinne ausgleichen. Er beobachtet genauer und sieht dadurch mehr. Voraussetzung ist jedoch, dass er die Kraft entwickelt, mit der Realität seiner Behinderung zu leben und mit seinen Lebens- und Verhaltensschwierigkeiten fertig zu werden. Als Mitglied in der Gehörlosengemeinschaft fühlt er sich wohl und gesund. Allerdings muss er mit der Einschränkung leben, von vielen Hörenden nicht als gleichwertig betrachtet zu werden. Ähnliche Anpassungsprozesse werden auch bei anders behinderten Menschen und bei Menschen mit chronischen Erkrankungen oder altersbedingten Rückbildungsprozessen angestrebt.

Gesundheit ist deshalb nicht nur eine Frage der medizinischen Diagnostik und Versorgung, sondern auch der Lebenskultur und unserer persönlichen Lebenseinstellung. Jeder Mensch kann durch seine persönliche Lebensführung ganz erheblich zur Erhaltung seiner persönlichen Gesundheit beitragen.

- „Gesundheit ist die Kraft, mit der Realität zu leben." (Schwester L. Juchli)
- „Gesundheit ist die Fähigkeit, lieben und arbeiten zu können." (Sigmund Freud)
- „Gesund sein heißt, fähig sein, verlernen, umlernen, erlernen zu können, um
  - mit Lebens- und Verhaltensschwierigkeiten fertig zu werden,
  - mitmenschliche und soziale Beziehungen aufzubauen,
  - Eigenverantwortung zu übernehmen
  (J. Foudraine)

Diskutieren Sie in der Klasse über das Verständnis des Begriffes „Gesundheit".

1.2 Persönliche Gesundheit – von welchen Faktoren hängt sie ab?

Gesundheit bedeutet, dass der Mensch seine körperlichen und geistigen Funktionen den wechselnden Lebensbedingungen anpassen kann. In diesem Sinn ist Gesundheit kein stabiler Zustand, sondern sie fordert zu ihrer Erhaltung immer die Eigenverantwortlichkeit des Menschen in seiner persönlichen Lebensführung heraus.

Gesundheit und Krankheit eines Menschen werden wesentlich von seinen Erbanlagen, seinem persönlichen Schicksal und durch den natürlichen Alterungsprozess bestimmt.

Krankheiten sind Abweichungen von den normalen Funktionen des Körpers. Diese gestörten Körperfunktionen erkennt man an bestimmten Krankheitszeichen (Symptomen), wie z. B. Schmerzen, Fieber, Schwermut, Herabsetzung der Leistungsfähigkeit und anderem mehr. Krankheiten werden durch **innere und äußere Krankheitsursachen** ausgelöst. Bei den inneren Ursachen handelt es sich zum Beispiel um Erbanlagen, persönliche Abwehrschwäche und um die seelische Verfassung des Menschen.

Die äußeren Krankheitsursachen bestehen in schädigenden Umwelteinflüssen, Schadstoffen in der Nahrung, Radioaktivität, Mikroben, Lärm oder Fehlernährung, denen der Mensch ausgesetzt ist.

Zunehmend belasten auch gesellschaftliche Probleme, z. B. Arbeitslosigkeit, Ehescheidung, Gewalt und Einsamkeit die Gesundheit des Menschen. Besorgniserregend ist die Zahl der durch Alkohol-, Drogen- und Medikamentenmissbrauch bedrohten Jugendlichen. Auffallend viele Kinder zeigen Verhaltensstörungen, die eine normale Entwicklung und gesellschaftliche Integration wesentlich verzögern oder stören können.

Kapitel 1 — „Gesund sein" – was bedeutet das heute?

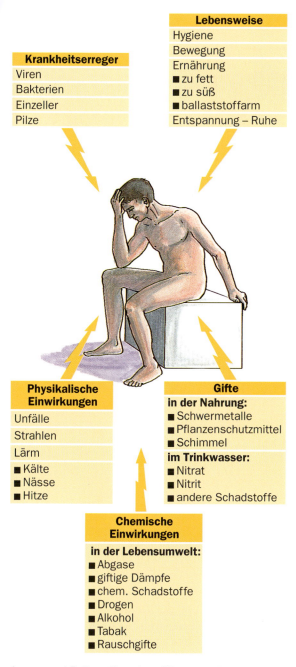

Innere und äußere Ursachen führen zur Entstehung von Krankheiten

Im Jahre 2030 werden nach altersstatistischen Berechnungen 60 % der Bevölkerung in Deutschland älter als 60 Jahre sein.

Das Altern ist ein natürlicher Vorgang, der bereits ab dem 30. Lebensjahr durch Rückbildungsprozesse der inneren Organe eingeleitet wird. Eine insgesamt nachlassende Leistungsfähigkeit und eine höhere Krankheitsbereitschaft sind die Folgen. Gesundheitliche Probleme treten oft erst bei größeren Belastungen auf. Besonders Menschen, deren berufliche Tätigkeit eintönig und mit körperlicher Inaktivität verbunden ist, leiden frühzeitig unter seelisch-geistigen Abbauprozessen.

Bewohner von Altenpflegeheimen zeigen bei einer reizarmen und überversorgenden Pflege, die ihre Fähigkeiten und persönlichen Reserven nicht beansprucht, einen stark beschleunigten Abbau ihrer geistigen und körperlichen Leistungskraft.

Menschen, die im Berufsalltag vor vielseitige Anforderungen gestellt waren und auch in ihrer Freizeit Geselligkeit und Hobbys pflegen, behalten meist auch im Alter ihre körperliche und geistige Leistungsfähigkeit. Sportliche Aktivitäten fördern das körperlich-seelische Wohlbefinden. Außerdem werden in Sportvereinen oder Gymnastikgruppen häufig soziale Kontakte und Freundschaften geknüpft. Der Einsamkeit und gesellschaftlichen Isolation vieler alter Menschen kann damit entgegengewirkt und ihre Lebensqualität verbessert werden.

Eine neue Einstellung zum Tod als einem natürlichen Abschluss eines erfüllten Lebens nimmt dem Menschen die zermürbende Angst vor dem Sterben und gehört auch mit in den Bereich der individuellen Gesundheitsvorsorge.

Durch den medizinischen Fortschritt werden heute vielseitige Maßnahmen der Gesundheitsprophylaxe und der medizinischen und sozial-therapeutischen Versorgung angeboten, die zu einer Stärkung des Gesundheitsbewusstseins und der persönlichen Gesundheit in der Bevölkerung beitragen können.

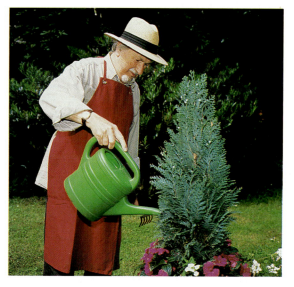

Körperliche Aktivität und Körperschulung unterstützen Gesundheit bis ins hohe Lebensalter

Gesundheit ist die Basis für Lebensgenuss. Gesundheitsbewusstsein und persönliche Verantwortung für das eigene Wohlbefinden helfen dem Einzelnen seine Gesundheit zu erhalten.

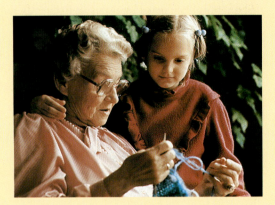
Kommunikation zwischen Jung und Alt

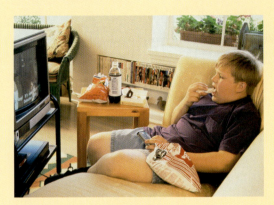
Risikofaktor – Übergewicht

Die persönliche Gesundheit, kann man sie beeinflussen oder ist sie „Schicksal"?

Thomas, 6 Jahre alt,

ist vor 3 Jahren nach einer Mumpsinfektion an Diabetes erkrankt. Wenn seine Freunde nach dem Fußballspiel Bonbons und Schokolade essen, hält er sich zurück. Auch zu Hause isst Thomas nur wenig süße Leckereien. Seine Mutter lobt ihn deshalb und versucht den Verzicht durch andere Dinge auszugleichen. Die Einschränkungen sind zu bewältigen, sodass Thomas ansonsten ein ganz normales Leben führen kann. Das Verhalten seiner Eltern spielt dabei eine ganz große Rolle. Sie müssen ihm andere Werte vorleben, schließlich ist Essen nicht das Wichtigste im Leben.

Wolfgang Weber, 46 Jahre, Geschäftsmann,

erleidet auf einer Geschäftsreise einen Herzinfarkt. Die Anamnese ergibt den folgenden Befund:
- 45 kg Übergewicht
- Starker Raucher, Bluthochdruck
- Lange und unregelmäßige Arbeitszeiten: 14 bis 18 Stunden/Tag
- Unregelmäßige Mahlzeiten: Fastfood oder kalorien- und fettreiche Geschäftsessen
- Entspannung bei Fernsehen, Zigaretten und Bier oder Wein

Nach einer Anschlussheilbehandlung in einer Kurklinik möchte Herr W. in seinem Beruf weiterarbeiten. Er hat sich vorgenommen, seine Lebensweise völlig umzustellen und hofft, dass ihn seine Arbeitskollegen und seine Familie dabei unterstützen.

Ilse Weiß, 76 Jahre, seit einem Jahr Witwe,

lebt seit dem Tod ihres Mannes allein in ihrer Zweizimmerwohnung in einer Stadtrandsiedlung Frankfurts.
Ihr Gesundheitszustand hat sich im letzten Jahr stark verschlechtert, sodass sie wegen ihrer depressiven Stimmung und ihrer Altersverwirrtheit nicht länger allein leben kann. Ihre Wohnung ist in einem schmutzigen und ungeordneten Zustand, sie selbst wirkt unterernährt und ungepflegt. Die Organisation ihres täglichen Lebens überfordert sie völlig. Freunde und Verwandte kümmern sich nur wenig um die alte Frau, die nur noch in den „guten Zeiten" der Vergangenheit lebt.

1. Beschreiben Sie anhand der Fallbeispiele möglichst genau, wie die persönliche Lebenssituation und die Einstellung eines Menschen seine Gesundheit beeinflussen können. Diskutieren Sie in der Klasse, inwiefern die Gesundheit von der individuellen Persönlichkeit beeinflusst wird.

2. Überlegen Sie mögliche Maßnahmen der Lebensführung, die menschliche Gesundheit erhalten helfen.

3. Welche Krankheiten haben Sie selbst schon durchgemacht? Sprechen Sie in der Klasse über die Symptome und Möglichkeiten der Vorbeugung und Behandlung.

1.3 Gesund leben im Alltag, wie geht das?

1.3.1 Wie lebe ich, wie will ich leben?

1. Diskutieren Sie die Lebensweise der Menschen in den folgenden Fallbeispielen.
2. Wie können mögliche Veränderungen in den Alltagssituationen realisiert werden?

Pia, 9 Jahre: Sportunterricht der Klasse 3a
Mit Angstschweiß auf der Stirn und zittrig steht Pia an der Startlinie für den 50-m-Lauf. Sie hört schon wieder die Bemerkungen ihrer Mitschülerinnen, die sie wegen ihres Übergewichtes verspotten, wenn sie als Letzte ins Ziel einläuft. In der Pause holt sie sich als Entschädigung eine Limo und zwei Gebäckstücke. Müde und unkonzentriert hält sie mühsam die letzten Schulstunden durch. Nach dem Mittagessen an der Imbissbude geht sie nach Hause. Den Nachmittag verbringt sie mit Musik und Fernsehen. Freundinnen kommen nur selten zu Besuch. Wenn ihre Eltern am Abend nach Hause kommen, wird zusammen gekocht und gegessen. Beim Fernsehen mit der Familie beginnt für Pia der gesellige Teil des Tages.

Wilhelm K., 51 Jahre, Handelsvertreter
fühlt sich den Anforderungen im Alltag nicht mehr gewachsen, da er oft müde ist und unter starken Kopfschmerzen leidet. Eine Untersuchung bei seinem Arzt ergibt den folgenden Befund:
Bluthochdruck, erhöhter Blutcholesterinspiegel, Übergewicht und Arteriosklerose der Gefäße.
Sein Arzt empfiehlt ihm, zur Vermeidung eines Herzinfarktes unbedingt seine Lebensweise zu ändern. Für Herrn K. ist diese Entscheidung sehr schwer, da er gerade ein Haus gekauft hat und die anfallenden Schulden nur durch Mehrarbeit abzahlen kann.

Martin, 11 Jahre
spielt übermütig mit seinen Klassenkameraden. Martin ist nach einer Masernerkrankung im vierten Lebensjahr taub geworden. Durch eine frühzeitige intensive Schulung kann er sich verständigen, indem er die Worte an den Lippenbewegungen seiner Gesprächspartner abliest. Auch seine Sprache ist durch regelmäßiges Sprachtraining mit seinen Eltern ganz normal. Martin ist ein intelligenter Junge und besucht die 5. Klasse. Seine Freunde akzeptieren seine Behinderung.

Körperliches, psychisches und soziales Wohlbefinden sind heute in vielen Lebens- und Arbeitsbereichen des Alltags gefährdet und oft nur durch eine Umstellung von Lebensgewohnheiten erreichbar.
Insbesondere individuelle Bedürfnisse werden aufgrund von angestiegenen Leistungsanforderungen in Schule, Beruf und Privatleben immer weniger befriedigt und verdrängt.
Das Gefühl, den eigenen Erwartungen oder auch den Anforderungen von Familie und sozialem Umfeld nicht gewachsen zu sein, lässt viele Menschen zur Droge greifen – mit Alkohol, Nikotin und Medikamenten versuchen sie ihre Befindlichkeitsstörungen zu manipulieren. Die eigentlichen Ursachen werden oft verschwiegen.
Ein ausgeglichener Lebensrhythmus sollte ein Gleichgewicht zwischen Arbeit und Ruhe, Anstrengung und Entspannung ermöglichen. Häufige Reizüberflutung und zu wenig Schlaf sollen vermieden werden. Körperliche Betätigungen, wie Rad fahren, Spazierengehen, Gymnastik oder andere Sportarten sollten regelmäßig betrieben werden. Auch die Beschäftigung mit Hobbys, Geselligkeit und das Gefühl, gebraucht zu werden, sind für die Erhaltung der Gesundheit von großer Bedeutung.

Leben mit einer Behinderung
Etwa 6,7 Millionen behinderte Menschen, das sind etwa 8 % der Bevölkerung, leben in Deutschland.
Menschen mit Behinderungen sind infolge einer Schädigung ihrer körperlichen, seelischen und geistigen Funktionen soweit beeinträchtigt, dass ihre unmittelbare Alltagsbewältigung oder ihre Teilnahme am gesellschaftlichen Leben erschwert wird. Die Behinderung kann von Geburt an bestehen oder auch durch Krankheit oder durch einen Unfall ausgelöst sein. Durch eine frühzeitige spezielle Schulung kann der Betroffene meist seine verbliebenen Funktionen und Fähigkeiten trainieren. So kann in vielen Fällen eine soziale und berufliche Integration erreicht werden.

Formen der Behinderung

- **körperlich** – körperliche Behinderung (z. B. Epilepsie, Lähmungen)
- **geistig** – Lernbehinderung (IQ 60–85), geistige Behinderung (verminderte Intelligenz, IQ von 30–60)
- **Sinnesbehinderungen** – Sehbehinderung, Blindheit, Schwerhörigkeit, Gehörlosigkeit, Taubstummheit
- **Sprachbehinderung** – Stottern, Stummheit

Früherkennung und Frühförderung sowie Maßnahmen der Integration und Rehabilitation, die auf die Behinderung abgestimmt sind, erleichtern behinderten Menschen das Leben in der Gemeinschaft.

Bei einem sensiblen Umgang mit einem Menschen mit Behinderung kann man seine intakten Fähigkeiten erkennen und ihn durch gezielte Förderung in den Lebensalltag integrieren.

Wie „normal" sich das Leben mit einer Behinderung gestaltet, ist von verschiedenen Faktoren abhängig:
- Art der Behinderung
- Akzeptanz der Behinderung und Wille des Betroffenen, sein Leben aktiv mitzugestalten
- angenommen werden, menschliche Begleitung und Hilfe im sozialen Umfeld
- Lebensperspektiven im Privat- und Berufsleben
- Schulung und Training der eigenen Fähigkeiten, die für ein „normales Leben mit der Behinderung" erforderlich sind

Der kleine Alex bittet seinen Vater, ihm ein Fernrohr zu bauen. „Ich bin doch blind", entgegnet der Vater verlegen. Dann besinnt er sich und bittet den Sohn, das Bastelmaterial zu besorgen. Zusammen basteln sie dann ein Fernrohr, das Alex gleich seinem Freund vorführt. „Das hat mein Vater für mich gebaut", sagt er stolz. „Aber, der ist doch blind", sagt der Freund ungläubig. „Er ist doch nicht an den Händen blind!", entgegnet Alex verwundert.

Ein normales Leben mit einer Behinderung erfordert viel eigene Aktivität und Selbständigkeit. Das soziale Umfeld der Familie, Freunde und Arbeitskollegen sollten einen Menschen mit Behinderung dabei unterstützen. Wenn Eltern ihr behindertes Kind vor allen Gefahren beschützen wollen, ihm wenig zutrauen, kann sich das Kind nicht entwickeln.

Nur wer den Alltag meistert, wird mobil. **„Hilfe zur Selbsthilfe"** – und das möglichst früh – soll den Behinderten dabei unterstützen.

Durch gemeinsame Erziehung von behinderten und nicht behinderten Kindern in Kindergärten und Schulen sowie durch berufliche Integration am Arbeitsplatz werden Menschen mit Behinderungen am gesellschaftlichen Leben aktiv beteiligt. Im persönlichen Kontakt kann der gemeinsame Umgang „eingeübt" werden.

Es ist für Angehörige und Betreuer oft schwer, einen Menschen mit Behinderung so zu akzeptieren, wie er ist, und ihn im Alltag sinnvoll zu unterstützen. Um die Weltsicht und Gefühle von Menschen mit Behinderungen kennen zu lernen und besser zu verstehen, kann es hilfreich sein, wenn man sich durch Selbsterfahrungsübungen in die Situation der Menschen mit Behinderungen versetzt.

Monika, sechs Jahre, ist seit ihrer Geburt blind. Um sensibel mit der Behinderung ihrer Tochter umgehen zu können, hat ihre Mutter viele Dinge des Alltags erst einmal selbst im Dunkeln ausprobiert: Zähneputzen, Brot schneiden, Schuhe binden, sich in der Wohnung orientieren. Als sie nach der Erziehung ihrer Tochter gefragt wird, entgegnet sie: „Blinde Kinder sollen ganz normal erzogen werden, vielleicht noch ein bisschen normaler."

Übungen zur Selbsterfahrung mit Sehstörungen:
1. Verbinden Sie Ihre Augen und lassen Sie sich von einem Mitschüler durch die Schule führen. Welche Erfahrungen machen Sie? Versuchen Sie im Gespräch mit den Mitschülern möglichst genau Eindrücke, Gefühle, den Umgang mit Ihrem Begleiter und aufgetretene Probleme zu beschreiben.
2. Wie muss die Umgebung gestaltet sein, damit Blinde sich ohne Probleme zurechtfinden können?

„Blind" trennt von den Dingen, „Taub" trennt von den Menschen (Helen Keller)
Helen Keller (1880 bis 1968) wurde nach einer Erkrankung mit eineinhalb Jahren taub und blind. Ihre Lehrerin holte sie durch Klopfzeichen aus der Isolation. Helen studierte später an einem normalen College.

Übungen zur Selbsterfahrung mit Hörstörungen:
1. Verschließen Sie die Ohren mit Ohrstöpseln und versuchen Sie so dem Gespräch in der Klasse zu folgen. Wie geht es Ihnen dabei? Wie erleben Sie Ihre Gesprächspartner?
2. Überlegen Sie in der Klasse, wie man mit hörbehinderten Menschen umgehen sollte.

Stadterkundung mit dem Rollstuhl:
Erkunden Sie mit einem Rollstuhl jeweils ausgewählte Routen durch Ihre Stadt/Schule.
Welche Erfahrungen machen Sie?

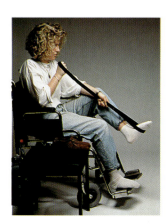

„Hilfe zur Selbsthilfe"

AUFGABEN
1. Führen Sie eine Befragung zu dem Thema gesunde Lebensweise durch. Werten Sie die Befragung aus.
2. Besuchen Sie eine Behinderteneinrichtung und informieren Sie sich über
   - die Formen der Behinderung
   - Die Förderungs- und Bildungsangebote für Menschen mit Behinderungen.
3. Informieren Sie sich bei verschiedenen Krankenkassen über die zur Gesundheitsförderung angebotenen Leistungen.

1.3.2 Perspektiven für eine gesunde Lebensweise

Ernährung – der Mensch ist, was er isst!
(Ludwig Feuerbach)

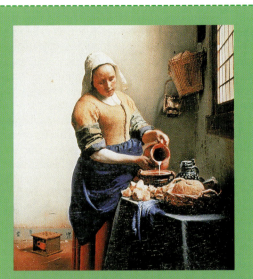

Essen – Lebensnotwendigkeit und Kultur

Die Frühstücksrealität

Etwa 48 % aller Schüler kommen ohne ausreichendes Frühstück in die Schule. 37% der Schüler nehmen kein Pausenfrühstück von zu Hause mit. Die meisten Schüler erhalten Geld und kaufen sich am Schulkiosk, beim Bäcker oder an der Imbissbude ein Frühstück nach ihrem Geschmack – meist zu süß und zu fett, Limonaden, Schokoriegel, Gebäck, Pommes frites, Chips etc. Diese Fehlernährung führt oft zu Konzentrationsstörungen, Müdigkeit, hoher Infektanfälligkeit und gesteigerter Agressivität im Unterricht. Immer mehr Schüler nehmen daher heute Beruhigungs- und Stärkungsmittel, Vitamin- und Mineralstoffpräparate sowie Mittel gegen Konzentrationsschwäche.

Erfragen Sie die Ernährungssituation von Schülern in Ihrer Klasse oder Schule. Diskutieren Sie dieses Ernährungsverhalten im Hinblick auf eine gesunde Entwicklung der Heranwachsenden.

Unsere Ernährung dient der Zufuhr von Baustoffen für den Aufbau und die Erhaltung des Körpers und zur Gewinnung von Energie für alle lebenserhaltenden Funktionen und Stoffwechselprozesse sowie für die geistige und körperliche Arbeit (vgl. Kap. 7.1).

„Zu viel, zu fett, zu süß" charakterisiert der neueste Ernährungsbericht der Deutschen Gesellschaft für Ernährung die Essgewohnheiten der Deutschen. Gleichzeitig weist er auf einen „Mangel im Überfluss" hin und beschreibt eine z.T. nicht ausreichende Versorgung mit Vitaminen und Mineralstoffen bei Jugendlichen und jungen Erwachsenen sowie älteren Menschen. Insbesondere Frauen sind von dieser Fehlernährung betroffen. Auch die Ballaststoffaufnahme ist mit ca. 20 g pro Tag gemessen an einem Bedarf von ca. 30 g viel zu niedrig.

Falsche Ernährungsgewohnheiten führen oft zu Zivilisationskrankheiten wie Übergewicht, Verstopfung, Bluthochdruck und Fettstoffwechselstörungen (vgl. Kap. 12).

Auch unsere Lebens- und Arbeitsbedingungen haben sich in den letzten Jahrzehnten stark verändert. Immer mehr Menschen arbeiten in sitzenden Berufen am Schreibtisch, Bildschirm oder Fließband. Maschinen nehmen uns schwere körperliche Arbeit ab. Die Freizeit verbringen nur wenige Menschen körperlich aktiv. Wir nehmen daher mehr Energie über die Nahrung auf, als unser Körper tatsächlich verbraucht. Überschüssige Energie wird als Fettdepot gespeichert und führt langfristig zu Übergewicht, dem Hauptrisikofaktor für viele Zivilisationskrankheiten (vgl. S. 199).

Gesellschaftliche Veränderungen wie zum Beispiel die Zunahme der Einpersonenhaushalte, Schichtarbeit und die Berufstätigkeit der Frau sowie unflexible Arbeitszeiten führen dazu, dass immer mehr Menschen außer Haus essen. 1995 gingen 22 Millionen Deutsche mittags in die Kantine essen, verzehrten an der Imbissbude auf die Schnelle eine Mahlzeit oder aßen im Restaurant. Viele Kinder versorgen sich nach der Schule zu Hause selbst mit Essen. Ravioli aus der Dose und Kartoffelchips mit Limonade sind beliebte Mahlzeiten. Regelmäßige Mahlzeiten in angenehmer Atmosphäre werden nur noch in wenigen Familien eingenommen. Stattdessen wird das Essen häufig auf die Schnelle nebenbei erledigt. Zum Genießen der angebotenen Speisen bleibt dabei nur wenig Zeit. Eine bewusste und gesunde Ernährung ist so nicht mehr gewährleistet.

AUFGABEN

1. Überlegen Sie gemeinsam, wie man das Frühstück für Schüler attraktiv machen kann.
2. Diskutieren Sie den Ausspruch: „Der Mensch ist, was er isst."
3. Führen Sie unter Ihren Mitschülern eine Befragung zum Thema „Was frühstücken Sie?" durch.
Diskutieren Sie das Umfrageergebnis.

Ernährungsverhalten wird in der Kindheit geprägt

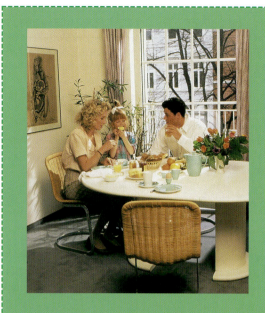

Frühstück einmal ganz anders

Andrea hat bei Freunden übernachtet. Um 6.30 Uhr wird sie durch Geklapper aus der Küche geweckt. Ihre Freunde decken dort bereits fröhlich den Frühstückstisch. Der Vater kocht den Kaffee. Die Mutter schneidet das Brot. Nach zehn Minuten Arbeit sitzen alle zusammen am Frühstückstisch. Andrea ist ganz erstaunt. Bei ihr zu Hause sind morgens alle noch verschlafen, und es wird nie gemeinsam gefrühstückt. Alle greifen bei dem leckeren Angebot tüchtig zu: Vollkornbrot, eine selbst hergestellte Marmelade, Honig, Käse, Wurst, Quark, Butter, frisches Gemüse und Obst, Milch und Kaffee. Melanie belegt sich für die Schule ein Brot mit Wurst und Gurkenscheiben. „Warum macht ihr euch denn diese Arbeit?", fragt Andrea verwundert. „Ich kaufe mir immer in der Schule etwas am Kiosk." „So blöde waren wir früher auch", erklärt Klaus. „Dafür haben wir auch 'ne Menge Geld bezahlt, waren in der Schule müde und schlapp und hatten kurze Zeit später wieder Hunger." Er gießt sich Apfelsaft und Mineralwasser in seine Flasche und verstaut seine Pausenverpflegung in der Schultasche. Andrea fühlt sich an diesem Tag richtig fit in der Schule. Sie nimmt sich vor, auch in ihrer Familie ein gemeinsames Frühstück einzuführen.

Schulschluss. Auf dem Heimweg macht Steffi, wie jeden Tag, einen kurzen Stopp an der Imbissbude. Sie bestellt sich eine Bratwurst mit Pommes frites. Hastig schlingt Steffi die Portion in sich hinein. „Und das bei deinem Übergewicht", meint eine Freundin. Ernährungsgewohnheiten werden schon im Kindesalter geprägt: Kinder werden oft gezwungen, ihren Teller leer zu essen, um „groß und stark" zu werden. Als Belohnung erhalten sie Süßigkeiten. Für den Hunger zwischendurch gibt es einen „gesunden Schokoriegel". In Stress-Situationen wird oft hastig und unkontrolliert gegessen. Die Vollwertigkeit der Nahrung wird häufig nicht beachtet und mit Fastfood und Fertiggerichten der Hunger auf die Schnelle gestillt. Das Essen erledigt man neben dem Fernsehen, beim Zeitunglesen und während der Arbeit. Kinder geben ihr Taschengeld gerne für Leckereien an der Imbissbude oder in der Eisdiele aus, die häufig das gemeinsame Essen zu Hause ersetzen. Dabei verzehren sie oft Mahlzeiten mit einem hohen Energiegehalt und einer niedrigen **Nährstoffdichte** (Nährstoffgehalt im Verhältnis zum Energiegehalt). Solche Ernährungsgewohnheiten verhindern die Ausbildung einer normalen Hunger- und Sättigungsregulation. Die Nahrungsaufnahme wird immer mehr von der Uhrzeit und dem Nahrungsangebot gesteuert. Eine zu hohe Nahrungsaufnahme ist oft die Folge und führt auf Dauer zu Übergewicht. Bei übergewichtigen Kindern kann dieses überschüssige Körperfett meist auch im Erwachsenenalter nicht mehr abgebaut werden – der „Babyspeck" wird dann häufig zu einem kosmetischen und seelischen Problem (vgl. Kap. 11.1).

Veränderte Lebensformen führen heute dazu, dass Kinder häufig alleine zu Hause essen. Unterhaltung bietet ihnen das Fernsehen. Hier werden sie aber einer gezielten Werbung ausgesetzt, die Fastfood, Süßigkeiten und andere Leckereien anpreist. Eine Erziehung, die Kinder zu einem bewussten Umgang mit den Angeboten unserer Konsumgesellschaft führt, unterstützt die Heranwachsenden in ihrer Auseinandersetzung mit Werbung und Konsumvielfalt.

Mehr Lust am Essen durch
- einen abwechslungsreichen Speiseplan
- gemeinsames Planen und Kochen der Mahlzeiten
- Zeit und angenehme Atmosphäre beim Essen

AUFGABEN
1. Überlegen Sie Rahmenbedingungen und Verhaltensweisen, mit denen man Kinder zu einer gesunden Ernährung führen kann.
2. Stellen Sie Ihr persönliches Ernährungsverhalten dar. Welche Zusammenhänge mit Ihrer familiären Ernährungserziehung können Sie erkennen?

Wie viel Energie braucht der Mensch?

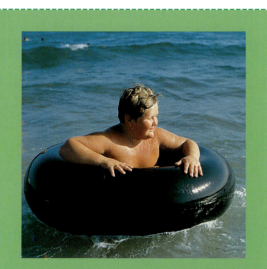

Der Kampf mit dem Übergewicht

Tim hat große Probleme mit seinem Körpergewicht. Bei einer Größe von 1,45 m bringt der zwölfjährige Junge, dessen Eltern eine Gastwirtschaft führen, 53 kg auf die Waage. Schon im Kindergarten wurde er gehänselt. Traurig war er dann nach Hause gekommen, hatte sich in seinem Zimmer verkrochen und zum Trost eine Tafel Schokolade gegessen. Seine Mutter hat ihn immer getröstet und ihm versichert, dass der Babyspeck, wenn er in die Länge wächst, schon abgebaut würde. Trotzdem wird der Junge immer dicker, sein Selbstbewusstsein immer weniger.

Überlegen Sie Ursachen für Tims Übergewicht. Entwickeln Sie Vorschläge, wie er mit diesem Problem umgehen kann.

Die Nahrung wird im Verdauungstrakt in die einzelnen Nährstoffe zerlegt (vgl. Kap. 6.1). Diese werden in den Zellen „verbrannt" und liefern Energie.
Der Energiegehalt der Nährstoffe wird in kJ (Kilojoule) gemessen. Im menschlichen Körper liefern
- 1 g Fett = 37 kJ
- 1 g Eiweiß = 17 kJ
- 1 g Kohlenhydrate = 17 kJ

Viele Menschen essen mehr, als ihr Körper an Energie verbraucht. Der Energieüberschuss wird als Körperfett gespeichert (vgl. Kap. 7.1 und 12.1).

Wie viel Energie braucht der Mensch am Tag?
Unser Körper ist eine „Verbrennungsmaschine", die eine Dauertemperatur von rund 37 °C aufrechterhält. Die Energie, die nüchtern, in Ruhe und bei 20 °C zur Erhaltung der Körperfunktionen benötigt wird, ist der **Grundumsatz**. Er ist z. B. vom Alter, Geschlecht und Gesundheitszustand abhängig. Junge Menschen haben einen höheren Grundumsatz, weil ihr Körper noch im Aufbau ist. Der Grundumsatz sinkt bis zum 70. Lebensjahr um dreißig Prozent.

Für die Berechnung des Grundumsatzes gilt:
Grundumsatz/Stunde = 4 kJ/kg Körpergewicht.
Beispiel: 20-jähriger Erwachsener, 72 kg, 176 cm: Grundumsatz je Tag: 4 kJ x 72 x 24 = 6912 kJ. Der **Leistungsumsatz** ist die Energie, die für zusätzliche körperliche oder geistige Arbeit und für die Verdauung benötigt wird (vgl. Kap. 12.1). Grund- und Leistungsumsatz ergeben zusammen den Gesamtenergiebedarf.

Grundumsatz je Tag (nach DGE und Wirths)		
Alter	Mann 172 cm, 70 kg	Frau 165 cm, 60 kg
15–18 Jahre	7900 kJ (7,9 MJ)	6200 kJ (6,2 MJ)
19–35 Jahre	7300 kJ (7,3 MJ)	6000 kJ (6,0 MJ)
36–50 Jahre	6800 kJ (6,8 MJ)	5600 kJ (5,6 MJ)
51–65 Jahre	6200 kJ (6,2 MJ)	5200 kJ (5,2 MJ)
66–75 Jahre	5800 kJ (5,8 MJ)	5000 kJ (5,0 MJ)

Leistungsumsatz bei speziellen Tätigkeiten (Kraut, Wirths u. a.)	
Tätigkeiten	Energieverbrauch (kJ/min)
Fernsehen	0,4
Schreiben	2,1
Staubsaugen	13,4
Wäsche mangeln	20,5
Gehen	5,4
Rad fahren	13,4
Fußball spielen	55
Gymnastik	16
Schwimmen	19

Die Art der Arbeit bestimmt den Energieverbrauch

Auch „kleine Genüsse" enthalten viel Energie:
- 1 Stück Käsesahnetorte 1325 kJ
- 1 Praline 270 kJ
- 1 Glas Cola 200 kJ
- 1 Bratwurst mit Pommes 3865 kJ

AUFGABEN

1. Ermitteln Sie Ihren persönlichen Energieverbrauch. Durch welche Faktoren wird er beeinflusst?
2. Sie haben eine Bratwurst mit Pommes frites gegessen. Welche Arbeit oder Sportart müssen Sie verrichten, um die aufgenommene Energie zu verbrauchen?

Eiweiß

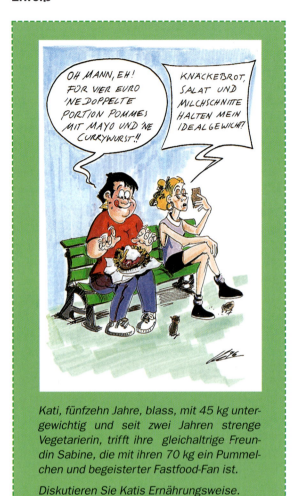

Kati, fünfzehn Jahre, blass, mit 45 kg untergewichtig und seit zwei Jahren strenge Vegetarierin, trifft ihre gleichaltrige Freundin Sabine, die mit ihren 70 kg ein Pummelchen und begeisterter Fastfood-Fan ist.

Diskutieren Sie Katis Ernährungsweise.

Nahrungseiweiße versorgen den Körper mit den **Aminosäuren**, die er für den Aufbau körpereigener Eiweiße (z. B. Muskeln, Blut, Immunproteine usw.) benötigt (vgl. Kap. 7.1). Zwanzig verschiedene Aminosäuren sind Grundbausteine der Eiweiße. Acht dieser Aminosäuren sind **essenziell** (lebensnotwendig). Der Körper kann diese Aminosäuren nicht selbst aufbauen. Sie müssen daher in ausreichender Menge mit der Nahrung aufgenommen werden. Je höher der Anteil der **essenziellen Aminosäuren** in einem Nahrungsmittel ist, desto höher ist seine biologische Wertigkeit. Die **biologische Wertigkeit** eines Nahrungsmittels gibt an, wie viel Gramm Körpereiweiß aus 100 g Nahrungseiweiß aufgebaut werden können. Tierische Lebensmittel haben im Allgemeinen eine höhere biologische Wertigkeit als pflanzliche. Bei einer gemischten Kost werden die Aminosäuren aus den verzehrten Lebensmitteln gleichzeitig aus dem Darm aufgenommen. Tierische und pflanzliche Nahrungseiweiße ergänzen sich dann; dadurch wird die biologische Wertigkeit erhöht.

Der Erwachsene benötigt täglich ca. 0,8 g Eiweiß pro kg Körpergewicht. Heranwachsende haben einen höheren Eiweißbedarf; Eiweißmangel führt bei ihnen zu einer Störung der körperlichen Entwicklung und Wachstumsverzögerung. Weitere Folgen sind Blutarmut und Anfälligkeit für Infektionskrankheiten.

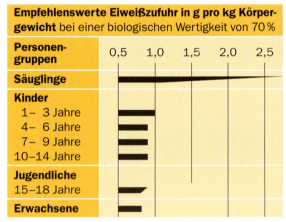

Empfehlenswerte Eiweißzufuhr in g pro kg Körpergewicht nach der DGE

„Fleisch ist ein Stück Lebenskraft!"

Fleisch und Wurstwaren enthalten hochwertiges Eiweiß, aber auch Fett, Cholesterin und Purine, die bei übermäßigem Verzehr zu Übergewicht und ernährungsbedingten Krankheiten führen können (vgl. Kap. 12). Daher sollte nur ein Drittel des Eiweißbedarfs über tierisches Eiweiß aufgenommen und dabei mehr Fisch und Geflügel verzehrt werden. Der Hauptanteil der Eiweißzufuhr sollte über pflanzliches Eiweiß abgedeckt werden. Reichlich pflanzliches Eiweiß liefern Kartoffeln, Hülsenfrüchte, Getreide und Getreideprodukte. **Vegetarier** müssen für eine bedarfsgerechte Eiweißzufuhr auf eine optimale Kombination der pflanzlichen Eiweißträger achten. Eine streng vegetarische Ernährung **(Veganer)**, die auch auf Milch und Eier verzichtet, ist insbesondere für Kinder nicht empfehlenswert.

AUFGABEN

1. Beurteilen Sie Katis Ernährungsweise im Hinblick auf ihren Eiweißbedarf. Welche gesundheitlichen Folgen können sich für sie ergeben?
2. Erstellen Sie für Kati mithilfe einer Nährwerttabelle einen vegetarischen Tageskostplan, der ihren Eiweißbedarf abdeckt. Begründen Sie Ihre Lebensmittelauswahl.
3. Viele junge Leute, insbesondere in Fitnessstudios, konsumieren Eiweißdrinks. Informieren Sie sich über deren Zusammensetzung und beurteilen Sie die Eignung dieser Drinks für eine gesunde Ernährung.

Die Fette

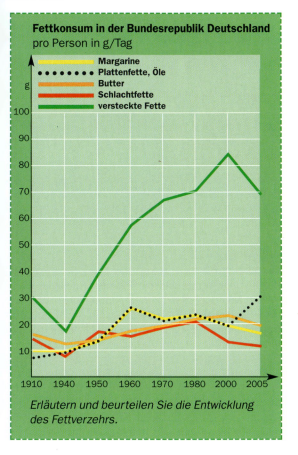

Erläutern und beurteilen Sie die Entwicklung des Fettverzehrs.

Die Deutschen verzehren durchschnittlich 120 bis 140 g Fett pro Tag, also doppelt so viel, wie benötigt wird. Mehr als 50 % der aufgenommenen Fette sind **versteckte Fette,** die über Wurst, Fleisch, Fertiggerichte und Gebäck aufgenommen werden. Diese überschüssigen Fettkalorien werden im Körper in Fett umgebaut und in den Fettzellen gespeichert. Der hohe Fettkonsum ist ein wesentlicher Risikofaktor für Übergewicht und Herz-Kreislauf-Erkrankungen.

Tierische Fette enthalten oft reichlich **Cholesterin** und einen hohen Anteil an **gesättigten Fettsäuren**. Pflanzenfette enthalten viele **ungesättigte Fettsäuren** und kein Cholesterin. Sie sind daher zur diätetischen Behandlung eines zu hohen Blutfett- oder Cholesterinspiegels zu empfehlen. Die mehrfach ungesättigten Fettsäuren **Linolsäure** und **Linolensäure** sind essenziell (lebensnotwendig). Sie werden nicht im menschlichen Organismus aufgebaut und müssen mit der Nahrung zugeführt werden. Besonders Pflanzenöle wie z. B. Sonnenblumenöl, Distelöl und Weizenkeimöl, aber auch Seefische enthalten reichlich essenzielle Fettsäuren.

Fette enthalten mehr als doppelt soviel Energie wie Kohlenhydrate und Eiweiß (vgl. S. 147). Nur zusammen mit Fett können die fettlöslichen Vitamine aus der Nahrung resorbiert werden. Die Zufuhr von Fetten sollte 30 % der täglichen Gesamtenergiezufuhr nicht überschreiten. 10 % des täglichen Fettbedarfs sollte durch essenzielle Fettsäuren gedeckt werden. Durch einen höheren Verzehr pflanzlicher Lebensmittel, eine gezielte Auswahl fettarmer Produkte und einen sparsamen Gebrauch von Streich- und Kochfetten ist eine Reduzierung des Fettkonsums möglich.

Cholesterin

1 bis 1,5 g Cholesterin stellt die Leber am Tag her. Mit der Nahrung werden täglich zusätzlich 300 bis 700 mg aufgenommen (vgl. S. 121). Bei erhöhter Cholesterinaufnahme wird beim Gesunden die körpereigene Cholesterinbildung erniedrigt. Ein krankhaft erhöhter Cholesterinspiegel wird dadurch verhindert.

Hohe Cholesterin- und Fettspiegel im Blut sind wesentliche Risikofaktoren für die Entstehung von Herz-Kreislauf-Erkrankungen (vgl. Kap. 5.3 und 12.2).

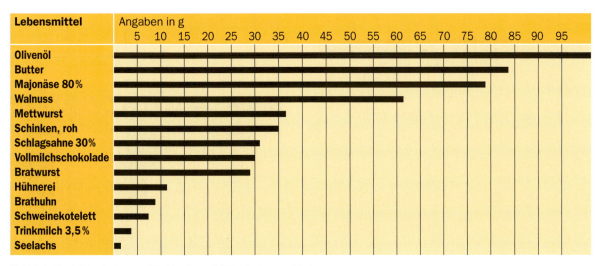

Fettgehalt einiger Lebensmittel in g pro 100 g Lebensmittel

„Butter oder Margarine?"

Wir verzehren täglich im Durchschnitt 18 g Butter und nehmen damit 43 mg Cholesterin auf. Bei einer täglichen Gesamtcholesterinaufnahme von 300 bis 700 mg wird Cholesterin vor allem durch andere tierische Lebensmittel aufgenommen. Zur Prophylaxe der Herz-Kreislauf-Erkrankungen sollten diese cholesterinreichen Lebensmittel eingeschränkt werden.

Margarine wird hauptsächlich aus pflanzlichen Ölen hergestellt. Die enthaltenen Öle werden bei der Herstellung zum Teil gehärtet, damit sie bei Raumtemperatur fest oder halbfest sind. Bei diesem Verfahren werden die ungesättigten Fettsäuren durch Anlagerung von Wasserstoff in gesättigte Fettsäuren überführt.

Halbfettmargarine enthält nur etwa 40 % Fette oder Öle, der Fett- und Energiegehalt sind also nur halb so hoch wie bei anderen Streichfetten. Sie wird bei Übergewicht und erhöhtem Blutfettspiegel empfohlen.

Bei älteren Menschen und bei Übergewicht sind der Blutfett- und Cholesterinspiegel häufig erhöht. Durch eine konsequente Ernährungsumstellung, Reduktion eines bestehenden Übergewichtes und mehr körperliche Aktivität können die Blutfettwerte häufig gesenkt werden (vgl. S. 121 und 202f.).

Cholesterinarme Ernährung auf einen Blick
1. Verzehr von tierischen Fetten einschränken
2. Eigelb, Innereien und daraus hergestellte Produkte meiden. In Rezepten das Vollei durch Eiweiß oder Soja ersetzen.
3. Backrezepte ohne Eier auswählen
4. Mehr pflanzliche Lebensmittel verzehren, dabei ballaststoffreiche Produkte bevorzugen
5. Fettarme Milchprodukte bevorzugen
6. Bei Übergewicht das Normalgewicht anstreben
7. Cholesteringehalt in Lebensmitteln beachten (vgl. S. 121)

AUFGABEN

1. Informieren Sie sich über die Zusammensetzung von Butter und Margarine (Nährwerttabelle). Vergleichen Sie dazu auch die Fettsäurezusammensetzung verschiedener Margarinesorten.
2. Stellen Sie die unterschiedliche Zusammensetzung von pflanzlichen und tierischen Lebensmitteln am Beispiel von Getreide/Gemüse und Schweinefleisch dar.
3. Erläutern Sie, durch welche Maßnahmen der Verbraucher seinen Fettverzehr reduzieren kann.

Kohlenhydrate

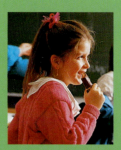

Die süßen Fitmacher

Fitnessriegel, Fruchtschnitten & Co stehen bei Jung und Alt als Fitmacher im Trend.

Ermitteln Sie die Inhaltsstoffe auf der Zutatenliste verschiedener „süßer Fitmacher", die im Handel angeboten werden. Vergleichen Sie ihre Zusammensetzung, und diskutieren Sie ihren Stellenwert in einer gesunden Ernährung.

Die Kohlenhydrate sind die Hauptenergielieferanten in der Nahrung. Nach ihrem Aufbau unterscheidet man **Einfachzucker** (Traubenzucker, Fruchtzucker), **Doppelzucker** (Haushaltszucker, Milchzucker) und **Vielfachzucker** (Stärke, Zellulose, Glykogen). 50 bis 55 % des täglichen Energiebedarfs sollten über Kohlenhydrate abgedeckt werden. Dabei sollten nicht mehr als 30 % der Kohlenhydratzufuhr durch Einfach- und Doppelzucker, z. B. in Süßigkeiten, Gebäcken und Limonaden, erfolgen. Diese Kohlenhydratträger werden schnell verdaut und unmittelbar nach dem Verzehr als Glukose an das Blut abgegeben. Sie liefern schnell Energie, haben aber nur einen geringen Sättigungswert. Kurz nach dem Verzehr tritt wieder Hunger auf und die Leistungsfähigkeit lässt nach. Zuckerreiche Nahrungsmittel liefern oft „leere Kalorien", da sie arm an lebenswichtigen Vitaminen und Mineralstoffen sind. Der größte Anteil der Kohlenhydrate sollte über Gemüse, Vollkornprodukte und Obst verzehrt werden. Diese Nahrungsmittel enthalten hauptsächlich Stärke, die im Verdauungstrakt langsam abgebaut wird. Sie stellen über längere Zeit Energie bereit und sättigen lang anhaltend. Wegen ihres Ballaststoffgehaltes regen sie die Verdauung an und beugen der Obstipation vor, vgl. S. 139.

AUFGABEN

1. Stellen Sie für einen 14-jährigen Schüler ein kohlenhydratreiches lang anhaltend sättigendes Pausenfrühstück zusammen. Begründen Sie Ihre Auswahl!
2. Viele Sportler verzehren vor dem Wettkampf große Mengen an Nudeln, Reis und Brot. Erklären Sie!
3. Warum ist man nach dem Verzehr von Schokolade oft heißhungrig?

Vitamine und Mineralstoffe

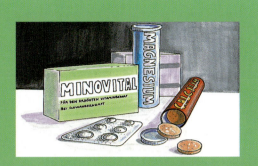

Wir armen Schlucker

1,2 Milliarden Euro geben die Deutschen jährlich für frei verkäufliche Vitamin- und Mineralstoffpräparate aus. „Wir brauchen keine Pillen, denn wir sind durch eine vollwertige Ernährung ausreichend mit Vitaminen und Mineralstoffen versorgt", behauptet der Ernährungspsychologe Volker Pudel. „Die Präparate sind meist teuer und können bei Überdosierung sogar gefährlich für die Gesundheit sein."

1. Überlegen Sie Gründe, warum immer mehr Menschen zu Vitamin- und Mineralstoffpräparaten greifen.
2. Informieren Sie sich im Warenhaus oder Lebensmittelgeschäft über die angebotenen Vitamin- und Mineralstoffpräparate sowie angereicherte Lebensmittel. Wie beurteilen Sie Ihren Einsatz dieser Präparate?

Vitamine

Die Vitamine (vita = das Leben) sind essenzielle Nahrungsbestandteile, die weitgehend mit der Nahrung aufgenommen werden müssen. Die **fettlöslichen Vitamine A, D, E** und **K** können nur zusammen mit Fett vom Körper resorbiert werden. Sie werden im Fettgewebe gespeichert. Eine Überdosierung kann zu einer Hypervitaminose (Vitaminüberversorgung) mit gesundheitlichen Störungen führen.

Die **wasserlöslichen Vitamine B_1, B_2, B_6, B_{12}** und **C** werden bei Überdosierung unverbraucht ausgeschieden.

Der Ernährungsbericht 2000 weist auf eine kritische Vitaminversorgung bei Jugendlichen und älteren Menschen bei Folsäure und bei Vitamin D hin. Die Folge ist eine **Hypovitaminose** (Vitaminmangelversorgung), die sich bei der Folsäure zunächst durch Müdigkeit und Leistungsminderung äußert, langfristig die Wundheilung und Blutbildung negativ beeinflusst. Eine Unterversorgung mit Vitamin D führt dazu, dass zu wenig Calcium in die Knochensubstanz eingelagert wird. Als Folge kann in der Kindheit eine Rachitis (Knochenweiche) auftreten, im Alter kommt es häufig zu Osteoporose (Knochenschwund, vgl. Kap. 13.3.1). Bei älteren Menschen wurden außerdem noch Versorgungslücken bei den Vitaminen A, B_2 und B_6 sowie bei Vitamin C festgestellt. Mit zunehmendem Alter sinkt der Energiebedarf, der Vitamin- und Mineralstoffbedarf bleiben aber gleich.

Damit diese essenziellen Nährstoffe ausreichend zugeführt werden, muss die tägliche Kost eine hohe Nährstoffdichte haben (vgl. S. 13). Bei vielen älteren Menschen ist die Resorption der Vitamine und Mineralstoffe gestört. Schonendes Garen und Zerkleinern der Lebensmittel und eine ausgewogene Mischkost verbessern die Verfügbarkeit dieser essenziellen Nahrungsinhaltsstoffe.

Bestimmte Lebensgewohnheiten wie Rauchen, Alkohol und die Antibabypille sowie Stress führen zu einem erhöhten Vitaminbedarf. Durch eine vollwertige Ernährung, die Salate, Gemüse, Gemüsesäfte und Obst, aber auch Fisch, Fleisch und Milchprodukte enthält, ist eine gute Vitaminversorgung gewährleistet.

Vitamine	Funktion	Vorkommen	Mangelerscheinungen
A (Retinol)	Sehvorgang, Zellwachstum	Eigelb, Milch, Butter, Karotten, Grüngemüse	Nachtblindheit, Haut- und Schleimhautschäden
D (Calciferol)	Verkalkung der Knochen	Fettfisch, Eigelb, Lebertran	Knochenerweichung
E (Tocopherol)	Schutz der Zellmembranen	Pflanzenöle, Nüsse, Eier	treten selten auf
K (Phyllochinon)	Blutgerinnung	Grüngemüse, Milch, Fleisch	Blutgerinnungsstörungen
B_1 (Thiamin)	Kohlenhydratstoffwechsel	Vollkornprodukte, Hefe, Schweinefleisch	Muskelschwäche, Nervenstörungen
B_2 (Riboflavin)	Energiegewinnung	Milch, Milchprodukte, Eier	Haut- und Schleimhautschäden
B_6 (Pyridoxin)	Eiweißstoffwechsel	in allen Lebensmitteln	Hautveränderungen
B_{12} (Cobalamin)	Blutbildung, Nervenfunktion	in tierischen Lebensmitteln	Anämie, Nervenstörungen
C (Ascorbinsäure)	Immunsystem, Eisenstoffwechsel	Obst, Gemüse, Kartoffeln	Skorbut, Abwehrschwäche, verzögerte Wundheilung
Folsäure	Zellteilung	Weizenkeime, Sojabohnen	Müdigkeit, gestörte Blutbildung

Mineralstoffe

Mineralstoffe sind anorganische Stoffe, die der Körper für den Aufbau von Körpergeweben wie Knochen und Zähnen sowie für den ungestörten Ablauf der Körperfunktionen benötigt.

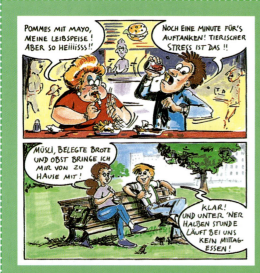

Ernährungsgewohnheiten beeinflussen die Vitamin- und Mineralstoffversorgung

1. Welche Essgewohnheiten führen zu einer mangelhaften Versorgung mit Vitaminen und Mineralstoffen?
2. Entwickeln Sie Richtlinien für eine Ernährungsweise, die eine ausreichende Versorgung mit Vitaminen und Mineralstoffen ermöglicht.

Je nach Konzentration in den Körperflüssigkeiten unterscheidet man **Mengen-** und **Spurenelemente**. Spurenelemente liegen in einer Konzentration unter 50 mg/kg Körpergewicht vor.

Mengenelemente: Natrium, Kalium, Calcium, Phosphor, Magnesium und Chlor

Spurenelemente: Eisen, Jod, Kobalt, Kupfer, Mangan, Molybdän, Zink, Chrom und Selen

Bei bestimmten Lebensumständen wie Schwangerschaft, Stillzeit, Krankheit oder nach Operationen kann der Mineralstoffbedarf erhöht sein. Bei Heranwachsenden, aber auch bei Frauen nach den Wechseljahren ist eine ausreichende Versorgung mit Calcium nicht immer gewährleistet. Aufgrund einer unzureichenden Calciumeinlagerung der Knochen tritt bei 60 % der Frauen im Alter eine Osteoporose (Knochenschwund) auf. Eine calciumreiche Ernährung, die bereits in der Kindheit beginnt, kann einer Osteoporose wirksam vorbeugen.

Bei Heranwachsenden sowie bei Frauen tritt häufig auch ein Eisenmangel auf. Risikogruppen mit erhöhtem Eisenbedarf, wie Schwangere, Stillende und Senioren, können bei vorliegendem Eisenmangel auf ärztliche Verordnung Eisenpräparate einnehmen. Der Ernährungsbericht 2004 weist deutlich auf einen Jodmangel in unserer Ernährung hin, der oft zu einer Vergrößerung der Schilddrüse mit Jodmangelkropf führt. Ein ausreichender Verzehr von Seefisch kann den Jodbedarf decken. Die Verwendung von jodiertem Speisesalz im Haushalt und bei der Lebensmittelherstellung, zum Beispiel von Wurst und Fleischwaren oder Brot, würde die tägliche Jodversorgung unterstützen. Im Allgemeinen wird ein gesunder Mensch durch eine vollwertige Mischkost ausreichend mit Mineralstoffen versorgt.

AUFGABEN

1. Stellen Sie Lebensmittel für ein Abendessen zusammen, die reich an Mineralstoffen sind.
2. Informieren Sie sich über die Zusammensetzung von Iso-Drinks. Beurteilen Sie ihren Ernährungswert.
3. Überlegen Sie Rezepte für Getränkezubereitungen, die in ihrer Wirkung den Iso-Drinks entsprechen.
4. Welche Lebensmittel müsste ein 15-jähriger Schüler verzehren, um seinen täglichen Calciumbedarf zu decken?

Mineralstoffe	Funktion	Vorkommen	Mangelerscheinungen
Calcium	Aufbau von Knochen, Zähnen, Blutgerinnung, Muskelfunktion	Milch, Milchprodukte, grünes Gemüse	Osteoporose, Muskelkrämpfe
Magnesium	Erregbarkeit von Muskeln/Nerven	grünes Gemüse	Muskelkrämpfe
Eisen	Hämoglobinbildung	Leber, Fleisch, Vollkornprodukte, Gemüse, Eidotter	Blutarmut, Müdigkeit
Jodid	Schilddrüsenhormonbildung	Seefisch, jodiertes Salz	Schilddrüsenunterfunktion, Kropf
Fluorid	Härtung des Zahnschmelzes	Seefisch, schwarzer Tee	Kariesanfälligkeit steigt

Schulfrühstück zwischen Wunsch und Wirklichkeit

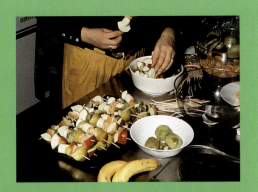

Frühstückszauber in der Schule

Pünktlich um neun Uhr beginnt eine Schülergruppe mit ihrer Lehrerin mit den täglichen Vorbereitungen für das Frühstücksangebot in der Cafeteria: Mehrkornbrötchen werden mit Käse, Wurst, Tomaten und Gurkenscheiben belegt. Obst und Gemüse werden geschnitten und als Saft frisch gepresst. Zwei Jungen richten die Tische zu einer Verkaufstheke. Um 9.35 Uhr stehen 100 Mehrkornbrötchen, Äpfel, Bananen, Paprika und Möhren bereit, alles zu schülerfreundlichen Preisen.

25 % aller Schüler gehen ohne Frühstück in die Schule. Schnell einen Schluck aus der Tasse und ab in die Schule – dieser Start ist grundverkehrt. Mit dem ersten und zweiten Frühstück sollte etwa ein Drittel des täglichen Energie- und Nährstoffbedarfs aufgenommen werden. Sind diese Mahlzeiten unvollständig, kommt es aufgrund der fehlenden Energie- und Nährstoffversorgung des Organismus zu Müdigkeit, Lern- und Konzentrationsstörungen.

Tipps für Morgenmuffel

- Becher Milch oder Kakao mit Hafer- oder Instantflocken verrührt
- Joghurt, frisches Obst

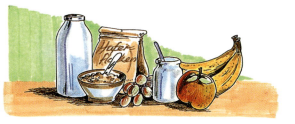

25 % aller Schüler gehen ohne Pausenverpflegung in die Schule. Süße Riegel, Schokolade, Limonade und Colagetränke werden oft anstatt eines Pausenbrotes verzehrt. Sie führen aber nur kurzfristig zu einem Leistungsanstieg. Schon bald stellen sich Hunger und Müdigkeit ein (vgl. S. 16).

Je attraktiver und abwechslungsreicher das Pausenbrotangebot zu Hause und in der Schule ist, desto seltener werden sich die Schüler mit Süßigkeiten und Fastfood zufrieden geben.

Doppeldecker
- 2 dünne Scheiben Roggenvollkornbrot
- dünn mit Butter bestreichen
- 1 Salatblatt
- 1 Scheibe gek. Schinken
- Radieschenscheiben
- evt. Petersilie

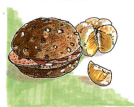

Pausenbrötchen
- 1 Mehrkornbrötchen
- dünn mit Butter bestreichen
- fettarme Wurst
- Paprikastreifen
- 1 Mandarine

Pausenbrote zum Reinbeißen

Viele Schulen bemühen sich heute um eine vollwertige Pausenverpflegung.

Aktion gesundes Schulfrühstück:

Zur Förderung einer vollwertigen Ernährung bieten viele Schulen ihren Schülern ein „gesundes Schulfrühstück" an. Das Angebot variiert, z. B:

- Vollkornbackwaren mit Käse oder fettarmer Wurst
- Frischobst (nach Saison) und Frischgemüse.
- fettarmer Joghurt, Müsli, Nüsse, Sonnenblumenkerne, Trockenobst, Studentenfutter.
- Milch, wobei pasteurisierter Frischmilch (Vollmilch) der Vorzug vor H-Milch zu geben ist, Buttermilch und Kefir, Obst und Gemüsesäfte (unverdünnt oder mit Wasser verdünnt), Mineralwasser, Früchtetees.

AUFGABEN

1. Diskutieren Sie die Aktion „gesundes Schulfrühstück" in der Klasse und vergleichen Sie Ihr Pausenangebot mit den genannten Richtlinien.
2. Planen und organisieren Sie für Ihre Schule ein vollwertiges Pausenangebot.
3. Welche Folgen hat ein schlecht zusammengestelltes Frühstück für das körperliche Wohlbefinden?

Die 10 Regeln der Deutschen Gesellschaft für Ernährung (DGE) geben eine praktische Anleitung für eine gesundheitsfördernde Ernährungs- und Lebensweise.

1. **Vielseitig, aber nicht zu viel**
   Eine abwechslungsreiche Mischkost versorgt den Körper mit allen lebensnotwendigen Nährstoffen.
2. **Getreideerzeugnisse mehrmals täglich und reichlich Kartoffeln**
3. **Reichlich Gemüse und Obst – fünf Portionen täglich**
   Diese Lebensmittel enthalten wertvolles Pflanzeneiweiß, viele Vitamine, Mineralstoffe, sekundäre Pflanzenstoffe, Ballaststoffe, aber wenig Energie.
4. **Täglich Milch und Milcherzeugnisse; einmal wöchentlich Fisch-, Fleisch- und Wurstspeisen. Eierspeisen in Maßen**
5. **Wenig Fett und fettreiche Lebensmittel**
   Auf versteckte Fette achten (z. B. Wurst, Käse, Sahne, Desserts).
6. **Zucker und Salz in Maßen**
   Zu viel Zucker wird im Körper in Fett umgewandelt.
7. **Reichlich Flüssigkeit**
   Täglich 1,5 l Flüssigkeit trinken. Die täglich notwendige Flüssigkeitsmenge sollte durch Mineralwasser, verdünnte Obst- und Gemüsesäfte oder ungesüßten Tee gedeckt werden.
8. **Schmackhaft und schonend zubereiten**
9. **Zum Essen Zeit nehmen**
   Langsames Essen fördert das Sättigungsgefühl.
10. **In Bewegung bleiben**
    Durch reichliche Bewegung auf Fitness und Wohlbefinden achten.

Aufteilung des Tagesbedarfs von 10000 kJ auf fünf Mahlzeiten

Energiezufuhr 10000 kJ,
davon 15 % Eiweiß ≙ 1512 kJ = 88 g
30 % Fett ≙ 3024 kJ = 77 g
55 % Kohlenhydrate ≙ 5544 kJ = 323 g

1. Frühstück:
22 g Eiweiß 19 g Fett 81 g Kohlenhydrate 2500 kJ = 25 %

2. Frühstück:
09 g Eiweiß 08 g Fett 32 g Kohlenhydrate 1000 kJ = 10 %

Mittagessen:
26 g Eiweiß 23 g Fett 97 g Kohlenhydrate 3000 kJ = 30 %

Zwischenmahlzeit:
09 g Eiweiß 08 g Fett 32 g Kohlenhydrate 1000 kJ = 10 %

Abendessen:
22 g Eiweiß 19 g Fett 81 g Kohlenhydrate 2500 kJ = 25 %

ingesamt:
88 g Eiweiß 77 g Fett 323 g Kohlenhydrate 10000 kJ = 100 %

Empfehlungen für die Nährstoffzufuhr von Heranwachsenden und Erwachsenen

Eine vielseitige und ausgewogene Kost versorgt den Körper bedarfsdeckend mit allen lebensnotwendigen Nährstoffen, die für das körperliche Wachstum und die Erhaltung der Körperfunktionen benötigt werden. Ernährungsbedingte Krankheiten können dadurch vermieden und die körperliche Leistungsfähigkeit gefördert werden.

Der individuelle Energie- und Nährstoffbedarf (vgl. S. 13, 200, 201) wird von den folgenden Faktoren beeinflusst:
- Alter
- Geschlecht
- Größe und Gewicht
- körperliche Aktivität
- Gesundheitszustand (z.B. Fieber)
- Klima

Heranwachsende haben einen hohen Energie- und Nährstoffbedarf, da ihr Körper noch im Wachstum ist. Mit zunehmendem Lebensalter verlangsamen sich die Stoffwechselvorgänge und der Energiebedarf sinkt. Der Nährstoffbedarf wird aber im Alter nur wenig verändert. Bei Heranwachsenden und älteren Menschen muss besonders auf eine ausreichende und qualitativ hochwertige Eiweißzufuhr geachtet werden (vgl. S. 14). 30 % der Gesamtenergiezufuhr sollten über Fett aufgenommen und dabei hochwertige pflanzliche Fette mit einem hohen Gehalt an essenziellen Fettsäuren bevorzugt werden (vgl. S. 15). Bei einer empfohlenen Kohlenhydrataufnahme von 55 bis 60 % der Gesamtenergiezufuhr sollten hauptsächlich stärke- und ballaststoffhaltige Nahrungsmittel verzehrt werden. Zuckerreiche Nahrungsmittel sollten dagegen eingeschränkt werden (vgl. S. 16). Für den Aufbau von Knochen und Zähnen wird täglich etwa 1 g Calcium benötigt. Diese Menge ist nur über den Verzehr von Milch und Milchprodukten möglich. Bei Heranwachsenden und jungen Frauen tritt häufig Eisenmangel auf. Vollkornprodukte, grünes Gemüse und Fleisch sollten daher auf dem Speiseplan nicht fehlen.

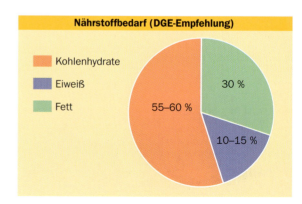

Nährstoffbedarf (DGE-Empfehlung)

Ernährung von Personen mit eingeschränkter Bewegung und von älteren Menschen

Bei Menschen mit eingeschränkter Bewegung, wie z.B. Kranken oder körperlich Behinderten, sowie alten Menschen sinkt der Energiebedarf. Ihr Grundumsatz ist erniedrigt (vgl. S. 13). Körperliche Tätigkeit fehlt oder nimmt im Alter zunehmend ab (Ausscheiden aus dem Beruf), wodurch der Leistungsumsatz gesenkt wird. Für 65-Jährige gibt die DGE einen Energiebedarf von 9500 kJ für Männer und 7500 kJ für Frauen an. Wird die Energiezufuhr nicht erniedrigt, so ist ein Gewichtsanstieg die Folge. Dieser hat häufig negative Auswirkungen auf Herz und Kreislauf (vgl. S. 119 ff.). Trotz des geringeren Energiebedarfs ist der Bedarf an Eiweiß, essenziellen Fettsäuren, Mineralstoffen, Vitaminen und Spurenelementen fast unverändert. Bei älteren Menschen ist häufig die Absonderung von Verdauungsenzymen verringert, die Nahrung wird nur schwer verdaut (vgl. Kap. 6.2) und die Nährstoffe – Eiweiß, Vitamine, z.B. Vitamin B_{12}, oder Spurenelemente wie z.B. Eisen – werden schlecht resorbiert. Eine sorgfältige Auswahl und Zubereitung der Nahrungsmittel ist nötig, damit der Körper ausreichend mit allen Nährstoffen versorgt wird.

Krankheit und Alter führen zu einem verstärkten Abbau von Körperzellen. Nur durch eine ausreichende Eiweißzufuhr können die Zellen erneuert und die Leistungsfähigkeit des Menschen erhalten werden. Es müssen also eiweißreiche Lebensmittel mit einer hohen Nährstoffdichte (vgl. S. 13) und biologischen Wertigkeit (vgl. S. 14) ausgewählt werden. Der Fettbedarf sinkt entsprechend der Energiezufuhr. Besonders die Aufnahme von tierischen Fetten und Cholesterin ist einzuschränken, da sie das Risiko von Fettstoffwechselstörungen erhöht.

Im Alter und durch Bewegungsmangel kommt es häufig zu Obstipation (vgl. S. 138 f.). Eine ballaststoffreiche Kost wirkt der Darmträgheit entgegen und führt zu einer anhaltenden Sättigung. Schwer verdauliche Nahrungsmittel wie Rohkost, Hülsenfrüchte und Vollkornprodukte werden von älteren Menschen häufig schlecht vertragen. Ernährungsgewohnheiten und Geschmacksvorlieben sind daher zu berücksichtigen. Die Speisen sollten in Ruhe verzehrt und gut gekaut werden. Viele ältere Menschen trinken aus Gewohnheit zu wenig, auch lässt das Durstgefühl im Alter nach. Daher ist auf eine ausreichende Flüssigkeitszufuhr zu achten. Zu jeder Mahlzeit sollten Getränke wie Mineralwasser und Kräutertee angeboten werden.

Mobile Mahlzeitendienste können Personen, die sich nicht eigenständig verpflegen können, mit Mahlzeiten versorgen. Ein Nachteil der mobilen Mahlzeitendienste ist manchmal ein niedriger Gehalt an Ballaststoffen, Vitaminen und Mineralstoffen und ein hoher Gehalt an Fett. Die Mahlzeiten sollten daher regelmäßig durch frisches Obst, Salate, Säfte und Vollkornprodukte ergänzt werden.

Frau H., 70 Jahre alt, 65 kg, lebt seit dem Tod ihres Mannes allein. Sie ist gehbehindert und verlässt kaum ihre Wohnung (5 Stunden leichte Arbeit). Frau H. versorgt sich selbst.

Tageskostplan

	Energie (kJ)	Eiweiß (g)	Fett (g)	Kohlenhydrate (g)
Frühstück:				
100 g Vollkornbrot	808	6,8	1,2	39
15 g Butter	475	0,1	12,5	–
1 Scheibe Schnittkäse	296	7	4,2	–
20 g Honig	272	–	–	16
2 Tassen Kaffee mit 10 g Zucker	168	–	–	10
Mittagessen:				
Hackfleischsoße	1630	10	18	47
150 g Salzkartoffeln	438	3	0,2	22
150 g Möhren (Dose) + 5 g Fett	284	0,9	4,7	5
130 g Birne	300	0,7	0,4	16
Kaffee:				
1 Stück Obstkuchen	736	3,9	3,5	32
2 Tassen Kaffee mit 10 g Zucker	168	–	–	10
Abendessen:				
100 g Grahambrot	832	?	?	40
15 g Butter	475	0,1	?	–
20 g Bierschinken	141	?	?	–
30 g Edamer (40 % Fett i. Tr.)	415	?	?	–
2 Tassen Tee mit 10 g Zucker	168	–	–	10
Gesamtzufuhr	7606	?	?	248

AUFGABEN

1. Berechnen Sie den Energie- und Nährstoffbedarf von Frau H.
2. Berechnen Sie die fehlenden Angaben zur Fett- und Eiweißzufuhr in dem Tageskostplan von Frau H.
3. Vergleichen Sie die Nährstoff- und Energiezufuhr im Tageskostplan mit dem tatsächlichen Energie- und Nährstoffbedarf von Frau H. Beurteilen Sie ihren Kostplan.
4. Machen Sie konkrete Vorschläge, wie Frau H. ihren Kostplan vollwertiger gestalten könnte.
5. Stellen Sie einen Kostplan für einen bettlägerigen alten Menschen mit Kaustörungen zusammen.

Arbeitszeit und Freizeit

Tagesablauf des Werkzeugmechanikers H. Schmidt: 5.30 Uhr, der Wecker klingelt: aufstehen, waschen, frühstücken. 6.15 Uhr Abfahrt. Stress, ein Unfall auf der Autobahn. 7.10 Uhr Ankunft in der Firma mit 20 Minuten Verspätung. Aufträge abholen, Werkzeuge und Maschinen richten, arbeiten. 9.30 bis 10 Uhr Frühstückspause. Die Sirene bringt ihn wieder an die Maschine zurück. Immer derselbe Handgriff: einspannen, Knopfdruck-Serienfertigung jeden Tag. In der Mittagspause ein kurzes Gespräch mit den Kollegen, schnell eine Bockwurst und einen Kaffee. Er muss die Verspätung vom Morgen aufholen. Um 16.00 Uhr ist endlich Feierabend. Heimfahrt. 17.00 Uhr zu Hause. Schnell noch den Rasen mähen, der Staubsauger muss auch noch repariert werden. Gemeinsames Abendessen. Es wird nicht viel gesprochen. Zur Entspannung gibt es Bier und einen Western. Er schläft schon beim Fernsehen ein. 22.30 Uhr Nachtruhe. In wenigen Stunden beginnt der nächste Tag.

Tagesablauf der 14-jährigen Sabine Schott: 6.30 Uhr aufstehen. 7.10 Uhr Busabfahrt. 8.00 bis 14.00 Uhr Unterricht in der 7. Klasse. Heimfahrt mit dem Bus. 15 Uhr Essen zu Hause. 16 bis 17 Uhr Konfirmandenstunde. Hausaufgaben. 18 bis 19 Uhr Ballettstunde, es wird für eine Aufführung geprobt. Abendessen. Hausaufgaben bis 21.30 Uhr. Freizeit: Fernsehen oder Lesen. 22.00 Uhr Schlafengehen.

1. Beurteilen Sie die beiden Tagesabläufe im Hinblick auf ihre Arbeitsbelastung und die freie Zeit für Erholung und Entspannung.
2. Welche Möglichkeiten zur Reduzierung der Alltagsbelastung sehen Sie? Entwickeln Sie konkrete Vorschläge.
3. Überlegen Sie sich Freizeitangebote, die nach einem Arbeitstag mit einer monotonen Tätigkeit (z.B. am Fließband) Erholung und Entspannung bieten.
4. Überlegen Sie ein Rollenspiel, in dem Sie das Thema aus Ihrem Erfahrungsbereich darstellen.

Arbeit und Freizeit, Belastung und Erholung, Aktivität und Ruhe sollten im Alltag in einem Gleichgewicht stehen. Nur so können die Belastungen des Alltags ausgeglichen und neue Kraftreserven aufgebaut werden, die dem Menschen Lebenszufriedenheit und Lebensgenuss ermöglichen. Wer ständig auf Hochtouren läuft, überfordert auf Dauer seine Kräfte. Erschöpfung und Verschleiß sind vorprogrammiert. In diesem Sinne kann die tägliche Arbeit im Beruf oder im Privatleben nur ein Ausschnitt unseres Lebens sein, andere Tätigkeiten oder Hobbys, die wir aktiv und mit Freude leben, müssen hinzukommen, wenn man seinem Leben einen Sinn geben möchte. „Arbeit, Gebet, Mahl, Schlaf und Spiel sind die fünf Finger unserer Lebenshand", so beschreibt schon Shakespeare (1564-1616) den Lebenssinn seiner Zeit.

In unserer Gesellschaft wird der Alltag für viele Menschen zunehmend zu einer Belastung, die ihre Gesundheit bedroht. Schon Kinder werden häufig durch die Ansprüche, die täglich an sie gestellt werden, in ihren Leistungsmöglichkeiten überfordert.
Welche Ursachen hat diese Entwicklung? Was kann man dagegen tun?

Kinder und Jugendliche haben häufig mehr als 40 Stunden Arbeitszeit in der Woche zu bewältigen. Zu der Unterrichtszeit in der Schule kommt oft ein hoher Zeitaufwand für den Schulweg. Statt Freizeit stehen dann am Nachmittag Hausaufgaben und nichtschulische verpflichtende Termine wie Vereinsarbeit, Chorproben, Konfirmandenunterricht etc. auf dem Programm. Freie Zeit zur Entspannung für Hobbys oder „Nichtstun" steht kaum zur Verfügung. Als Folge dieser Leistungsüberforderung fühlen sich ca. 40 bis 50 % der 13- bis 16-jährigen den schulischen Anforderungen nicht mehr gewachsen und reagieren mit einer Reihe von Beschwerden wie Kopfschmerzen, Nervosität, Konzentrationsproblemen oder Magenbeschwerden.

Wird die schwierige schulische Situation noch zusätzlich durch fehlendes Verständnis und hohe Erwartungen der Eltern verschärft, können sogar Verhaltensauffälligkeiten und Gesundheitsbeeinträchtigungen auftreten, die zu Problemen in der Alltagsbewältigung führen können.

Schule ist ein Arbeitsbereich, in dem Kinder und Jugendliche durchschnittlich 1000 Stunden im Jahr verbringen. Schule muss daher stärker als Lebensraum für Schüler und Lehrer gestaltet werden, der ihre körperlichen und sozialen Bedürfnisse berücksichtigt. In diesem Sinne müssen Lern- und Arbeitstechniken, Unterrichtszeiten und die räumliche Gestaltung der Schulen überdacht werden.

Insbesondere eine ansprechende räumliche Gestaltung der Schule trägt zum Wohlfühlen und zur Arbeitszufriedenheit bei.

„Gesund sein" – was bedeutet das heute?

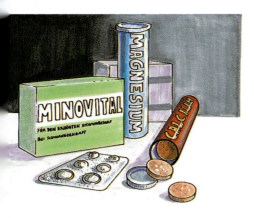

Wie würden Sie Ihre Schule umgestalten, um sich darin wohl zu fühlen? Entwickeln Sie Kriterien und Merkmale einer arbeitsfreundlichen Schule.

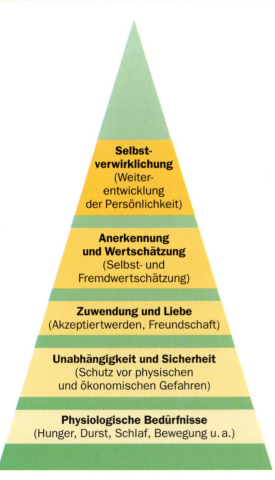

Die Maslow'sche Bedürfnispyramide

In diesem Sinn soll Unterricht nicht nur Sachinformationen vermitteln, sondern die Schüler an realen Lebenssituationen zum konkreten Lernen und Handeln auffordern.

„Schön, dass ihr da seid!"

Frau Lorenz, 82 Jahre alt, Bewohnerin eines Altenheims, freut sich sichtlich über ihren Besuch. Es sind Stefan, Mirja und Alex, Schüler der Klasse 9 S, die seit einem halben Jahr in Ihrem Schulprojekt „Alt und Jung" regelmäßig Kontakt zu den Bewohnern des Altenheims haben. „Heute besuchen wir zusammen unsere Schule, wir haben einen Rollstuhl dabei, denn für Ihre Gehhilfe ist der Weg zu weit", sagt Stefan. Zwölf Bewohner des Altenheims machen sich in Begleitung von 14 Schülern zu Fuß, im Rollstuhl oder mit Gehhilfen auf den Weg. Die alten Leute staunen, als sie die Unterrichtsräume sehen. „Das hat es bei uns nicht gegeben." Und anschließend bei Kaffee und Kuchen erzählen sie aus ihrer Schulzeit. „Der Umgang mit den alten Menschen erfordert Geduld, Rücksichtnahme und Hilfsbereitschaft", meint Florian. Auch Gespräche mit Vertretern der Heimleitung über Pflegebedingungen und Kosten sowie mit Mitarbeitern des Sozialamtes, Essen auf Rädern und einer Altentagesstätte wurden geführt. „Wir bekommen eine Vorstellung, wie es im Alter einmal sein wird", ergänzt Susi.

„Können wir mal richtig frühstücken?"

Bis auf wenige Ausnahmen kamen die Schüler pünktlich zum Unterricht, der in der Frühstunde bereits um 7.30 Uhr begann. Die meisten Schüler haben zu Hause nicht gefrühstückt und sitzen mit verschlafenen Gesichtern da. Ab und zu beißt jemand verstohlen von seinem versteckt gehaltenen Butterbrot oder Brötchen ab. Voller Neid dachte ich an meine amerikanischen Freunde, die den Unterrichtstag gemeinsam mit den Schülern mit einem Frühstück beginnen. Aber warum sollte das eigentlich bei uns nicht möglich sein? Eines Morgens, als ich selbst nach der dritten Tasse Kaffee noch nicht wach war, kochte ich spontan drei große Kannen voll Tee, packte Tassen und Zucker ein und nahm alles mit in die Klasse. Die Schüler reagierten erfreut und genossen den heißen Tee offensichtlich. Ich erinnere mich noch an Michaels Gesicht, das auf einmal ein strahlendes Lächeln zeigte. Und dann sagte er: „Können wir nicht mal richtig frühstücken?" „Prima Idee, können wir!"
Inzwischen ist gemeinsames Teetrinken zu Beginn einer Frühstunde oder vor einer Klassenarbeit zu einer festen Einrichtung geworden. Ich habe beobachtet, dass die Schüler dann viel entspannter im Unterricht mitarbeiten und ich Ängste und Blockierungen meist rechtzeitig erkennen und auffangen kann.

Lernen in unserem Lebensalltag
Planen Sie eine gemeinsame Aktivität, in der Sie durch Handeln in einer konkreten Situation Erfahrungen sammeln können.

„Gesund sein" – was bedeutet das heute?

Der moderne Arbeitnehmer ist an seinem Arbeitsplatz verstärkt Belastungen ausgesetzt, die seine Gesundheit schädigen können. Seit dem Ende des 19. Jahrhunderts ist die wöchentliche Arbeitszeit zwar von durchschnittlich 90 Stunden in der Woche auf 38 Stunden gesunken. Das freie Wochenende und regelmäßiger Urlaub ermöglichen heute eine angemessene Regeneration der menschlichen Arbeitskraft. Schwere körperliche Arbeit wird zunehmend von Maschinen übernommen. Bei einer fortschreitenden Technisierung wird die Arbeit aber monoton und immer mehr durch den Zeittakt der Maschinen bestimmt. Die Arbeitnehmer haben dadurch häufig auf die Gestaltung ihrer Arbeit keinen Einfluss mehr. Sie fühlen sich verstärkt gestresst und durch das „Burning-out-Syndrom" (engl. burn: brennen) ausgebrannt. Sie leiden an Schlaflosigkeit, Nervosität, Abwehrschwäche, Magen-Darm-Erkrankungen und Herz-Kreislauf-Problemen, die eine Weiterarbeit manchmal unmöglich machen.

Diese Entwicklung findet in vielen Bereichen statt, in der Fabrik genauso wie im Supermarkt oder in modernen Dienstleistungsunternehmen.

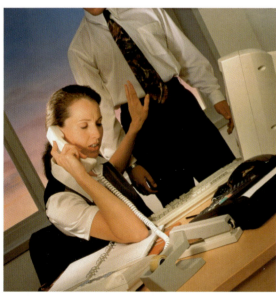

Stress am Arbeitsplatz

Viele Unternehmen gehen heute dazu über, Arbeitsteams zu bilden, die große Arbeitsabschnitte gemeinsam produzieren und auch den Arbeitsablauf selbst kontrollieren. So versuchen sie, der Vereinsamung und Monotonie am Arbeitsplatz entgegenzutreten.

Bei der Firma Corning Glass werden Laborgeräte nicht mehr am Fließband produziert, sondern von Teams mit jeweils vier Arbeitern zusammengesetzt. Die Arbeitsgruppen kontrollieren selbst die Produktqualität, legen ihre Produktionsziele fest und stellen ihre Arbeits- und Urlaubspläne auf. Oft sitzen die Arbeitsgruppen noch nach Feierabend zusammen und diskutieren darüber, wie sie ihre Produktionsziele am besten erreichen können.

Entwickeln Sie anhand des Fallbeispiels Kriterien für Arbeitsbedingungen, die ein menschliches und gesundes Arbeitsleben ermöglichen.

Arbeitsmedizinische Untersuchungen dieser Modelle bestätigten eine höhere Arbeitszufriedenheit der Arbeitnehmer, die Fehlzeiten gingen von ca. 25 % auf 1 % zurück und die Ausschussproduktion konnte um ca. 25 % reduziert werden. Auch durch mehr Mitbestimmung des Einzelnen in der Planung seiner Arbeitszeit und Freizeit und durch die Schaffung flexibler Arbeitszeitmodelle kann die Arbeitszufriedenheit vergrößert und die Freizeit besser für die persönlichen und familiären Bedürfnisse eingeplant werden. Berufstätigkeit kann so besser in den normalen Lebensalltag integriert werden.

Die Schichtarbeit

Die Leistungsbereitschaft des Menschen folgt einem 24-Stunden-Rhythmus und ist vom Willen nicht zu beeinflussen. Die normale Arbeitszeit am Tag nutzt die Leistungsspitze des Vormittags, das Mittagstief und die Kraftreserven des Nachmittags. Bei ausreichendem Schlaf können in der Nacht die verbrauchten Kraftreserven wieder aufgebaut und dadurch am nächsten Tag die volle Leistungskraft erreicht werden.

Fast vier Millionen Menschen in der BRD, jeder fünfte Mann und jede achte Frau, arbeiten im Schichtdienst mit einem wöchentlichen Wechsel von Tag- und Nachtarbeit. Ein Nachtarbeiter erreicht besonders in den ersten Tagen seiner Nachtschicht, wenn sich der Körper auf den neuen Rhythmus einstellen muss, trotz starker Müdigkeit oft nur die Hälfte des benötigten normalen Achtstunden-Schlafes. Eine ausreichende Regeneration des Körpers ist daher bei Schichtarbeit kaum möglich. Übermüdung, Konzentrationsschwäche, Magen-Darm-Probleme sind langfristige Folgen. Eine vierwöchige durchgehende gleiche Schichtzeit ist daher aus arbeitsmedizinischer Sicht gesünder als ein wöchentlicher Wechsel der Arbeitszeit.

„Gesund sein" – was bedeutet das heute?

Stress hat viele Gesichter

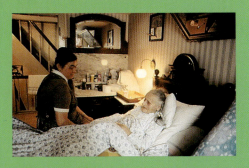

Karla S. (67) ist Witwe und pflegt seit drei Jahren ihre 89-jährige Mutter, die sich nach einem Schlaganfall nicht mehr richtig erholt hat. Sie hat ein sehr gutes Verhältnis zu ihrer Mutter. Deshalb wollte sie die aufwendige Pflege selbst übernehmen. In der ersten Zeit fühlte sie sich noch in ihrer Arbeit bestätigt, da es der Mutter zusehends besser ging. Seit einem Jahr verschlechterte sich ihr Zustand zunehmend. Sie will nicht mehr aus dem Bett aufstehen, weigert sich zu laufen und nässt häufig das Bett ein. Sie ist zeitweise verwirrt und nörgelt ständig an ihrer Tochter herum. Frau S. getraut sich nicht mehr, ihre Mutter allein zu lassen. Sie macht immer weniger Dinge, die ihr Spaß machen, verzichtet auf die Geselligkeit im Freundeskreis und wird selbst unzufrieden und mürrisch. Oft erwischt sie sich, wie sie mit Hassgefühlen an ihre Mutter denkt. Dann macht sie sich schwere Vorwürfe.

Die Kinder sind aus dem Gröbsten raus. Gerda S. (42) arbeitet seit einem Jahr wieder als Krankenschwester. Sie ist mit sich zufrieden. Sie schafft es, Beruf, Haushalt, Familie und Freunde unter einen Hut zu bringen. Eines Morgens bemerkt sie, dass sie bereits auf dem Weg zum Bad anfängt, die Wohnung aufzuräumen und den Einkauf vorzuplanen. Bei allem, was sie tut, hat sie schon viele andere Dinge im Kopf, die sie unbedingt erledigen muss. Sie wirbelt nur noch herum, ist ständig in Hektik. In der Familie und im Beruf kommt es häufiger zu Spannungen und Reibereien. Plötzlich geht ihr alles auf die Nerven. Mit Tabletten hält sie sich aufrecht und wirbelt weiter. Sie macht Fehler, die nicht hätten sein müssen. Immer öfter wacht sie nachts zerschlagen und müde auf. Sie fühlt sich erschöpft.

Stress

Stress kommt nicht nur in Chefetagen vor. Zunehmend sind heute Menschen aller Alters- und Berufsgruppen von Stress betroffen. Dabei wird Stress nicht nur durch zu hohe Anforderungen im Berufsalltag ausgelöst. Eine materiell und konsumorientierte Lebensweise führt auch in unserer Freizeit zu immer mehr Stress. Stressauslöser für die meisten Menschen sind Ausnahmesituationen oder Lebenskrisen, die gravierende Veränderungen der bisherigen Lebensweise mit sich bringen, wie z. B. Krankheit und Tod eines geliebten Menschen, Trennung von dem Lebenspartner, Arbeitslosigkeit oder Umzug. Auch ein ständiger Wechsel am Arbeitplatz kann stressen, ebenso Anforderungen, die man an sich stellt, zum Beispiel als berufstätige Hausfrau und Mutter – ohne Entlastung – in allen Bereichen perfekt sein zu wollen.

Die Verhaltensmuster der Stresskranken sind erstaunlich vielschichtig: Übertriebener Ehrgeiz, Vorliebe für ein besonders hohes Arbeitstempo, das Bedürfnis, ständig geistig und körperlich angespannt zu sein, lösen ebenso Stress aus wie das Gegenteil, die absolute Spannungslosigkeit zum Beispiel einer über Stunden dauernden, immer gleichen Handbewegung am Fließband oder eine vergleichbare monotone Tätigkeit, die keinerlei Zusammenhang der eigenen Arbeit mit dem ganzen Werkstück mehr erkennen lässt.

Stress spornt den Menschen zu Leistungen an und ist eine wichtige Quelle für Erfolgserlebnisse, Vitalität und Zufriedenheit. Wachsen aber die Anforderungen „über den Kopf" und sieht man in dem eigenen Handeln keine oder nur unzureichende Wege, diese Anforderungen zu bewältigen, entsteht krank machender Stress.

AUFGABEN

1. Beschreiben und diskutieren Sie anhand der Fallbeispiele Ursachen, die zu Stress führen können.

2. Beschreiben Sie typische Verhaltensmuster stressanfälliger Menschen.

3. Entwickeln Sie Vorschläge für eine Gestaltung des Alltags, die dem in den Fallbeispielen dargestellten Stress entgegenwirken können.

4. Sprechen Sie in Ihrer Klasse darüber, wie Sie persönlich mit Ihrem Stress umgehen.

Häufige Symptome bei Stressreaktionen

Körperlich-physiologisch
- Beschleunigung von Puls und Atmung
- Anstieg des Blutdrucks oder Absacken bis zum Kollaps
- Schweißbildung
- Magen-Darm-Beschwerden
- Verspannungen in der Muskulatur (z. B. im Gesicht und im Hals-Nacken-Bereich) Verringerung der Immunabwehr

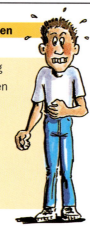

kognitiv-emotional
- Unsicherheit, Überempfindlichkeit
- Nervosität, Gereiztheit, Angst
- Niedergeschlagenheit
- Konzentrationsschwäche
- Beeinträchtigung des Denkens (z. B. Black-out, Gedankenkreisen)

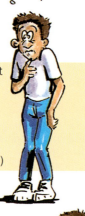

verhaltensmäßig
- Meiden der Stress auslösenden Situation
- gereiztes Verhalten gegenüber Mitmenschen
- sozialer Rückzug

Die **Stressreaktion** ist ursprünglich eine natürliche Überlebensreaktion des Menschen zur Vorbereitung auf Kampf oder Flucht im Falle eines Angriffs. Die biologische Stressreaktion richtet alle Körper- und Lebensfunktionen auf die Maßnahmen zur Sicherung des eigenen Überlebens aus. Wenn wir uns innerlich gegen Krankheiten zur Wehr setzen, eine berufliche Aufgabe als Herausforderung annehmen oder uns gegen Situationen auflehnen, die unsere persönlichen Ziele bedrohen, wird eine Stressreaktion ausgelöst. Haben wir die Situation bewältigt, stellt sich Wohlbefinden ein, der Körper entspannt sich und die Energiereserven werden wieder aufgefüllt.

Positiver Stress – EUSTRESS
- wirkt motivierend. Die körperlichen, geistigen und seelischen Möglichkeiten des Einzelnen werden nicht überfordert. Anspannung und Erholung bleiben im Gleichgewicht.

Negativer Stress – DISSTRESS
- macht krank. Die natürliche Leistungsbereitschaft des Einzelnen ist überfordert, die Erholungsphasen bleiben aus.
Folgen sind: Herz-Kreislauf-Erkrankungen, Störungen im Immunsystem, Magen-Darm-Erkrankungen.

Deutschlands Schüler sind gestresst

Eine Umfrage der DAK in Zusammenarbeit mit der Zeitschrift FOCUS SCHULE zeigt, dass auch Schüler Stressfaktoren ausgesetzt sind, die die Gesundheit gefährden können. Das Forsa-Institut befragte 1 000 Mütter und Väter von Schulkindern unter 18 Jahren. Ebenfalls wurde nach den gesundheitlichen Reaktionen, die Schulstress auslösen kann, gefragt. Deutliche Symptome von Schulstress sind z. B. Bauchschmerzen, aber auch die Angst vor Prüfungen. Fast jedes fünfte Kind unter 18 Jahren zeigt häufig diese Symptome. Folgen von Schulstress sind unter anderem Konzentrationsmangel und Nervosität, das geben jedenfalls 60 % der befragten Eltern an. Lern- und Leistungsstörungen stellen 30 % der Eltern fest.

Führen Sie in Ihrer Schule eine Umfrage zum Thema „Stress bei Schülern" durch.

Die Möglichkeit, die aufgebaute Anspannung körperlich abzuarbeiten, ist bei den heutigen Lebens- und Arbeitsbedingungen gering. Stattdessen bekämpft man sich mit Worten oder zieht sich verärgert hinter seinen Argumenten zurück. Dadurch steigt aber die körperliche Anspannung noch mehr. Viele Menschen verbringen nur einen ganz geringen Teil von ihrer arbeitsfreien Zeit mit für die Erholung und Entspannung geeigneten Freizeitaktivitäten. Der Körper wird so ständig in erhöhter Anspannung gehalten. Tägliche Stressquellen, wie Zeitdruck, Ärger oder Lärm, übersteigen oft die Anpassungsfähigkeit des Menschen und können insbesondere bei Dauerbelastung zu Gesundheitsstörungen führen. Lang anhaltender Stress kann zu Veränderungen in der Persönlichkeit der Betroffenen führen. Zuvor offene, gesprächige und gesellige Menschen kapseln sich auf einmal ab, werden misstrauisch und launisch. Der alltägliche Umgang mit ihnen wird zunehmend problematisch. Der Stress kann eskalieren, wenn sich Freunde und Familie, die eine wichtige Auffangfunktion in Krisensituationen haben, zurückziehen.

Jeder Mensch muss individuelle Wege entwickeln, um seine persönlichen Stressbelastungen bewältigen zu können. Dazu muss er zunächst die eigenen Stressauslöser in einer bewussten Auseinandersetzung mit der persönlichen Lebenssituation erfassen und Maßnahmen entwickeln, um diesen aktiv entgegenwirken zu können.

Dabei gibt es zwei Ansatzpunkte: Zukünftigen Stressbelastungen vorbeugen oder Abbau von bereits bestehendem negativem Stress.

Die Unterscheidung zwischen Herausforderung und Bedrohung und die realistische Einschätzung der eigenen Fähigkeiten sind für die erfolgreiche Auseinandersetzung mit Stresssituationen besonders wichtig. Eine ständige Überschätzung der eigenen Person und ihrer Kompetenzen führt immer zu negativem Stress.

Stressor
→ persönliche Einschätzung als Bedrohung oder Zumutung („Das geht bestimmt schief.")
→ Stressreaktion

Stressor
→ persönliche Einschätzung als Herausforderung („Ich kann das schaffen.")
→ keine Stressreaktion/ Stress wird aktiv bewältigt

Persönliche Stressbewertung

Maßnahmen gegen den Stress

Ansatzpunkte zur Stressbewältigung liegen sowohl in einer Veränderung der persönlichen Umwelt durch Vermeidung von alltäglichen Belastungen als auch in der Aneignung von persönlichen Fertigkeiten, die einen sicheren Umgang mit alltäglichen Anforderungen ermöglichen.

Auch durch bewusste Veränderungen des eigenen Verhaltens und der persönlichen Lebenseinstellung kann negativer Stress vermieden oder besser verarbeitet werden.

Strategie zur persönlichen Stressbewältigung
- Was ist mein Ziel?
- Was werde ich tun?
- Welche Stresssituation will ich konkret angehen?
- Was ist der erste Schritt?
- Wer kann mich dabei unterstützen?
- Welche Aktivitäten nutze ich ab heute für meinen persönlichen Stressausgleich?

Es ist hilfreich, Strategien zur Stressbewältigung in einer Gruppe, zum Beispiel in Anti-Stress-Kursen zu erarbeiten. Negativer Stress kann auch durch sportliche Aktivitäten abgebaut werden. Damit kann zusätzlich negativen Stresssymptomen wie Bluthochdruck und erhöhten Cholesterin- und Blutzuckerwerten entgegengewirkt werden. Auch mit gezielter Entspannung können der Stress und seine negativen Folgen wirksam abgebaut werden. Gleichmäßige rhythmische Bewegungen, ruhige Musik, autogenes Training und Yoga lösen die Verspannungen. Der Mensch entspannt sich und baut neue Kraft auf. Durch regelmäßiges Entspannungstraining wird diese Umstellung ganz bewusst eingeleitet und verinnerlicht.

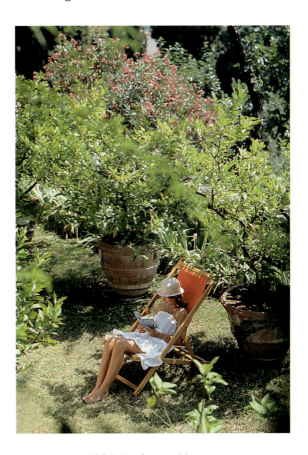

Entspannung hilft beim Stressabbau

Freizeit und Entspannung

> Jürgen H. verlässt eilig sein Büro. Endlich hat er diesen hektischen Tag hinter sich gebracht. „Vielleicht schaffe ich es heute, meinen Tennispartner nicht hängen zu lassen." Ungeduldig steuert er den Wagen durch den Spätnachmittagsverkehr; wie immer, wenn es eilt, stehen alle Ampeln auf Rot. Ganz knapp kommt er in der Sporthalle an. Sein Freund wartet schon. Im Laufschritt in die Umkleidekabine, dann nichts wie auf den Platz. Eineinhalb Stunden liefern sie sich ein rasantes Spiel. Jürgern H. läuft der Schweiß über das Gesicht. Er kämpft verbissen und gewinnt knapp. Als er danach zur Erfrischung ein kühles Bier trinkt, wird ihm schwindlig und er bricht zusammen.
>
> Überlegen Sie die Ursachen für Jürgen H.s Zusammenbruch. Entwickeln Sie Konsequenzen für seine weitere Lebensführung.

Ruhe und Entspannung, körperliche Aktivität und Geselligkeit im Familien- oder Freundeskreis sollten die Freizeitgestaltung bestimmen. Dabei kann man vom Arbeitsalltag abschalten und der Körper tankt neue Energie. Besonders sportliche Aktivitäten können einen hohen Beitrag zu einem aktiven Stressausgleich leisten. Aber auch im Sport sollen die Freude an der Bewegung und Geselligkeit im Vordergrund stehen. Ehrgeizige sportliche Leistungen sollten vermieden werden, da auch sie Stress verursachen können. Die eigenen Leistungsreserven müssen realistisch eingeschätzt und sollten nicht überschritten werden. Ein Zuviel nach dem Motto „wenn es nicht weh tut, hilft es nichts", schadet dem Körper mehr als es ihm nutzt. Die Sportart sollte daher nach Interesse, Alter, Gesundheits- und Trainingszustand ausgewählt werden. Bei der Gruppe der vierzigjährigen Wiedereinsteiger kann Ausdauertraining wie zum Beispiel Laufen, Rad fahren, Schwimmen aber auch Gymnastik den täglichen Bewegungsmangel am besten ausgleichen.

Auch bei Kindern und Jugendlichen ist für eine gesunde Entwicklung des Haltungs- und Bewegungsapparates regelmäßige Bewegung unerlässlich. Jedes Kind, egal in welchem Alter es ist, hat ein natürliches Bedürfnis nach Bewegung und tobt sich gerne bei Sport und Spiel aus, am liebsten im Freien. Wenn man diesem natürlichen Drang ausreichenden Freiraum gewährt, unterstützt man eine gesunde körperliche und seelische Entwicklung des Kindes – Kondition, Bewegung und Kraft stärken Körper und Selbstbewusstsein.

Verhaltens- und Entwicklungsprobleme bei Kinder beginnen oft mit der Einschulung, wenn sie lange still sitzen müssen, plötzlich hohe Leistungsanforderungen an sie gestellt werden und der notwendige Ausgleich durch Freiräume für Spiele und Bewegung fehlt. Unausgeglichenheit, mangelnde Konzentrationsfähigkeit und Haltungsschäden können sich einschleichen. Bewegungs- und Ballspiele, Laufen und Rad fahren sind jetzt ein gesunder Ausgleich.

Systematische Bewegungs-, Entspannungs- und Atemübungen unterstützen eine wirksame Entspannung und Erholung in der Freizeit.

Volkshochschulen und Krankenkassen bieten eine grosse Auswahl von Entspannungstechniken an, die in Gruppen eingeübt und trainiert werden:

- Meditation
- Yoga
- Autogenes Training
- Konzentrative Bewegungstherapie
- Muskelentspannung nach Jacobsen

etc.

Welche Methode persönlich geeignet ist, sollte in einem Beratungsgespräch mit dem Arzt oder einem fachkundigen Therapeuten abgeklärt werden. Alle Entspannungsübungen sollten nur unter fachkundiger Anleitung erlernt werden.

Durch Konzentration auf den eigenen Körper, bewusstes Wahrnehmen der eigenen Bewegung und gezieltes Einüben von Atemtechniken werden Verkrampfungen und Verspannungen abgebaut und ein bewusstes Abschalten vom Arbeitsalltag trainiert. Der Mensch gewinnt ein neues Körperbewusstsein. Er erkennt die Grenzen seiner Belastbarkeit und schafft sich gezielte Freiräume für die persönliche Erholung. Er erfährt eine bewusstere Körperwahrnehmung, die ihm hilft, mehr Freude im Alltag zu erleben und seine Gesundheit zu erhalten.

AUFGABEN

1. Entwickeln Sie Ideen für eine gesunde Freizeitgestaltung, die Spaß macht und Erholung bietet.

2. Informieren Sie sich vor Ort über das Angebot geeigneter Freizeitaktivitäten von Volkshochschulen, Vereinen, Krankenkassen oder anderen Trägern.

„Gesund sein" – was bedeutet das heute?

tief gehende Entspannung kann man auch erreichen, wenn man Atemübungen mit Vorstellungen der Phantasie kombiniert.

Freizeitgestaltung von Kindern
Spielen – Nahrung für die Seele

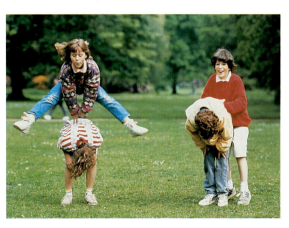

Kinder bei aktiver Freizeitgestaltung

Das Spiel bietet dem Kind Freiräume für eigenes Erleben und selbständiges Handeln. Spielend lernt das Kind die Welt kennen, sammelt Erfolgserlebnisse und lernt Konflikte zu bewältigen. Durch das Übernehmen verschiedener Rollen erfährt das Kind ein sensibles Verständnis für andere Menschen und ihre Funktionen und es gewinnt Erfahrungen, die für das Erwachsenwerden bedeutungsvoll sind.

Kinder brauchen Märchen. Die Geschichten von Zauberern, Hexen, Zwergen und Prinzen regen ihre Phantasie an. Die Kinder versetzen sich im Spiel in die Figuren der Märchenwelt und können dadurch ihre Alltagskonflikte besser verarbeiten.

Die heutige Kindheit ist besonders in großen Städten oft „verhäuslicht", eingeengt auf die eigene Wohnung und die Familie. Dadurch sind meist nur wenige Freiräume für eigenes Entdecken und Handeln möglich. Die ersten öffentlichen Spielplätze wurden in den zwanziger Jahren vor allem in Städten eingerichtet. Sie werden heute häufig als lebensferne, reizarme und trostlose Orte kritisiert. Die üblichen Spielgeräte wie Schaukel, Klettergerüst und Rutsche fesseln die Aufmerksamkeit der Kinder nur kurze Zeit. Sie bieten keinen Raum für kindliche Phantasie, Abenteuer oder Entdeckungen.

Heute leben viele Kinder mit einem vollen Terminkalender, der sie zwar jeden Nachmittag in eine andere, dafür aber stark beaufsichtigte und von Erwachsenen gelenkte Umgebung führt. Für die Entwicklung ihrer Phantasie, eigener Interessen und Selbstbewusstsein benötigen Kinder Freiräume für eigene, spontane Aktivitäten. Musik-, Ballett-, Kunstunterricht, Chor und andere Aktivitäten können Kinder in ihren persönlichen Fähigkeiten fördern, sie sollen aber auch Spaß machen und dürfen das Kind nicht überfordern. Sonst können daraus Verunsicherung und Überlastung entstehen, der Heranwachsende findet nur schwer „seinen eigenen Weg".

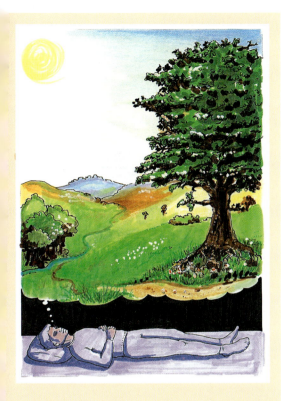

Traumreise

Legen Sie sich bequem auf eine Weiche Unterlage. Schließen Sie die Augen und konzentrieren Sie sich ganz auf Ihre Atmung. Atmen Sie ruhig und gleichmäßig. Atmen Sie tief ein und aus. Vergessen Sie Ihre Alltagsgedanken. Fühlen Sie Ihren Körper, hören Sie auf Ihren Herzschlag.

Richten Sie jetzt Ihre Aufmerksamkeit nach innen. Sie sehen eine schöne Sommerlandschaft. Die Sonne wärmt Ihren Körper; eine saftig grüne Hügelkette liegt vor Ihnen. Sie hören die Vögel zwitschern. Sie riechen den Duft von frischem Heu. Vor Ihnen liegt ein Weg, den Sie langsam gehen. Er führt an einen plätschernden Bach vorbei zu einer Baumgruppe von großen, alten Bäumen. Hier ruhen Sie aus und genießen die Weite der Landschaft. Sie spüren Harmonie und Ruhe.

Nach einer Weile erheben Sie sich und gehen wieder den Weg zurück. Langsam tauchen Sie wieder aus Ihrer Traumreise auf und bewegen sich in Ihre Außenwelt.

Ähnliches Verhalten weisen auch „Schlüsselkinder" auf, die von ihrer Familie wenig Anregungen für ein phantasievolles Spiel erfahren haben oder als Großstadtkinder keine natürlichen Freiräume für ein kindgerechtes Spielen vorfinden. Sie wissen häufig nichts mit ihrer Freizeit anzufangen und fühlen sich gelangweilt. Ihre „innere Leere" und Haltlosigkeit befriedigen sie oft durch Fernsehen und Genussmittel.

Ist Fernsehen auch für Kinder sinnvoll?

Freizeitgestaltung in der Familie wird häufig mit einem Knopfdruck geregelt. Besonders in Familien, die viel fernsehen, können Kinder kaum noch soziale Erfahrungen in wirklichen Auseinandersetzungen mit Spielgefährten oder ihren Eltern sammeln. So lernen sie weder Konflikte auszutragen noch eigene Wünsche angemessen durchzusetzen oder Toleranz und Rücksicht zu nehmen.

Fernsehen darf in der Freizeitgestaltung einen Platz haben. Wichtig ist, was man schaut, wie man sich mit dem Fernsehen auseinandersetzt und wie viel Zeit dem Fernsehen eingeräumt wird. Filme können Anstöße zum eigenen Handeln geben. Sie können Zusammenhänge aufzeigen, die im Leben nicht ohne weiteres erfahrbar sind.

Kinder können aber immer nur das aufnehmen, was sie ihrer jeweiligen Entwicklungsstufe entsprechend bereits verstehen können. Komplexe Handlungen überfordern oft ihr Verständnis. Phantasie und Wirklichkeit können sie noch nicht unterscheiden. Sie reagieren daher vor allem gefühlsmäßig mit Freude, Trauer, Wut und Angst. Sind aufregende oder sogar an tiefe Ängste rührende Szenen in einem Film enthalten, brauchen die Kinder die Unterstützung der Eltern, um überhaupt die Handlung verarbeiten zu können. Gemeinsam sollte über die Handlung und die Gefühle des Kindes gesprochen werden und gegebenenfalls die Erregung im Spiel abgebaut werden. Allein gelassen fallen Kinder in ein „emotionales Loch", das besonders bei häufigem Fernsehen zu Nervosität, Unsicherheit und Aggressivität führen und Verhaltensauffälligkeiten auslösen kann.

Kinder, die viel fernsehen, können sich in der Schule häufig schlechter konzentrieren. Geschichten ohne Bilder, genaues Zuhören und Beobachten sowie ungewohnte Anforderungen an Phantasie und eigenes Denken überfordern und langweilen sie. Sie schalten ab.

Gezielt ausgesuchte Sendungen können aus der Fernsehstunde ein Freizeitvergnügen für die ganze Familie machen. Gespräche, Rollenspiele oder Malaktionen zu der Handlung des Films helfen den Kindern bei der Auseinandersetzung und Verarbeitung. Handlungsfähigkeit und Denken können dann auch durch Fernsehen anregt werden.

> **Fernsehen, Wirklichkeit aus zweiter Hand**
> Kinder sehen sich im Kindergarten den Film „Insel im Kornfeld" aus der Serie Löwenzahn an. Es wird gezeigt, wie ein Bauer sein Feld abflämmt. Einige Zeit später sehen sie, wie ein Bauer auf dem Feld das Stroh verbrennt. Aufgeregt rennen sie zu dem Mann hin und reden auf ihn ein: „Du musst das Feuer sofort ausmachen. Das ist verboten, und außerdem sterben dadurch ganz viele Tiere."
> Das Fernsehen ist für die Erzieher des Kindergartens ein Anlass für Spiele und eigenes Handeln. Dabei bearbeiten Sie mit den Kindern die gemeinsam gesehenen Filme anhand der Fragen der Kinder. So hatten die Kinder zum Beispiel nach dem Film „Michel" von Astrid Lindgren viele Fragen zu Schweden, die sie gemeinsam beantwortet haben. Dabei entstand die Idee, ein Schwedenfest zu feiern mit schwedischer Tänzen, Gerichten und Geschichten für alle Kinder und ihre Eltern.
> Kinder sollten sich aktiv mit dem Fernsehen auseinander setzen. Stellen Sie anhand von ausgewählter Sendungen praktisch dar, wie sich eine Aufarbeitung mit den Kindern gestalten könnte.

Fernsehen kann ...

... gleichgültig machen
Das Mitleidsgefühl stumpft ebenso ab wie die Bereitschaft, anderen zu helfen.

... Ängste erzeugen
Kinder, die allein vor dem Fernseher sitzen, sind ihrer Furcht und Erregung hilflos ausgeliefert.

... einsam machen

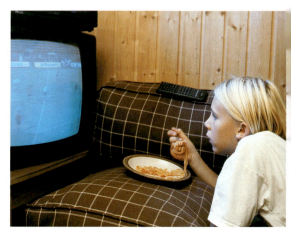

Fernsehen macht einsam

Computerspiele bei Kindern
Computerspiele vermitteln Erfolgserlebnisse und positive Stressgefühle, sie können aber auch das Wohlbefinden und die Entwicklung des Kindes stören (z. B. Kopfschmerzen, Augenbrennen, Haltungsschäden, Stress).

Die intensiven Spielphasen liegen allgemein zwischen dem 10. und 15. Lebensjahr, Jungen spielen häufiger als Mädchen und bevorzugen Action-, Abenteuer- und Gewaltspiele.

Bei der Spielauswahl sollte berücksichtigt werden, dass
- sich mehrere Spieler am Spiel beteiligen können,
- der Spielinhalt sich nach dem Alter des Kindes richtet,
- das Spiel eine Aufgabenvielfalt enthält,
- das Spiel eine gute Grafik und Tonwiedergabe hat.

Computerspiele sind heute Teil der Kinderkultur. Über die Spiele kann man sich austauschen und seine Interessen ausdrücken.

Die tägliche Zeit für Computerspiele sollte sich am Alter der Kinder orientieren. Es ist wichtig, dass auch andere Freizeitaktivitäten genutzt werden und die Kinder sich nicht im Computerspiel von ihren Freunden isolieren. In der Anfangsphase kann die Faszination für das Computerspiel sehr intensiv sein – es werden mehrere Stunden täglich gespielt. Hält diese Phase über längere Zeit an, sollten Eltern die Ursachen für die übermäßige Nutzung ermitteln, z. B. Probleme mit Freunden, schulische Probleme, nicht vorhandene andere Freizeitangebote etc. Zeitliche Grenzen müssen dann gesetzt werden. Wenn Eltern die Spielinhalte nicht gefallen, sollten diese nicht einfach verboten werden; der Konflikt sollte in einem Gespräch offen diskutiert und ausgehandelt werden. Gewalt im Computerspiel wird insbesondere dann zu einem Problem, wenn auch der Alltag der Kinder Gewalterfahrungen beinhaltet oder wenn das Computerspiel zum Ersatz für fehlende zwischenmenschliche Beziehungen und andere Freizeitaktivitäten wird.

AUFGABEN

1. Wählen Sie aus dem Fernsehprogramm Sendungen aus, die für fünfjährige Kinder/ 12- bis 14-jährige Jugendliche geeignet sind. Stellen Sie Merkmale kindgerechter Programme zusammen.
2. Gemäß dem Motto „Fernsehen und Computerspiele sind ungesund" verbieten manche Eltern ihren Kindern das Fernsehen. Diskutieren Sie dieses Verhalten im Hinblick auf eine kindgerechte Medienerziehung.
3. Stellen Sie für eine Familie mit zwei Kindern, vier und acht Jahre alt, geeignete Freizeitaktivitäten für einen verregneten Nachmittag zusammen.
4. Erstellen Sie eine Übersicht von geeigneten Computerspielen für Kinder in verschiedenen Altern.

Medikamente als Problemlöser

Schülerin, 14 Jahre:
Ich nehme schon lange Beruhigungspillen. Wenn es Krach gibt in der Schule oder zu Hause, schlucke ich erst einmal ein paar von den Dingern und höre Musik. Danach geht es mir meist wieder besser. Ich hole mir meine Pillen aus der Tablettenkiste meiner Mutter. Die Schublade ist voll mit dem Kram.

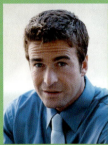

Abteilungsleiter, 42 Jahre:
Das Angebot dieser Stelle vor einem Jahr war eine große Herausforderung für mich. Ich nahm oft Arbeit mit nach Hause und saß bis tief in die Nacht. Dann konnte ich nicht einschlafen, weil ich dachte: Das schaffst du nie! Um abschalten zu können, trank ich Bier, später Cognac und wachte mit einem Brummschädel auf. Diese Kopfschmerzen sind immer schlimmer geworden. Anfangs habe ich eine, dann zwei Tabletten geschluckt. Heute nehme ich 20 bis 30 Tabletten am Tag.

1. Überlegen Sie Ursachen, die zu einer Medikamentenabhängigkeit führen können.
2. Welche Folgen kann eine dauerhafte Medikamenteneinnahme für die Betroffenen haben? Erläutern Sie konkret anhand der Fallbeispiele.
3. Zeigen Sie anhand der Fallbeispiele mögliche Wege aus der Medikamentenabhängigkeit auf.

Rund 40 Prozent der Deutschen greifen bei Kopfschmerz, Darmbeschwerden oder Erkältungen zu nicht verschreibungspflichtigen Medikamenten. Auch Schlafstörungen und Erschöpfungszustände werden zunehmend selbst behandelt, meist ohne vorherige Beratung durch einen Arzt. Stress oder Leistungsdruck, dem man sich nicht gewachsen fühlt, Angst vor dem Versagen und familiärer Ärger werden mit den Medikamenten hinuntergeschluckt.

Nach außen hat man die Lage im Griff. Bei Langzeitkonsum gewöhnt sich der Körper aber an die Lebenshilfe aus der Pillenschachtel. Er verlangt nach immer höheren Dosen. Der Einstieg in die Sucht hat begonnen.

Insbesondere Schlaf- und Beruhigungsmittel, Schmerz- und Abführmittel sowie Medikamente gegen Unruhe oder Angstzustände besitzen ein Abhängigkeitspotenzial. Etwa 2,9 % der 15- bis 59-jährigen in Deutschland sind medikamentenabhängig.

Der Medikamentenabhängige verhält sich zu Beginn seiner Abhängigkeit vollkommen unauffällig. Seine Sucht wird meist erst dann wahrgenommen, wenn die Pillen zu auffälligen Verhaltensänderungen geführt haben und der Betroffene seine Sucht nicht mehr verbergen kann.

Um die Medikamentenabhängigkeit zu beenden, hilft nur noch ein stationärer Entzug, indem der Körper schrittweise „entgiftet", d. h. von dem Medikament entwöhnt wird. Parallel erfolgt meist eine psychologische Behandlung, in der das Selbstbewusstsein stabilisiert und Alltagsbewältigungsstrategien trainiert werden.

Suchtprävention im Kindes- und Jugendalter

Im Rahmen eines Forschungsprojektes wurden mehr als 1700 Schüler in 90 Schulklassen in Nordrhein-Westfalen zu ihrem Medikamentenkonsum befragt:

Medikamentenkonsum von Schülern	
Nach Häufigkeit der Nutzung werden folgende Medikamente konsumiert:	
■ Erkältungs-, Grippemittel	19 %
■ Mittel gegen Allergien	10 %
■ Kopfschmerzmittel	8 %
■ Herz-Kreislauf-Mittel	4 %
■ Beruhigungs-, Schlafmittel	5 %
■ Anregungsmittel	1 %

Oft fängt der Medikamentenmissbrauch schon im Schulkindalter an. Jeder dritte Jugendliche im Alter von 12 bis 17 Jahren hat schon Erfahrungen mit Schmerzmitteln, Aufputsch- und Beruhigungsmitteln sowie Schlaftabletten. Häufig führen Leistungsschwierigkeiten in der Schule und hohe Erwartungen sowie mangelndes Verständnis zu einem hohen Leidensdruck, in dem die Heranwachsenden Medikamente als Problemlöser benutzen. Besonders dann, wenn Eltern kein Verständnis für die Schulprobleme der Jugendlichen zeigen, wenn schulische Leistungen zum Streit oder Konflikt in der Familie führen, werden die Heranwachsenden in eine Isolation getrieben, die in eine Medikamentenabhängigkeit einmünden kann.

Bei Problemen sollten immer zunächst die Ursachen herausgefunden und Lösungswege mit allen Betroffenen, wie zum Beispiel Lehrern, Mitschülern oder Familie entwickelt werden. Fachkompetente Hilfe von außen kann in diesen Prozess unterstützend eingreifen.

Die Leistungen von Michael waren in der 7. Klasse beim Hinzukommen der zweiten Fremdsprache, stark abgefallen. Michael fühlte sich überfordert, nervös und sehr angespannt und konnte sich kaum noch im Unterricht konzentrieren. In einem Zwischenzeugnis teilte seine Lehrerin den Eltern mit: „Die Leistungen Ihres Sohnes sind stark abgefallen. Er könnte bei größerer Konzentration weitaus bessere Leistungen erzielen." Sein Vater begleitete ihn daraufhin zum Hausarzt und veranlasste, dass Michael ein „wirksames Mittel" verschrieben bekam.

Diskutieren Sie das Verhalten des Vaters.

Entwickeln Sie in einem Rollenspiel geeignete Maßnahmen/Verhaltensweisen, mit denen der Vater Michael unterstützen kann.

Medikamente sind keine „Problemlöser", sie können selbst zum Problem werden!

Jugendliche haben viele Entwicklungsaufgaben zu leisten:

- die eigene körperliche Erscheinung akzeptieren;
- neue Beziehungen zu den Eltern aufbauen;
- die Veränderung der Sexualität annehmen;
- eine Position in der Clique gewinnen;
- sich für ein Berufsziel entscheiden;
- eigene Werte und Lebensziele entwickeln;
- lernen Verantwortung zu übernehmen.

Eltern können ihren heranwachsenden Kindern dabei helfen. Sie waren ja auch einmal jung!

Beachten Sie beim Umgang mit Medikamenten:
- Medikamenteneinnahme mit dem Arzt abklären
- Medikament nie über längere Zeit ohne Rücksprache mit dem Arzt einnehmen
- Packungsbeilage sorgfältig lesen (Nebenwirkungen?)
- Trinken von Alkohol/coffeinhaltigen Getränken kann die Medikamentenwirkung verstärken
- Medikamente für Erwachsene nicht Kindern verabreichen

Gesunder Schlaf, aber wie???

Jürgen K. kommt nach einem anstrengenden Arbeitstag um 22.00 Uhr todmüde nach Hause. Mit einer Flasche Bier schaut er sich zur Entspannung noch den Spätkrimi an und geht danach ins Bett. Doch wie so oft in letzter Zeit findet er keinen ruhigen Schlaf. Unruhig wälzt er sich hin und her, steht genervt wieder auf, arbeitet an seinem Schreibtisch noch schnell den Terminplan für den nächsten Tag aus und legt sich wieder mit einer Schlaftablette ins Bett.

1. Heute leiden viele Menschen unter Schlafstörungen. Welche Lebensgewohnheiten können hierfür Auslöser sein? Diskutieren Sie anhand eigener Erfahrungen.
2. Insbesondere Frauen sind oft von Schlafstörungen betroffen. Untersuchen Sie dieses geschlechtsspezifische Problem auf seine Ursachen und entwickeln Sie Handlungsmöglichkeiten.
3. Überlegen Sie Maßnahmen, die auf natürliche Weise Schlafproblemen vorbeugen und den persönlichen Schlaf verbessern.
4. Welche Maßnahmen für einen gesunden Schlaf würden Sie Herrn K. empfehlen?

Jährlich werden in Deutschland rund 700 Millionen Tagesdosen Schlaf- und Beruhigungsmittel verordnet. Ein Viertel der Bevölkerung leidet zeitweise oder dauernd unter Schlafstörungen.
Hauptsächlich sind persönliche Probleme und Belastungen am Arbeitsplatz oder in der Schule sowie Streitigkeiten in der Familie die Ursachen für Schlafstörungen. Durch eine Klärung der Probleme können die Schlafstörungen meist behoben werden.
Sind schwere seelische Störungen, wie zum Beispiel Depressionen oder Ängste, die Ursachen der Schlaflosigkeit, kann nur eine ärztliche Behandlung und Therapie weiterhelfen.

Körperliche Erkrankungen können Ursache von Schlafstörungen sein, z. B.

- Herzerkrankungen (Angina pectoris, Herzrhythmusstörungen, Herzmuskelschwäche)
- Magen-Darm-Erkrankungen
- Nierenerkrankungen
- Hormonstörungen (Schilddrüsenüber-, Schilddrüsenunterfunktion)
- Orthopädische Erkrankungen (Bandscheibenleiden, rheumatische Beschwerden)
- Neurologische Erkrankungen (Migräne, Parkinsonsche Erkrankung)

Die Schlaflosigkeit ist häufig auch Ausdruck einer bestehenden Gesundheitsstörung. Die erfolgreiche Behandlung der Grunderkrankung steht hier im Vordergrund, die Schlafstörung verschwindet dann oft von selbst.

Medikamente verhindern den Schlaf

Viele Medikamente, wie zum Beispiel Appetitzügler oder antriebssteigernde Medikamente gegen Depressionen, haben eine aufputschende Wirkung und können zu Schlafstörungen führen.

Medikamente stören den Schlaf, z. B.

- Appetitzügler, Coffein
- Durchblutungsfördernde Mittel
- Antibiotika
- Migränemittel
- Medikamente gegen niedrigen Blutdruck
- Hormonpräparate
- Psychopharmaka
- Schlafmittel

Auch die Einnahme von Schlafmitteln führt häufig zu Schlafstörungen. Bei älteren Menschen können durch bestimmte Schlafmittel Unruhezustände bis hin zur Verwirrtheit ausgelöst werden, die einen ruhigen Schlaf gefährden. Bei vielen Schlafmitteln kommt es bei längerer Anwendung zu einer Gewöhnung. Die Gehirnzentren, welche für die Regulation von Schlafen und Wachen zuständig sind, haben sich an die dauernde Dämpfung durch die Schlafmittel gewöhnt. Die Wirkung des Schlafmittels lässt nach, Schlafqualität und Schlafdauer nehmen ab. Bei einem Absetzen der Schlafmittel kommt es oft zu einer sogenannten „Absetz-Schlaflosigkeit", mit schweren Schlafstörungen, die mehrere Wochen andauern können.
Da der Patient befürchtet, dass die frühere Schlaflosigkeit jetzt wieder eingetreten ist, nimmt er in der

Regel das Schlafmittel weiter und gerät dadurch in einen Teufelskreis, der in die Medikamentenabhängigkeit führen kann. Aus diesem Grund sollten Schlafmittel nur unter ärztlicher Aufsicht eingenommen und langsam abgesetzt werden.

Stress und Lärm
gehören zu den häufigsten Ursachen für Schlafstörungen. Schlafuntersuchungen bei Anwohnern von Schnellstraßen oder Flughäfen haben gezeigt, dass selbst die Menschen, die glauben, sich an den Lärm gewöhnt zu haben, durch die Geräusche im Schlaf gestört werden. Bei ihnen treten häufiger Wachphasen auf und der Tiefschlafanteil kann vermindert sein. Schallisolierte Fenster können hier Abhilfe schaffen.

Schichtarbeit ist auch bei vielen Menschen der Auslöser für Schlafstörungen.

Depressionen rauben den Schlaf
Depressive Menschen sind niedergeschlagen und freudlos, sie fühlen sich leer und „abgestorben". Weder für ihren Beruf, die Familie oder Hobbys können sie noch Freude aufbringen. Die Kranken sind ohne Antrieb, reagieren oft nicht mehr auf ihre Umwelt und sind von Müdigkeit wie gelähmt. Dennoch werden depressive Menschen von schweren Schlafstörungen geplagt.
Die Ursachen der Depression sind vielseitig. So kann der Tod eines geliebten Menschen die Krankheit auslösen, oder Stoffwechseldefekte, z. B. eine Schilddrüsenunterfunktion, ebenso dauerhafter Stress oder Störungen bei der Bildung und Wirkung von Neurotransmitter (Botenstoffe, die Reize an den Synapsen der Nervenzellen übertragen).
Nur eine erfolgreiche medikamentöse Behandlung und eine gezielte psychotherapeutische Betreuung führen zu einer Besserung der Depression und einer Normalisierung des Schlafrythmus.

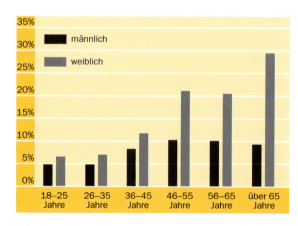

Häufigkeit von Schlafstörungen in verschiedenen Lebensaltern

Schlafen – Träumen – Energie tanken
Schlaf ist ein wichtiger Bestandteil unseres Lebens. Versuche in der Schlafforschung haben gezeigt, dass die Folgen von schwerem Schlafentzug beim Menschen – mehr als drei Tage ohne Schlaf – von Händezittern, verlängerten Reaktionszeiten und schlechter Laune bis hin zu Halluzinationen reichen können.
Der Schlaf dient der Regeneration des Körpers. Im Schlaf arbeitet der Körper mit einem Energieumsatz der um zirka 40 % herabgesetzt ist, auf Sparflamme. Nachts werden die Hormone ausgeschüttet, die das Körperwachstum und die Regeneration der Gewebe stimulieren. Die Zellen speichern Energie für den neuen Arbeitstag.

Die meisten Erwachsenen schlafen etwa acht Stunden am Tag. Das Schlafbedürfnis ist jedoch individuell sehr unterschiedlich. Albert Einstein schrieb seine Genialität den täglichen zehn Stunden Schlaf zu. Margaret Thatcher reichten vier Stunden Schlaf aus, um voll leistungsfähig zu sein.

Durchschnittliche Schlafdauer in verschiedenen Lebensaltern	
■ Neugeborene	20–22 Stunden
■ Säugling	15–17 Stunden
■ Kleinkind	12–14 Stunden
■ Jugendliche	9–11 Stunden
■ Erwachsener	7–10 Stunden
■ alter Mensch	4– 7 Stunden

Im Alter nimmt das Schlafbedürfnis von sieben auf etwa fünf bis sechs Stunden ab. Wer ein Mittagsschläfchen hält, kann nachts häufig nicht durchschlafen. Auch verringert sich mit zunehmendem Alter meist die körperliche Aktivität. Das Ruhebedürfnis lässt nach.
Für die Erholsamkeit des Schlafes ist nicht die Dauer, sondern die Qualität des Schlafes von Bedeutung. Viele Schlafgestörte schlafen durchaus sechs bis acht Stunden und fühlen sich trotzdem durch den hohen Anteil an Leichtschlafphasen nicht erholt. Wissenschaftliche Untersuchungen in Schlaflabors zeigen auf, dass der Mensch verschiedene Schlafphasen durchläuft. Eine besondere Bedeutung für die körperlich-geistige Erholung hat die **Tiefschlafphase,** die 15 bis 20 % des Gesamtschlafes ausmacht und der **Traumschlaf,** in dem der Mensch circa 25 % seines Schlafes verbringt und in dem die Erlebnisse des vergangenen Tages verarbeitet werden. Im Tiefschlaf **(NonREM-Schlaf)** werden die Gehirnwellen langsam und gleichmäßig. Die Körpertemperatur ist herabgesetzt und die Körperfunktionen sind verlangsamt. Der Mensch reagiert nicht mehr auf Außenreize. Die Tiefschlafphasen gehen jeweils in einen kurzen wacheren

Bewusstseinszustand, die sog. **REM-Phase** („Rapid Eye Movement") über, in der Puls, Blutdruck und Körpertemperatur ansteigen und die Augen unter den geschlossenen Lidern rollen. Die Muskulatur bleibt weiterhin entspannt. Der Wechsel von REM- und Non-REM-Phasen wiederholt sich ungefähr vier- bis sechsmal in der Nacht.

Der Schlaf ist in den Biorhythmus des Menschen eingebunden. Die Schlafbereitschaft nimmt zu, wenn die Körpertemperatur am Abend abfällt, und man erwacht, wenn die Temperatur am Morgen wieder ansteigt. Wer sich also erst morgens um vier Uhr schlafen legt, wenn sich alle Körperfunktionen bereits wieder auf Aktivität eingestellt haben, darf sich über Schlafstörungen nicht wundern.

Schlaf mein Kindchen, schlaf ein

Die Erziehung spielt eine wichtige Rolle für einen gesunden Schlaf. Der Gang ins Bett darf von dem Kind nicht als Strafe empfunden werden, denn das erzeugt Angst, Trotz und Widerwillen. Einschlafrituale helfen beim Übergang von der aktiven Tagesphase zur Ruhephase: Spielsachen gemeinsam zusammenräumen, gemeinsam waschen und Zähne putzen und eine Gute-Nacht-Geschichte lassen den Tag harmonisch ausklingen.

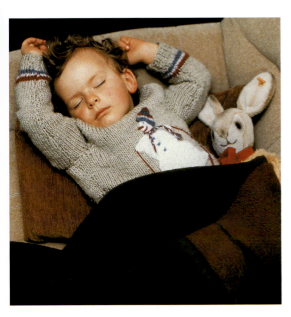

Der Körper holt sich den Schlaf, wenn er ihn braucht. Licht und Lärm in nächster Umgebung stören nicht, wenn „der Sandmann" gekommen ist.

So können Sie Ihren Schlaf verbessern

Auch der erwachsene Mensch kann sich mit Einschlafritualen – ein Spaziergang an der frischen Luft, ein warmes Bad, eine Tasse Kräutertee vor dem Zubettgehen – leichter auf den Schlaf einstellen.

Wer Probleme hat, sich zu entspannen, sollte spezielle Entspannungsübungen wie Yoga, autogenes Training, Meditation oder Atemübungen erlernen.

Auf Alkohol oder koffeinhaltige Getränke wie Kaffee sollte am Abend verzichtet werden. Tees aus Salbei, Pfefferminze, Hopfen oder ein Glas warme Milch mit Honig wirken beruhigend und entspannend. Abends sollte die Ernährung ausgewogen und leicht sein, damit die Verdauung den Schlaf nicht stört.

Der Verzicht auf den Mittagsschlaf verhilft häufig zu einer besseren Nachtruhe.

Wege zu einem erholsamen Schlaf

- Lüften Sie den Schlafraum, die optimale Einschlaftemperatur ist 18 °C.
- Meiden Sie vor dem Schlafen den Genuss von Kaffee, Cola, schwarzem Tee und Nikotin.
- Gehen Sie erst ins Bett, wenn Sie müde sind.
- Lösen Sie nicht im Bett die Probleme des nächsten Arbeitstages.
- Legen Sie belastende Gedanken vor dem Einschlafen weg.
- Schauen Sie nicht ständig auf die Uhr, wenn Sie nicht einschlafen können.
- „Wie man sich bettet, so liegt man! – Augen auf beim Bettenkauf!"

AUFGABEN

1. Mit fortschreitendem Lebensalter nehmen Schlafstörungen deutlich zu. Insbesondere Frauen sind davon betroffen. Beschreiben Sie dieses Phänomen anhand der Tabelle „Häufigkeit von Schlafstörungen in verschiedenen Lebensaltern" auf Seite 34 genauer, und überlegen Sie, welche Gründe es dafür gibt.

2. Franz, 5 Jahre, hat einen abwechslungsreichen Tag hinter sich. Aufgedreht sitzt er auf dem Sofa und knabbert Chips. Dabei schaut er sich eine Familienserie im Fernsehen an. Als ihn seine Mutter ins Bett bringt, quengelt er und kann lange Zeit nicht einschlafen. Nehmen Sie dazu Stellung.

3. Ein „Himmelbett" garantiert nicht immer einen gesunden und erholsamen Schlaf. Informieren Sie sich in einem Fachgeschäft über die richtige Ausstattung eines Bettes und erstellen Sie dann eine Checkliste.

Richtige Körperpflege, aber wie?

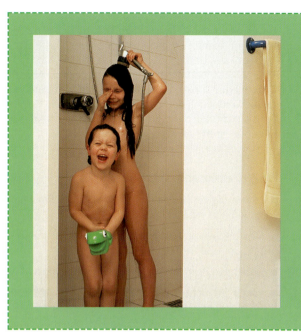

1. Um die Haut gesund zu erhalten, muss sie gepflegt werden. Lassen Sie sich in Fachgeschäften oder bei der Verbraucherzentrale über das Angebot an Hautpflegemitteln, ihre Inhaltstoffe und ihre Eignung für verschiedene Hauttypen beraten.

2. „Naturkosmetik, eine Alternative?" Informieren sie sich über ihre Herstellung und Zusammensetzung.

3. „Nicht die Kosmetik macht schön. Schönheit kommt von innen!" Diskutieren Sie diese These.

4. Die Haut ist ein wichtiges Sinnesorgan des Menschen.
Erläutern Sie an konkreten Beispielen aus Ihrem Alltag die Funktion der Haut.

Die Haut

Mit einer Fläche von rund zwei m^2 schirmt die Haut den Körper gegen die Außenwelt ab. Gleichzeitig nimmt der Mensch besonders über die Sinneszellen in der Haut Kontakt zu seiner Umgebung auf.
Empfindungsnerven, die z. B. Druck- und Berührungsreize unterscheiden, durchsetzen die Haut. Kälte- und Wärmekörperchen registrieren Temperaturen im Bereich von 10 °C bis 45 °C.
Freie Nervenenden nehmen Schmerzempfindungen wahr (z. B. Hitze, Kälte, Stöße, ätzende Chemikalien).

Die Haut (Cutis) besteht aus der **Oberhaut** (Epidermis), der **Lederhaut** (Corium) und der **Unterhaut** (Subcutis), in der die großen Gefäße und Nerven verlaufen. Die Oberhaut schützt den Körper vor Austrocknung, Verletzungen, Krankheitserregern und Strahlung. Sie baut sich aus der äußeren Hornschicht und der Keimschicht auf. Ungefähr alle vier Wochen wird sie durch Zellteilungen in der Keimschicht erneuert und die abgestorbenen Zellen als Hornschuppen abgestoßen. In der **Keimschicht** werden auch die Pigmente gebildet, die die Haut bei zu starker Sonneneinstrahlung vor Verbrennungen schützen sollen. Die Lederhaut enthält Blutgefäße, Schweiß- und Talgdrüsen sowie die Haarwurzeln. Mit dem Schweiß werden gelöste Abfallstoffe des Stoffwechsels an die Hautoberfläche abgegeben. Durch die Verdunstung des Schweißes wird die Körpertemperatur reguliert. Der hohe Wasseranteil des Bindegewebes in der Lederhaut hält die junge Haut glatt und elastisch. Ab dem 30. Lebensjahr sinkt das Wasserbindevermögen der Haut und der Alterungsprozess mit Faltenbildung beginnt. Die Unterhaut besteht aus Binde- und Fettgewebe. Sie dient als Energiespeicher und Isolierschicht.

1. Hornschicht
2. Keimschicht
3. Haar
4. Blutgefäße (rot und blau)
5. Talgdrüse
6. Schweißdrüse
7. Unterhautfettgewebe (gelb)

A. Oberhaut
B. Lederhaut
C. Unterhautfettgewebe

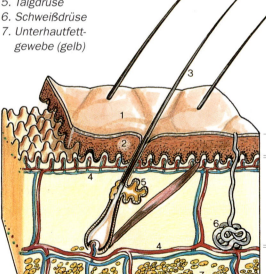

Aufbau der Haut

Persönliche Hautpflege – aber wie?

Für Hautpflegemittel und Kosmetik geben die Deutschen jährlich zirka 3,6 Milliarden Euro aus. Trotzdem leiden immer mehr Menschen an Hautunreinheiten, Hauterkrankungen oder Allergien.

Welche Pflegemittel halten die Haut gesund und schön? Welche Rolle spielt der Hauttyp?
Nicht alle Pflegemittel werden von der Haut vertragen. Die täglichen Körperpflegemittel sollten daher dem Hauttyp entsprechend ausgewählt werden:

- für normale Haut
- für trockene Haut
- für fettige Haut

Testen Sie Ihren Hauttyp

Hauttyp	Merkmale	Testergebnis
fettig	öliger Glanz, große Poren, gelegentl. Mitesser, Pickel	Spiegel-Abdruck, 2 Std. nach Gesichtsreinigung, markiert sich deutlich als Fleck
trocken	glanzlos, feinporig, Knitterfältchen	Spiegel-Abdruck, 2 Std. nach Gesichtsreinigung, zeigt keine anhaltenden Fettspuren
Mischhaut	Gesichtsmitte fettiger, Wangen trockener, gelegentl. Mitesser, Pickel	Spiegel-Abdruck, 2 Std. nach Gesichtsreinigung, zeigt nur in der Mitte anhaltende Fettspuren

Bei normaler Haut reichen zum Waschen klares Wasser und eine milde rückfettende Seife aus. Zu heißes Wasser lässt die Haut aufquellen und begünstigt das Auslaugen. Empfehlenswert sind Temperaturen von 30 bis 35 °C. Die Seifenreste müssen gründlich mit warmem Wasser abgespült werden. Durch abwechselnd warmes, kaltes Duschen werden die Hautdurchblutung und der Kreislauf angeregt. Nur die trockene Haut sollte nach der Reinigung regelmäßig eingecremt werden. Die normale Haut braucht keine Kosmetik, da der Körper den Fett- und Feuchtigkeitsgehalt sowie den Säuremantel selbst reguliert. Eine pflegende Tagescreme schützt die Haut wirksam vor Witterungseinflüssen und Verschmutzung.

Wer sich ungeschützt der Sonne aussetzt, geht ein hohes Risiko ein. Sonnenbrand lässt die Haut nicht nur erheblich schneller altern, sondern schädigt sie stark und erhöht das Hautkrebsrisiko. Deshalb ist es wichtig, beim Sonnenbaden eine Sonnencreme mit möglichst hohem Lichtschutzfaktor aufzutragen. Sie schützt die Haut vor schädlichen UV-Strahlen.

Kleine Warenkunde – Körperpflege

- **Seifen**, **Duschmittel** und **Schaumbäder** laugen die Haut aus und entfetten sie. Sie sollten nur bei normaler Haut verwendet werden, die ihren Fettsäuremantel und das entzogene Fett innerhalb kurzer Zeit wieder erneuern kann.

- **Reinigungsemulsionen** erhalten den Fettsäuremantel der Haut. Sie sind bei trockener und fettiger Haut besonders geeignet. Bei der fetten Haut werden die Talgdrüsenöffnungen gründlich gesäubert, was die Bildung von Pusteln und Entzündungen verhindert.

- **Deoseifen** enthalten spezielle Wirkstoffe, welche die Schweiß zersetzenden Bakterien auf der Haut abtöten. Aber auch die hauteigene Bakterienflora, die vor Hautinfektionen schützt, wird zerstört. Dies kann bei empfindlicher und trockener Haut leicht zu Hautinfektionen führen.

- **Parfümseifen** überdecken durch ihre Duftstoffe den unangenehmen Schweißgeruch. Sie pflegen insbesondere die empfindliche und trockene Haut schonend und erhalten ihren Feuchtigkeitsgehalt.

- **Syndets** sind synthetische Seifen in Dusch- und Schaumbädern sowie in Flüssigseifen. Sie werden wegen ihres „hautfreundlichen" pH-Wertes von der Werbung angepriesen. Die in ihnen enthaltenen Konservierungsstoffe können jedoch bei empfindlicher Haut Reizungen und Allergien auslösen.

- **Intimpflegemittel** können bei häufiger Anwendung zu einer Reizung der Scheidenflora mit Pilzinfektionen und Bakterienbefall führen. Regelmäßiges Waschen mit klarem Wasser und Seife gewährleisten auch im Intimbereich eine hautfreundliche und gründliche Reinigung.

- **Kosmetik** und **Cremes** bewirken keine Verjüngung der Haut. Spezielle Wirkstoffe in den Cremes steigern das Wasserbindevermögen der Haut, sodass die Haut ein strafferes und jüngeres Aussehen erhält. Auch Cremes enthalten Konservierungsstoffe. Menschen mit empfindlicher Haut oder Allergien sollten daher vor dem Kauf die Zusammensetzung überprüfen.

AUFGABEN

1. Ulla, 16 Jahre, hat Probleme bei der Pflege ihrer fettigen und unreinen Haut. Stellen Sie für Ulla geeignete Pflegemittel zusammen.

2. Informieren Sie sich in der Drogerie über das Angebot an Pflegemitteln für empfindliche oder zu allergischen Reaktionen neigende Haut. Stellen Sie diese Produkte, ihre Zusammensetzung und ihre besonderen Merkmale in der Klasse vor.

Naturkosmetik, die gesunde Alternative?

Naturkosmetik ist für alle, die sich „natürlich" pflegen wollen, eine Alternative. Da auch diese Pflegemittel nicht nur natürliche Substanzen enthalten, sollte vor dem Kauf die Zusammensetzung der Produkte überprüft werden. Viele Pflegeartikel kann man aber auch selbst herstellen. Naturkosmetik sollte kühl aufbewahrt werden.

Naturkosmetik – selbst hergestellt

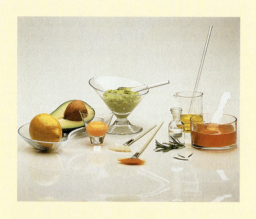

Regenerationscreme für empfindliche Haut

30 g Avocadoöl,
10 g Lanolin (Anhydrid)
 3 g Kakaobutter
 3 g Bienenwachs
40 g Orangenblütenwasser
evtl. 3 Tropfen Lavendelöl

Auf dem kochenden Wasserbad Lanolin, Bienenwachs, Kakaobutter schmelzen, dann das Avocadoöl hinzufügen und alles auf 60 Grad erwärmen. Getrennt davon das Rosenwasser auf 60 Grad erwärmen. Beide Schmelzen vom Feuer nehmen, zusammengeben und mit dem elektrischen Handmixer vermischen, bis die Creme handwarm ist. Dann mit Lavendelöl, Melissenöl oder einem fertigen Parfüm leicht duftend machen (aromatisieren) und weitermixen, bis die Creme kalt ist. In Cremetöpfchen abfüllen und beschriften. Fertig.

Sammeln Sie Rezepte von Hautcremes. Stellen Sie geeignete Pflegeprodukte im Unterricht selbst her.

Gesundes Haar geht nicht mit jedem Modetrend!

Schönes Haar will Pflege

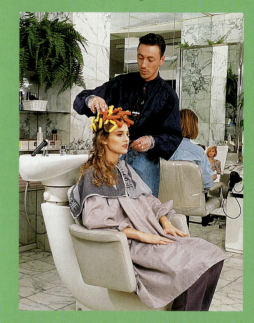

Dauerwelle – Stress für das Haar?

1. Informieren Sie sich über die Inhaltsstoffe der „Dauerwelle" und ihre Auswirkungen auf die gesunde Haarstruktur.

2. Tauschen Sie in einem Gespräch in der Klasse Ihre Erfahrungen über die „Pflege von schönem Haar" aus.

Haarpflege erfordert einmal eine gesunde und ausgewogene Ernährung zum Aufbau der Haarsubstanz, außerdem regelmäßige Reinigung und Pflege der Haare.
Milde Shampoos sind ideale Reinigungsmittel. Sie entfernen schonend Schmutz und Talg. Shampoos, die die Kopfhaut stark entfetten, beschleunigen eine schnelle Rückfettung und können zu Schuppenbildung führen. Kräuterspülungen aus Brennnessel, Kamille oder Birkenblättern, die man auch selbst herstellen kann, verleihen dem Haar Glanz und intensivieren die Haarfarbe.
Färben, Bleichen, Dauerwellen greifen die Haarstruktur an und können zu Allergien und Reizungen der Kopfhaut führen. Wer mit seiner natürlichen Haarfarbe nicht zufrieden ist, kann als Alternative Pflanzenfarben, wie Kamillenblüten, Nussblätter oder Indigo, anwenden. Zwar ist ihre Färbung nicht so gleichmäßig wie bei den Chemiefarben, sie sind aber gesundheitlich unbedenklich.

Kranker Zahn – kranker Körper

Zahngesundheit heute

90 Prozent der Schulkinder im Alter von acht bis zehn Jahren haben Karies.

80 Prozent der Erwachsenen leiden an Parodontose.

Zur Entstehung dieser Zahnerkrankungen tragen vor allem falsche Ernährung und mangelhafte Zahnpflege bei.

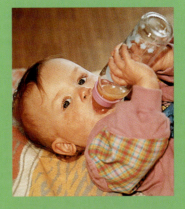

Gesüßte Kindertees begünstigen die Kariesentstehung

1. *Informieren Sie sich bei Ihrem Zahnarzt oder mithilfe von zahnärztlichen Broschüren über die dargestellten Zahnerkrankungen.*
2. *Überlegen Sie Regeln für eine Zahnpflege, die diesen Zahnerkrankungen wirksam vorbeugt.*
3. *Wie könnte eine „zahnschonende Ernährungsweise" aussehen? Tauschen Sie Erfahrungen aus, und stellen Sie Merkmale auf.*

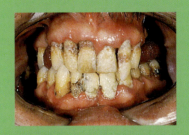

Karies

Unregelmäßige Zahnstellungen begünstigen in Winkeln und Ecken die Ansammlung von Zahnbelägen. Die Zahnpflege ist beeinträchtigt.

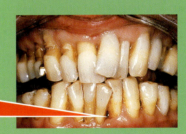

Zahn- und Kieferfehlstellungen erhöhen die Parodontose- und Kariesanfälligkeit

Nur mit gesunden Zähnen kann man gründlich kauen. Zu diesem Zweck ist der Zahn besonders aufgebaut.
Der **Zahnschmelz** bedeckt als harter Überzug die Krone des Zahnes. Der Zahnschmelz besteht aus Calciumphosphat und kann durch Gabe von Fluorid zusätzlich gehärtet werden. Er ist härter als Stahl, aber auch spröde wie Glas. Darunter liegt das **Zahnbein.** Es besteht aus einer festen knochenartigen Masse, die in den Kieferknochen hineinragt und den Zahn mit der **Zahnwurzel** verankert. Im Inneren des Zahns liegt das **Zahnmark** mit Blutgefäßen und Nerven. In den Blutgefäßen werden die Stoffe transportiert, die zum Zahnaufbau gebraucht werden. Die Nerven signalisieren Schmerz, wenn der Zahn erkrankt oder beschädigt ist.
Bei Kindern entwickelt sich zuerst das **Milchgebiss** mit 20 Zähnen. Das **Dauergebiss** eines Erwachsenen hat 32 Zähne. Die Weisheitszähne erscheinen meist erst nach dem 20. Lebensjahr.

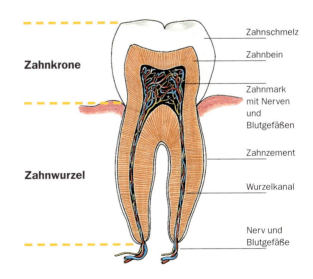

Aufbau eines Zahns

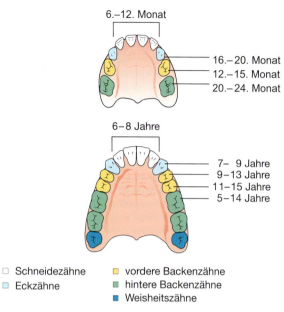

- ☐ Schneidezähne
- ☐ Eckzähne
- ☐ vordere Backenzähne
- ☐ hintere Backenzähne
- ☐ Weisheitszähne

Milchgebiss und Dauergebiss

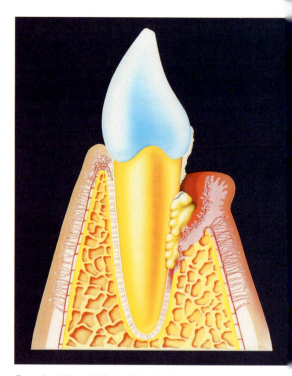

Parodontitis mit Zahnfleischschwund und Knochenabbau

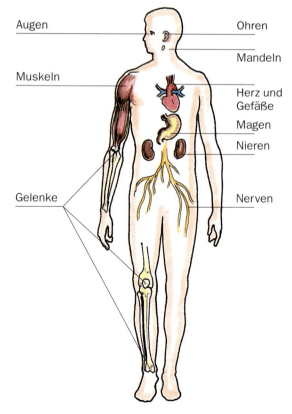

Kranke Zähne können körperliche Erkrankungen auslösen

Karies (Zahnfäule) entsteht dann, wenn sich bei nicht ausreichender Zahnpflege in der Mundhöhle lebende Bakterien als **„Plaque"** (Zahnbelag) an den Zähnen festsetzen. Nach dem Verzehr zuckerhaltiger Lebensmittel bauen diese Bakterien den Zucker zu Säuren ab. Diese „entkalken" den Zahnschmelz. Der Zahnschmelz wird brüchig. Die Zahnoberfläche bricht ein, es entsteht ein Loch, die Karies.

Auch die **Parodontitis** (entzündliche Erkankung des Zahnhalteapparates = Parodont), s. Abb. S. 40, wird durch die „Plaque" verursacht. Dabei wächst Plaque unter den Zahnfleischsaum und bildet Zahnfleischtaschen, die sich entzünden können. Das entzündete Zahnfleisch ist gerötet, geschwollen und blutet beim Abbeißen fester Lebensmittel und beim Zähneputzen. Anhaltende Entzündungen führen zu Zahnfleischschwund und Knochenabbau. Die Zähne bekommen „lange Hälse" und die Zahnwurzeln werden sichtbar. Die Zähne können sich lockern und ausfallen. Bei der selteneren Parodontose erfolgt eine Zerstörung des Zahnhalteapparates ohne bakterielle entzündliche Prozesse. Sie verläuft meist schmerzlos. Ein Warnsignal ist das blutende Zahnfleisch. Sorgfältige Mundhygiene und Zahnpflege sowie regelmäßige Entfernung von Zahnstein beugt Zahnerkrankungen vor.

Karies und Parodontose können auch andere Körperbereiche in Mitleidenschaft ziehen. Kranke Zähne bilden nicht selten Abszesse (Eiterbeutel), die Bakterien und Giftstoffe in den Blutkreislauf streuen. Die Abszesse sind manchmal schmerzunempfindlich und können jahrelang unerkannt bleiben. Bei einem geschwächten Organismus können dadurch andere körperliche Erkrankungen ausgelöst werden.

Früh übt sich – Zahnputz zum Zahnschutz

Kinder können die richtige Zahnpflege spielend lernen, wenn man sie rechtzeitig dazu anleitet. Zähne müssen regelmäßig und richtig gereinigt werden. Zahnseide und eine Munddusche gehören mit zu einer gründlichen Zahnpflege. Regelmäßige Zahnkontrolle und die richtige Ernährung erhalten die Zähne gesund.

Die vier Säulen der Zahngesundheit

1. **MUNDHYGIENE**
   Regelmäßiges, gründliches Zähneputzen nach jeder Mahlzeit und zwischendurch, wenn genascht wurde.

2. **ERNÄHRUNG**
   Zuckerhaltige Nahrungsmittel möglichst meiden; viele Vollkornprodukte und Rohkost

3. **FLUORIDIERUNG**
   Fluorgaben zur natürlichen Remineralisierung und Härtung des Zahnschmelzes

4. **ZAHNARZTKONTROLLE**
   Regelmäßiger Zahnarztbesuch; 2mal jährlich

So wird richtig geputzt

Der Erfolg des Zähneputzens hängt von der Zahnbürste und auch von der richtigen Putztechnik ab. Ein grobes Hin- und Herscheuern über die Zahnkronen führt nicht zur Zahnsauberkeit, sondern schädigt Zahnfleisch und Zahnschmelz.

Anforderungen an eine gute Zahnbürste
- abgewinkelter Griff
- kurzer Borstenkopf (ca. 3 cm lang)
- gerades Borstenfeld mit abgerundeten mittelharten Kunststoffborsten – die einzelnen Borstenbündel können V-förmig gegeneinander geneigt sein (oben) oder senkrecht nebeneinander stehen (Mitte und unten)

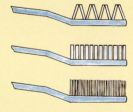

Kinderzahnbürste
Für Kinder ist wegen der unterschiedlichen Handhaltung ein um 16° abgewinkelter Griff besser. Außerdem sollte die Länge des Borstenfeldes nur 2,5 cm betragen.

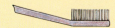

Ungeeignete Zahnbürste
V-förmig zugespitzte Borsten können Zahnfleisch und Zahnschmelz verletzen

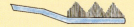

Anforderungen an eine gute Zahnbürste

Putzmunter von Zahn zu Zahn

Der richtige Dreh von Rot nach Weiß

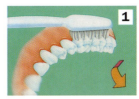 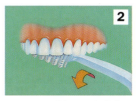

Start hinten links, nach rechts vorrücken …   *… von rechts nach links, immer von Rot nach Weiß …*

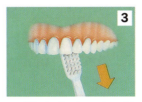 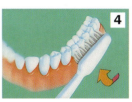

… Bürste fast senkrecht halten …   *… von links nach rechts putzen …*

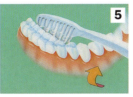 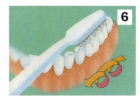

… zurück nach links mit dem richtigen Dreh …   *… Kauflächen mit kreisenden Bewegungen reinigen.*

- Fluoridhaltige Zahnpaste verwenden!
- Zahnzwischenräume mit Zahnseide reinigen!

AUFGABEN

1. Stellen Sie ein Plakat mit den Regeln zur Zahnpflege her.

2. Informieren Sie sich mithilfe zahnärztlicher Broschüren über andere Zahnerkrankungen.

3. Sie sehen, wie Ihre Freundin Ihrem Kind nach dem Zähneputzen noch einen Milchshake zu trinken gibt. Wie verhalten Sie sich?

4. „Wie sage ich es meinem Kind?"
   Planen Sie eine Aktion im Kindergarten zu dem Thema „Zahngesundheit".

Unfallverhütung

Unfallursachen und Unfallverhütung

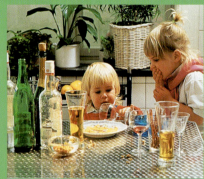 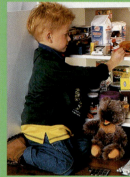 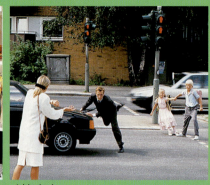

Beispiele: a) Alkohol b) Putzmittel c) Verkehr

Jeder dritte tödliche Unfall ereignet sich im häuslichen Bereich. Davon sind drei Viertel der Unfälle Sturzunfälle. Die relativ hohe Zahl an Kinderunfällen erfordert eine bessere Vorsorge bei der Verhütung der Unfallursachen.

1. Diskutieren Sie, wodurch im Haushalt Unfälle verursacht werden können, und überlegen Sie wirksame Maßnahmen zur Unfallverhütung.

2. Stellen Sie unfallgefährdete Situationen im Alltag durch Rollenspiele dar. Zeigen Sie dabei auch Maßnahmen und Wege auf, die bei der Unfallverhütung helfen können.

3. Die erhöhte Unfallgefahr im Kindesalter ist im Wesentlichen auf die körperliche Unbeholfenheit, den Mangel an Erfahrung und die Neugierde des Kindes zurückzuführen. Nicht durch das Fernhalten von Gefahren, sondern durch ein altersgemäßes Gefahrentraining muss das Kind lernen, in einer gefahrenvollen Welt zu leben.
   Erläutern Sie an konkreten Beispielen, wie Unfallverhütung in der Erziehung von Kindern praktiziert werden kann. Veranschaulichen Sie die Situationen durch Rollenspiele.

4. Auch der ältere Mensch trägt je nach Gesundheitszustand ein höheres Unfallrisiko. Viele Unfälle erfolgen im häuslichen Bereich.
   Überlegen Sie Richtlinien für eine unfallsichere Wohnungseinrichtung des Seniorenhaushaltes.

5. Informieren Sie sich, wo Erste-Hilfe-Kurse angeboten werden. Organisieren Sie einen Kurs für Ihre Lerngruppe.

Unfälle können sich im Straßenverkehr, im Haushalt und an der Arbeitsstelle ereignen. Jeder dritte tödliche Unfall passiert im häuslichen Bereich.

Insbesondere bei Kindern sind die unfallbedingten Gesundheitsschäden in den letzten Jahren schwerer und vielseitiger geworden. Eine hohe Technisierung ihrer Lebensumwelt und leichtsinnig verwendete giftige Haushaltsmittel bergen für Kinder nicht erkennbare Gefahren. Häufig fehlt den Kindern notwendiger Freiraum, den sie zum Spielen brauchen. Insbesondere in den Städten gibt es wenige geeignete Spielplätze. Die Kinder sind gezwungen, auf der verkehrsreichen Straße zu spielen. Verkehrsunfälle stellen heute die häufigste Todesursache bei Kindern dar.

Die Maßnahmen einer Unfallverhütung bei Kindern müssen die Besonderheiten der kindlichen Entwicklung berücksichtigen. Während der Säugling und das Kleinkind noch von ihren Eltern vor den Gefahren ihrer Umgebung geschützt werden müssen, sollte das heranwachsende Kind auf die Gefahren seiner Umgebung aufmerksam gemacht werden und durch ein „echtes Gefahrentraining" die Gefahren in seiner Umgebung erkennen und eigenständig zu bewältigen lernen.

Kinder, die sehr behütet aufwachsen, sind oft ängstlich und zu unselbständig, um gefährliche Situationen zu erkennen und mithilfe der eigenen Erfahrungen zu meistern.

Unfälle im Haushalt und ihre Ursachen

Unfallarten	Unfallursachen
Stürze	Rutschende Teppiche, lose und hervorstehende Fußbodenbeläge; erhöhte Türschwellen und Treppenstufen in der Wohnung; Dusch- und Badewannen ohne rutschfeste Einlage bzw. Haltegriff; tief angebrachte Fensterbänke oder Balkongeländer; schlecht abgesicherte Stehleitern; nasse und glatte Fußböden. Bei Säuglingen und Kleinkindern: unbeaufsichtigtes Liegen auf dem Wickeltisch oder im Kinderwagen; das Kinderbett ist schlecht abgesichert, das Kind kann sich an dem Gitter hochziehen und herausfallen.
Verbrennungen	Spielen mit offenem Feuer oder Feuerwerkskörpern; Berühren von heißen Öfen, Herdplatten oder Heizgeräten; Herunterreißen von Kochtöpfen oder Pfannen; Umstoßen von Gefäßen mit heißen Flüssigkeiten; Verbrennungen an Bügeleisen, Tauchsiedern, Grillgeräten etc.
Ersticken	Verschlucken von Fremdkörpern (Knöpfe, kleine Bausteine, Nadeln etc.), aber auch von festen, zu großen Nahrungsstücken; Selbsterdrosselung durch Halsbänder, Gurte, Spielzeugschnüre; Plastikbeutel werden über den Kopf gezogen; Insektenstiche in den Mund und Rachenraum. Bei Säuglingen: Ersticken durch die Bettdecke oder dicke, weiche Kopfkissen; Ersticken durch Erbrochenes, das während des Liegens in die Luftröhre gelangt ist.
elektrischer Schlag	Berühren schadhafter elektrischer Leitungen oder Geräte; Einstecken von Fingern oder aus Metall bestehenden Gegenständen in die Steckdose; in der Nähe von Freileitungen Drachen steigen lassen etc. **Unfälle durch elektrischen Strom verlaufen häufig tödlich. In einem Haushalt mit kleinen Kindern sollten die Steckdosen mit kindersicheren Verschlusskappen versehen werden!**
Vergiftungen	Schlucken von Medikamenten, Reinigungsmitteln, Pflanzenschutz-, Dünge-, Schädlingsbekämpfungsmitteln; Vergiftungen durch Zierpflanzen im Garten, z. B. Seidelbast, Oleander, Tollkirsche, Goldregen, Maiglöckchen u.a.; Vergiftungen durch Tabakwaren oder Alkohol.
Schnittverletzungen	Verletzungen durch spitze, scharfe Gegenstände, z. B. Messer, Schere u. a.; leichtsinniger Umgang mit Küchenmaschinen im Haushalt oder Schneidwerkzeugen in der Werkstatt; defektes Spielzeug mit scharfen Kanten.

Die Schaffung einer unfallsicheren Lebens- und Arbeitswelt ist die Voraussetzung für die Vermeidung von Unfällen. Insbesondere Kinder und häufig auch ältere Menschen sind dabei auf die Unterstützung ihrer Mitmenschen angewiesen.

Unfallverhütung bei älteren Menschen

Da Gedächtnis und Denkvermögen bei manchen alten Menschen eingeschränkt sind, sind Orientierungshilfen bei der Ausstattung der Wohnung oder der technischen Geräte nötig. Auch sollte die Wohnung zur Vermeidung von Stürzen an die Mobilität des alten Menschen angepasst werden. Bei älteren Menschen kann das Reaktionsvermögen stark verlangsamt sein. Sehen und Hören sind häufig eingeschränkt, sodass die vielfältigen Außenreize unseres hochtechnisierten Alltags nicht immer vollständig erfasst werden können. Alte Menschen bewegen sich langsam, ihr Gang ist manchmal unsicher. Dadurch entwickeln viele alte Menschen besonders in Stresssituationen Ängste. Sie sind dann nicht mehr fähig, eine Unfallgefahr allein zu bewältigen.

Lebenswichtige Telefonnummern

19222 = Rettungsleitstelle/Notarzt
 110 = Notruf Polizei
 112 = Notruf Feuerwehr

Diese Nummern sollten in Telefonnähe notiert sein!

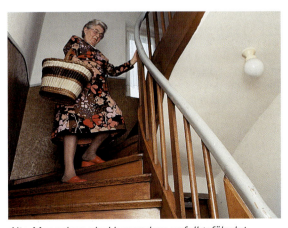

Alte Menschen sind besonders unfallgefährdet

Unfälle, Gesundheitsrisiko in jedem Lebensalter!

Jedes Lebensalter weist besondere Unfallgefahren auf. Vor allem Kinder und ältere Menschen sind durch die zunehmende Technisierung unserer Lebensumwelt verstärkt gefährdet.

Sterblichkeit der 0- bis 15-Jährigen an den häufigsten Unfallursachen (2004)

Unfallart	Altersgruppen in Lebensjahren		
	unter 1 Jahr	1–5 Jahre	5–15 Jahre
Verkehrsunfälle	5	40	112
Unfälle durch Sturz (Spiel-, Sportunfall)	–	10	20
Selbstmord und Selbstbeschädigung	–	–	23
Tätlicher Angriff	20	11	16

1. Ermitteln Sie aus der Tabelle die Unfallursachen bei Kindern in verschiedenen Altersgruppen.
2. Entwickeln Sie ein Konzept von Verhaltensmaßnahmen im Umgang mit Kindern, das Unfälle im Kindesalter vermeiden hilft.
3. Überlegen Sie in einem Gespräch mögliche Gründe für die besonders hohe Unfallgefährdung von Kindern und alten Menschen in ihrem Alltag.

Vergiftungen – nur eine Gefahr für Kinder?

Prozentuale Häufigkeit von Vergiftungen bei Kindern:

▪ Medikamente	45 %
▪ Reinigungs-, Putz-, Pflege- und Pflanzenschutzmittel	48 %
▪ Nahrungs- und Genussmittel	2 %
▪ Pflanzen und Pilze	4 %

In Deutschland sterben pro Woche mindestens zwei Kinder an Vergiftungen. Kinder im Alter von zwei bis fünf Jahrens sind besonders gefährdet.
Eine besonders große Gefahr stellen frei herumliegende Medikamente dar. In den Augen der Kinder sind die kleinen bunten Pillen nichts anderes als leckere Bonbons. Auch alkoholische Getränke und Tabakwaren sind für Kinder starke Gifte und dürfen nicht für sie zugänglich sein. Putzmittel, Desinfektionsmittel und Sanitärreiniger sollten zum Schutz der Kinder, die gerne in der Küche mitarbeiten, nicht unter der Spüle aufbewahrt werden. Diese „Putzmittel" wirken stark ätzend auf die empfindlichen Schleimhäute von Augen, Mund, Speise-, Luftröhre und Magen. Ein kleiner Schluck Entkalker und die Speiseröhre ist verätzt.
Putz- und Reinigungsmittel sollten in Originalbehältnissen mit kindergesicherten Verschlüssen, niemals aber in Bier- oder Limonadeflaschen aufbewahrt werden. Um Unfälle beim Gebrauch zu vermeiden, sollten die Anwendungs- und Warnhinweise auf der Ver-

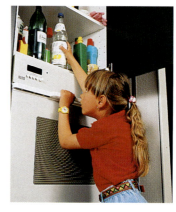

Gefährliche und giftige Flüssigkeiten sollten niemals in Bier- oder Saftflaschen aufbewahrt werden. Unsachgemäße Aufbewahrung ist für Kinder und auch für Erwachsene gefährlich.

packung genau beachtet werden. Viele Fleckenwasser, Verdünner, lösemittelhaltige Klebstoffe oder Anbeizer verursachen häufig durch ihre Dämpfe Übelkeit und Benommenheit. Gutes Lüften während der Anwendung verhindert gefährliche Nebenwirkungen. „Schnüffler", die diese Dämpfe als Drogenersatz intensiv einatmen, können langzeitig schwere Lähmungen erleiden. Auch Nieren- und Leberschäden können so entstehen.
Bei Anzeichen einer Vergiftung – Erbrechen, Ringen nach Luft, Blaufärbung der Lippen und des Gesichtes – sollte sofort der Arzt gerufen werden!
Bei Gasvergiftungen muss sofort für frische Luft gesorgt werden!
Vergiftungszentralen helfen Tag und Nacht. Die Telefonnummern der nächst gelegenen Zentralen sollten unbedingt in der Hausapotheke ausgehängt sein.

Unfallverhütung bei Kindern – aber wie?

Besonders kleine Kinder können Unfallgefahren noch nicht übersehen. Sie reagieren bevorzugt spontan, sind neugierig. Da ihre Aufmerksamkeit leicht von Dingen angezogen wird, die im Moment spannend und interessant erscheinen, übersehen sie leicht drohende Unfallgefahren.

Kinder haben eine andere Weltsicht als die Erwachsenen. Nach dem Motto „wenn ich das Auto sehe, dann sieht es mich auch" schauen Kinder zwar noch nach rechts und links, so wie es ihnen die Eltern eingebläut haben. Sie gehen dann aber trotz heranfahrender Autos einfach über die Straße.

Eltern müssen versuchen, die Umgebung des Kindes aus der Kinderperspektive zu sehen. So können sie eventuelle Gefahren rechtzeitig und richtig einschätzen und Unfälle verhüten.

Verbote allein sind wenig hilfreich. „Spiel ja nicht mit dem Feuer, sonst verbrennst du wie das Paulinchen!", „Lass das Messer liegen, sonst schneidest du dich!" Verbote verunsichern häufig und machen Angst. Verbote machen ein schlechtes Gewissen, wenn man sie nicht einhält, und manchmal brechen Kinder Verbote einfach nur aus Trotz.

Da sich Kinder am Vorbild ihrer Eltern und Erzieher orientieren und deren Verhalten nachahmen, sollten diese darauf achten, richtiges Verhalten in unfallgefährdeten Situationen vorzuleben.

Ein Notruf muss die „5 **W**'s" enthalten

- **Wo** passierte es? (Adresse)
- **Was** ist passiert? (Unfallsituation)
- **Wie viele** Verletzte gibt es?
- **Welche** Art der Verletzung besteht?
- **Wer** hat angerufen?

Gefahrentraining für Kinder – Beispiele:

1. Man führt die Hand eines Kindes in die Nähe einer brennenden Kerze, des Bügeleisens oder der heißen Herdplatte. Das Kind spürt, dass „Feuer" heiß ist. Es erkennt, dass es weh tut, Heißes zu berühren.
2. Durch den Umgang mit Kinderbesteck und Kinderschere und das gemeinsame Arbeiten in der Küche können Kinder gefahrlos den Umgang mit Schneidwerkzeugen und Küchengeräten erlernen.
3. Man baut in der Wohnung mehrere Gefahrenquellen auf, die das Kind in einem Suchspiel erkennen soll.
4. Man geht gemeinsam mit dem Kind verkehrsreiche Wege bzw. trainiert zusammen das richtige Verhalten im Straßenverkehr.

Unfallsicherheit zu Hause und am Arbeitsplatz

Das Bundesministerium für Arbeit und Sozialordnung hat für Werkzeuge und Arbeitsgeräte aller Art, für Beförderungsmittel, Einrichtungen zum Beleuchten, Beheizen und Kühlen, für Kinderspielzeug, Haushaltsgeräte und Sportgeräte ein Sicherheitszeichen „**GS – geprüfte Sicherheit**" eingeführt. Dieses Zeichen garantiert dem Verbraucher, dass diese Geräte nach den neuesten Arbeitsschutz- und Unfallverhütungsvorschriften geprüft worden sind.

Eine Reihe von Zeichen schützen unsere Sicherheit

Gute Vorzeichen für Ihre Sicherheit

 Neben dem **Giftsymbol**

 und dem **Feuerzeichen**

 hat sich das Zeichen „**GS – geprüfte Sicherheit**" bewährt. Geräte, die mit diesem Zeichen versehen sind, wurden von einer anerkannten Prüfstelle einer Prüfung auf ihre Gebrauchssicherheit unterzogen und erfüllen einen hohen Sicherheitsstandard zum Schutz des Arbeitnehmers und des Verbrauchers.

 Das **VDE-Zeichen** garantiert die Einhaltung elektrotechnischer Sicherheitsbestimmungen.

 Achtung reizend!

In Betrieben, Behörden, Schulen und anderen Einrichtungen sorgen Sicherheitsbeauftragte dafür, dass die gesetzlichen Vorschriften zur Unfallverhütung am Arbeitsplatz eingehalten werden. Solche Maßnahmen beziehen sich auf bauliche Ausführungen, Hygieneeinrichtungen und die Arbeitssicherheit der Beschäftigten. Ein hoher Anteil der Betriebsunfälle geht auf menschliches Versagen durch Übermüdung, Überforderung und falsche Einschätzung von unfallträchtigen Situationen zurück. Durch mehr Eigenverantwortung der Beschäftigten, Verbesserungen am Arbeitsplatz und ein Gefahrentraining für Beschäftigte in besonders gefährlichen Arbeitsbereichen kann die Unfallschraube vielleicht zurückgedreht werden.

AUFGABEN

1. Maik, 5 Jahre, kann endlich Fahrrad fahren. Überlegen Sie Maßnahmen, die sein Verhalten im Straßenverkehr trainieren können.
2. Sie betreuen einen älteren Herrn, der gehbehindert und manchmal leicht verwirrt und ohne Orientierung ist. Welche Maßnahmen können ihm das Leben im Alltag erleichtern und der durch seine Altersbeschwerden erhöhten Unfallgefährdung entgegenwirken?

1.3.3 Bewusster Umgang mit Arzneimitteln

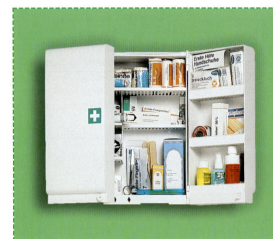

1. Informieren Sie sich in der Apotheke über die richtige Ausstattung einer Hausapotheke.
2. Stellen Sie fest, ob in ihrem Haushalt eine Hausapotheke vorhanden ist, und überprüfen Sie ihre Ausstattung.
3. Überlegen Sie, wie man Medikamente vor Kindern sicher aufbewahren kann. Stellen Sie dazu Regeln für die Sicherung der Hausapotheke auf.

Eine gut sortierte Hausapotheke sollte alle Medikamente und Hilfsmittel enthalten, die zu einer Erste-Hilfe-Leistung erforderlich sind oder bei Alltagserkrankungen Linderung schaffen können.
Bei der Einrichtung einer Hausapotheke sollten einige Dinge beachtet werden:
Am besten verwendet man einen kleinen Hängeschrank, bei dem, wenn Kinder im Haushalt leben, ein Fach für Medikamente verschließbar sein sollte. In Deutschland vergiften sich jährlich circa 40.000 Kinder mit Medikamenten, weil sie herumliegende Tabletten für Bonbons und Medizin für Saft gehalten haben. Die Medikamente sollten in ihrer Verpackung und mit dem zugehörigen Beipackzettel aufbewahrt werden. Das Verfallsdatum muss erkennbar sein, ebenso die Erkrankung, gegen die das Medikament angewendet wird. Alle Verbandmaterialien müssen sauber verpackt und möglichst steril sein. Pflaster und Verbandpäckchen sollten in der Hausapotheke auch für größere Kinder zugänglich sein, damit sie sich im Notfall selbst helfen können.

Ausstattung der Hausapotheke
Die Hausapotheke sollte übersichtlich ausgestattet sein:
- ein Fach für Krankenpflegemittel
- ein verschließbares Fach für Medikamente
- ein Bereich für „Erste Hilfe"

1. Verbandmittel für Erste Hilfe
1 Rolle Heftpflaster 2,5 cm breit
1 Wundschnellverband 10 x 4 cm
1 Wundschnellverband 10 x 6 cm
1 Wundschnellverband 10 x 8 cm
2 Mullbinden 6 cm breit
2 Mullbinden 8 cm breit
je 1 Verbandpäckchen:
klein / mittel / groß
Sicherheitsnadeln
2 Verbandklammern
1 Splitterpinzette
1 Verbandschere
3 Dreiecktücher
1 Pressrolle Verbandwatte 25 g
1 Paar Einweghandschuhe

2. Medikamente und Flüssigkeiten
Brandgel
Wunddesinfektionsmittel
antiseptischer Wundpuder
Mittel gegen Insektenstiche
Mittel gegen Durchfall oder Verstopfung
Mittel gegen Erkältung / Halsschmerzen
Schmerztabletten
vom Arzt verordnete Medikamente

3. Krankenpflegemittel
Fieberthermometer
Mundspatel
Lederschutz für verletzte Finger
Feindesinfektionsmittel

Gegen Verbrennungen oder Verbrühungen sollte eine schmerzlindernde Salbe oder eine Brandbinde vorhanden sein. Bei Prellungen, Verstauchungen oder Verrenkungen sind meist ein elastischer Verband und eine Sportsalbe notwendig. Wundsalben, Jod oder Sepsotinktur zur Desinfektion von Wunden, Wundbenzin zur Reinigung von Wundrändern und Desinfektionsmittel ergänzen die Ausstattung. Heftpflaster sind bei den vielen kleinen Verletzungen im Alltag unentbehrlich. Mullbinden zur lockeren Abdeckung offener Verletzungen sollten immer ausreichend vorhanden sein. Franzbranntwein zum Einreiben der Haut bei bettlägerigen Kranken und Babyöl zur schonenden Hautreinigung gehören ebenso in die Hausapotheke.

Ein kreislaufstabilisierendes Medikament sowie Salben, Säfte oder Tabletten gegen Erkältungskrankheiten werden im Alltag oft benötigt und können durch Heilkräuter wie Kamille, Salbei, Lindenblüten oder Pfefferminze natürlich ergänzt werden. Auch Heilmittel gegen Blähungen, Verstopfung, Durchfall oder andere Magen-Darm-Erkrankungen dürfen nicht fehlen.

Die Hausapotheke sollte eine Anleitung zur Ersten Hilfe und ein Verzeichnis wichtiger Telefonnummern (Hausarzt, Krankenhaus, Rettungs- und Notfalldienst) enthalten. Insbesondere bei Unfällen wird oft in Panik das Falsche getan, oder es vergeht zu viel Zeit, bis die oft lebensrettende Erste-Hilfe eingeleitet wird.

Medikamente müssen trocken gelagert werden. Die Aufbewahrung im Schlafzimmer ist daher günstiger als im Badezimmer oder in der Küche. Da Medikamente bei langer Lagerung ihre Wirkungsqualität verlieren, dürfen keine Medikamentenvorräte angelegt werden. Die Aufbewahrungsfristen der Medikamente müssen genau beachtet und die Hausapotheke regelmäßig kontrolliert werden. Insbesondere bei alten Menschen ist hierauf zu achten.
Die aussortierten Medikamente gehören zum Sondermüll und dürfen nicht in der Hausmülltonne entsorgt werden (Unfallgefahr bei Kindern!).

1. Tommi ist gestürzt. Die Wunde ist mit Straßenstaub verschmutzt und blutet stark. Seine große Schwester verbindet die Wunde schnell mit einer Mullbinde, die sie offen liegend im Küchenschrank gefunden hat. Bald hört die Blutung auf, und Tommi beruhigt sich wieder.
2. Monika, 12 Jahre, hat starke Halsschmerzen. In der Hausapotheke findet sie einen Rest Antibiotika, der noch von der Mittelohrentzündung ihrer Mutter stammt. „Das hilft auch bei Halsschmerzen", denkt sie und schluckt eine Tablette.
3. Frau W. hat eine Mittelohrentzündung. Ihr Hausarzt verschreibt ihr ein Antibiotikum. Er gibt ihr in einem Rezept die genaue Dosierung vor: 3 x 2 Kapseln über 10 Tage einnehmen. Während der ersten fünf Tage nimmt Frau W. die vorgeschriebene Dosis gewissenhaft ein. Am 6. Tag haben sich ihre Ohrenschmerzen merklich gebessert. Sie fühlt sich wieder wohl und reduziert das Medikament auf 3 x 1 Kapsel. Am achten Tag setzt sie die Kapseln ganz ab.

Nehmen Sie zu dem dargestellten Verhalten im Umgang mit Medikamenten Stellung.

Bei der Anwendung von Medikamenten und Hilfsmitteln muss die ärztliche Verordnung und die Gebrauchsanweisung des Herstellers oder des Apothekers beachtet werden.

Auch die Brauchbarkeit des Bestandes muss regelmäßig überprüft werden:
- Pflaster prüft man auf Klebkraft, Sauberkeit, Elastizität
- Flüssige Zubereitungen dürfen nicht ausgelaufen oder ausgeflockt sein

Nicht mehr verwendet werden sollten:
- eingetrocknete Salben
- Fleckige oder verstaubte Verbandsmittel
- rostige Sicherheitsnadeln, Pinzetten oder Scheren

Heilkräuter	Pflanzenteile (Erntezeit)	Anwendung bei
Kamille	Blüten (Juni–Juli)	Entzündungen
Linde	Blüten (Juni–Juli)	Schlafstörungen Verdauungsstörungen
Holunder	Blüten (Juni–Juli) Beeren (August–September)	Fieber Erkältungen
Salbei	Blätter (Mai–Juli)	Halsschmerzen Zahnfleischentzündung
Pfefferminze	Blätter (Juni–August)	Krämpfen Erkältungen
Ringelblume	Blüten (Juli–August)	Entzündungen Rhagaden
Brennnessel	Blätter (Mai–Juni)	Entwässerung

AUFGABEN

1. Überprüfen Sie die Ausstattung der Hausapotheke in Ihrer Schule und bei Ihnen zu Hause.
2. Ergänzen Sie die fehlende Ausstattung.
3. Informieren Sie sich über die Anwendung der vorhandenen Medikamente und Hilfsmittel.
4. Erläutern Sie, wie die Reinigung und Überprüfung der Hausapotheke durchgeführt werden sollte.
5. Sammeln Sie Beispiele, wie Heilkräuter bei verschiedenen gesundheitlichen Störungen im Alltag eingesetzt werden können.
6. Sammeln Sie unter kundiger Führung auf einer Kräuterwanderung im Mai/Juni Heilkräuter und stellen Sie daraus Kräuterzubereitungen her. Beschaffen Sie sich in der Apotheke Rezeptvorschläge.

Arzneimittelformen

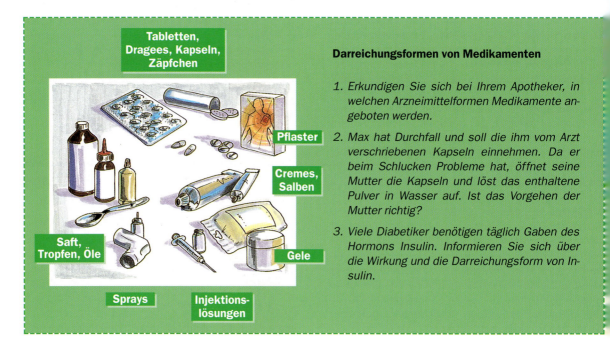

Darreichungsformen von Medikamenten

1. Erkundigen Sie sich bei Ihrem Apotheker, in welchen Arzneimittelformen Medikamente angeboten werden.
2. Max hat Durchfall und soll die ihm vom Arzt verschriebenen Kapseln einnehmen. Da er beim Schlucken Probleme hat, öffnet seine Mutter die Kapseln und löst das enthaltene Pulver in Wasser auf. Ist das Vorgehen der Mutter richtig?
3. Viele Diabetiker benötigen täglich Gaben des Hormons Insulin. Informieren Sie sich über die Wirkung und die Darreichungsform von Insulin.

Arzneimittel werden abhängig von der Art der Verabreichung und der Zusammensetzung ihrer Wirkstoffe in verschiedenen Arzneiformen angeboten:

Kleine Arzneimittelkunde

- **Tabletten:** Sie enthalten den Wirkstoff in exakter Dosierung. Häufig haben sie eine Einkerbung, die ein genaues Teilen ermöglicht.
- **Dragees:** Ein Überzug aus Zucker, Stärke oder Fett verdeckt den unangenehmen Geschmack und sorgt für eine bessere Gleitfähigkeit. Er wird je nach Zusammensetzung im Magen-Darm-Trakt aufgelöst und der Wirkstoff freigesetzt.
- **Kapseln:** Sie enthalten den Wirkstoff in einer unverdaulichen Hülle aus Gelatine, die den Wirkstoff im Magen oder Dünndarm freigibt. Obwohl Kinder oder alte Menschen oft Schwierigkeiten haben, Kapseln zu schlucken, dürfen diese nicht vorher geöffnet werden, da sonst der Arzneistoff am falschen Ort wirksam würde.
- **Zäpfchen (Suppositorien):** Sie werden in den Mastdarm oder als Vaginalzäpfchen in die Scheide eingeführt. Hier wird der Wirkstoff freigegeben und in den Körper aufgenommen.
- **Pflaster:** Die Wirkstoffe werden über die Haut aufgenommen. Hormone und Herzmedikamente können so kontinuierlich verabreicht werden.
- **Tropfen:** Sie werden meist als Augen- und Ohrentropfen angewendet. Werden die Tropfen oral (über den Mund) verabreicht, sollte die auf der Dosierungsanleitung angegebene Tropfenzahl in einem Medizinglas mit Wasser gereicht werden.
- **Saft:** Er enthält mehrere Wirkstoffbestandteile. Zur Geschmacksverbesserung wird Zucker zugesetzt.
- **Öle:** Hier ist der Wirkstoff in einem hohen Fettanteil gelöst. Sie werden auf die Haut aufgetragen und resorbiert. Ätherische Öle enthalten stark riechende Öle aus Pflanzen, die verdunsten und eingeatmet werden.
- **Injektionslösungen** (Injektion = Einspritzung): Die sterilen Lösungen sind in Ampullen abgefüllt und werden direkt vor der Injektion mit einer Kanüle entnommen und dem Körper gespritzt.
- **Infusionslösungen:** Sie ersetzen große Flüssigkeitsverluste des Körpers bei Verletzungen oder Verbrennungen. Auch Medikamente und Nährstoffe werden häufig so zugeführt. Alten Menschen wird oft physiologische (0,9 %ige) Kochsalzlösung verabreicht, um einer Austrocknung des Körpers entgegenzuwirken.
- **Salben und Cremes** sind Emulsionen aus Fett, Vaseline oder Paraffin und einer wasserhaltigen Grundlage. Der Wirkstoff ist dieser Grundsubstanz beigemengt und wird über die Haut resorbiert.
- **Gele** werden bei Insektenstichen, Verletzungen oder Verbrennungen angewandt.

Die Arzneimittelwirkung

> - Silke hat starke Ohrenschmerzen und erhält dreimal täglich Ohrentropfen.
> - Der sechsjährige Max hat hohes Fieber. Seine Mutter gibt ihm ein Fieberzäpfchen.
> - Anna hat sich an der Herdplatte verbrannt. Sie trägt ein Brandgel auf die gerötete Haut auf.
>
> 1. Erkunden Sie, in welchen Formen Arzneimittel gereicht werden können.
>   Worin unterscheiden sich
>   a) die Darreichungsformen?
>   b) die Wirkungsweisen der Arzneien?
> 2. Thomas ist Diabetiker und muss täglich eine bestimmte Dosis Insulin subkutan (ins Unterhautfettgewebe) spritzen. Warum kann Insulin nicht in Form von Tropfen eingenommen werden?

Wirkung verlangsamt ein. So wirkt zum Beispiel Insulin, das subkutan (in das Unterhautfettgewebe) gespritzt wird, erst nach 30 Minuten.

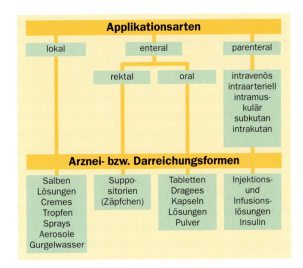

Medikamente können unterschiedlich verabreicht werden

Bei der **lokalen Verabreichung** werden die Medikamente, wie zum Beispiel Augen- und Ohrentropfen, Vaginaltabletten, Abführzäpfchen sowie Salben, direkt an der zu behandelnden Stelle angewendet und sind an Ort und Stelle wirksam. So wird ein maximaler örtlicher Nutzen mit wenig Nebenwirkungen garantiert.

Bei der **systemischen Verabreichung** gelangt der Wirkstoff des Arzneimittels in die Blutbahn und verteilt sich über den Blutkreislauf im ganzen Körper. Die Medikamente werden entweder **enteral**, das heißt über den Magen-Darm-Trakt, aufgenommen wie zum Beispiel Tabletten, Dragees oder Säfte. Auch Zäpfchen mit schmerzlindernden oder fiebersenkenden Wirkstoffen, die bei Säuglingen und Kleinkindern häufig verabreicht werden, werden über die Darmschleimhaut in das Blut aufgenommen und zu ihrem Wirkungsort transportiert.

Medikamente können auch **parenteral** verabreicht werden. Die parenterale Verabreichung umgeht den Magen-Darm-Trakt und bringt den Wirkstoff direkt in das Blutgefäßsystem ein. Dabei unterscheidet man:

- **die intravenöse Injektion** in eine Körpervene, zum Beispiel am Handrücken, Unterarm oder Ellenbogen.
- **die intramuskuläre Injektion** in den Muskel an Bauch, Gesäß oder Oberarm.
- **die subkutane Injektion** unter die Haut von Bauch, Oberschenkel oder Oberarm.

Insbesondere bei der intravenösen Gabe von Arzneistoffen erfolgt ein schneller Wirkungseintritt. Bei der intramuskulären und der subkutanen Injektion tritt die

Injektionen sollten grundsätzlich durch den Arzt verabreicht werden, Pflegekräfte können intramuskuläre und subkutane Injektionen auf ärztliche Anweisung vornehmen.

Das Blut transportiert die aufgenommenen Arzneimittel zu den Körperzellen.

1 = Blutgefäße
2 = Herz
3 = Gehirn
4 = Mund
5 = Speiseröhre
6 = Magen
7 = Darm
8 = Leber
9 = Mastdarm

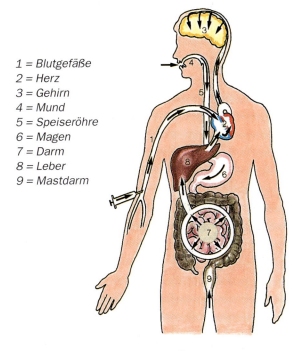

Verteilung der Arzneimittel im Körper

Medikamente wirken im Körper spezifisch auf bestimmte Körperzellen. Der Wirkstoff entfaltet seine Wirkung aber nur dort, wo er an der Zelloberfläche einen für ihn spezifisch geeigneten Rezeptor findet, an den er sich ankoppeln kann, **Schlüssel-Schloss-Prinzip.** An jede Rezeptorart können sich dadurch jeweils nur ganz bestimmte Arzneimittelwirkstoffe binden. Sie beeinflussen durch Aktivierung oder Hemmung der zelleigenen Vorgänge den Stoffwechsel dieser Zellen.

Die Heilwirkung der Arzneimittel – die Dosis macht das Gift

Damit das Medikament seine heilende Wirkung entfalten kann, muss im Blut eine bestimmte Wirkstoffkonzentration vorhanden sein, die so genannte **minimale Wirkstoffkonzentration.** Diese Dosierung sollte während der gesamten Behandlungsdauer gehalten oder nur geringfügig überschritten werden. Durch eine höhere Dosierung des Wirkstoffes wird die Heilung nicht beschleunigt. Vielmehr wirken die meisten Arzneimittel bei Überdosierung toxisch (giftig). Dabei können Sie zu unerwünschten Nebenwirkungen führen, die sogar tödliche Folgen haben können. Die Dosierungsanordnung des Arztes muss daher unbedingt befolgt werden.

Werden mehrere Medikamente zugleich eingenommen, kann es zu unerwünschten Wechselwirkungen im Körper kommen. Auch Alkohol und koffeinhaltige Getränke beeinflussen die Wirkung von verschiedenen Medikamenten.
In Leber und Nieren werden die Medikamente aus dem Blut abgebaut und ausgeschieden. Um eine Überlastung und Schädigung dieser Organe zu verhindern, sollte ein unnötig hoher Arzneimittelverbrauch vermieden werden (siehe Kapitel 10.3.3).

Der Umgang mit Arzneimitteln, Aufbewahrung und Entsorgung

Vom Arzt verordnete Medikamente dürfen nicht einfach an andere Familienmitglieder weitergegeben werden, auch wenn diese auf den ersten Blick die gleichen Beschwerden spüren. Vor der Neueinnahme eines Medikamentes sollte unbedingt der Beipackzettel gelesen werden. Er informiert über Zusammensetzung, Eigenschaften und Dosierung des Medikamentes. Auch weist er auf mögliche Nebenwirkungen, Gegenanzeigen und Wechselwirkungen mit anderen Medikamenten hin, die dringend zu beachten sind. So führen viele Schmerzmittel zu Müdigkeit und Konzentrationsstörungen. Bei empfindlichen Personen können sie sogar Schwindel oder Sehstörungen auslösen, die zu Fahruntauglichkeit führen können.
Flüssige Medikamente dürfen erst unmittelbar vor der Verabreichung gerichtet werden, da sie an der Luft verdunsten oder mit Krankheitskeimen besiedelt werden können. Tabletten und Dragees sollten mit einem Glas Wasser eingenommen werden. So kann insbesondere Kindern und alten Menschen das Schlucken wesentlich erleichtert werden. Außerdem unterstützt die Flüssigkeitszufuhr den Transport des Medikamentes und die Ausscheidung über die Nieren. Eine zuverlässige Mitarbeit des Patienten ist bei der Einnahme unbedingt erforderlich. Vergessliche oder verwirrte alte Menschen, die allein leben, benötigen hierbei eine regelmäßige pflegerische Unterstützung. Dosierbehälter für eine Tages- oder Wochenration sind hier angebrachte Hilfsmittel. Die betreuende Person sollte täglich die Medikamenteneinnahme dokumentieren und die Wirkung der Medikamente beobachten.

Gebrauchsinformation
... ®
Wirkstoff: Acetylsalicylsäure

Zusammensetzung
1 Tablette enthält: Wirksamer Bestandteil:
Acetylsalicylsäure 500 mg
Wesentliche nichtwirksame Bestandteile:
keine

Anwendungsgebiete
Leichte bis mittelstarke Schmerzen, z. B. Kopfschmerzen, Zahn- und Regelschmerzen, Entzündungen; Fieber, auch bei Erkältungskrankheiten.
Hinweise: ... soll längere Zeit oder in höheren Dosen nicht ohne Befragen des Arztes angewandt werden.
... soll jedoch bei Kindern und Jugendlichen mit fieberhaften Erkrankungen wegen des möglichen Auftretens eines Reye-Syndroms nur auf ärztliche Anweisung und nur dann angewandt werden, wenn andere Maßnahmen nicht wirken.

Gegenanzeigen
... darf nicht angewandt werden bei Magen- und Zwölffingerdarmgeschwüren oder bei krankhaft erhöhter Blutungsneigung.
... sollte nur nach Befragen des Arztes angewandt werden bei gleichzeitiger Therapie mit gerinnungshemmenden Arzneimitteln (z. B.) Cumarinderivate, Heparin), bei Glucose-6-Phosphat-Dehydrogenase-Mangel, bei Asthma oder bei Überempfindlichkeit gegen Salicylate, andere Entzündungshemmer/Antirheumatika oder andere allergene Stoffe, bei chronischen oder wiederkehrenden Magen- oder Zwölffingerdarmbeschwerden oder bei vorgeschädigter Niere, in der Schwangerschaft, insbesondere in den letzten drei Monaten.
Hinweise: Patienten, die an Asthma, Heuschnupfen, Nasenschleimhautschwellung (Nasenpolypen) oder chronischen Atemwegsinfektionen (besonders gekoppelt mit heuschnupfenartigen Erscheinungen) leiden und Patienten mit überempfindlichkeit gegen Schmerz- und Rheumamittel aller Art, sind bei Anwendung von Aspirin durch Asthmaanfälle gefährdet (sog. Analgetika-Intoleranz/Analgetika-Asthma). Solche Patienten sollten vor Anwendung den Arzt befragen. Das gleiche gilt für Patienten, die auch gegen andere Stoffe überempfindlich (allergisch) reagieren, wie z. B. Hautreaktionen, Juckreiz oder Nesselfieber.
...soll jedoch bei Kindern und Jugendlichen mit fieberhaften Erkrankungen nur auf ärztliche Anweisung und nur dann angewandt werden, wenn andere Maßnahmen nicht wirken. Sollte es bei diesen Erkrankungen zu lang anhaltendem Erbrechen kommen, so kann dies ein Zeichen des Reye-Syndroms, einern sehr seltenen, aber häufig lebensbedrohlichen Krankheit sein, die unbedingt sofortiger ärztlicher Behandlung bedarf.
Wird während längerer Anwendung von ... eine Schwangerschaft festgestellt, so ist der Arzt zu benachrichtigen. Bei regelmäßiger Anwendung hoher Dosen in der Stillzeit sollte ein frühzeitiges Abstillen erwogen werden.

Folgenden Nebenwirkungen können auftreten:
Magenbeschwerden, Magen-Darm-Blutverluste; selten Überempfindlichkeitsreaktionen (Anfälle von Atemnot, Hautreaktionen); sehr selten eine Verminderung der Blutplättchen (Thrombozytopenie).

Beipackzettel eines Medikamentes

Manche Medikamente, wie das Insulin, müssen im Kühlschrank gelagert werden, weil sie sonst verderben würden. Insulin muss vor Gebrauch geschüttelt werden, da sich der Wirkstoff am Boden absetzt.

Die „Sieben Richtigen" im Umgang mit Medikamenten:

- Der richtige Kranke
- Der richtige Zeitpunkt
- Die richtige Dosierung
- Die richtige Aufbewahrung
- Das richtige Medikament
- Die richtige Form
- Die richtige Ordnung

Selbstmedikation – eine Gefahr für die Gesundheit

Auch scheinbar harmlose Gesundheitsstörungen wie anhaltende Kopfschmerzen, hartnäckiger Husten oder grippale Infekte sollten nicht eigenmächtig ohne ärztliche Beratung mit Medikamenten behandelt werden. Warnzeichen ernsthafter Erkrankungen können sonst verdeckt und eine notwendige ärztliche Behandlung verzögert werden. Auch können die als harmlos geltenden Medikamente je nach persönlicher Empfindlichkeit unerwünschte körperliche Reaktionen auslösen.

Natürlich heilen – eine Alternative

Nur 20 Prozent der Bundesbürger kommen drei Monate lang ohne Arzneimittel aus. 40 Prozent der Medikamentenabnehmer konsumieren Arzneien unkontrolliert.
Medikamente sind kein Ersatz für eine gesundheitsbewusste Lebensweise. Um gesund und fit zu bleiben, ist es oft ratsam, durch Erholung und Entspannung, aber auch durch körperliche Aktivitäten die Selbstheilungskräfte des Körpers zu unterstützen. Oft reicht eine kleine Umstellung der alltäglichen Lebensweise und der Ernährung aus, um Beschwerden abzustellen.
Gerade bei Erkältungskrankheiten, Kreislaufproblemen oder Kopfschmerzen gibt es viele überlieferte Hausmittel, die lindern und die Heilung vorantreiben.

Umdenken erspart den Griff zur Tablettenschachtel!

Viele Erkrankungen können durch Hausmittel gelindert und geheilt werden:

- **Erkältung:** Kräutertees, Schwitzkuren, Dampfbäder
- **Kopfschmerzen:** Heilkräuteröle, Entspannung, feuchte Umschläge
- **Fieber:** lauwarme Wadenwickel

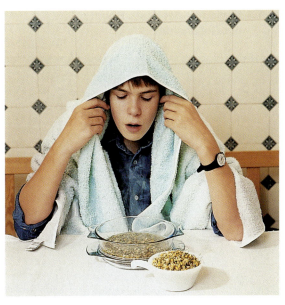

Dampfbad mit Kamillenaufguss

- **Halsschmerzen:** lauwarme Halswickel, Salbeitee
- **Ohrenschmerzen:** Kamille- oder Zwiebelsäckchen; halten die Schmerzen an und kommt Fieber hinzu, umgehend den Arzt aufsuchen!
- **Verstopfung:** ballaststoffreiche Kost, viel Flüssigkeit aufnehmen, ausreichende Bewegung

AUFGABEN

1. Sammeln Sie Rezepte alter Hausmittel. Probieren Sie ihre Herstellung in der Klasse aus.
2. Monika hat Halsschmerzen. Eine Nachbarin rät zu Halswickeln, Kartoffelsäckchen und Salbeitee. Informieren Sie sich über diese Hausmittel.
3. Beschreiben Sie, wie die „Pflege" der Hausapotheke durchgeführt werden sollte.
4. Vor der Einnahme eines Medikamentes muss der Beipackzettel sorgfältig gelesen werden! Erläutern Sie diese Empfehlung.
5. Bei der Betreuung einer älteren Dame sind Sie für die Bereitstellung ihrer Medikamente zuständig. Erklären Sie Ihr Vorgehen.
6. Herr W. hat nach einer stressigen Arbeitssitzung fürchterliche Kopfschmerzen. Um bei den Arbeitsterminen am Nachmittag fit zu sein, schluckt er gleich drei Kopfschmerztabletten. Beurteilen Sie sein Verhalten. Welche Maßnahmen empfehlen Sie ihm?

1.3.4 Hygiene – der beste Schutz der Gesundheit

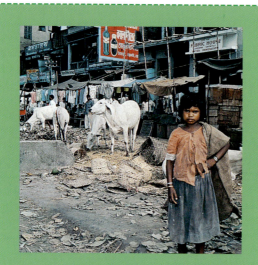

Hygiene in der Dritten Welt
Leben auf der Straße, fehlende Kanalisation, verseuchtes Trinkwasser, mangelhafte Ernährung und schlechte medizinische Versorgung sind Auslöser vieler Krankheiten

1. Stellen Sie die Hygienebedingungen in den Ländern der Dritten Welt und in den Industriestaaten gegenüber.
2. Diskutieren Sie mögliche Hygienemaßnahmen, die Ihrer Meinung nach zu einer Verbesserung der in der Abbildung dargestellten Situationen führen könnten.

Unter Hygiene versteht der Volksmund „Sauberkeit" und „Reinlichkeit". Tatsächlich umfasst die Hygiene alle Maßnahmen, die das Auftreten von Krankheiten verhüten und das Wohlbefinden und die Leistungsfähigkeit des Menschen erhalten bzw. steigern.
Noch vor 100 Jahren forderten in Europa schwere Epidemien von Cholera, Fleckfieber und Pocken Hunderttausende von Toten. Viele Säuglinge und Kinder starben an Infektionskrankheiten wie Diphtherie, Hirnhautentzündung Tuberkulose und Typhus.
Louis Pasteur und **Robert Koch** konnten unwiderlegbar nachweisen, dass lebende Mikroorganismen (Kleinstlebewesen) Gärung, Fäulnis und Infektionskrankheiten in der Natur hervorrufen. Erst mit diesem Wissen war die Entwicklung geeigneter Hygienemaßnahmen zur Verhütung und Bekämpfung von Infektionskrankheiten möglich. Durch eine Trennung der Kranken von den Gesunden, Schutzimpfungen und die Vernichtung der Krankheitserreger durch Sterilisieren und Desinfizieren wurde eine Übertragung von Krankheitserregern verhindert und die Seuchengefahr eingedämmt. Verbesserte hygienische Verhältnisse, ausgewogene Ernährung, ein hoher Stand der medizinischen Versorgung und der gesundheitlichen Aufklärung tragen heute dazu bei, dass lebensgefährliche Infektionskrankheiten bei uns selten geworden sind und das durchschnittliche Lebensalter der Bevölkerung in den vergangenen hundert Jahren auf 77 Jahre angestiegen ist.

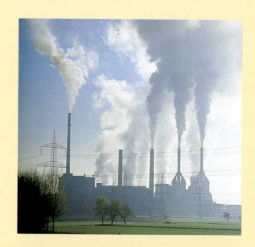

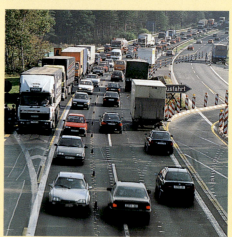

Hygiene in den Industriestaaten
Umweltverschmutzung, Lärm, belastetes Trinkwasser und Lebensmittel, Stress und Hektik belasten zunehmend die Gesundheit der Menschen in den westlichen Industrieländern. Die Natur wird immer stärker durch Technik und materiellen Wohlstand ausgebeutet. Ein Umdenken aller Beteiligten ist zwingend notwendig. **Es ist 5 vor 12!**

„Gesund sein" – was bedeutet das heute?

Durchschnittliche Lebenserwartung in ausgewählten Ländern (in Jahren/2006)

Länder	Männer	Frauen
Deutschland	76,1	81,8
Brasilien	67,78	75,48
Nigeria	43,55	44
Südafrika	43,03	42,53

Säuglingssterblichkeit pro 1000 Geburten in ausgewählten Ländern (2005)

Länder	Säuglinge
Deutschland	3,86
Guatemala	36,5
Senegal	51,25
Pakistan	68,22
Angola	108,97

Schlechte soziale und hygienische Bedingungen führen in vielen Entwicklungsländern auch heute noch zu Seuchen (massenhaftes Auftreten von Infektionskrankheiten). Auch die Säuglings- und Kindersterblichkeit ist sehr hoch. So werden jährlich mehr als 100 Mio. Kinder geboren, von denen durchschnittlich 20 % an den Folgen von Infektionskrankheiten vor dem fünften Lebensjahr sterben. Mehr als hunderttausend Kinder erblinden jedes Jahr, weil sie durch die Nahrung zu wenig Vitamin A erhalten. Analphabetentum, fehlende Familienplanung – die Frauen gebären im Durchschnitt 10 Kinder –, Arbeitslosigkeit, Hunger und Armut führen in diesen Ländern zu einem Teufelskreis. Viele Krankheiten werden so zu einer tödlichen Gefahr.

Ärztliche Versorgung in Industrieländern und Entwicklungsländern

Länder	Ein Arzt betreut (Personen)
Deutschland (2004)	264
Indonesien (2000)	7 368
Kenia (2003)	7 427
Ägypten (2002)	1 596
Kuba (2003)	159
Brasilien (2002)	378
Syrien (2003)	687

In den Industrieländern hat der technische Fortschritt vielen Menschen Wohlstand und einen hohen Lebensstandard gebracht. Gleichzeitig gefährden Umweltverschmutzung, mit Schadstoffen belastetes Trinkwasser und Lebensmittel, krankmachender Lärm, Gifte in Möbeln und Kleidern zunehmend unsere Gesundheit.

Beispiele für Schadstoffbelastungen im häuslichen Bereich

Schadstoffquellen	Schadstoffe
Kleber, Leime	Formaldehyd, Lösungsmittel
Farben, Lacke	Formaldehyd
Holzschutzmittel	Formaldehyd
Wollteppiche	Insektizide (Lindan)
Geschirr	blei- und cadmiumhaltige Glasuren

So wurde Formaldehyd, der in vielen Farben, Lacken, Holzschutz- und Reinigungsmitteln, aber auch im Zigarettenrauch vorkommt, 1985 von der EG-Wissenschaftler-Kommission als für den Menschen „krebserzeugend" eingestuft. Lösungsmittel wirken als Nervengift und verursachen Kopfschmerzen, Erbrechen und eine Reizung der Atmungsorgane. Sie können zu schweren Nervenschädigungen führen.

Viele Lebensmittel weisen heute so hohe Schadstoffgehalte auf, dass ein häufiger Verzehr gesundheitlich bedenklich ist. Es ist daher wichtig, die Ernährung möglichst abwechslungsreich und ausgewogen zu gestalten, um eine einseitige Schadstoffbelastung des Organismus zu vermeiden.

Schadstoffe in unserer Nahrung

Industrie
- Schwermetalle (Cadmium, Blei, Quecksilber)
- PCB (polychlorierte Biphenyle)
- HCB (Hexachlorbenzol)

Landschaft	Lebensmittelindustrie
■ Pestizide	■ Konservierungsstoffe
■ Düngemittel	■ Farb- und Aromastoffe
■ Tierarzneimittel	■ Antioxidantien
	■ Emulgatoren
	■ Nitrat / Nitrit
	■ Verdickungs- und Geliermittel

AUFGABEN

1. Informieren Sie sich über andere Schadstoffquellen im häuslichen Bereich sowie ihre Auswirkungen auf die Gesundheit des Menschen.

2. Durch welche Maßnahmen kann ein gesundes schadstoffarmes Wohnen ermöglicht werden?

„Mit Nitrat belastetes Leitungswasser – vorsichtige Eltern sollten auf Mineralwasser zurückgreifen!" Ähnlich lautende Meldungen in der Presse weisen uns fast täglich auf die in den letzten Jahren zunehmende Schadstoffbelastung unseres Trinkwassers hin. Insbesondere die Massentierhaltung und eine Überdüngung der Felder führen zu regional bedenklich hohen Nitratgehalten im Trinkwasser. Nitrat selbst ist für den menschlichen Organismus unschädlich. Das Nitrat wird aber im Magen des Säuglings zu giftigem Nitrit abgebaut, das im Blut die Bindung des Sauerstoffs an den roten Blutfarbstoff behindert. Die Folge ist ein schwerer Sauerstoffmangel (Blausucht), der für Säuglinge lebensgefährlich ist.

Zur Begrenzung des Schadstoffgehaltes in Lebensmitteln und Trinkwasser wurden von der Weltgesundheitsorganisation Grenzwerte für die wöchentliche maximale Schadstoffeinnahme festgelegt. Für Trinkwasser gilt laut Trinkwasser-Verordnung als zulässiger Nitrat-Höchstwert 50 mg/L.

Auch über pflanzliche Lebensmittel nehmen wir große Mengen an Nitrat auf. Ware aus konventionellem Anbau (Freiland- und Treibhausware) ist auf Grund einer intensiven Düngung oft stärker belastet als Salate und Gemüse aus ökologischem Anbau. Salate, vor allem kleinblättrige Sorten wie Feldsalat, lagern mehr Nitrat ein als Staudengewächse. Gemüsespeisen sollten nach dem Garen nicht längere Zeit aufgewärmt werden, weil sich aus Nitrat Nitrit bildet, aus dem Krebs auslösende Nitrosamine entstehen können.

Nitratbelastung bei konventionellem und ökologischem Anbau (Gehalt in g NO_3/kg Gemüse)		
Gemüse	konventioneller Anbau	ökologischer Anbau
Weißkohl	0,245–1,246	0,269–0,708
Kopfsalat	1,958–3,538	0,306–1,381
Feldsalat	1,791–3,856	0,295–3,45

Gemüse, Salate sowie Obst sind zusätzlich mit Schwermetallen belastet.

Durch richtige küchentechnische Verarbeitung (Waschen, Putzen, Schälen etc.) kann die Schadstoffbelastung bei Obst und Gemüse wesentlich verringert werden. 80 % des anhaftenden Bleis können so entfernt werden.

Hohe Schwermetallgehalte wurden in Leber und Nieren von Schlachttieren ermittelt. Auf den Verzehr von Innereien sollte daher verzichtet werden. Schwermetalle werden im menschlichen Organismus in den Knochen sowie in Leber und Niere gespeichert, wo sie zu Vergiftungen mit krankhaften Funktionsstörungen führen können.

Durchschnittliche Aufnahme an Schwermetallen über die Lebensmittel		
	Aufnahme/Tag	Höchstwert (WHO)
Blei	0,098 mg	3,5 mg
Cadmium	0,1 mg	0,52 mg
Quecksilber	0,11 mg	0,35 mg

Cadmiumvergiftung durch Reis

In der Zeit von 1940 bis 1958 erkrankten in Japan viele Menschen an der Itai-Itai-Krankheit (Aua-Aua-Krankheit). Mindestens 130 Menschen starben an den Folgen. Von einer Zinkhütte waren cadmiumhaltige Abwässer in einen Fluss eingeleitet worden, der zur Bewässerung der Reisfelder gedient hatte.

1. Diskutieren Sie den Vorfall im Zusammenhang mit Ihren Kenntnissen der Hygiene.
2. Informieren Sie sich auch über den Stoffwechsel des Cadmiums im menschlichen Körper und seine Wirkung auf die Gesundheit.

Wir nehmen täglich Schwermetalle und giftige Gase über die Atemluft auf. Ein Viertel der in der Luft gemessenen Schadstoffe stammt aus den Schornsteinen unserer Wohnhäuser, ein großer Schadstoffanteil wird durch den Straßenverkehr verursacht.

Insbesondere die Bewohner von Ballungsräumen mit einer hohen Industrie- und Verkehrsdichte sind durch die Schmutzpartikel und Gifte in der Luft gesundheitlich stark gefährdet. Viele leiden an Allergien und Erkrankungen der Atmungsorgane.

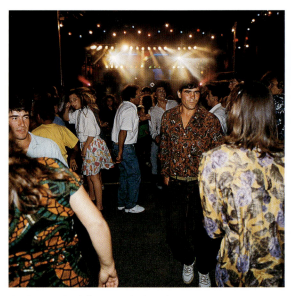

Andauernder Lärm macht krank

Die dichte Besiedlung in den Ballungsräumen, Straßenverkehr und die zunehmende Technisierung aller Lebens- und Arbeitsbereiche führen zu einer steigenden Lärmbelastung vieler Menschen. Lärm verhindert eine Erholung des menschlichen Organismus und kann zu einem vorzeitigen „Verschleiß" des Nervensystems mit Konzentrationsstörungen, Gereiztheit, Abgeschlagenheit und Schlafstörungen führen. Dauerbelastungen durch Lärm können Schwerhörigkeit und Taubheit auslösen, die mit 19 % an zweiter Stelle der Berufskrankheiten stehen.

Vorschriften der Arbeitshygiene zur Schadstoff- und Lärmbelastung am Arbeitsplatz sichern die Gesundheit der Arbeitnehmer.

AUFGABEN

1. Überlegen sie Maßnahmen, die Industrie, Landwirtschaft und jeder Einzelne in unserer Gesellschaft durchführen könnten, um der zunehmenden Belastung durch Schadstoffe und Lärm entgegenzuwirken.
2. Machen Sie ein Planspiel zum Thema: „Mensch – Natur – Umwelt: Ein Leben in Harmonie setzt sich durch".
3. Informieren Sie sich über mögliche Gesundheitsschäden durch Schadstoffe in der Nahrung.
4. Wie kann der Verbraucher die Schadstoffbelastung seiner Nahrung möglichst gering halten? Stellen Sie Regeln auf.

Hygiene, was ist das?

Arbeitsfelder der Hygiene – HEUTE

Kinder sind besonders gefährdet
Regierung räumt Überschreitung der Grenzwerte ein

BONN, 20. Februar (AP). Jeder Bundesbürger nimmt tagtäglich unfreiwillig 20 bis 30 Millionstel Gramm des giftigen Schwermetalls Cadmium auf. Das berichtet die Bundesregierung auf eine kleine Anfrage der Grünen. Rund 85 Prozent des Cadmiums nehme der Bundesbürger mit der Nahrung, zwischen fünf und zehn Prozent mit dem Trinkwasser und wasserhaltigen Getränken und den Rest mit der Atemluft auf.

Bei Risikogruppen – dazu gehören Kinder und Menschen mit Eisenmangel – sind nach Angaben der Bundesregierung die zumutbaren Cadmium-Belastungen „bereits erreicht oder überschritten". Für möglich hält die Regierung, dass der Cadmium-Gehalt im Tabak das Lungenkrebsrisiko von Rauchern erhöht. Der Antwort zu Folge wird der Trinkwassergrenzwert von fünf Millionstel Gramm je Liter in allen Regionen der Bundesrepublik eingehalten. Die jährliche Cadmiumfracht von Klärschlämmen gibt die Analyse mit 2,3 Tonnen, den Cadmium-Eintrag in Flüsse und Seen mit sieben bis neuen Tonnen im Jahr an.

Cadmium wird in der Industrie in der Größenordnung von mehreren tausend Tonnen pro Jahr verwendet und gelangt hauptsächlich bei Verbrennungsprozessen in die Luft. Das Metall reichert sich in Pflanzen, Tieren und im menschlichen Organismus an und kann dann zu Lungen- und Nierenschäden führen. Unter bestimmten Bedingungen verursacht das Cadmium auch schmerzhafte Knochenveränderungen, die in Japan den Namen „Itai-Itai-Krankheit" erhalten haben.
Frankfurter Rundschau, (Auszug)

1. Informieren Sie sich bei dem örtlichen Wasseruntersuchungsamt über die Trinkwasserqualität in Ihrer Region. Erfragen Sie dabei auch, welche Schadstoffe in das Trinkwasser gelangen können und welche gesundheitlichen Auswirkungen sie auf den Menschen haben.

2. Ermitteln Sie durch eine Anfrage beim Gesundheitsamt häufig vorkommende Schadstoffe in der Luft und ihre Wirkung auf den Menschen.

3. Vielleicht besitzt Ihre Schule Messgeräte zur Luftuntersuchung. Führen Sie eine vergleichende Luftuntersuchung an einer stark befahrenen Straße / in einer verkehrsberuhigten Straße / in einem Waldgebiet durch. Vergleichen und diskutieren Sie die Ergebnisse.

Einsamkeit bedroht alte Menschen

Durch eine Nachbarin alarmiert, suchten Mitarbeiter der Gesundheitsbehörde kürzlich die Wohnung der 82-jährigen Frau K. auf. In einer ungeheizten und verschmutzten Wohnung fanden sie die völlig verwirrte, stark abgemagerte alte Frau vor. Gespräche mit dem Hausarzt ergaben, dass sich Frau K. trotz eines schlechten Gesundheitszustandes geweigert hatte, ihre Wohnung aufzugeben und in ein Altenwohnheim zu ziehen. Seit dem Tod ihres Mannes vor fünf Jahren lebt sie allein. Sie hat keine Familie, ihre Bekannten sind verstorben. In dem Miethaus, in dem sie lebt, kümmert sich außer zwei Nachbarskindern, die regelmäßig ihre Einkäufe tätigen, niemand um sie.

1. „Hygiene ist mehr als Sauberkeit." Führen Sie in Ihrer Klasse eine umfassende Diskussion zur Bedeutung der Hygiene in unserer Gesellschaft durch. Berücksichtigen Sie dabei auch den obigen Zeitungsartikel.
2. Welche Probleme gefährden heute die Gesundheit des Menschen? Wie können sie durch aktuelle Ansätze der Hygiene gelöst werden?
3. Beschaffen Sie sich Informationen zur „Hygiene im Umgang mit Kranken".

Merke: Hygiene sichert die Gesundheit!
- Vorbeugung durch Impfung
- gesunde Lebensweise
- Sicherheit am Arbeitsplatz
- Umweltschutz (Luft, Wasser, Boden)
- Gesundes Wohnen
- Soziale Sicherheit (Familie, Arbeit etc.)

AUFGABEN

1. Welche Hygienemaßnahmen führen Sie persönlich in Ihrem Alltag durch?
2. Überlegen Sie ein Projekt oder eine Aktion in der Schule zum Thema „Hygiene heute?".
3. Hygiene bei der Pflege eines kranken Menschen ist nicht nur Waschen und Wechseln der Wäsche. Sie unterstützt den Kranken psychisch und fördert durch geeignete Maßnahmen seine Genesung.
   Maike, 5 Jahre, liegt mit Grippe im Bett. Welche Hygienemaßnahmen sollten getroffen werden. Begründen Sie.

Meldepflicht für Krankheiten – auch heute noch wichtig!

Gelangen Krankheitserreger in den Körper eines Gesunden und vermehren sie sich in ihm, spricht man von einer **Infektion.** Durch rechtzeitige Unterbrechung der Infektionskette und Vernichtung der Krankheitserreger kann die Übertragung des Erregers von Kranken auf Gesunde verhindert werden.

Rechtzeitige Isolierung der Krankheitsverdächtigen und persönliche Sauberkeit des Pflegepersonals verhindern eine Weiterverbreitung. Durch die Desinfektion und Sterilisation werden die Krankheitserreger vernichtet oder in ihrer Anzahl reduziert. Die Infektionsgefahr kann dadurch wirksam gesenkt werden.

Insbesondere ältere Menschen und Kinder sind durch Infektionen stärker gefährdet.

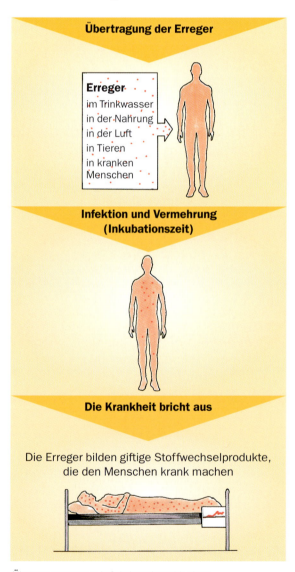

Übertragung von Infektionskrankheiten

Das **Infektionsschutzgesetz** regelt Maßnahmen, die zur Verhütung und Bekämpfung von übertragbaren Krankheiten durchgeführt werden müssen. So schreibt das Gesetz für bestimmte Infektionskrankheiten eine Isolierung der krankheitsverdächtigen oder der erkrankten Personen vor. Für eine Reihe von Infektionskrankheiten besteht eine **Meldepflicht** bei dem zuständigen Gesundheitsamt. Manche Personen scheiden Krankheitserreger aus, obwohl sie sich nicht krank fühlen und keine Krankheitssymptome feststellbar sind. Diese so genannten Ausscheider unterliegen ebenfalls einer Meldepflicht. Das Gesundheitsamt veranlasst die notwendigen hygienischen Maßnahmen, die eine seuchenhafte Weiterverbreitung der Infektionskrankheit verhindern können. Die Durchführung dieser Maßnahmen ist im Infektionsschutzgesetz geregelt:

Das Infektionsschutzgesetz verlangt, z. B.

- Melde- und Anzeigepflicht des Arztes
- Isolierung von Kranken und Krankheitsverdächtigen
- Desinfektion und Vernichtung infizierter Gegenstände
- Reihen- und Überwachungsuntersuchungen bei gefährdeten Personen
- Schutzimpfung gefährdeter Personen
- Einfuhr- und Einreisebeschränkung
- Sondervorschriften für Laboratorien, in denen mit Krankheitserregern gearbeitet wird.

AUFGABEN

1. Informieren Sie sich im Gesundheitsamt über die Infektionskrankheiten, die meldepflichtig sind.
2. Welche Hygienemaßnahmen führen Sie bei der Pflege eines infektionskranken Menschen durch?
3. Welche Vorschriften müssen beim Arbeiten in bakteriologischen Labors beachtet werden? Informieren Sie sich!
4. Welche Bedeutung hat die Kenntnis von den Übertragungswegen der Krankheitserreger für die Seuchenbekämpfung? Erläutern Sie dies an praktischen Beispielen!

Impfungen – ein „Piks" fürs Leben!

Die Pocken, auch „Schwarze Blattern" genannt, zählten neben Pest, Cholera und Typhus zu den gefährlichsten Weltseuchen. Die Sterblichkeit betrug bis zu 80 %. Die Überlebenden waren durch Narben entstellt. 1977 wurde der letzte Pockenfall in Somalia gemeldet. Dieser Erfolg war nur durch eine konsequente Impfung möglich.

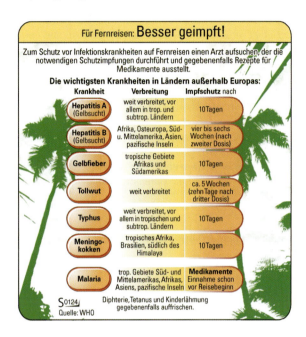

Regelmäßige Impfprogramme führen in Deutschland dazu, dass Kinderlähmung (Poliomyelitis), Wundstarrkrampf (Tetanus) und Diphtherie heute praktisch nicht mehr vorkommen. Die zum Teil schweren Folgeschäden bei Masern, Mumps und Röteln können heute durch Schutzimpfungen sicher verhindert werden. Eine zur Zeit aufkommende Impfmüdigkeit in der Bevölkerung führt aber dazu, dass bisher seltene Infektionskrankheiten insbesondere bei Erwachsenen wieder öfter vorkommen. Während noch ca. 90 % der Kinder bei Schuleingangsuntersuchungen einen ausreichenden Impfschutz gegen Polio, Diphtherie und Tetanus haben, fällt der Impfschutz bei Erwachsenen mit zunehmendem Alter kontinuierlich ab. Ein Problem bei älteren Menschen über 60 Jahren wie auch bei chronisch Kranken ist, dass die empfohlenen Impfungen gegen Influenza und Pneumokokkeninfektionen zu selten genutzt werden. Kinderkrankheiten im Erwachsenenalter führen oft zu Komplikationen mit Folgeschäden für die Gesundheit. Mumps bei Männern kann zur Zeugungsunfähigkeit führen. Wenn sich eine schwangere Frau an Röteln infiziert, kann dies zu einer schweren Schädigung des Embryos, der **Rötelembryopathie**, führen.

Röteln gefährden das ungeborene Leben

Röteln verlaufen bei Kindern meist ganz harmlos mit leicht erhöhter Temperatur und Hautausschlag. Bereits nach wenigen Tagen ist diese Infektionskrankheit überstanden. Da nicht alle Erkrankten einen Hautausschlag bekommen, bleibt die Erkrankung oft unerkannt.

Wenn eine Frau während der ersten drei Schwangerschaftsmonate an Röteln erkrankt, besteht die Gefahr, dass das werdende Kind durch die Rötelviren geschädigt wird: Taubheit, Blindheit, körperliche und geistige Missbildungen können die Folge sein (Rötelnembryopathie). Um Mädchen (Frauen) bei einer späteren Schwangerschaft vor einer Rötelinfektion zu schützen, sollen nach einer Empfehlung der Impfkommission alle Kinder (auch Jungen) im Alter von 12 – 15 Jahren gegen Röteln geimpft werden.

Bei geplanter Schwangerschaft sollte der Impfstatus überprüft werden, ggf. eine Röteln-Impfung erfolgen. Liegt bei einer Schwangeren der Verdacht einer Rötelninfektion vor, erfolgt eine pränatale Diagnostik, s. S. 83.

Wann Impfungen vermeiden?

Jede Impfung belastet und schwächt den Organismus.

Bei den folgenden Personen muss der Arzt das Risiko einer Impfung abwägen:

- Schwangeren
- Frisch Operierten
- HIV-Infizierten
- Personen, die an Allergien leiden.
- Personen, die krank sind oder gerade eine Krankheit überstanden haben.

Jede Impfung ist eine Belastung für den Organismus. Daher sollte dem Körper nach einer Impfung Ruhe gegönnt und unnötige Anstrengungen – auch im sportlichen Bereich – vermieden werden. Besonders Kinder sind nach einer Impfung genau zu beobachten. Bei auffälliger Müdigkeit, hohem Fieber oder Erbrechen sollte ein Arzt hinzugezogen werden. Impfnebenwirkungen, wie z. B. Rötung und Schwellung der Haut im Bereich der Injektionsstelle, Fieber und Müdigkeit sind normale Reaktionen des Organismus auf den Impfstoff.

Viele Impfungen müssen aufgefrischt werden, weil der jeweilige Impfstoff nicht ein Leben lang wirkt. Ein Impfkalender informiert über die richtigen Impfabstände und hilft, Impftermine nicht zu vergessen. Alle Impfungen werden in einen Impfausweis eingetragen. Bei Fernreisen sollte man sich beim Gesundheitsamt über notwendige Impfungen informieren.

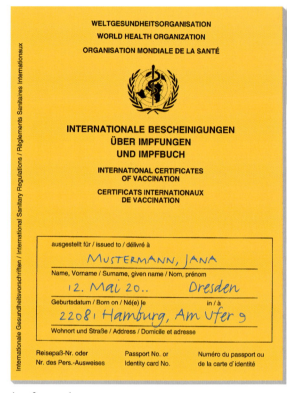

Impfausweis

Nur regelmäßiges Impfen verhütet Infektionskrankheiten!

AUFGABEN

1. Stellen Sie fest, an welchen Kinderkrankheiten Sie bisher erkrankt sind.
2. Vergleichen Sie die Eintragungen in Ihrem Impfausweis mit den Impfungen in dem Impfkalender.
3. Überprüfen Sie mit einer Umfrage, wie viele Mädchen gegen Röteln geimpft sind.
4. Informieren Sie sich bei Ihrem Gesundheitsamt über die Impfempfehlungen!
5. Max, 8 Monate, hat zwei Tetanusimpfungen in zweiwöchigem Abstand erhalten. Hat er jetzt einen ausreichenden, lebenslangen Impfschutz?
6. Sie wollen eine Fernreise nach Ägypten oder Kenia machen. Informieren Sie sich über die notwendigen Impfungen.
7. Stellen Sie mithilfe des Impfkalenders die Unterschiede der Impfungen von Kindern und Erwachsenen fest.

Alter	Impfung gegen	Kommentar
3. Lebensmonat	**Diphtherie, Tetanus, Keuchhusten** (Kombinationsimpfstoff)	1. von vier Impfungen
	Poliomyelitis (Kinderlähmung)	1. von drei Impfungen
	Hib (Haemophilus influenzae Typ b, verursacht verschiedene, schwere Infektionskrankheiten)	1. von drei Impfungen
	Hepatitis B	1. von drei Impfungen
4. Lebensmonat	**Diphtherie, Tetanus, Keuchhusten** (Kombinationsimpfstoff)	2. Impfung
5. Lebensmonat	**Diphtherie, Tetanus, Keuchhusten** (Kombinationsimpfstoff)	3. Impfung
	Poliomyelitis	2. Impfung
	Hib	2. Impfung
	Hepatitis B	2. Impfung
12.–15. Lebensmonat	**Diphtherie, Tetanus, Keuchhusten** (Kombinationsimpfstoff)	4. Impfung
	Poliomyelitis	3. Impfung
	Hib	3. Impfung
	Hepatitis B	3. Impfung
	Masern, Mumps, Röteln (MMR, 3er-Kombinationsimpfstoff)	1. von zwei Impfungen
5.–6. Lebensjahr	**Diphtherie, Tetanus** (2er-Kombinationsimpfstoff)	Auffrisch-Impfung
	Masern, Mumps, Röteln (3er-Kombinationsimpfstoff)	2. Impfung
11.–18. Lebensjahr	**Keuchhusten**	Auffrisch-Impfung
	Poliomyelitis	Auffrisch-Impfung
	Diphtherie, Tetanus (2er-Kombinationsimpfstoff)	Auffrisch-Impfung
	Hepatitis B (HB) Masern, Mumps, Röteln (MMR)	Jeweils Grundimmunisierung für bisher nicht geimpfte Jugendliche oder Vervollständigung begonnener Impfserien • für MMR zwei Impfungen • für HB drei Impfungen

Impfkalender für Erwachsene

Impfung gegen	18–60 Jahre	> 60
Poliomyelitis	Auffrisch-Impfung alle 10 Jahre	
Diphtherie, Tetanus	Auffrisch-Impfung alle 10 Jahre	
Grippe (Influenza)	Personen mit geschwächtem Immunsystem	alle
Pneumokokken		alle
FSME (**F**rüh**s**ommer-**M**eningo-**e**ncephalitis)	Personen in Risikogebieten	

Lebensmittelvergiftungen – eine ernste Gefahr für den Menschen?

Salmonellen – ein Gesundheitsrisiko!

Aufgrund der strengeren Hygienevorschriften bei der Lebensmittelverarbeitung ist seit 1990 ein Rückgang der Salmonelleninfektionen von 200.000 auf ca. 53.000 Fälle im Jahr zu beobachten.

Salmonellen verursachen die sogenannte **Salmonellose** mit Erbrechen, Durchfall, Kopf- und Gliederschmerzen sowie Fieber. Schwere Krankheitsverläufe nach dem Verzehr salmonellenbelasteter Speisen zeigen sich vor allem bei älteren Menschen, aber auch bei Kleinkindern sowie grundsätzlich bei allen Personen mit geschwächtem Immunsystem.

Besonders schwere Fälle können tödlich verlaufen. Die Keimzahlen in frischen Lebensmitteln, z. B. in frisch gelegten Eiern, sind meist zu niedrig, um eine Infektion auszulösen. Bei Temperaturen zwischen 20 °C und 35 °C vermehren sich die Salmonellen sehr rasch. Daher treten Salmonellen besonders im Sommer gehäuft auf. Fleisch, besonders Hackfleisch, Geflügel, Innereien, Eier und deren Produkte, Mayonnaise und Muscheln sind besonders gefährdet. Diese Lebensmittel und daraus hergestellte Speisen sollten daher im Kühlschrank aufbewahrt und schnell verbraucht werden. Die Speisen sollten gut durchgebraten oder gekocht und dabei gleichmäßig auf mindestens 70 °C erhitzt werden.

Die Salmonellenerkrankungen bzw. der Verdacht auf Salmonellose müssen in Deutschland dem Gesundheitsamt gemeldet werden.

Mitarbeiter von Schulen, Kindergärten o. a. Gemeinschaftseinrichtungen sowie von Lebensmittel verarbeitenden Betrieben dürfen bei Verdacht auf eine Salmonelleninfektion nicht beschäftigt werden.

Botulismus wird durch den Verzehr von Lebensmitteln verursacht, die den Erreger Clostridium botulinum enthalten. Der Erreger vermehrt sich in Konservendosen und Einmachgläsern, die nicht ausreichend erhitzt wurden, unter Ausschluss von Sauerstoff. Infolgedessen wird ein starkes Gift (Toxin) produziert, das lähmend auf die Nerven wirkt.
Aufgeblähte Konservendosen weisen auf das Vorkommen des Erregers hin. Ein Verzehr wäre lebensgefährlich.
Neben den allgemeinen Krankheitserscheinungen einer Lebensmittelinfektion kommt es zu Schluckbeschwerden, Doppeltsehen, Sprechbehinderungen und Atemlähmungen, die zum Tode führen können.

Eiterbakterien können aus eitrigen Wunden auf die Lebensmittel gelangen. Besonders leicht verderblich sind Geflügel, Fleisch, Fisch, Puddings und Feinkostsalate. Der Verzehr der Lebensmittel führt wenige Stunden nach der Mahlzeit zu Übelkeit, Erbrechen und Durchfall.
Schimmelpilze auf verschimmelten Lebensmitteln, wie Brot, Nüssen, Kompott, Käse, usw. produzieren Giftstoffe, das krebserregende Aflatoxin. Pilzgifte werden beim Erhitzen nicht zerstört. Verschimmelte Lebensmittel dürfen grundsätzlich nicht mehr verzehrt werden.
Auch über keimbelastetes **Trinkwasser** werden Krankheiten übertragen: Typhus, Darmerkrankungen, Ruhr, Cholera, Leberentzündung (Hepatitis A). Insbesondere Brunnenwasser ist oft durch Abwässer mit Fäkalien verschmutzt.
Früher wurden die Lebensmittel für den eigenen Bedarf durch Trocknen, Räuchern, Säuern und Einsalzen haltbar gemacht. Heute greift der Verbraucher meist auf Handelswaren in den Läden zurück. **Konservierungsstoffe** und eine intakte **Kühlkette** sorgen dafür, dass die hygienische und geschmackliche Qualität der Lebensmittel erhalten bleibt. Weite Transportwege und lange Lagerzeiten können so ohne Qualitätseinbußen überstanden werden.
Das **Lebensmittelgesetz** legt fest, welche Zusatzstoffe bei der Herstellung von Nahrungsmitteln erlaubt sind. Die jeweils verwendeten Konservierungsstoffe, Farb- oder Geschmacksstoffe müssen auf der Zutatenliste der Lebensmittelverpackungen gekennzeichnet sein. Auch das Mindesthaltbarkeitsdatum muss angegeben werden, um den Verbraucher über den Frischezustand zu informieren.
Fleisch ist ein leicht verderbliches Lebensmittel und durch die Massentierhaltung in seiner Qualität besonders gefährdet. Tiere, deren Fleisch von dem Menschen verzehrt werden soll, müssen nach dem **Fleischbeschaugesetz** vor und nach der Schlachtung untersucht werden. Dabei werden Proben von dem

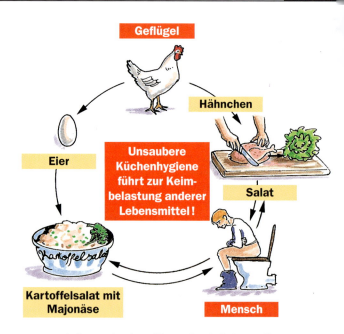

Lebensmittelvergiftung durch Salmonellen

Muskelfleisch und von inneren Organen auf Krankheitserreger, Trichinen und Bandwürmer untersucht. Trichinen und Bandwürmer können beim Menschen ernste Erkrankungen hervorrufen. Durch die Fleischbeschau und hygienische Stallhaltung, aber auch durch eine Aufklärungskampagne, die dem Verbraucher nahelegt, auf rohes Fleisch, wie zum Beispiel Hackfleisch, zu verzichten und Fleischgerichte vor dem Verzehr vollständig durchzugaren, sind Wurmerkrankungen heute selten geworden.

AUFGABEN

1. Ermitteln Sie anhand der Lebensmittelkennzeichnung die in Lebensmitteln enthaltenen Zusatzstoffe. Informieren Sie sich über ihre Wirkungen in den Lebensmitteln.
2. Welche Bedeutung hat das Mindesthaltbarkeitsdatum für die Lebensmittel? Erläutern Sie konkret an Lebensmittelbeispielen.
3. Auf dem Brot hat sich Schimmel gebildet. Wie soll man sich verhalten?
4. Bei einer Feier sind viele Brötchen mit rohem Hackfleisch übrig geblieben. Können sie bis zum nächsten Tag aufbewahrt und dann verzehrt werden?
Begründen Sie Ihre Entscheidung!
5. Insbesondere Geflügel und Eier sind oft mit Salmonellen belastet. Wie müssen sie in der Küche verarbeitet werden, um Erkrankungen zu vermeiden?

2 „Mir geht es nicht gut" – Krankheit heute

2.1 Krankheit – was ist das?

Äußerungen zum Thema „Krankheit"

„Ich fühle mich krank, wenn ich Kopfschmerzen und Schnupfen habe." (Jens, 17 Jahre, Schüler)

„Ein Migräneanfall setzt mich immer völlig außer Gefecht." (Frau S., 43 Jahre, Hausfrau)

„Krank sein ist langweilig, aber Mami liest mir immer was Schönes vor." (Bettina, 5 Jahre)

„Ich leide an fortgeschrittenem Lungenkrebs. Noch geht es mir einigermaßen gut, und ich empfinde keine Schmerzen." (Helmut O., 45 Jahre, Obsthändler)

„Vor jedem Zahnarztbesuch fühle ich mich schlecht." (Lars, 24 Jahre, Dachdecker)

„Letztes Jahr hatte ich einen Herzinfarkt. Das ist gerade noch mal gut gegangen. Mein Leben hat sich dadurch sehr verändert. Ich nehme mir jetzt viel Zeit für meine Kinder, achte auf meine Ernährung und rauche nicht mehr. Ich versuche die Zeit, die mir noch bleibt, zu nutzen." (Otto, 63 Jahre, Kraftfahrer)

Diskutieren Sie anhand der Beispiele die unterschiedlichen Wahrnehmungen von Krankheit.

Das Auftreten einer schweren Krankheit verändert das Leben des Betroffenen und seiner Familie oft schlagartig. Wünsche und Ziele, die zuvor wichtig erschienen, (z.B. beruflicher Erfolg, Geld) schrumpfen angesichts der Bedrohung der Gesundheit. Der Alltag, wie er für den Menschen bis dahin bekannt und vertraut war, existiert nicht mehr. Die Betroffenen reagieren zunächst mit großen Ängsten auf die veränderte Situation. Zeitweise kann die Krankheit zum Mittelpunkt des Lebens werden. Durch die Auseinandersetzung mit ihrer Krankheit kann es den Menschen jedoch gelingen, diese als eine Herausforderung für ein bewussteres Leben zu verstehen. So äußern z.B. viele Kranke, dass sie durch ihre Krankheit gelernt haben, ihre Umwelt intensiver zu erleben (Farben, Geräusche, Gerüche usw.), die kleinen Wunder des Alltags bewusster wahrzunehmen und Wichtiges von weniger Wichtigem zu unterscheiden. Für den Heilungsprozess sowie für das verbleibende Leben von Schwer- und chronisch Kranken ist es dabei von großer Bedeutung, dass der Kranke mit seiner Krankheit nicht allein gelassen wird und in dieser Phase seines Lebens besonders verständnisvolle Betreuung und Zuwendung erfährt.

Ein und dieselbe Erkrankung kann bei unterschiedlichen Menschen verschiedene Ausprägung haben. Bei einem jungen Menschen verläuft z.B. ein grippaler Infekt leicht, und bei einem alten Menschen kann diese Infektion einen sehr schweren Verlauf nehmen. Der Krankheitsverlauf ist abhängig von vielen Faktoren: Immunlage, Alter, medizinischer Vorgeschichte, psychischer Verfassung usw. Krankheit ist also immer ein ganz individuell verlaufender und auch empfundener Vorgang. So ist es z.B. möglich, dass Kopfschmerzen so schwer belasten, dass der Betroffene zu einem Schmerzmittel greift. Einem anderen Menschen gelingt es, sich bei ähnlichen Schmerzen durch autogenes Training zu entspannen.

Es ist wichtig, sich die Unterschiede in der Wahrnehmung und Empfindungen von Krankheiten bewusst zu machen, da wir sonst geneigt sind, nur unsere eigenen Erfahrungen als Maßstab anzulegen.

„Mir geht es nicht gut". Wenn wir diesen Satz hören, wissen wir, dass jemand sich nicht wohlfühlt und krank ist! **Krankheiten** sind somit **Abweichungen von den normalen Funktionen des Körpers.** Diese Störungen lassen sich meist an bestimmten Krankheitsanzeichen (z.B. Fieber, Schmerzen, Schwellungen) erkennen. Häufig geht eine Krankheit mit **verminderter Leistungsfähigkeit** und **herabgesetzter Belastbarkeit** einher. Sie kann leicht bis lebensbedrohlich verlaufen.

Die häufigsten Beschwerden der Deutschen in %	
Erkältung	53
Rückenschmerzen	38
Kopfschmerzen	34
Magen- und Darmbeschwerden	19
Schlafstörungen	15
Bluthochdruck	14

AUFGABEN

1. Beschreiben Sie Ihre eigenen Erfahrungen zum Thema Krankheiten.
2. Diskutieren Sie den folgenden Satz kritisch: „Gesundheit ist nicht alles, aber ohne Gesundheit ist alles nichts."

2.2 Entstehung und Verlauf von Krankheiten

Fallbeispiel 1
Der kleine Sven, 5 Jahre, hat eine heiße Stirn und einen fleckigen, roten Ausschlag auf dem Körper. Eine Woche später ist der Ausschlag verschwunden, und auch das Fieber ist gesunken.

Fallbeispiel 2
Herr C. leidet an Darmbeschwerden. Bei einer Untersuchung beim Arzt wird die Diagnose Darmkrebs im Frühstadium gestellt. Herr C. wird einige Tage später operiert. Die Ärzte sind mit der Operation zufrieden und sehr zuversichtlich, dass Herr C. den Darmkrebs besiegt hat.

Fallbeispiel 3
Thorsten ist 25 Jahre alt und seit einem Jahr AIDS-krank. Er weiß, dass er nicht mehr lange zu leben hat. Seine Zeit teilt er sich genau ein, um sie möglichst lange genießen zu können.

Fallbeispiel 4
Ein Motorradfahrer wird nach einem Verkehrsunfall schwer verletzt eingeliefert. Wenige Stunden später verstirbt er an seinen inneren Verletzungen.

Fallbeispiel 5
Juliane hat sich in den Finger geschnitten. Sie desinfiziert und verbindet die Wunde. Nach anderthalb Wochen ist die Wunde verheilt. Nur eine Narbe erinnert an die Verletzung.

Vergleichen Sie die dargestellten Beispiele und diskutieren Sie die Unterschiede der verschiedenen Krankheitsverläufe.

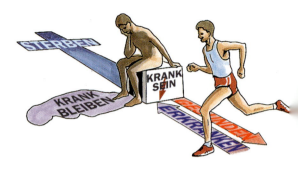

Wechselbeziehungen zwischen Gesundheit und Krankheit

Kommt es zu krankheitsbedingten Veränderungen im Körper des Menschen, so werden meist nur größere Abweichungen von der Norm wahrgenommen und auch ärztlich behandelt. Die Ansätze zum Krankhaften werden häufig nicht erkannt, da die **Übergänge von Gesundheit zur Krankheit fließend sind.**
Der Verlauf einer Krankheit kann heftig **(akut)** oder langsam und beständig **(chronisch)** sein. Typische Beispiele für akute Erkrankungen sind der Schlaganfall sowie Unfallverletzungen. Eine akute Verletzung kann chronische Folgen haben, wie auch eine chronische Krankheit (z. B. hoher Blutdruck) zu einer akuten Erkrankung (z. B. Herzinfarkt) führen kann.
Der Körper reagiert unabhängig von der Ursache auf eine Krankheit recht gleichförmig. Entweder er überwindet die Erkrankung (Heilung), er geht an ihr zugrunde (Tod), oder die Krankheit besteht in begrenztem Umfang fort. Unter einer **Heilung** versteht man die vollkommene Wiederherstellung des ursprünglichen körperlichen Zustands. Bei einer **Defektheilung** bleiben dagegen Mängel nach Ausheilung der Krankheit bestehen (z. B. Narbenbildung). Heilt eine Erkrankung nicht aus oder kann ihre Ursache nicht beseitigt werden, so kommt es zu einer **chronischen Erkrankung** (wörtlich „schleichender Verlauf von langer Dauer").

Psyche und **Körper** stehen in enger Wechselbeziehung zueinander. Daher können seelische Ursachen genauso körperliche Krankheiten verursachen, wie auch körperliche Krankheiten Einfluss auf unsere Psyche nehmen können.
Bei dem Versuch, sich mögliche Krankheitsursachen bewusst zu machen, erkennt man schnell unzählige Faktoren. Diese wirken einerseits aus der Umwelt auf den Menschen ein, sind aber auch im Organismus selbst angelegt. Auch heute sind die tatsächlichen Ursachen vieler Krankheiten nicht immer klar zu erkennen. Man vermutet sogar, dass etwa ein Drittel aller Krankheitsfälle psychisch bedingt sind. Berufliche oder private Konflikte und Spannungen führen häufig zu körperlichen Folgen (z. B. Migräne, Magenschmerzen, Magersucht). Solche Krankheiten werden auch als **psychosomatische Erkrankungen** bezeichnet.

AUFGABEN

1. Finden Sie Beispiele für Defektheilungen und chronische Erkrankungen.
2. Beschreiben Sie mithilfe der Abbildung die Wechselbeziehungen zwischen Gesundheit und Krankheit.
3. Zunehmend erkranken Menschen heute an psychosomatischen Krankheiten.
   Erläutern Sie diese Entwicklung an Ihnen bekannten Beispielen, und überlegen Sie mögliche Ursachen.

2.3 Umgang mit Kranken

Lieselotte H. ist 45 Jahre alt und Mutter von drei Kindern: Sven (7 Jahre), Philipp (9 Jahre) und Melissa (14 Jahre). Neben ihrer Hausfrauentätigkeit arbeitet sie noch halbtags in einem Großraumbüro. Der zusätzliche Verdienst ist für die Familie wichtig, um die Raten für die Eigentumswohnung zu bezahlen.

In letzter Zeit jedoch fühlt sich Frau H. zunehmend durch Beruf und Hausfrauentätigkeit überlastet. Ihr Chef hat ihr in einem ernsten Gespräch schon zu verstehen gegeben, dass sie ihre Leistungen steigern müsste. Anderenfalls würde ihr gekündigt werden. Als wäre das alles noch nicht genug, steckt sich Frau H. bei einer Bürokollegin mit einer schweren Magen-Darm-Grippe an.

Die nächsten Tage verbringt Frau H. auf ärztliche Anordnung sorgenvoll im Bett. Ruhe ist ihr nicht vergönnt. Sven will die Rechenhausaufgaben erklärt bekommen und Melissa nörgelt, weil sie für die Party das neue Wildlederkleid von ihrer Mutter anziehen möchte. Philipp beichtet derweil seiner Mutter eine Sechs in Deutsch und den Diebstahl seines neuen Fahrrads. Auch Herr H. ist mit der Situation überfordert. Trotz genauem Vorgehen nach dem Kochbuch misslingt ihm das Essen. Frau H. entschließt sich trotz hohem Fieber und Schwindelgefühlen aufzustehen...

Überlegen Sie, wie diese Geschichte weitergehen könnte. Welchen Einfluss hat hier die Umgebung auf die Kranke?

Ein kranker Mensch ist nicht im gewohnten Maße belastbar. Jeder kennt diese Situation: Starke Kopfschmerzen verbunden mit einem schweren grippalen Infekt können einem das Leben erschweren. Eine normale Stimmenlautstärke wird zu einer Belästigung, gegen die man sich nur schwer wehren kann. Ein Gefühl der Hilflosigkeit und des Ausgeliefertseins breitet sich aus. Abhilfe schaffen hier am besten Bettruhe, liebevolle Betreuung und Zuwendung. Der einfühlsame Umgang mit dem Kranken ist dabei ein wesentlicher Faktor für die Genesung.

In ernsten Krankheitsfällen oder nach Unfällen kann der Patient meist zu Hause nicht ausreichend medizinisch versorgt und gepflegt werden. Er wird dazu in einem Krankenhaus aufgenommen. Für das Personal ist der Aufnahmevorgang Routine, jedoch für den Patienten ein einschneidendes und belastendes Ereignis. Der **Rollenwechsel** vom **„Menschen"** zum **„Patienten"** erzeugt bei vielen Menschen starke Ängste.

Mögliche Ursachen dieser Ängste sind:

- die Angst vor der neuen Umgebung
- die Angst vor dem Ausgeliefertsein gegenüber den Ärzten und dem Pflegepersonal
- fehlendes soziales Umfeld (z. B. Familie, Freunde, Beruf)
- die Angst vor Schmerzen
- die Angst vor fehlerhafter Behandlung
- die Angst vor dem Tod usw.

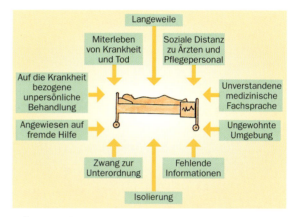

Mögliche Belastungen des Menschen im Krankenhaus

Auch bei der Pflege von Kranken zu Hause können viele Ängste auftreten. Hier ist es wichtig, im vertrauensvollen Gespräch vorhandene Ängste anzusprechen und gemeinsam Lösungen zu finden.

Mögliche Gedanken eines kranken Menschen

Ich würde gerne mal mit jemandem reden!

Ob ich wohl wieder gesund werde?

Der Verband ist zu eng, ob ich die Schwester rufe?

Ich habe Schmerzen!

Meine Krankheit bereitet meiner Familie Kummer ...

Diese Ruhe ist schön ...

Ich muss selbst mit meiner Erkrankung fertig werden, das kann mir keiner abnehmen.

Ich würde gerne allein zur Toilette gehen. Hoffentlich schaffe ich das!

Was ist bloß los mit mir?

Immer nur Fernsehen gucken ist so langweilig.

Lange halte ich das nicht mehr aus.

Hoffentlich gibt es bald Essen!

Wie schön war doch das Leben, als ich noch gesund war ...

Einige Regeln für den Umgang mit Kranken:
- Jeder Kranke sollte so behandelt werden, wie man selbst auch behandelt werden möchte.
- Den kranken Menschen mit all seinen Vorzügen und Fehlern annehmen.
- Einfühlsames Verstehen und Nachvollziehen der Erlebniswelt des Kranken.
- Die Bedürfnisse des Kranken müssen wahrgenommen werden (Durst, Hunger usw.).
- Berücksichtigung der individuellen Gewohnheiten (Lieblingsgerichte, Bücher, Musik, Kirchgang usw.).
- Der Pflegende sollte dem Kranken, so oft er mag, das Gespräch anbieten.
- Für Erholung und Ruhe sorgen.
- Sorgen und Nöte von dem Kranken möglichst fernhalten.
- Der Pflegende darf dem Kranken niemals das Gefühl geben, auf ihn angewiesen zu sein.
- Schaffung einer angenehmen, wohnlichen Umgebung usw.

AUFGABEN

1. Legen Sie sich zu Hause in Ihr Bett und bewegen Sie sich ca. 20 Minuten nicht! Schreiben Sie dann Ihre Wahrnehmungen z. B. Blickwinkel, Empfindungen usw. auf.

2. Diskutieren Sie folgenden Ausspruch unter dem Blickwinkel des Umgangs mit Kranken: „Was du nicht willst, was man dir tu, das füg auch keinem anderen zu!"

3. Ergänzen Sie die Liste mit den Regeln für den Umgang mit Kranken.

4. Überlegen Sie Maßnahmen in der Pflege und Betreuung eines kranken Kindes. Stellen Sie Situationen in Rollenspielen dar.

2.4 Eine gute Krankenbeobachtung kann Schlimmeres verhindern!

Seit dem Tod der Mutter betreut Frau H. ihren 80-jährigen Vater. Hans B. leidet an schwerem Rheuma und kann sich nur schwer allein versorgen. Seit einigen Tagen hat Frau H. jedoch das Gefühl, dass mit ihrem Vater etwas nicht in Ordnung ist. Seine Haut sieht leicht gräulich aus und der Appetit ist sehr schlecht. Wie jeden Tag setzt er sich auch an diesem Tag in seinen Lehnstuhl, um ein Nickerchen zu machen. Eine Stunde später klagt er über Übelkeit und starke Brustschmerzen, die bis in den linken Arm ausstrahlen. Seine Haut ist aschgrau verfärbt. Frau H. vermutet einen Herzanfall und verständigt gegen den Protest ihres Vaters einen Krankenwagen. In der Klinik erfährt sie, dass ihr Vater dank ihres schnellen Erkennens noch rechtzeitig behandelt werden konnte.

Diskutieren Sie die Bedeutung der Beobachtungen von Frau H.

Was ist eigentlich eine Krankenbeobachtung? Unter einer **Beobachtung** versteht man allgemein ein bewusstes Wahrnehmen z. B. einer Situation mithilfe unserer Sinnesorgane (z. B. Augen, Ohren, Nase). Eine **Krankenbeobachtung** ist demnach die **Erfassung und Wahrnehmung des Kranken mit allen uns zur Verfügung stehenden Sinnen**. Normalerweise nehmen wir nur einen kleinen Ausschnitt unserer Umgebung bewusst wahr. Was wir dabei wahrnehmen, ist unsere eigene, typische, nur für uns gültige Wahrheit. Wir nehmen meist nur das wahr, was wir auch wahrnehmen wollen. Gerade bei der Beobachtung von kranken Menschen reicht diese eigene subjektive Wahrnehmung oft nicht aus. Es gilt daher, die Beobachtungsfähigkeit zu schulen. Je genauer und vielfältiger unsere **Beobachtungen** werden, desto kleiner wird das Risiko, etwas Wichtiges zu übersehen.

Durch die Beobachtung eines Kranken können wir seine **Bedürfnisse** (z. B. Durst, Hunger, Harndrang) erkennen und entsprechend handeln. Darüber hinaus können **beginnende Verschlechterungen** (Komplikationen) im Krankheitsverlauf frühzeitig erkannt und schnell Gegenmaßnahmen eingeleitet werden. Besonders bei alten und verwirrten Menschen ist Krankenbeobachtung unerlässlich. Da diese Menschen häufig ihre Bedürfnisse nicht mehr verbal äußern können oder auch vieles vergessen, dient der „Beobachter" oft als Gedächtnisstütze und Dolmetscher z. B. beim Arzt. Die Beobachtung des Kranken dient ebenfalls der **Kontrolle** und **Überwachung der angeordneten Behandlungsmaßnahmen**. Da der Arzt in der Regel einen Patienten nicht so oft sieht wie die betreuende Person, ist die Krankenbeobachtung wichtig für die **Erstellung** und **Sicherung der ärztlichen Diagnose**. Die Krankenbeobachtungen müssen notiert werden (z. B. Fieberwerte), um anhand der Daten einen Überblick über den Krankheitsverlauf geben zu können.

Wichtige Voraussetzungen für eine gute Krankenbeobachtung sind:
- Aufmerksamkeit
- Interesse für die Umwelt
- ausreichend innere Ruhe und Ausgeglichenheit
- Konzentrationsfähigkeit
- Unterscheidungsvermögen

◾ Bereitschaft zum Beobachten und
◾ intakte Sinnesorgane.

Eine Krankenbeobachtung sollte **gezielt, systematisch, genau** und **sachlich** durchgeführt werden. Dazu gehören das theoretische Wissen, das praktische Können, gemachte Erfahrungen sowie Vergleichsmöglichkeiten zur Wertung und Unterscheidung. Beobachtbar an einem Kranken sind z. B. sein **Gang**, die **Körperhaltung, Hautbeschaffenheit, Puls, Blutdruck, Atmung, Nahrungs-** und **Flüssigkeitsaufnahme**.

AUFGABEN

1. Nennen Sie weitere Punkte, die für die Krankenbeobachtung wichtig sind.
2. Schließen Sie die Augen und beschreiben Sie Ihren Nachbarn (Augenfarbe, Haarfarbe, Körpergröße, Gesichtsausdruck, Haltung, Kleider, Schuhe). Kontrollieren Sie anschließend Ihre Beobachtungen.
3. Schließen Sie Ihre Augen. Stellen Sie sich einen Gegenstand in Ihrer Wohnung (oder im Schulraum) vor und beschreiben Sie diesen so genau wie möglich. Gehen Sie dann an Ort und Stelle und vergleichen Sie Ihre Beobachtungen mit der Realität.
4. Versehen Sie einzelne Papierblätter mit folgenden Titeln:
   Ich sehe gerade…
   Ich höre gerade…
   Ich schmecke gerade…
   Ich rieche gerade…
   Ich fühle (taste) gerade…
   Notieren Sie auf jedem Blatt ihre Wahrnehmung.

Körperhaltung

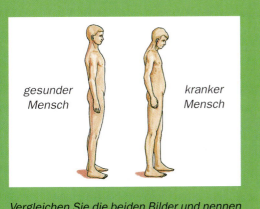

gesunder Mensch   kranker Mensch

Vergleichen Sie die beiden Bilder und nennen Sie mögliche Kennzeichen an der Haltung, die für eine Erkrankung sprechen.

Redewendungen in unserer Sprache wie z. B.:
◾ „Haltung einnehmen"
◾ „Kopf hoch"
◾ „Den Kopf einziehen"
◾ „Buckeln"
◾ „Die Schultern hängen lassen"
◾ „Sein Päckchen tragen"

zeigen deutlich, dass die Körperhaltung viel über unser Befinden und auch unsere Gesundheit ausdrückt.

Bei einem gesunden Menschen sollte die **Haltung gerade, aufrecht und locker** sein. Viele Menschen gehen jedoch gebückt, müde und ohne Spannkraft. Hängende Schultern und gebeugter Rücken können einerseits Ausdruck einer gewissen Lässigkeit, andererseits jedoch im Zusammenhang mit Sorgen und unbewältigten Problemen stehen. Aber auch Krankheiten können ähnliche Symptome haben. Vielfach gehen diese sogar anderen Krankheitserscheinungen voraus.

Für die Körperhaltung gibt es folgende Kriterien:

Stehen: Der Gesunde hält den Körper aufrecht und den Kopf erhoben. Der Bauch ist flach und entspannt. Die Arme sind im Ellbogen leicht gebeugt, die Handgelenke gestreckt und die Finger leicht angebeugt. Ein Kranker kann dagegen in vielen Fällen nicht aufrecht stehen. Seine Körperhaltung wirkt oft steif und unsicher. Die Bewegungen erscheinen ungelenk.

Sitzen: Der Gesunde sitzt mit aufgerichtetem Oberkörper und erhobenem Kopf. Arme und Hände sind in Ruhestellung, die Schultern sind leicht nach vorne gebeugt. Im Hüftgelenk sind die Oberschenkel im rechten Winkel zum Körper angewinkelt. Die Unterschenkel hängen locker herab, die Füße werden auf den Boden gestützt. Dem Kranken ist es oft nicht möglich, aufrecht zu sitzen. Der Kopf oder manchmal auch der gesamte Oberkörper sinkt nach vorne über. Beschwerden in den Hüftgelenken bzw. in der Wirbelsäule erschweren das Sitzen.

Liegen: Der Gesunde nimmt im Liegen eine ihm angenehme Lage ein. Der Kranke kann häufig nur mit Hilfsmitteln wie z. B. Kissen bequem liegen.

AUFGABEN

1. Versuchen Sie, in pantomimischen Rollenspielen durch das Einnehmen einer bestimmten Körperhaltung etwas Bestimmtes, z. B. Liebeskummer, auszudrücken.
2. Nehmen Sie Stellung zu dem Ausspruch: „Vom Leben gebeugt".
3. Beschreiben Sie eine Körperhaltung bei Ohrenschmerzen, Kopfschmerzen und Schmerzen im Kniegelenk.

Hautbeschaffenheit

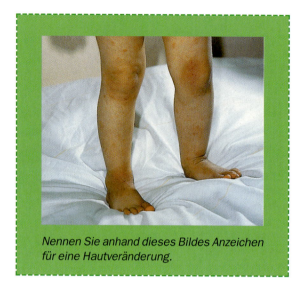

Nennen Sie anhand dieses Bildes Anzeichen für eine Hautveränderung.

Die Haut übt wichtige **Schutz-, Stoffwechsel-, Ausscheidungs-, Wärmeregulations-** und **Sinnesfunktionen** aus. Daher ist der gesunde Zustand der Haut für den Menschen lebenswichtig. Die gesunde Haut erscheint rosig oder leicht gebräunt, trocken, elastisch und leicht flaumig. Sie soll glatt und intakt sein. Abweichungen von der Norm (z.B. Rötung nach Erregung) deuten nicht immer auf eine Krankheit hin, sollten aber dennoch wahrgenommen werden.

Beobachtbare Veränderungen der Hautfarbe sind:

Blässe: bei Übelkeit, inneren Blutungen und Blutarmut. Plötzlich auftretende Blässe, verbunden mit einem Schweißausbruch, raschem Puls und Schwächegefühl, ist ein Anzeichen für einen Schock und drohendes Kreislaufversagen (Notarzt rufen!).

Gelbverfärbung: bei Erkrankungen der Leber oder des Blutes mit vermehrtem Zerfall der roten Blutkörperchen. Altershaut erscheint oft gelblich.

Rotverfärbung: bei Hitze, Erregung, hohem Fieber, Bluthochdruck oder entzündlichen Vorgängen.

Blauverfärbung: bei Sauerstoffmangel des Blutes, zunächst an Lippen und Nägeln zu sehen.

Fahlgrau: bei starkem Kräfteverfall (z. B. Krebs) oder schwerer Nierenerkrankung.

Auch **Hauttemperatur** und **Hautfeuchtigkeit** geben Auskunft über den Gesundheitszustand. **Warm** wird die Haut durch körperliche Arbeit und Fieber sowie bei Überfunktion der Schilddrüse. **Kalt** ist die Haut bei niedriger Umgebungstemperatur, niedrigem Blutdruck, Aufregung und Durchblutungsstörungen sowie beim Schwitzen. **Feucht** fühlt sich die Haut häufig bei Aufregung, körperlicher Arbeit und Fieber an, wegen vermehrter Schweißsekretion. **Kalter Schweiß** bricht aus bei Kreislaufversagen oder starker Aufregung. **Trockene Haut** tritt häufig bei alten Menschen auf, d die Talg- und Schweißdrüsen weniger Sekrete bilden.

Beobachtbare lokal begrenzte Hautveränderungen:

Warzen: Hautveränderungen, die das Hautniveau überragen und mehr oder weniger stark gefärbt sind.

Schwielen: entstehen durch längeren und übermäßigen Druck auf einen begrenzten Hautbereich.

Blasen: Flüssigkeitsansammlungen unter der Hautoberfläche, wobei sich die intakte Haut abhebt (z. B. an den Füßen durch ungeeignetes Schuhwerk).

Dekubitus: Druckgeschwüre sind eine Folgekrankheit bei Dauerbettlägerigkeit. Gewebe wird wegen des Auflagedrucks nicht ausreichend durchblutet, entzündet sich und stirbt ab. Früherkennung ist wichtig! Erste Anzeichen sind Hautrötungen; später entstehen Ödeme. Es kommt zu einem tiefen Hautdefekt (s. Abb.), der sich unbehandelt weiter vergrößert und auf Gewebe und Knochen übergehen kann. Zur **Dekubitusprophylaxe** (Vorbeugung) gehört die sorgfältige Beobachtung und Pflege der Haut sowie eine Lagerung zur Druckentlastung (Weich-, Umlagerung). Ist bereits eine Wunde entstanden, muss diese nach Anweisung des Arztes behandelt werden. Auf eiweiß- und vitaminreiche Ernährung sowie ausreichende Flüssigkeitszufuhr ist zu achten.

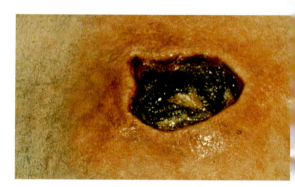

Dekubitus: offener Gewebedefekt mit Nekrose (abgestorbenes Gewebe)

Auch der **Spannungszustand der Haut** (Turgor) gibt Hinweise auf eine mögliche Erkrankung: Die normale Haut ist elastisch. Bei einer **Wasseransammlung** (Ödem) wirkt die Haut teigig geschwollen. Drückt man den Daumen in das Gewebe, entsteht eine Delle. Ödeme treten z. B. bei Venenleiden, Einschränkungen der Herztätigkeit, Nierenkrankheiten, Insektenstichen und bei allergischen Reaktionen auf. Eine **Austrocknung** des Körpers kann man häufig bei älteren Menschen an der Haut beobachten. Die Haut kann in Falten abgehoben werden, die sich nur sehr langsam wieder ausgleichen **(Faltentest).** Die Austrocknung tritt auch nach hohem Fieber, Durchfall und Erbrechen auf.

Puls

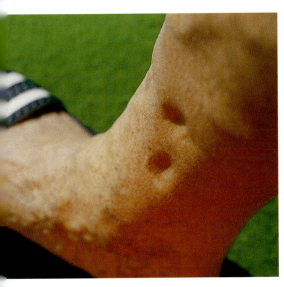

Hautödem: Schwellung des Gewebes durch Wasseransammlung

Auch die **Hautoberfläche** muss bei einem Kranken auf Geschwüre (z. B. Entzündungen) und **Verletzungen** (z. B. durch Kratzen bei Neurodermitis) untersucht werden. Gerade im Genital- und Afterbereich muss besonders sorgsam auf **Entzündungen, Blutungen, Ausfluss, Hauteinrisse** und **Hämorrhoiden** geachtet werden. Bei der Nagel- und Fußpflege sind **Verfärbungen, Brüchigwerden, Verformung** sowie **Verdickungen der Nägel** zu beachten. Die Mundschleimhaut muss auf Entzündungen und **Pilzbefall** (weißlich, fest sitzende Beläge) kontrolliert werden.

AUFGABEN

1. Beobachten Sie die Haut an sich selbst und bei anderen (z. B. Unterarm). Notieren Sie sämtliche Beobachtungen nach den zwei Kriterien Beschaffenheit und Farbe.
2. Diskutieren Sie den folgenden Satz: „Die Haut ist das Spiegelbild unserer Seele".
3. Suchen Sie nach Redewendungen, die von der Haut handeln (z. B. vor Schreck blass werden).
4. Besorgen Sie sich Informationen über die Krankheiten Röteln, Masern und Scharlach.
5. Die 15-jährige Katrin, 164 cm groß wiegt nach einer sehr strengen und einseitigen Diät nur noch 46 kg. Sie ist jetzt sehr oft müde und sieht sehr blass aus. Ihr Arzt stellt fest, dass sie unter einer Blutarmut leidet. Nehmen Sie zu diesem Fall Stellung.

> *Graf Bodo von Silbertal liegt krank im Bett. Der herbeigerufen Doktor fühlt ihm als Erstes den Puls. Darauf entgegnet Graf Bodo „Ah, gehn's Herr Doktor! Das Rumtatschen am Handgelenk nützt nix, wo mir doch der Kopf wehtut."*
>
> *Äußern Sie Ihre Meinung zu der Äußerung des Grafen.*

Der rhythmische Herzschlag ist die Kraft, mit der das Blut in alle Körperbereiche gepumpt wird. Es entstehen Druckwellen, die als **Puls** oder Pulswelle bezeichnet werden und sich an bestimmten Körperstellen erfühlen lassen. Die Anzahl der Pulsschläge pro Minute **(Pulsfrequenz),** ihre Regelmäßigkeit sowie ihre Stärke geben wichtige Auskunft über die Herztätigkeit.

Mittelwerte für normale Pulszahlen in Ruhelage	
Neugeborenes	120–140 Schläge pro Minute
Kinder (bis zu 10 Jahren)	90–120 Schläge pro Minute
Erwachsene	60– 80 Schläge pro Minute
Alte Menschen	70– 90 Schläge pro Minute
Sportler	50– 60 Schläge pro Minute
Eine **Pulsbeschleunigung** liegt bei 100 und mehr Pulsschlägen vor.	

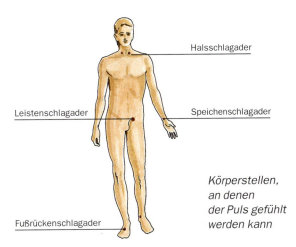

Körperstellen, an denen der Puls gefühlt werden kann

Der Pulswert kann z.B. an der **Speichenschlagader** am inneren Handgelenk, an der **Halsschlagader,** der **Leistenschlagader,** der **Fußrückenschlagader** usw. gemessen werden. In der Praxis hat sich die Messung des Pulses an der **Speichenschlagader** bewährt. Der

Unterarm des Patienten wird dazu entspannt gelagert. Legen Sie dann die **Fingerkuppen** des **Ring-, Mittel- und Zeigefingers** an das Handgelenk unterhalb des Daumens und tasten Sie so lange, bis der Pulsschlag deutlich fühlbar ist. Die Schläge werden mithilfe einer Uhr, die einen Sekundenzeiger hat, 15 Sekunden lang gezählt und dann mal vier genommen, um die **Pulsfrequenz pro Minute** zu erhalten.

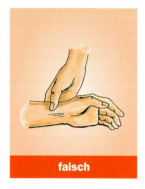
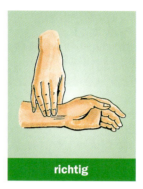

Puls fühlen

Die wichtigsten **Merkmale**, auf die bei der Messung **des Pulses** zu achten ist:
- die **Frequenz** (schnell – langsam?)
- der **Rhythmus** (regelmäßig – unregelmäßig?)
- die **Füllung** (große oder kleine Blutmenge?)

Die **Pulskontrolle** ist täglich, bei Schwerkranken sogar mehrmals täglich durchzuführen. Je nach Krankheitsbild weicht der Puls von den Normalwerten ab. Oft ist der Puls schnell und unregelmäßig.

Achtung! In Notfallsituationen muss der Puls immer an der Halsschlagader gefühlt werden. Legen Sie dazu zwei oder drei Finger auf den Kehlkopf, und führen Sie diese seitlich nach unten in die Mulde zwischen Kehlkopf und Halsmuskel. Üben Sie dabei nur einen leichten Druck aus.

AUFGABEN

1. Messen Sie bei Ihrem Banknachbarn den Puls.
2. Machen Sie 35 Kniebeugen und messen Sie vorher und nachher Ihren Puls. Begründen Sie den Unterschied.
3. Fühlen und zählen Sie zur Übung
    - den Puls eines erwachsenen Menschen
    - den Puls eines Kleinkindes
    - den Puls eines alten Menschen.
    Schreiben Sie die gemessenen Werte auf.
4. Überlegen Sie, warum Sportler häufig einen so niedrigen Puls haben.
5. Begründen Sie, warum in Notsituationen der Puls am Hals gefühlt werden muss.

Blutdruck

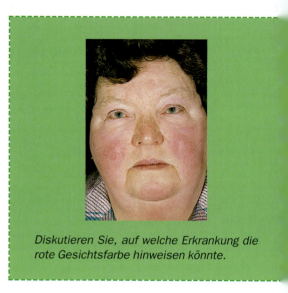

Diskutieren Sie, auf welche Erkrankung die rote Gesichtsfarbe hinweisen könnte.

Den Druck, den der vom Herz beförderte Blutstrom auf die Wände der Arterien ausübt, bezeichnet man als **Blutdruck.** Der italienische Kinderarzt **R**iva-**R**occi (1863–1937) entwickelte ein Gerät, um diesen Druck in den Blutgefäßen zu messen. Daher wird die Blutdruckmessung auch mit **RR** bezeichnet. Durch die Blutdruckmessung wird der Druck des in den Arterien strömenden Blutes ermittelt. Der Blutdruck erreicht unter Ruhebedingungen normalerweise während der Systole einen Wert von 120 mm Hg und während der Diastole einen Wert von 80 mm Hg (diese Zahlen geben an, wie viel Millimeter einer Quecksilbersäule hochgedrückt werden, abgekürzt **mm Hg**).

Normale Blutdruckwerte sind		
Alter	**Systolischer Blutdruck (mm Hg)**	**Diastolischer Blutdruck (mm Hg)**
bis 10 Jahre	90	60
10 bis 30 Jahre	110	75
30 bis 40 Jahre	125	85
40 bis 60 Jahre	140	90
über 60 Jahre	150	90

Während niedriger Blutdruck **(Hypotonie)** meist nur Symptome wie Schwindel, Unwohlsein und Müdigkeit auslöst, ist zu hoher Blutdruck **(Hypertonie)** immer gefährlich und kann zu einem Schlaganfall und einem Herzinfarkt führen. Durch altersbedingte Veränderungen der arteriellen Blutgefäße sind es vor allem ältere Menschen, die unter Bluthochdruck leiden. Auffällig ist, dass bei vielen Menschen, die normale Blutdruckwerte haben, während des Arztbesuches oft sehr hohe Werte gemessen werden. Dieses Phänomen bezeichnet man als „Weißkittelhochdruck". Alleine die Angst vor dem Arztbesuch erhöht den Blutdruck zeitweise auf krankhafte Werte. Daher sollte der Blutdruck regelmäßig in einer stressfreien Umgebung kontrolliert werden. „Echter" Bluthochdruck muss immer beobachtet und behandelt werden. Für die tägliche Überwachung zu Hause gibt es verschiedene Blutdruckmessgeräte. Bei einem Kranken muss der Blutdruck regelmäßig (2–3 mal pro Tag) kontrolliert werden. Die Veränderungen des Blutdrucks ermöglichen dem Arzt Rückschlüsse auf den Krankheitsverlauf.

Die Technik der Blutdruckmessung: Zum Blutdruckmessen benötigt man ein Blutdruckmessgerät. Dies besteht aus einer **Druckmanschette** mit **Manometer** (Druckmesser) und einem **Aufblasballon mit Ventil.** Darüber hinaus benötigt man ein **Stethoskop** (Hörrohr), **Schreibblock** und **Stift.**

Zunächst muss der Kranke über den Messvorgang informiert werden. Er sollte dazu eine entspannte Lage einnehmen. Die luftleere Manschette wird an den Oberarm oberhalb der Ellbogenbeuge angelegt und mit dem Klettverschluss fixiert. Anschließend wird der Schallempfänger des Stethoskops auf die Innenseite der Ellenbeuge gelegt.

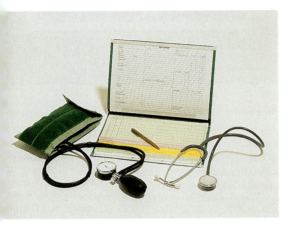

Notwendige Geräte und Materialien zum Blutdruckmessen

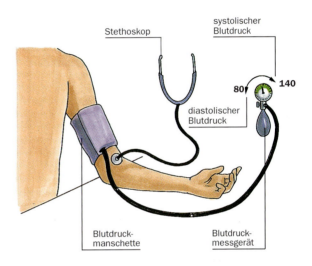

Anlegestelle für die Druckmanschette und den Schallempfänger

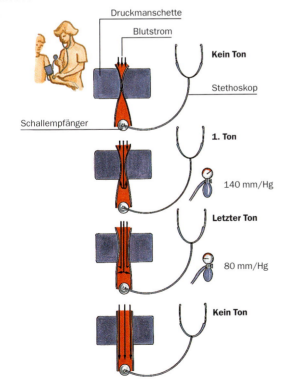

Schematische Darstellung der Blutdruckmessung

Nun wird die **Manschette aufgepumpt,** bis der Puls nicht mehr fühlbar ist. **Die Manschette darf nicht so stark aufgepumpt werden, dass Schmerzen auftreten!** Durch den steigenden Manschettendruck werden neben der Muskulatur auch die Armarterien zusammengepresst. Ist der Manschettendruck so hoch wie der höchste Blutdruckwert in den Arterien, kann kein Blut mehr weiterfließen. Der Puls ist dann nicht mehr tastbar.

Nun wird das **Ventil des Aufblasballons sehr langsam geöffnet!** Dadurch verringert sich der Manschettendruck auf die Armarterien. Wird der Druck auf die Armarterien nun etwas geringer als der systolische Blutdruck, fließt wieder etwas Blut durch die eingeengten Blutgefäße. In dem Blutstrom kommt es durch die kleine Fließöffnung zu Verwirbelungen. Diese nehmen wir durch das Stethoskop als **Geräusch** wahr. Der dazugehörige Druckwert auf dem Manometer ist der **systolische Blutdruckwert** (1. Blutdruckwert).

Mit weiter abfallendem Druck wird das Geräusch zunächst lauter, da die durchströmende Blutmenge größer wird. Dann werden die Geräusche immer leiser und verschwinden ganz.

In dem Moment, wo der Manschettendruck geringer ist, als der diastolische Blutdruck, ist das Blutgefäß wieder vollständig geöffnet. Der Druckwert auf dem Manometer, bei dem das Geräusch aufhört, ist der **diastolische Blutdruckwert** (2. Blutdruckwert).

Die beiden Werte werden abschließend notiert. Die Manschette wird vom Arm entfernt und die restliche Luft aus der Manschette gedrückt.

Die Ermittlung der Blutdruckwerte erfordert einige Übung. **Hier einige mögliche Fehlerquellen bei der Blutdruckmessung:**

Fehler	Folge
Manschette zu locker	zu hoher Blutdruckwert
Manschette über der Kleidung	unzuverlässiger Wert
Schallempfänger falsch platziert	zu hoher Blutdruckwert
Manschette zu schwach aufgepumpt	falsche Ergebnisse
Manschette zu stark aufgepumpt	zu hohe Werte
Ablassgeschwindigkeit zu langsam	Diastolischer Wert zu hoch
Ablassgeschwindigkeit zu schnell	Systolischer Wert zu niedrig, diastolischer Wert zu hoch

AUFGABEN

1. Besorgen Sie sich in der Apotheke oder bei Verwandten ein Blutdruckmessgerät und bestimmen Sie bei sich und Ihrem Nachbarn die Blutdruckwerte nach der jeweiligen Gebrauchsanweisung.
2. Überprüfen Sie vor und nach 30 Kniebeugen Ihre Blutdruckwerte.
3. Erläutern Sie, was man unter dem systolischen und diastolischen Blutdruckwert versteht.
4. Beschreiben Sie anhand der Abbildung die Entstehung und Ermittlung des systolischen und diastolischen Blutdruckwertes.
5. Informieren Sie sich über mögliche Ursachen für zu hohen und zu niedrigen Blutdruck.

Atmung

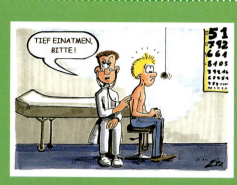

Überlegen Sie, warum Ärzte oft die Lunge mit einem Stethoskop (Hörrohr) abhören.

An seinem sich rhythmisch hebenden und senkender Bauch (oder Brustkorb) sieht man, dass der Mensch atmet. Die **Atmung** dient der **Versorgung des Körpers mit Sauerstoff** und dem **Abtransport von Kohlendioxid.** Diesen Vorgang bezeichnet man als Gasaustausch.

Bei jedem Atemzug strömt die Luft durch den **Nasen-Rachen-Raum,** durch die **Luftröhre** in die beiden **Lungenflügel.** In den kleinsten Verästelungen der **Bronchien,** den **Lungenbläschen,** wird der Sauerstoff ins Blut abgegeben und das Kohlendioxid aus dem Blut aufgenommen. Über die Atemluft wird das Kohlendioxid an die Umwelt abgegeben.

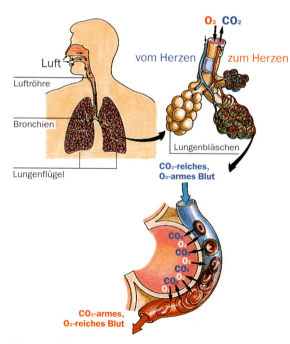

Hin- und Rückweg der Atemluft durch die Lunge

Eine Störung der Lungenfunktion kann sehr schnell schwere Folgen für die Gesundheit eines Menschen haben. Daher muss auf die **Atemgeschwindigkeit,** den **Atemrhythmus** und die Atemgeräusche geachtet werden. Die normale **Atemgeschwindigkeit (Atemfrequenz)** ist beim Ruhenden vom Alter abhängig und beträgt:

- bei Neugeborenen 40 Atemzüge pro Minute
- bei Kindern bis zu 25 Atemzüge pro Minute
- bei Erwachsenen 16–20 Atemzüge pro Minute.

Durch körperliche Anstrengung und seelische Erregung steigt die Atemfrequenz an. Weitere Ursachen können aber auch ein erhöhter Sauerstoffbedarf, eine Erkrankung der Lunge, Blutverlust oder eine Verminderung der roten Blutkörperchen sein. Verlangsamt ist die Atmung im Schlaf sowie bei Gehirnerkrankungen und Vergiftungen.

Die **Messung der Atemzüge** (Ein- und Ausatmung = ein Atemzug) sollte nach der Pulsmessung erfolgen, ohne dies jedoch vorher anzukündigen. Die meisten Menschen atmen nämlich schneller, wenn sie wissen, dass sie beobachtet werden.

Der **Atemrhythmus** ist normalerweise regelmäßig. Rhythmusabweichungen müssen als alarmierendes Zeichen erkannt und dem Arzt mitgeteilt werden. **Atemgeräusche** entstehen immer dann, wenn die Atmung behindert ist. **Atemnot** äußert sich meist in beschleunigter und erschwerter Atmung. Bei schwerer Atemnot setzen sich die Betroffenen meist aufrecht hin und stützen sich auf die weit gespreizten Arme ab. Auch wird häufig versucht, an ein offenes Fenster zu gelangen.

Ein **Atemstillstand** ist u. a. am fehlenden Heben und Senken des Brustkorbs oder Bauches zu erkennen. Er tritt z. B. durch Gifte, Schädelverletzungen, Verschluss der Atemwege (Fremdkörper, Insektenstich) und bei Stromunfällen auf. **Es müssen sofort lebensrettende Maßnahmen eingeleitet werden!**

Folgende länger andauernde Anzeichen sollten auf jeden Fall dem Arzt mitgeteilt werden:

- unregelmäßiges Atmen
- lange Atempausen
- heftiges Röcheln und Schnaufen
- sehr flache Atmung
- Schmerzen beim Atmen
- ungewöhnliche Atemgeräusche (Rasseln, Pfeifen, Brodeln usw.)
- starke Veränderungen des Atemgeruchs (z. B. faulig, eitrig)

AUFGABEN

1. Überprüfen Sie an sich selbst die Häufigkeit Ihrer Atemzüge (pro Minute), indem Sie Ihre Hand auf den Bauch legen. Heben und Senken des Bauches gelten als ein Atemzug.
2. Beobachten Sie andere Menschen beim Atmen in verschiedenen Situationen. Achten Sie dabei z. B. auf körperliche Einflüsse (z. B. nach körperlicher Anstrengung).
3. Besorgen Sie sich ein Stethoskop, setzen Sie den Schallempfänger auf den Rücken einer Versuchsperson (z. B. zwischen die Schulterblätter) und bitten Sie die Person, tief ein- und auszuatmen. Beschreiben Sie, was Sie hören.
4. Überlegen Sie, warum nach körperlicher Anstrengung die Zahl der Atemzüge steigt.

Ausscheidungen

Marlies W. *(35 Jahre, Floristin) kauft in der Apotheke Eiweißteststäbchen für den Urin. Da ihre Mutter seit ihrem 40. Lebensjahr an einer vererbbaren Nierenerkrankung leidet, möchte Frau W. mithilfe der Teststäbchen erfahren, ob ihre Nieren schon Funktionsstörungen zeigen und Eiweiß ausscheiden.*

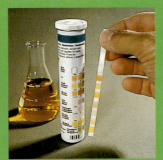

Henriette L. *(65 Jahre, Hausfrau) ist an Diabetes erkrankt. Ihren Diätplan muss sie genau einhalten. Ihr Arzt verschreibt ihr Teststäbchen für die regelmäßige Harnzuckerkontrolle.*

Besorgen Sie sich in der Apotheke Glucose- und Eiweißprobeteststäbchen, und informieren Sie sich anhand des Beipackzettels über deren Anwendung.

Der Mensch nimmt täglich Nahrung und Flüssigkeit auf und scheidet die unverdaulichen Stoffe, Gifte usw. über verschiedene Wege wieder aus: **Urin, Stuhl, Erbrochenes, Auswurf (Sputum).**

Harn (Urin)

Die Nieren eines gesunden Erwachsenen bilden innerhalb von 24 Stunden eine Urinmenge von etwa 1200–1500 ml. Die Urinmenge hängt von der Menge der Flüssigkeitsaufnahme sowie von der Höhe der Flüssigkeitsausscheidung über den Stuhl, die Atmung und den Schweiß ab. Nach der Aufnahme von großen Trinkmengen kann sich dieser Wert erhöhen oder nach sportlicher Aktivität verringern. Die Nieren können also den Urin bei hohem Flüssigkeitsangebot verdünnen, bei geringem Flüssigkeitsangebot konzentrieren.

Eine **Urinentleerung (Miktion)** erfolgt normalerweise schmerzlos, etwa bei einer Blasenfüllung von 300–500 ml. Ein drei- bis viermaliges Wasserlassen innerhalb 24 Stunden gilt als normal. Wird mehr getrunken, muss entsprechend häufiger Wasser gelassen werden. Abweichungen von diesen Mittelwerten **können** auf eine Erkrankung hindeuten.

Beobachtbare Veränderungen des Urins		
	Farbe	**Ursache der Verfärbung**
Normalbereich	hellgelb, verdünnt	z. B. reichliches Trinken
	dunkelgelb, konzentriert	starker Wasserverlust oder geringe Aufnahme von Flüssigkeit (z. B. Morgenurin)
Krankhaft veränderter Bereich	bierbraun (mit gelbem Schaum)	z. B. Hinweis auf eine Leberschädigung
	fleischwasserfarbig	z. B. von Blut
	rotbraun, weißliche Ausflockungen	z. B. Beimengungen von Blut und Eiweiß

Achtung! Der Urin kann auch durch bestimmte Speisen und Medikamente verfärbt werden.

Der normale Urin weist einen leichten Geruch nach Ammoniak auf. Übel riechender Harn tritt häufig bei Eiterungen in Harnleiter und Blase auf. Ein apfelartiger Fruchtgeruch deutet auf eine schwere Stoffwechselstörung bei einem Diabetiker hin (mögliche Vorstufe eines diabetischen Komas).

Störungen bei der Harnentleerung werden selten von dem Pflegenden direkt beobachtet, sondern vom Kranken spontan oder auf Nachfrage mitgeteilt.

Folgende Störungen müssen unbedingt dem Arzt mitgeteilt werden:

- unfreiwilliger Harnabgang (Inkontinenz)
- keine oder unzureichende Abgabe von Urin
- häufiges Wasserlassen in kleinen Mengen
- schmerzhafter, quälender Drang zum Wasserlassen
- tropfenweises, mühsames Wasserlassen
- auffälliges nächtliches Wasserlassen.

Wird von einem Patienten über 12 Stunden trotz ausreichendem Trinken kein oder nur sehr wenig Urin gelassen (unter 100 ml), besteht die **Gefahr** eines akuten **Nierenversagens** (Notarzt rufen!)

Stuhl (Kot, Fäzes)

Auch die **Beobachtung des Stuhls** eines Patienten ist wichtig für die Beurteilung seines Gesundheitszustandes. Der **Stuhl** des Menschen besteht überwiegend aus **Wasser, unverdauten Speiseresten, Darmzellen, Bakterien** und **Gallenfarbstoffen.** Die Häufigkeit der Darmentleerung gilt mit ein- bis zweimal täglich oder mindestens jeden zweiten Tag als normal.

Die Menge des ausgeschiedenen Stuhls hängt sehr stark von der Ernährung ab und beträgt im Allgemeinen 100–1000 g pro Tag. Große Mengen werden bei kohlenhydrat- und zellulosereicher Nahrung (z. B. Vollkornprodukte) und kleine Mengen bei vorwiegender Eiweißernährung ausgeschieden. Der charakteristische Geruch des Stuhls entsteht durch Fäulnis und Gärung der Nahrungsbestandteile im Darm. Die Farbe und Beschaffenheit des Stuhls wird ebenfalls durch die aufgenommene Nahrung bestimmt. Normalerweise ist Stuhl hell- bis dunkelbraun. Die Farbe des Stuhls kann jedoch auch auf Krankheiten hinweisen.

Verfärbungen des Stuhls	Mögliche Ursache
Rot	Rote Beete, Blutungen im unteren Darmabschnitt
Schwarz	Einnahme von Kohle- oder Eisenpräparaten, Rotwein, Blaubeeren, Blutungen im oberen Verdauungsabschnitt (z. B. Magen)
Dunkelbraun	vorwiegend Fleischnahrung
Grün	Spinat, schwerste Durchfälle, Säuglingsdurchfall
Entfärbt (lehmfarben)	Milchdiät, Verschluss der Gallengänge

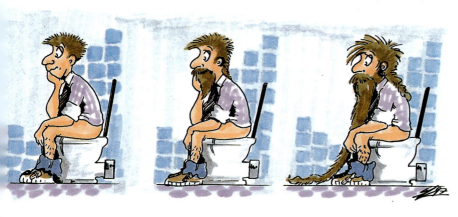

Verstopfung ist unangenehm!

Kommt es mehrmals am Tag zum Ausscheiden eines dünnflüssigen Stuhls, so handelt es sich um **Durchfall Diarrhoe).** Bei Durchfall helfen häufig Hausmittel oder bei hartnäckigem Verlauf Medikamente. Tritt die Darmentleerung über mehrere Tage (z. B. 3–6 Tage) nicht auf, spricht man von einer **Verstopfung (Obstipation).** Der dann später ausgeschiedene Stuhl ist von kleiner Menge, trocken und hart. Ausreichende Flüssigkeitszufuhr, ballaststoffreiche Ernährung (Vollkornbrot usw.) und ausreichend Bewegung helfen und beugen einer erneuten Verstopfung vor. Abführmittel sollten aufgrund ihrer darmschädigenden Wirkung bei regelmäßiger Einnahme und der Gefahr einer Gewöhnung nur in Notfällen unter ärztlicher Kontrolle verabreicht werden.

Dem Stuhl kann Folgendes beigemengt sein:

- Schleim
- Blut
- Eiter
- Parasiten (z. B. Maden-, Spul- und Bandwürmer)

Sollte dies der Fall sein, so muss der Arzt darüber informiert werden.

Erbrochenes

Beim **Erbrechen** kommt es zum Zusammenziehen von Magen, Bauchdecke und Zwerchfell. Der Speisebrei wird bis zum Rachen hinaufgedrückt und löst dort einen Würgereflex aus, durch den das Erbrochene herausbefördert wird. Erbrechen ist normalerweise ein **Schutzreflex.** Es verhindert, dass der Körper schädliche Stoffe aufnimmt.

Mögliche Ursachen für Erbrechen:

- zu viel aufgenommene Nahrung
- Vergiftung (z. B. Alkohol, Pilzvergiftung)
- Narkose
- Hirnerkrankungen (z. B. Schlaganfall, Gehirnerschütterung)
- Schwangerschaft
- Seelische Störungen (z. B. Angst, Ekel)

Je nach Schwere des Erbrechens muss bei der Krankenbeobachtung notiert werden:

- Wann erbricht der Kranke (Zeitabstand zur letzten Mahlzeit)?
- Wie erbricht er (würgend oder im Schwall, schlagartig)?
- Wie häufig erbricht er und welche Beimengungen sind sichtbar (Blut, Galle, Schleim, Speichel)?
- Geruch (z. B. Alkohol, Narkosemittel)?

Erbrechen ist unangenehm für alle Beteiligten. Der Erbrechende schämt sich meistens, dass er der helfenden Person „Umstände macht". Diese Situation verlangt von dem Pflegenden viel Feingefühl. Bei unbekannter Ursache von Erbrechen sollte das Erbrochene nicht einfach weggeschüttet, sondern dem Arzt gezeigt werden.

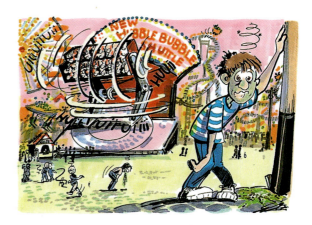

Erbrechen – es gibt viele Ursachen!

Auswurf (Sputum)

Die Schleimhäute des Nasen-Rachenraumes und der Atemwege des Menschen produzieren zur Reinigung einen speziellen Schleim, der als **Auswurf** oder **Sputum** bezeichnet wird. Am bekanntesten ist das schleimige Sputum bei Erkältungskrankheiten. Bei einer Bronchitis, Asthma oder Lungenentzündung fällt die zähflüssige Beschaffenheit auf. Dünnflüssiger, hellroter und schaumiger Auswurf tritt bei Flüssigkeitsansammlungen in der Lunge, aber auch bei Lungenblutungen, Lungentuberkulose oder Lungenkrebs auf. Beimengungen von Eiter sind oft bei Entzündungen in der Lunge zu finden.

AUFGABEN

1. Viele Menschen haben Probleme im Umgang mit Ausscheidungen. Diskutieren Sie die möglichen Ursachen und überlegen Sie, was man dagegen tun kann.

2. Lesen Sie den nachfolgenden Text und überlegen Sie, wovon in diesem Gespräch die Rede ist. Diskutieren Sie dann das eigentliche Problem in diesem Gespräch.

Gespräch zwischen **Frau W.**, 65 Jahre, bettlägerige Patientin, und Christian, 25 Jahre, Krankenpfleger:

Frau W.: Pfleger!
Christian: Ja, Frau W.?
Frau W.: Pfleger, äh, ich, äh, Dings, ich …
Christian: Ja?
Frau W.: Ich sollte, äh, möchte …
Christian: Wie kann ich Ihnen helfen?
Frau W.: Sie wissen schon, wie vor drei Tagen.
Christian: Vor drei Tagen? Da hatte ich keinen Dienst. Sie meinen …
Frau W.: Ja, weil – ich könnte jetzt.
Christian: Möchten Sie lieber aufstehen oder …
Frau W.: Nein, lieber wie letzes Mal, aber nicht so …

Körpertemperatur

Helle Aufregung im kleinen Dorf Himmelsloh. Die kleine Susi, 3 Jahre alt, ist seit etwa vier Stunden verschwunden. Die Eltern und Nachbarn suchen das Kind in der tief verschneiten Umgebung. Endlich entdeckt Herr S. das Mädchen unter seinem Lieblingsbaum. Der ganze Körper und die Haut fühlen sich sehr kalt an. Der alarmierte Notarzt versorgt das Kind und lässt es sofort in ein nahe gelegenes Krankenhaus bringen. Ein zufällig vorbeikommender Passant meint: „Ich verstehe diese ganze Aufregung nicht. Als Kind habe ich mich auch mal verkühlt. Das ist doch gar nicht so schlimm. Besser als das Krankenhaus wäre doch sicher eine heiße Tasse Kakao."

Diskutieren Sie die Aussage des Herrn S. kritisch.

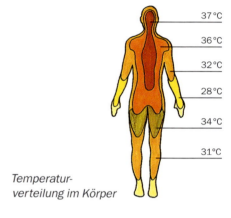

Temperaturverteilung im Körper

Im Tagesverlauf schwankt die Körpertemperatur unter den Achseln gemessen zwischen 36 und 37 °C. Um 17:00 ist die Temperatur am höchsten, um Mitternacht am niedrigsten. Eine Körpertemperatur:

- unter 36 °C gilt als **Untertemperatur**
- zwischen 37 und 38 °C wird als **erhöhte Temperatur** bewertet
- über 38 °C gilt als **Fieber**
- über 39 °C wird als **hohes Fieber** bezeichnet.

Zur **Aufrechterhaltung aller Körperfunktionen** braucht unser Körper eine bestimmte Temperatur. Die dazu benötigte Wärme wird durch den Stoffwechsel in den Zellen erzeugt. Durch die Lunge (**Atmung**), Haut (**Schweiß**), die Nieren (**Urin**) und den Darm (**Stuhl**) geht Wärme aus dem Körper verloren. Im Körperinneren wird die Temperatur konstant gehalten. Ein kompliziertes Regelsystem im Körper sorgt für den Ausgleich zwischen Wärmebildung und Wärmeverlust und passt die Körpertemperatur an veränderte Umweltbedingungen (Kälte, Hitze) an.

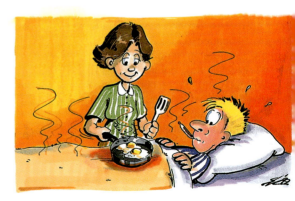

Der Fieberanfall

auf viele krankheitsauslösende Ereignisse, so z.B. auf Infektionen mit Bakterien und Viren, reagiert der menschliche Organismus mit **erhöhter Körpertemperatur,** dem **Fieber.** Fieber ist also ein Symptom der Krankheit, wird aber auch zur Bekämpfung der Krankheit gebraucht und sollte deshalb nicht sofort unterdrückt werden. Bei Fieber bildet der Körper einen körpereigenen Abwehrstoff gegen Viren, das **Interferon.** Außerdem werden bei höheren Temperaturen Enzyme freigesetzt, die ebenfalls die Vermehrung von Krankheitserregern hemmen können. Auch die Fähigkeit bestimmter weißer Blutkörperchen, Krankheitserreger „aufzufressen" und abzutöten, steigt bei Fieber stark an. Diese Reaktion kommt dem Körper dann zugute, wenn das Fieber durch Mikroorganismen ausgelöst wird. Weiter kann Fieber auftreten nach akutem Flüssigkeitsmangel (Durstfieber), Verletzungen sowie Organerkrankungen (Leber, Niere usw.). Kinder haben schnell eine erhöhte Körpertemperatur.

Die Gefahr von **Hitzschlag** und **Fieberkrämpfen** beginnt um die 42 °C. Steigt die Temperatur so hoch an, muss der Arzt sofort verständigt und kühlende Brust- und Wadenwickel angelegt werden.

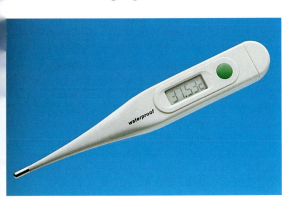

Digitalthermometer

Fieber ist dreimal täglich, zumindest aber morgens nach dem Aufwachen und abends gegen 17 Uhr zu messen. Die einzelnen Werte sind jeweils mit Datum und Zeitangabe (morgens, mittags und abends) zu notieren.

Gemessen werden kann in der **Achselhöhle = axillar, unter der Zunge = oral** oder **im After = rektal**. Die axillare Messung erfolgt für 8–10 Minuten unter der geschlossenen Achselhöhle und wird von den meisten Menschen als angenehm empfunden. Diese Art des Fiebermessens ist aber nicht sehr genau. Sind exakte Messergebnisse wichtig, muss **rektal** gemessen werden. Der Kranke liegt dazu auf der Seite. Das Thermometer wird vorsichtig in den After eingeführt und bei unruhigen, verwirrten Menschen oder Kindern während der gesamten **Messzeit** von etwa **2–3 Minuten** festgehalten. **Achtung!** Das Thermometer darf nie gegen einen Widerstand eingeführt werden.

Bei der **oralen Messung** wird das Thermometer unter die Zunge gelegt und mit dem Mund fest umschlossen (**Messzeit 5 Minuten**). Für diese Messart eignen sich besonders **digitale Fieberthermometer.** Bei einem digitalen Thermometer zeigt ein Piepton das Ende der Messung an. Bei einem Quecksilberthermometer ist die Messung erst dann beendet, wenn die Quecksilbersäule nicht mehr höher steigt.

Regeln für den **Umgang** mit dem **Fieberthermometer**

Vor dem Gebrauch

- den Zustand des Thermometers auf Schäden hin überprüfen (besonders bei Quecksilberthermometern)!
- Falls das Thermometer in einer Desinfektionslösung aufbewahrt wird, muss es mit kaltem Wasser abgespült werden.
- Die Säule im Quecksilberthermometer durch Armbewegungen „herunterschlagen" (Vermeidung von fehlerhaften Werten).

Nach dem Gebrauch

- Thermometer unter kaltem, fließendem Wasser reinigen.
- Nach rektaler Messung muss dieses zunächst mit Watte oder Zellstoff grob gereinigt werden. Anschließend wird es in eine Desinfektionslösung gelegt (nur Quecksilberthermometer!).
- Digitalthermometer werden mit einer Desinfektionslösung abgewischt.
- Das Thermometer sollte in einer Schutzhülle aufbewahrt werden.

AUFGABEN

1. Berichten Sie, bei welchen Gelegenheiten Sie oder Ihre Geschwister Fieber hatten.

2. Überlegen Sie, warum Fieber über 42 °C tödlich werden kann.

3. Beschreiben Sie, welche Funktion kalte Brust- und Wadenwickel bei hohem Fieber haben.

4. Informieren Sie sich über verschiedene Thermometertypen (Quecksilberthermometer, digitales Thermometer, Ohrthermometer).

5. Erstellen Sie eine Liste mit möglichen Fehlerquellen beim Fiebermessen.

Nahrungs- und Flüssigkeitsaufnahme

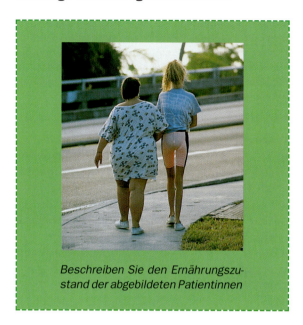

Beschreiben Sie den Ernährungszustand der abgebildeten Patientinnen

Für die **Aufrechterhaltung der Lebensfunktionen** des Menschen ist die richtige Nahrungs- und Flüssigkeitsaufnahme entscheidend. Beim gesund ernährten Menschen ist die Haut elastisch und glättet sich nach Abheben einer Hautfalte sofort wieder. Das Unterhautfettgewebe ist mäßig vorhanden und am ganzen Körper verteilt.

Hunger gehört zusammen mit **Durst** und dem Schlafbedürfnis zu den unmittelbar lebenserhaltenden Trieben des Menschen. Neben der optimalen Versorgung mit Nährstoffen, Mineralstoffen und Vitaminen hat das Essen für den Menschen auch wichtige **psychologische und gesellschaftliche Funktionen** (z. B. Essen im Freundeskreis). Gerade bei Kranken wird die Beschäftigung mit den Mahlzeiten zu „Höhepunkten" des oft als langweilig empfundenen Tages.

Bei einem **normalen Ernährungszustand** entspricht das Körpergewicht dem Alter, dem Geschlecht und der Konstitution des Menschen.

Der **untergewichtige Mensch** erscheint mager. Die Unterhautfettschicht ist verringert, die körperliche und geistige Leistungsfähigkeit sind eingeschränkt. Der Kranke klagt über Abgeschlagenheit, Müdigkeit und Leistungsminderung. Die Ursachen für Untergewicht sind häufig Ernährungsstörungen, Mangelernährung, zehrende Erkrankungen (z. B. Krebsleiden), aber auch psychische Störungen (z. B. Magersucht). **Hochgradige Abmagerung** wird auch als **Auszehrung** bezeichnet und ist meist mit einer erniedrigten Körpertemperatur verbunden.

Bei **Fettsucht** ist der Patient entsprechend der Körpergröße unter Beachtung von Alter, Geschlecht und Konstitutionen übergewichtig. Das Unterhautfettgewebe ist überdurchschnittlich ausgebildet. Man spricht von behandlungsbedürftigen **Übergewicht**, wenn der so genannte BMI (Body-Mass-Index) 30 übersteigt (s. S. 200). Die Übergewichtigkeit ist in diesem Sinne keine Krankheit, stellt aber ein hohes Risiko für die Gesundheit dar (z. B. Blutdruck, Herzschwäche, Fettstoffwechselstörung).

Bei einem Kranken müssen Abweichungen vom „normalen" Ess- und Trinkverhalten (z. B. Verweigerung von Essen und Trinken, übermäßige Nahrungs- oder Flüssigkeitszufuhr, Abneigung gegen bestimmte Nahrungsmittel) bemerkt und notiert werden.

Essensverweigerung kann viele Gründe haben, z. B.:
- kariöse, schlecht sitzende oder fehlende Zähne
- fehlender Appetit oder Widerwillen gegen bestimmte Lebensmittel
- Magersucht
- Schluckbeschwerden (z. B. Angst vor dem Ersticken)
- Essen bedeutet eine große Anstrengung
- Sterbewunsch
- den Wunsch nach einer längeren Anwesenheit des Pflegenden
- das Gefühl, auch einmal selbst statt des Pflegenden über seinen Körper zu bestimmen

Auch auf eine **ausreichende Flüssigkeitszufuhr** ist zu achten. Besonders kleine Kinder und (verwirrte oder teilnahmslose) alte Menschen fordern oft von sich aus keine Getränke. So kann es bei nachlässiger Beobachtung zu Austrocknungssymptomen kommen. Der **Flüssigkeitsbedarf steigt bei Fieber, Durchfallerkrankungen und häufigem Erbrechen.** Starker Durst tritt häufig nach dem Verzehr von zucker- oder salzreicher Kost auf, er kann aber auch Zeichen für einen zu hohen Blutzuckerspiegel sein. Eine **plötzliche Abneigung** auf bestimmte Lebensmittel (z. B. Fleisch) **kann** ein möglicher Hinweis auf eine ernste Erkrankung sein.

AUFGABEN

1. Überlegen Sie, warum bei einer Auszehrung sehr häufig eine stark erniedrigte Körpertemperatur auftritt.
2. Überlegen Sie sich Reaktionsmöglichkeiten auf die Essensverweigerung eines Kranken.
3. Erläutern Sie, wie bei Kranken die Flüssigkeitszufuhr kontrolliert werden kann.
4. Durch welche Maßnahmen kann man alte, verwirrte Menschen bei einer regelmäßigen Nahrungs- und Flüssigkeitsaufnahme unterstützen?

3 Fortpflanzung und Entwicklung

3.1 Pubertät – Zeit der seelischen und körperlichen Veränderungen

Thomas (16 Jahre)
Ich will weg von Zuhause

Meine Eltern gehen mir auf die Nerven: Einerseits predigen Sie von Disziplin und Verantwortung, andererseits fahren sie z. B. nie 30 km in 'ner Wohnstraße. Sag' ich was, kommen so blöde Sätze wie „Werd' erst mal erwachsen, bevor du dir ein Urteil bildest!" Und dieses verständnisvolle Getue „Du kannst alles mit uns besprechen".
Wenn ich mal 'ne Viertelstunde später nach Hause komme, geht die Fragerei gleich los: Wo warst du? Mit wem? Was hast du gemacht? Als ich von der Fete bei Michael erzählte, rasteten sie einfach aus. „Zeig' sofort deine Arme!", forderte mein Vater, schob meine Pulloverärmel hoch und kontrollierte die Venen wie ein Polizist. Da reichte es mir. „Was ist mit euch? Jeden Abend mindestens eine Flasche Wein! Und Mama schluckt dauernd ihre Pillen gegen Migräne!" Da schlug mein Vater zu, mitten in mein Gesicht.

Monika (16 Jahre)

Ich hatte schon mit 13 einen großen Busen; da waren die anderen Mädchen in meiner Klasse oben noch ganz flach. Im Schwimmbad waren immer viele Jungs um mich 'rum. Meine Freundin war ganz neidisch und kam schließlich nicht mehr mit.
Eigentlich möchte ich ja nur einen festen Freund, aber irgendwie klappt das nicht. Alle wollen nur das eine, und hinterher prahlen sie damit vor ihren Freunden. Wie kann ich nur den Richtigen finden, bzw. wie merke ich, ob ein Junge es ernst meint?

1. Machen Sie eine Umfrage: „Wie erleben Jugendliche heute ihre Pubertät?" Diskutieren Sie das Umfrageergebnis!
2. 10 Prozent der jungen Mädchen werden ungewollt schwanger. 10 Prozent der Jugendlichen machen folgenschwere Drogenerfahrungen.

Überlegen Sie in der Klasse neue Wege eines gesellschaftlichen Zusammenlebens, die solche Lebenskrisen vermeiden helfen.

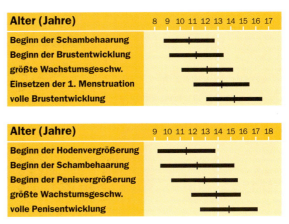

Pubertätsverlauf beim Mädchen (oben), beim Jungen (unten)

In der Pubertät zwischen dem 10. und 18. Lebensjahr erleben Mädchen und Jungen einen drastischen Wandel ihres Körpers und ihres Gefühlslebens, den sie oft mit Scham wahrnehmen. Gesteuert von Hormonen des Gehirns entwickeln sich die Geschlechtsorgane. Gleichzeitig formen sich die **Körpermerkmale von Mann und Frau** aus.

Beim Jungen wird in den Hoden das männliche Geschlechtshormon **Testosteron** gebildet. Dieses führt zu einer Vergrößerung der Geschlechtsorgane, beginnender Körperbehaarung und Bartwuchs. Die Hoden bilden reife Spermazellen. Gelegentlich kommt es im Schlaf oder bei psychischer Erregung zu ersten Samenergüssen. Der Kehlkopf vergrößert sich, der Junge kommt in den Stimmbruch.

Mädchen entwickeln sich durchschnittlich zwei Jahre früher als Jungen. Etwa ab dem zehnten Lebensjahr bilden die Eierstöcke die weiblichen Geschlechtshormone **Östrogen** und **Progesteron,** die zu einer Reifung der Geschlechtsorgane führen. Die Körperbehaarung nimmt zu. Die Brüste bilden sich aus. In dieser Zeit kommt es auch zu der ersten Regelblutung.

Die Geschlechtshormone führen auch zu tief greifenden **seelischen Veränderungen.** Die unbefangene kindliche Spontanität wird mehr und mehr abgelegt. Kritisches und verantwortungsbewusstes Denken und Handeln reifen. Das zunehmende Verlangen nach Selbständigkeit führt öfter zu Konflikten mit den Eltern. Die Clique bestimmt dabei wesentlich die Gewohnheiten und das Verhalten der Heranwachsenden. Die Jugendlichen entdecken ihre erwachende Sexualität. Bei Feten und in der Disco werden „zarte" Bande geknüpft. Mit dem 19. bis 24. Lebensjahr ist das körperliche Wachstum beendet.

3.2 Die Regelblutung (Menstruation)

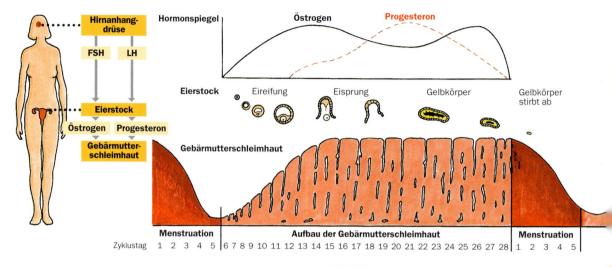

Bild oben: schematische Darstellung des Menstruationszyklus

Mit Beginn der Pubertät bekommt ein Mädchen seine erste **Menstruation.** In den Eierstöcken werden jetzt, angeregt durch das **Hormon FSH** (Follikel stimulierendes Hormon) reife Eizellen, so genannte **Follikel,** gebildet. Am 14. Tag des Zyklus erfolgt unter dem Einfluss des **Hormons LH** (Luteinisierendes Hormon) der **Eisprung.** Von dem Eierstock werden die reifen Eizellen in den Eileiter abgegeben. Die Befruchtung erfolgt meist im oberen Drittel des Eileiters; dabei dringt ein Spermien in die Eizelle ein und beide Keimzellen verschmelzen miteinander. Wenige Stunden später beginnen die ersten Zellteilungen. Am 5. bis 6. Tag nach der Befruchtung nistet sich die Eizelle in der Gebärmutterschleimhaut ein. In der Zwischenzeit ist die Schleimhaut der Gebärmutter durch die steigende **Östrogenausschüttung** der Follikel dicker geworden und hat sich mit Nährstoffen angereichert. Vom **Gelbkörper der Eierstöcke** wird das **Gelbkörperhormon Progesteron** gebildet. Für die Ernährung einer befruchteten Eizelle sind jetzt optimale Bedingungen geschaffen.
Erfolgt keine Befruchtung, so löst sich die Eizelle auf. Der Gelbkörper stirbt danach ab. Die Gebärmutterschleimhaut kann bei Fehlen des Progesterons nicht mehr erhalten werden. Ihre Blutzufuhr wird gedrosselt. Die Schleimhaut wird aufgelöst und etwa **am 28. Tag** in kleinen Stücken mit der **Regelblutung** abgestoßen. Bei einer Schwangerschaft bleibt die Regelblutung aus.
Nicht jedes Ausbleiben der Regel bedeutet Schwangerschaft. Stress, Aufregung, Klimawechsel oder Krankheiten können das empfindliche Hormonsystem stören und zu einem Aussetzen oder Unregelmäßigkeiten der Monatsblutung führen.

Aufbau der Gebärmutterschleimhaut / Eisprung

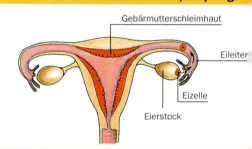

Wird die Eizelle nicht befruchtet, löst sich die Schleimhaut ab (Menstruation)

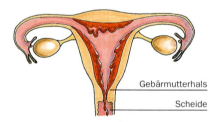

Die Veränderungen der Gebärmutterschleimhaut im Menstruationszyklus

AUFGABEN

1. Beschreiben Sie die Vorgänge in Eierstock und Gebärmutter während des Zyklus.
2. Insbesondere bei jungen Mädchen ist die Regelblutung nur selten regelmäßig. Überlegen Sie Gründe für diese Störanfälligkeit. Welche Maßnahmen können dann erwogen werden?
3. Erläutern Sie die körperlichen und seelischen Veränderungen während der Pubertät. Überlegen Sie Gründe, warum die Pubertät immer früher einsetzt.

3.3 Schwangerschaft – ein Kind wächst heran

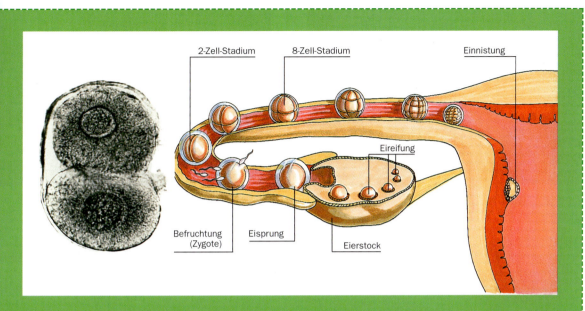

Bereits am 25. Tag nach der Zeugung sind alle Organe angelegt. Das Gehirn steuert die weitere Entwicklung des Kindes. Schädliche Stoffe wie Alkohol oder Nikotin müssen gemieden werden, da sie zu Entwicklungsstörungen des heranwachsenden Kindes führen können.

Die werdende Mutter trägt während der Schwangerschaft die Verantwortung für die gesunde Entwicklung ihres Kindes. Informieren Sie sich bei Müttern, in der Bibliothek oder durch Broschüren

- *über eine gesunde Lebensweise in der Schwangerschaft,*
- *über gesundheitliche Vorsorgemaßnahmen in der Schwangerschaft.*

Das Leben vor der Geburt beginnt, wenn die **reife Eizelle** mit einer **männlichen Samenzelle verschmilzt.** Etwa alle vier Wochen erfolgt bei der geschlechtsreifen Frau der Eisprung, bei dem eine reife Eizelle in den Eileiter gelangt. Durch Flimmerhärchen wird die Eizelle in Richtung Gebärmutter transportiert. Trifft sie auf ihrem Weg befruchtungsfähige Samenzellen des Mannes (Spermien), die nach dem Samenerguss von der Scheide bis in die Eileiter wandern, kann es zu einer **Befruchtung** kommen. Dabei verschmelzen die Zellkerne von Ei- und Samenzelle miteinander. Die befruchtete Eizelle, **Zygote,** enthält wie alle Körperzellen des Menschen einen vollständigen Chromosomensatz von **46 Chromosomen.** Je 23 stammen vom Vater und 23 von der Mutter. Schon im Eileiter finden die ersten Zellteilungen statt. Nach etwa drei Tagen hat sich aus der Zygote der so genannte **Maulbeerkeim** entwickelt, der aus 16 Tochterzellen gebildet wird. Durch weitere Zellteilungen entsteht die **Keimblase,** die sich am sechsten Tag nach der Befruchtung in die Gebärmutterschleimhaut einnistet. Jetzt beginnt die Schwangerschaft der Frau. Die Keimblase enthält innen einen Zellhaufen, aus dem sich der **Embryo** entwickelt. Ihre äußere Zellschicht wird später zum **Mutterkuchen (Plazenta),** der den Embryo ernährt. Keim und Gebärmutterschleimhaut bilden nach der Einnistung das **Schwangerschaftshormon HCG** (Human-Chorion-Gonadotropin), das den Gelbkörper funktionsfähig erhält. Dieser produziert weiterhin die Hormone Östrogen und Progesteron, welche die Schwangerschaft erhalten. Dadurch wird die Gebärmutterschleimhaut nicht abgestoßen, es tritt also auch keine Regelblutung ein. Eine Fehlgeburt wird somit verhindert. Das HCG wird bei dem **Schwangerschaftstest** im Urin der Frau nachgewiesen.

Embryo, 6 Wochen alt

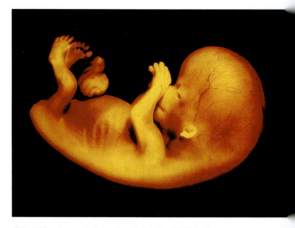

Die Hände entwickeln sich: 6./9. Woche

Die Entwicklung des **Embryos** dauert bis zur 16. Schwangerschaftswoche. In dieser Entwicklungsphase werden die Organe angelegt. Arme und Beine entstehen, der Kopf wächst und das Gesicht bildet sich aus. Mit elf Wochen ist der Embryo 5 cm groß und wiegt 20 g, das ist etwa so viel wie ein Brief. In diesen ersten Lebenswochen lebt das Kind von den Nährstoffen, die es mit dem Fruchtwasser aufnimmt. Ab der 16. Woche wird der Embryo **Fetus** genannt. Er wird durch die Plazenta mit Nährstoffen und mit Sauerstoff versorgt. Über die Plazenta können aber auch schädliche Stoffe wie Alkohol, Nikotin oder Wirkstoffe von Medikamenten in den kindlichen Blutkreislauf gelangen. Diese können in die Wachstumsprozesse des kindlichen Organismus eingreifen und zu Fehlbildungen oder zu Fehlgeburten führen. Wenn sich die Mutter mit Krankheitserregern, zum Beispiel von Röteln oder Toxoplasmose infiziert, vgl. S. 93, 57, kann auch das ungeborene Kind daran erkranken. Herzmissbildungen, Gehirnschäden und Linsentrübungen können die Folge sein. Im zweiten Drittel der Schwangerschaft macht der Fetus einen Wachstumsschub durch, so-

Ende der 9. Woche (handschriftlich)

dass er am Ende des fünften Monats 25 cm groß ist und 350 g wiegt. Das zunächst aus Knorpel aufgebaute Skelett bildet sich zu einem Knochenskelett um. Die Kindsbewegungen sind jetzt so kräftig, dass sie von der Mutter wahrgenommen werden können. Im Rhythmus seiner Mutter wacht und schläft das Kind. Reize aus seiner Umgebung, die Stimme der Mutter, Geräusche, ein Stoß an den Bauch der Mutter, nimmt der Fetus wahr. Er empfindet im Gleichklang mit seiner Mutter Glück und Geborgenheit oder Verzweiflung und Angst. Diese frühen Gefühle des Kindes werden seine seelische Entwicklung auch nach der Geburt mitbestimmen. Am Ende des 7. Monats ist der Fetus als Frühgeburt lebensfähig. Bis zum Geburtstermin wächst das Kind noch zu einer Größe von 50 cm und einem Gewicht von ca. 3 000 bis 3 500 g heran. Aus dem Blut der Mutter erhält es noch Abwehrstoffe, die es vor Infektionskrankheiten schützen. In der Unterhaut werden jetzt Fettpolster gebildet. Nach 9 Monaten ist die Entwicklung abgeschlossen. Hormone leiten die Geburt ein.

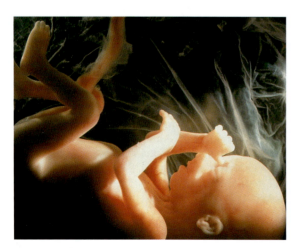

Embryo, 12 Wochen alt

AUFGABEN

1. Beschreiben Sie die Entwicklung des Kindes im Verlauf der Schwangerschaft.
2. Warum rät man einer schwangeren Frau, das Rauchen aufzugeben?
3. Informieren Sie sich über Krankheiten der Mutter, die eine gesunde Entwicklung des Kindes in der Schwangerschaft gefährden können (z. B. Röteln, Toxoplasmose). Stellen Sie Maßnahmen zusammen, die diese Krankheiten vermeiden können.
4. Informieren Sie sich bei Ärzten oder Krankenkassen über Vorsorgeuntersuchungen für Schwangere.

3.4 Geburt

In der 38. bis 42. Schwangerschaftswoche kommt es zu **Wehen,** die die Geburt ankündigen. Die Wehen sind anfangs meist noch unregelmäßig. Sie entstehen dadurch, dass sich die Gebärmuttermuskulatur krampfartig zusammenzieht, was von der Frau als schmerzhaft empfunden wird. Der Abgang von Fruchtwasser zeigt an, dass die Fruchtblase gerissen ist und die Geburt bevorsteht. Jetzt sollte die Schwangere sofort die Klinik aufsuchen. Durch die Wehen wird ein Schleimpfropf, der den Muttermund verschließt, abgestoßen. Im weiteren Verlauf werden die Wehen regelmäßiger und stärker. Der Kopf des Kindes wird in den Gebärmutterhals geschoben. Der **Muttermund** wird dadurch gelockert und öffnet sich.

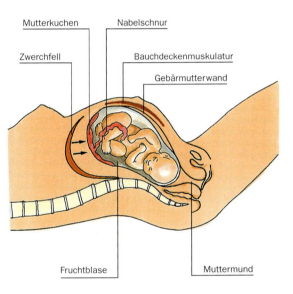

Die Geburt beginnt. Das Kind tritt mit dem Kopf in den Geburtskanal ein

Die natürliche Geburt erfolgt in drei Phasen

Die Eröffnungsphase dauert bei der Erstgebärenden durchschnittlich 10 bis 12 Stunden, bei Folgegeburten 4 bis 6 Stunden. Der Muttermund öffnet sich bei meist starker Wehentätigkeit bis auf 10 bis 11 Zentimeter. Am Ende der Eröffnungsphase zerreißt meist die Fruchtblase durch den so genannten **Blasensprung.** Das Fruchtwasser fließt ab. Sind die Wehen nicht stark genug, erhält die Frau durch eine Infusion das Hormon Oxytocin, das die Wehentätigkeit anregen soll.

Bei vollständiger Öffnung des Gebärmuttermundes beginnt die **Austreibungsphase.** Jetzt schiebt sich der Kopf des Kindes aus der Gebärmutter und wird in den Geburtskanal gedrückt. Auf den ersten Blick scheint der Kopf des Kindes viel zu groß. Die Schädeldachknochen des Kindes sind jedoch noch nicht miteinander verwachsen und daher verformbar. Die Gebärende unterstützt die Austreibung des Kindes durch Anspannen der Bauchmuskulatur und aktives Pressen.

Die **Pressphase** dauert ca. 20 bis 30 Minuten. Sind Kopf und Schultern des Kindes durch die Scheide getreten, gleitet der kleine Körper sehr leicht heraus. Die Nabelschnur wird eine Handbreit vom Nabel des Neugeborenen abgebunden und durchtrennt (Entbindung). Das Fruchtwasser aus Mund und Nase wird abgesaugt. Ein erster reflexartiger Atemzug füllt die Lunge des Neugeborenen mit Luft – es atmet außerhalb des mütterlichen Körpers.

Die Nachgeburt beendet die normale Geburt. Mit den Nachwehen wird die Plazenta von der Gebärmutter abgelöst und ausgestoßen. Die Nachgeburt muss vollständig sein. In der Gebärmutter verbleibende Reste können zu Infektionen und Blutungen im Wochenbett führen. Nach der Geburt werden Herz, Kreislauf und Atmung des Neugeborenen kontrolliert.

Schmerzhilfen bei der Geburt

Die Periduralanästhesie (PDA)
Bei dieser Methode werden die schmerzleitenden Fasern im Rückenmark betäubt. Der Wehenschmerz wird gelindert. Die Frau kann bei der Austreibung des Kindes noch aktiv mithelfen.

Schmerzlindernde Mittel machen die Frau oft so schläfrig, dass sie den Geburtsvorgang nicht mehr unterstützen kann.

Der Pudendus-Block ist eine örtliche Betäubung des Nervenstranges, der links und rechts von dem Geburtskanal verläuft. Er wird meist zum Geburtsende gesetzt und unter seiner Wirkung ein Dammschnitt oder Dammriss genäht.

In geburtsvorbereitenden Kursen werden Atem-, Entspannungs- und Haltungstechniken geübt. Diese können im Geburtsverlauf Schmerzhilfen überflüssig machen.

AUFGABEN

1. Informieren Sie sich über Hausgeburten und andere Geburtsmethoden. Stellen Sie gegebenenfalls mögliche Risiken dar.

3.5 Erbkrankheiten in der Familie – was kann man tun?

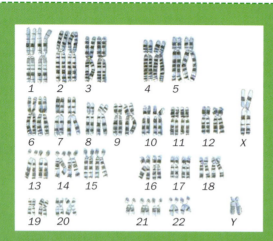

Chromosomensatz bei Trisomie 21

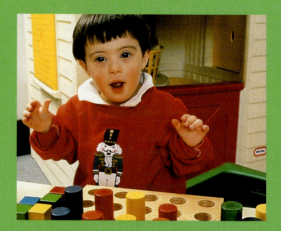

Down-Syndrom (Trisomie 21). Das Krankheitsbild ist gekennzeichnet durch geistige Behinderung, Herzfehler und eine hohe Infektanfälligkeit. Charakteristisch sind schräge Augenstellung und eine stark vergrößerte Zunge.

1. Informieren Sie sich in Gesprächen, Zeitungsartikeln oder Fachbüchern über häufige Erbkrankheiten. Berichten Sie darüber.
2. Stellen Sie eine Dokumentation mit Fotos, Zeitungskollagen und Informationen über diese Erbkrankheiten zusammen.
3. Informieren Sie sich über Mucoviscidose, Down-Syndrom und Turner-Syndrom.

Erbkrankheiten werden durch krankhafte Veränderungen des Erbgutes in den **Genen** ausgelöst. Die Gene bestimmen die Merkmale des Menschen. Sie befinden sich auf den **Chromosomen** im Zellkern. Diese krankhaften Veränderungen können von den vorhergehenden Generationen vererbt sein, sie können auch spontan als Folge von umweltbedingten Einwirkungen wie radioaktiver Strahlung, Chemikalien oder Medikamenten ausgelöst werden.

Chromosomenkrankheiten

Bei dem **Down-Syndrom** ist das Chromosom 21 in den Körperzellen dreifach anstatt paarig angelegt (Trisomie 21). Wie kommt es zu diesem **Fehler in der Chromosomenzahl?** Der Mensch hat in jeder seiner Körperzellen 46 Chromosomen, jeweils 23 von der Mutter und 23 von dem Vater. Bei der Bildung von Ei- und Samenzelle muss diese Zahl halbiert werden – aus dem doppelten Chromosomensatz (46) wird ein einfacher (23). Bei der Vereinigung von Ei- und Samenzelle besitzt dann jede Zelle des Kindes wieder eine normale Zahl von 46 Chromosomen. Der Vorgang der Halbierung der Chromosomen kann fehlerhaft verlaufen; Abweichungen in der Chromosomenzahl sind die Folge.

Mit zunehmendem Alter der Mutter nimmt die Häufigkeit von Chromosomenfehlern zu. Das Erkrankungsrisiko des Kindes steigt dadurch stark an. Wenn Menschen mit Down-Syndrom Kinder bekommen, kann die Krankheit weitervererbt werden.

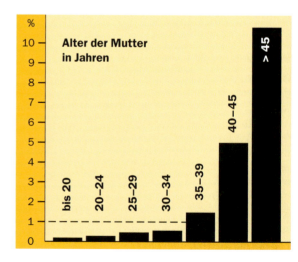

Häufigkeit des Down-Syndroms in Abhängigkeit vom Alter der Mutter

Nicht nur eine falsche Chromosomenzahl, sondern auch Veränderungen in der Struktur eines Chromosoms durch Verlust oder Umlagerung eines Chromosomenstückes führen zu schwerwiegenden organischen Störungen. Ein Beispiel ist das **Katzenschreisyndrom,** bei dem am Chromosom 5 ein Stück verloren gegangen ist. Die Kranken schreien wie junge Katzen, da ihr Kehldeckel unterentwickelt ist. Auch bleiben sie in ihrer körperlichen und geistigen Entwicklung stark zurück.

Genkrankheiten

Im Unterschied zu den Chromosomenkrankheiten ist nur ein einziges Gen innerhalb eines Chromosoms von der Erbänderung betroffen. Für jedes Merkmal liegen in der Körperzelle zwei Gene vor – eines ist väterlicher, eines ist mütterlicher Herkunft. Ob sich das kranke Gen in den Folgegenerationen durchsetzen kann, hängt davon ab, ob das Gen eine **dominante** (beherrschende) oder **rezessive** (zurückhaltende) Wirkung hat. Ein dominantes Gen setzt sich gegenüber einem rezessiven Gen immer in dem Erscheinungsbild durch. Daher wird das dominante Gen bei 75 % der Kinder als Merkmal ausgeprägt sein. Ein rezessives Gen tritt hingegen nur bei 25 % der Nachkommen in Erscheinung.

Die **Phenylketonurie** ist eine rezessiv vererbbare Stoffwechselkrankheit, die bei Säuglingen unbehandelt zu schweren geistigen Schäden führt. Die Betroffenen haben die Fähigkeit verloren, ein Enzym herzustellen, das in der Zelle den Abbau der Aminosäure Phenylalanin durchführt. Durch diese Störung steigt nach der Geburt der Phenylalaningehalt im Blut deutlich an, was zu einer Vergiftung der Gehirnzellen führt. Die Krankheit verläuft zu Beginn ohne merkbare Symptome. Erst ein Stillstand in der körperlichen und geistigen Entwicklung im 4. bis 6. Lebensmonat zeigt eine krankhafte Störung an. Heute untersucht man alle Säuglinge nach der Geburt und findet unter 10 000 ein krankes Kind. Mit einer Spezialdiät, die kein Phenylalanin enthalten darf und bereits in den ersten 4 Wochen beginnen muss, kann sich das Kind normal entwickeln.

Bei der **Rot-Grün-Blindheit** können die Betroffenen rot und grün nicht eindeutig voneinander unterscheiden. 8 % der Männer, aber nur 0,5 % der Frauen sind rotgrünblind. Das Gen für die Rot-Grün-Blindheit liegt auf dem X-Chromosom. Das X-Chromosom wie auch das so genannte Y-Chromosom sind die Geschlechtschromosomen des Menschen. Sie bestimmen, ob es ein Mädchen wird (XX) oder ein Junge (XY). Wenn bei der Befruchtung ein krank machendes Gen auf ein Y-Chromosom trifft, so kommt die Krankheit in jedem Fall zum Ausbruch. Frauen erkranken nur dann, wenn beide X-Chromosomen das krankhafte Merkmal besitzen.

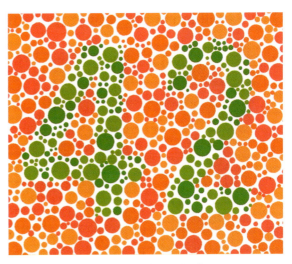

Rot-Grün-Blindheit: Testen Sie selbst!

Die **Bluterkrankheit** (Hämophilie) wird rezessiv über das X-Chromosom vererbt und tritt vorwiegend bei Männern auf. Da sie an das X-Chromosom gebunden ist, können Frauen Überträgerinnen der Krankheit sein. Dem Betroffenen fehlt ein Gerinnungsfaktor im Blut; es kommt zu lang anhaltenden Blutungen.

Viele Menschen sind durch Stoffwechselstörungen oder Erbkrankheiten belastet. Sie haben deshalb Angst, dass ihr Kind krank zur Welt kommen könnte. **Genetische Beratungsstellen** beraten Partner mit Kinderwunsch über ihre persönliche Gefährdung durch Erbkrankheiten.

Viele Fehlbildungen oder Krankheiten lassen sich schon während der Schwangerschaft durch bestimmte Untersuchungen feststellen. Bei einer schweren Fehlbildung besteht nach **§ 218** die Möglichkeit eines Schwangerschaftsabbruchs.

Bei der **Fruchtwasseruntersuchung** (Amniozentese) wird in der 16. bis 18. Schwangerschaftswoche Fruchtwasser entnommen und die darin schwimmenden kindlichen Zellen untersucht. Chromosomen- und Stoffwechselkrankheiten sowie schwere Missbildungen am Kopf und an der Wirbelsäule können so frühzeitig erkannt werden.

Die **Chorionbiopsie** (Gewebeentnahme aus der Zottenhaut des Mutterkuchens) wird bereits in der 7. bis 8. Schwangerschaftswoche durchgeführt. Das dabei entnommene Chorionzottengewebe enthält Zellen des Embryos, die auf eventuell vorhandene Chromosomenschäden untersucht werden. Beide Untersuchungen werden nur bei besonderen Umständen empfohlen, so bei Paaren mit genetischer Belastung, Eltern, die bereits ein behindertes Kind haben, Müttern, die älter als 40 Jahre sind.

3.6 Familienplanung und Empfängnisverhütung

Sabine, 18, und Chris, 19 Jahre alt, gehen seit einem Jahr miteinander. Sabine ist im ersten Ausbildungsjahr der Krankenpflegeschule. Chris steht vor seiner Abschlussprüfung als Bankkaufmann. Ja, Kinder wollen sie beide, aber erst in fünf bis acht Jahren. Vorher ist beiden der Beruf und eine finanzielle Unabhängigkeit wichtiger. Gemeinsam informieren sie sich über Verhütungsmethoden, die für sie geeignet sind und die sie bei ihrer persönlichen Familienplanung unterstützen können.

1. *Welche Einrichtungen informieren über Verhütungsmethoden?*
2. *Informieren Sie sich über mögliche Verhütungsmethoden.*
3. *Informieren Sie sich bei Pro familia über Möglichkeiten der Familienplanung.*

Die Familienplanung ist ein wichtiger Teil der persönlichen Lebensplanung. Die Wahl der Verhütungsmittel (Kontrazeptiva) sollte von Mann und Frau gemeinsam getroffen werden. Über Wirksamkeit, Verträglichkeit und eventuelle Nebenwirkungen der verschiedenen Methoden kann der Frauenarzt Auskunft geben.

Natürliche Methoden der Empfängnisregelung

Bei der **Temperaturmethode** wird die morgendliche Aufwach-Körpertemperatur gemessen, in eine Kurve eingetragen und so der **Eisprung** erfasst. Etwa 24 bis 48 Stunden nach dem Eisprung steigt die Körpertemperatur bis zu 0,5 °C auf ca. 37,3 °C an und bleibt auf diesem erhöhten Wert bis kurz vor der nächsten Regelblutung. Zwei Tage nach dem Temperaturanstieg bis zur nächsten Regelblutung ist die Frau **unfruchtbar**.

Bei der **Kalendermethode nach Knaus-Ogino** werden anhand des Temperaturkalenders die „**fruchtbaren Tage**", d.h. die Zeit der optimalen Empfängnis berechnet. Fieber, Infektionen und Nachtarbeit erhöhen die Körpertemperatur ebenso und müssen daher in der Kurve angegeben werden. Reisen, Stress und Krankheiten beeinflussen den Zyklus, sodass die Temperaturmethode sehr unsicher ist.

Der „**unterbrochene Geschlechtsverkehr**" (Coitus interruptus) ist die unsicherste Methode. Bei 38 % der Frauen treten hier ungewollte Schwangerschaften auf. Dabei wird der ungeschützt begonnene Geschlechtsverkehr unmittelbar vor dem Samenerguss unterbrochen und das männliche Glied aus der Scheide zurückgezogen.

Mechanische Methoden

Das **Kondom** besteht aus einem hauchdünnen Gummi. Es wird vor dem Geschlechtsverkehr über das Glied gestreift und fängt die beim Samenerguss (Ejakulation) freigesetzten Samenzellen auf. Das Kondom muss beim Nachlassen der Erektion sofort aus der Scheide herausgezogen werden. Dabei muss das Kondom an der Gliedwurzel festgehalten werden, damit keine Spermien in die Scheide gelangen. **Kondome schützen auch vor der Übertragung von Geschlechtskrankheiten und anderen Infektionen wie zum Beispiel AIDS.**

Das **Diaphragma** (Scheidenpessar) muss mindestens zehn Minuten vor dem Geschlechtsverkehr mit einer spermienabtötenden Creme in die Scheide vor den Gebärmutterhals eingeführt werden. Nach dem Verkehr muss es noch mindestens sechs Stunden in der Scheide verbleiben.

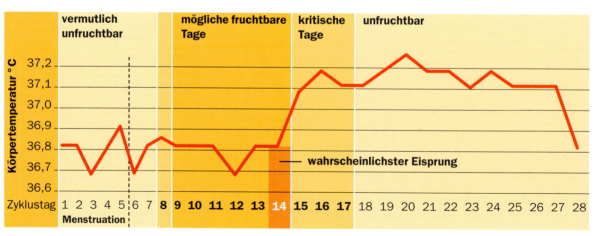

Temperaturmethode

Die Spirale wird von dem Frauenarzt in die Gebärmutter eingelegt. Sie verhütet nicht die Empfängnis, vermindert aber durch mechanische Einwirkung die Einnistung des Eies in der Gebärmutter. Nur bei richtigem Sitz der Spirale ist die Sicherheit der Empfängnisverhütung gewährleistet. Die Spirale wird meist bei Frauen eingesetzt, die bereits Kinder haben oder die Pille aus bestimmten Gründen nicht einnehmen sollen. Für junge Frauen ist sie weniger geeignet. Bei manchen Frauen führt die Spirale zu Blutungen, Schmerzen oder Unterleibsentzündungen. Regelmäßige ärztliche Kontrollen sind bei ihrer Anwendung notwendig.

Chemische Methoden

Chemische Methoden, wie **Scheidensprays, Zäpfchen** oder **Scheidencremes** müssen ungefähr zehn Minuten vor dem Verkehr in die Scheide eingeführt werden. Sie bilden einen zähen Schleim oder Schaum, der den Muttermund verschließt und eine Sperre für die Samenzellen bildet. Zusätzlich wirken sie samenabtötend. Diese Mittel bieten bei einer Versagerquote bis zu zehn Prozent nur eine geringe Sicherheit. Sie sind daher nur in Kombination mit einem Kondom zuverlässig.

Die Pille bietet für Mädchen und Frauen bei regelmäßiger Einnahme eine fast 100prozentige Sicherheit. Sie enthält als Wirkstoffe die weiblichen **Geschlechtshormone Östrogen und Gestagen.** Der künstlich erzeugte Hormonspiegel bewirkt, dass die Reifung befruchtungsfähiger Eizellen im Eierstock eingestellt wird. Der Eisprung kann nicht mehr stattfinden. Außerdem kann unter dem Einfluss der Pillenhormone die Gebärmutterschleimhaut nicht ausreichend aufgebaut werden, sodass eine Einnistung des Eies nicht möglich ist. Bei den meisten Pillenpräparaten wird die Einnahme am 21/22. Tag unterbrochen. Dadurch kommt es zu einem Absinken des Hormonspiegels an Östrogen und Gestagen, wodurch eine Abbruchblutung ausgelöst wird. Die Pille darf nur nach einer ärztlichen Untersuchung verschrieben werden. Bei der Einnahme kann es zu Nebenwirkungen wie Übelkeit und Gewichtszunahme kommen, die meist harmlos sind. Beim Auftreten von ungewohnt starken Kopfschmerzen oder Sehstörungen muss der Arzt aufgesucht und gegebenenfalls die Pille sofort abgesetzt werden.

Gesundheitsrisiken werden durch die Pille verstärkt

- Thrombosegefahr
- Arteriosklerosegefahr
- Bluthochdruck, Herzinfarkt, Schlaganfall (Raucherinnen ab 30 sollten auf die Pille verzichten).
- Infektionen der Scheide

Harmlose Nebenwirkungen der Pille

- leichte Übelkeit
- Kopfschmerzen
- Hitzewallungen
- Leichte Reizbarkeit
- Spannungsgefühl in der Brust
- Gewichtszunahme
- braune Hautflecken, Akne

Die Nebenwirkungen verlieren sich meist nach einigen Zyklen, ansonsten muss der Arzt eine andere Pille verschreiben.

Die **Minipille** enthält nur das Hormon **Gestagen.** Nebenwirkungen sind sehr selten. Sie wird auch während der Regel **ohne Pillenpause** eingenommen. Die tägliche Einnahmezeit darf nicht mehr als drei Stunden überschritten werden, sonst verliert sie ihre Wirksamkeit. Durch das Gestagen wird der Schleim im Gebärmutterhals verdickt, sodass die Spermien nicht in die Gebärmutter eindringen können.

Seit dem Jahr 2000 ist in Deutschland ein Verhütungsmittel auf dem Markt, das als **Kapsel** in den Oberarm transplantiert wird. Es enthält das Hormon **Gestagen** und hat eine Wirkungsdauer von drei Jahren.

Die **„Pille danach"** muss spätestens drei Tage nach dem Geschlechtsverkehr eingenommen werden. Sie hat erhebliche Nebenwirkungen wie Blutungen und beeinflusst den Monatszyklus.

Die Dreimonatsspritze

Sie wird nur Frauen mit abgeschlossener Familienplanung verabreicht. Sie enthält ein Depot des Gelbkörperhormons und verhindert wie die Pille den Eisprung. Sie führt häufig zu einem Ausbleiben der Regelblutung. Ein regelmäßiger Eisprung findet nicht statt. Übelkeit, Kopfschmerz, Akne und allergische Reaktionen können auftreten.

AUFGABEN

1. Welche Verhütungsmethoden würden Sie Chris und Sabine empfehlen? Begründen Sie Ihre Entscheidungen.

2. Welche gesundheitlichen Probleme können sich bei der Einnahme der Pille ergeben? Erläutern Sie in diesem Zusammenhang auch, für welche Personengruppen die Pille geeignet ist.

3. Sabine hat an einem Tag vergessen, die Pille zu nehmen, und nimmt daher am nächsten Morgen zwei Pillen ein. Erläutern Sie Sabines Verhalten.

3.7 Entwicklungsstörungen beim Kleinkind – Vorbeugung durch Vorsorge und Frühförderung

Die Vorsorgeuntersuchung

In den ersten Lebensjahren vollziehen sich wichtige körperliche, geistige und seelische Entwicklungsschritte des Kindes. Bei Entwicklungsstörungen kann durch eine frühzeitige Diagnose und sofortige Behandlung die Heilungschance wesentlich vergrößert werden. Seit 1971 werden deshalb **Vorsorgeuntersuchungen** für Kinder vom ersten bis zum sechsten Lebensjahr (**U1 bis U9**) angeboten. Die Zeitpunkte für diese Untersuchungen sind so gewählt, dass eventuelle Entwicklungsstörungen, Schädigungen oder typische Erkankungen rechtzeitig erkannt und vorbeugend behandelt werden können. Bei den insgesamt neun Untersuchungen werden unter anderem die körperliche und seelische Entwicklung, die Motorik und die Funktion der Sinnesorgane und des zentralen Nervensystems kontrolliert und mit dem Entwicklungsstadium des Kindes verglichen. So wird zum Beispiel in der 7. Untersuchung überprüft, ob das Kind altersgemäß sprechen kann, ob es einfachen Aufforderungen nachkommt. Wie arbeiten seine beiden Hände zusammen? Kann es zum Beispiel eine Schnur durch ein Loch stecken? Am Gang des Kindes erkennt der Arzt, ob sich Rücken, Hüften und Beine normal entwickelt haben. Auch die körperliche Geschicklichkeit wird überprüft: Kann das Kind rückwärts laufen? Kann es in die Hocke gehen, ohne sich dabei festzuhalten? Wie geht es die Treppe hinauf? Wie verhält es sich im alltäglichen Leben? Auch das Hör- und Sehvermögen müssen überprüft werden. Bei den Untersuchungen sollten die Eltern dem Arzt eigene Beobachtungen über ein auffälliges Verhalten ihres Kindes unbedingt mitteilen. Sie helfen ihm dadurch, eine vollständige und richtige Diagnose zu stellen.

Die Weichen für gutes oder schlechtes Sehen werden im frühesten Kindesalter gestellt.

Wenn die Eltern beobachten, dass das Kind

- in fremder Umgebung körperlich unsicher ist
- öfter stolpert
- häufig an Möbelstücke stößt

sollte der Augenarzt aufgesucht werden.
Kinder bemerken selbst ihren Sehfehler nicht.

Jede Mutter erhält nach der Geburt ihres Babys meist noch in der Klinik ein Untersuchungsheft für die Vorsorgeuntersuchungen ihres Kindes. In diesem Heft sind alle Vorsorgetermine von der Geburt des Kindes bis zum sechsten Lebensjahr zusammengefasst. Die Kosten für die Vorsorgeuntersuchungen übernehmen die Krankenkassen.

Auch die örtlichen Gesundheitsämter beraten Eltern in Bezug auf Fragen zu einer normalen Entwicklung des Kindes.

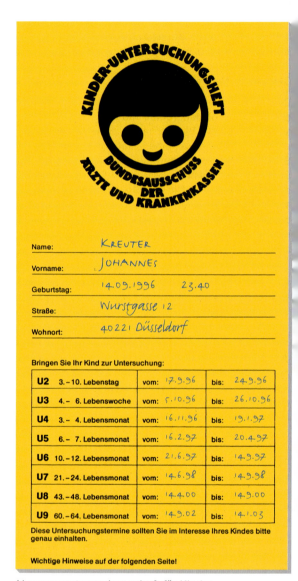

Vorsorgeuntersuchungsheft für Kinder

Mit zunehmendem Alter der Kinder nehmen immer weniger Eltern die Untersuchungen wahr. So kommt es, dass Entwicklungsstörungen, wie zum Beispiel Hör- und Sehschwäche, oft bis ins Schulalter unentdeckt bleiben. Sie können dann zu einer Benachteiligung des Kindes führen, die durch rechtzeitige Behandlung meist vermieden werden kann.

Die Frühförderung

Die Zahl der schwerbehinderten und bewegungsgestörten Kinder hat in den letzten Jahren abgenommen. Dafür weisen immer mehr Kinder Entwicklungsverzögerungen mit Sprach- und Wahrnehmungsstörungen auf. Nach einer Untersuchung der Universität Marburg liegt zum Beispiel die Zahl der sprachbehinderten Kinder – zählt man leichte Behinderungen wie das Lispeln dazu – zwischen fünf und zehn Prozent. Jedes 500. Kind kommt mit einer Lippen-Kiefer-Gaumenspalte auf die Welt. Auch angeborene Herzfehler zählen zu den häufigen Fehlbildungen bei Neugeborenen.

Grundsätzlich gilt: **Je früher ein Kind mit einer Entwicklungsstörung eine notwendige Behandlung erfährt, desto besser.**

Frühförderung erfordert in der Regel eine gezielte Zusammenarbeit von Ärzten, Therapeuten, Pädagogen und Psychologen gemeinsam mit den Eltern.

> Der dreijährige Moritz hatte als Baby einen schweren Herzfehler. Als Folge stellte sich allgemeine Muskelschwäche ein, die ihm ein normales Leben wie bei anderen Kindern unmöglich macht. Seine Mutter sucht mit ihm deshalb eine Kinderklinik auf. Dort wird Moritz von einem Kinderarzt gründlich untersucht. Eine Sprachtherapeutin begutachtet seine sprachliche Entwicklung. Eine Krankengymnastin testet seine motorischen Fähigkeiten. Die Beschäftigungstherapeutin beobachtet seine Wahrnehmung und sein Verhalten beim Spielen. Das Team der Frühförderung bespricht die für Moritz vorgesehenen Fördermaßnahmen mit seiner Mutter. Dabei wird auch die familiäre Situation mit berücksichtigt. Moritz hat Glück.
>
> Informieren Sie sich vor Ort über die Arbeit der Sprachtherapeutin, Krankengymnastin und der Ergotherapeutin in der Frühförderung.

Ein wichtiger Ansatz besteht darin, dass das Kind, besonders jenes Kind mit Behinderungen, mit seinen Fähigkeiten und nicht mit seinen Defiziten im Mittelpunkt der Arbeit steht. In der Frühförderung werden Entwicklungsanreize gegeben, die das Kind aufnehmen kann. Spielerisch wird das Kind durch ein individuelles Programm, das auf seine persönliche Lebenssituation abgestimmt ist, in seinen vorhandenen Fähigkeiten gefördert und sein Selbstbewusstsein gestärkt. Entwicklungsstörungen können dann meist ohne Angst und Hemmungen abgebaut werden.

Der Entwicklungsprozess von Kindern verläuft individuell. Wenn auch der kleine Nachbarjunge schon sprechen kann, muss es beim eigenen Kind noch lange nicht so weit sein. Viele Eltern sind verunsichert und wissen die Entwicklungsschritte ihrer Kinder nicht klar einzuordnen. Eltern, die Auffälligkeiten im Verhalten ihrer Kinder beobachten, sollten ihre Fragen in einem Gespräch mit dem Kinderarzt klären. Oft sind ihre Beobachtungen wichtige Anhaltspunkte für die Untersuchungen. Sie können auf Störungen hinweisen, die behandelt werden müssen.

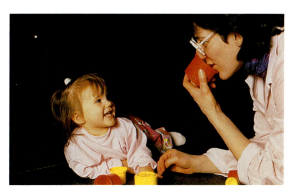

Ein individuelles Programm fördert das Kind in seinen persönlichen Fähigkeiten

Beispiel: Hörfehler

Wird ein Hörfehler zu spät bemerkt, kann das Kind seine Mitmenschen nicht verstehen. Es lernt nicht richtig oder gar nicht zu sprechen.

Das Gehör des Neugeborenen kann man prüfen, indem man es durch Zuruf weckt. Bei plötzlichen Geräuschen erschrickt das Kind normalerweise. Mit etwa vier Monaten kann das Kind Geräusche lokalisieren, es wendet den Kopf zu der Geräuschquelle hin. Reagiert das Kind nicht auf die genannten Reize, sollte das Gehör vom Kinderarzt untersucht werden.

AUFGABEN

1. Besuchen Sie eine Frühförderstelle und informieren Sie sich über ihre Arbeit.
2. Erfragen Sie die verschiedenen Formen der Entwicklungsstörungen, die eine Frühförderung unbedingt notwendig machen.
3. Wie können Eltern Entwicklungsstörungen erkennen? Entwickeln Sie die Merkmale an Beispielen.
4. Jan, 3 Jahre, ist in der Entwicklung seiner feinmotorischen Fähigkeiten und der Sprache weit zurück. Beim Spielen mit anderen Kindern verhält er sich passiv und ängstlich, meist schaut er den anderen Kindern nur zu. Seine Eltern haben wenig Zeit für ihn, so dass er an fünf Tagen in der Woche von der 79-jährigen Großmutter versorgt wird. Überlegen Sie mögliche Ursachen für Jans Entwicklungsstörungen, und entwickeln Sie Vorschläge für eine Betreuung, die seine Entwicklung fördern kann.

4 Körpereigene Abwehr

4.1 Vorkommen und Bedeutung der Mikroorganismen

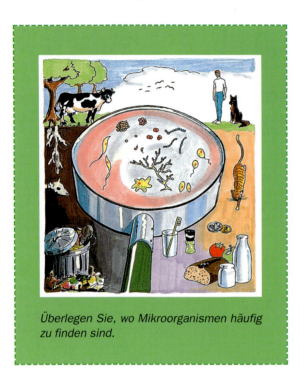

Überlegen Sie, wo Mikroorganismen häufig zu finden sind.

Der Begriff **Mikroorganismen** kommt aus dem Griechischen und kann sinngemäß als **Kleinstlebewesen** übersetzt werden. Häufig werden sie auch verkürzt als **Mikroben** oder Keime bezeichnet. 70 % aller Lebewesen auf dieser Erde sind Mikroorganismen. Ursprünglicher Standort der Mikroorganismen ist die Erde. Von hier aus gelangen sie in großer Zahl in Luft und Wasser. So enthält z. B. 1 ml Flusswasser 5 000–10 000 Keime. Bei derselben Menge an Abwasser kann sich die Zahl bis über eine Million erhöhen. In 1 g Gartenerde sind sogar bis zu 25 000 000 000 Mikroorganismen vorhanden.

Mikroorganismen sind allgegenwärtig. Wir finden sie am Körper des Menschen, an der Kleidung, Maschinen, Werkzeugen, Fußböden usw. Selbst in den 80 °C heißen vulkanischen Quellen Islands und im ewigen Eis der Antarktis lassen sich Mikroorganismen nachweisen. Ohne eine entsprechende Vergrößerung (z.B. Licht- oder Elektronenmikroskop) können wir diese zahlreichen Bewohner unserer Welt nicht sehen. Tatsächlich müssten wir mehr als 1000 Mikroorganismen nebeneinander legen, um sie als einen Millimeterstrich auf einem Lineal zu erkennen.

Entdeckt wurden die Mikroorganismen bereits im Jahr 1683 von **Antony van Leeuwenhoek,** dem Erfinder des Mikroskops. Erst dem französischen Arzt **Louis Pasteur** gelang es 1862, die Existenz der Mikroben durch Fäulnisversuche zu beweisen. **Robert Koch** (1843–1913) entdeckte den Milzbrand- und Choleraerreger. 1892 traf er erfolgreiche Maßnahmen gegen die in Hamburg wütende Cholera. Einige Mikroorganismen können gefährliche Krankheiten auslösen (z. B. Pest, Diphtherie, Tuberkulose). Sie stellen damit eine Gefährdung für den Menschen dar. Jedoch ist nur ein Bruchteil aller Mikroorganismen für den Menschen krankheitsauslösend (pathogen).

Der überwiegende Teil der Mikroorganismen ist für die Menschen ungefährlich und übernimmt in der Natur wichtige Aufgaben: So zersetzen Mikroben abgestorbene Tiere und Pflanzen über Fäulnisprozesse in ihre ursprünglichen Bestandteile. Dabei werden Stoffe (z.B. Mineralstoffe) freigesetzt, die von den Pflanzen aus dem Erdreich aufgenommen werden. Als Getreide oder Gras dienen die Pflanzen wieder als Nahrung für Mensch und Tier. Ein Leben ohne Mikroorganismen wäre auf der Erde undenkbar.

Mikroorganismen sind darüber hinaus unerlässliche Helfer bei der Herstellung von Lebensmitteln (Joghurt, Käse, Sauerkraut, Wein usw.) Arzneimitteln (z. B. Insulin, Antibiotika) und technischen Produkten (z. B. Chemikalien). Bei Tankerunglücken auf See können spezielle Mikroben eingesetzt werden. Diese „fressen" den „Erdölteppich" auf und verhindern so eine noch größere Schädigung der Umwelt. In medizinischen Labors werden heute anstelle von Tieren Mikroben für Versuchszwecke eingesetzt. Bei der Schädlingsbekämpfung in der Land- oder Forstwirtschaft bieten Mikroben eine sinnvolle Alternative zu den giftigen chemischen Mitteln.

AUFGABEN

1. Nennen Sie Gegenstände im Haushalt oder in der Schule, an denen viele Mikroorganismen zu finden sind.
2. Informieren Sie sich über das Leben der Forscher Louis Pasteur und Robert Koch.
3. Zukunftsvision: Im Jahr 2150 sollen per Gerichtsbeschluss alle Mikroorganismen vernichtet werden. Die Anklage lautet: Verursachung vieler lebensbedrohlicher Krankheiten bei Mensch, Pflanze und Tier. Überlegen Sie, welche Auswirkungen ein solcher Schritt für die Erde hätte, und nennen Sie Argumente, die gegen eine Vernichtung sprechen würden.
4. Erstellen Sie eine Bildcollage über Lebensmittel, die mithilfe von Mikroorganismen hergestellt werden.

4.2 Mikroorganismen und Gesundheit

4.2.1 Wer ist wer? (Einteilung der Mikroorganismen)

Mikroorganismen lassen sich nach dem heutigen Stand der Wissenschaft in vier große Gruppen einteilen: **Bakterien, Viren, Pilze** und **Einzeller.** Obwohl alle diese Lebewesen zu den Mikroorganismen gehören, bestehen zwischen ihnen und auch innerhalb der Gruppen starke Größenunterschiede. So ist eines der größten Bakterien, das Milzbrandbakterium, für das menschliche Auge gerade noch als winziger Punkt sichtbar. Viren hingegen sind so klein, dass sie nur durch ein Elektronenmikroskop bildlich dargestellt werden können. Bei dem Erreger der Kinderlähmung handelt es sich um ein Virus mit einer Größe von etwa 0,02 µm (1 µm entspricht 1/1000 mm). Der Größenunterschied zwischen diesem Virus und dem Milzbrandbakterium (Größe: 100 µm) entspricht etwa dem Verhältnis eines Elefanten zu einer Biene.

Bakterien

Bakterien sind einzellige Lebewesen. Äußerlich sind sie durch eine **Zellwand** geschützt. Die darunter liegende durchlässige **Zellmembran** übernimmt den Stoffaustausch mit der Umwelt. Bakterien besitzen keinen Zellkern. Die **Erbanlagen** (DNS) liegen als gekräuselter Faden frei im wässrigen Zellplasma. Die Speicherstoffe im Zellplasma (Fetttropfen und Stärkekörnern) dienen der Ernährung.

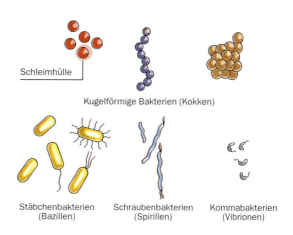

Bakterienformen

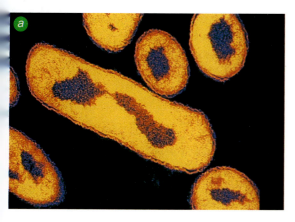

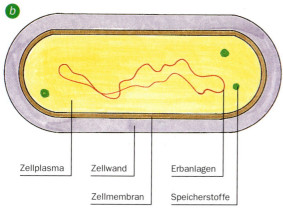

Aussehen und Aufbau eines Darmbakteriums
a) elektronenmikroskopische Aufnahme
b) schematische Zeichnung

Bakterien treten einzeln, im Doppel, in langen Ketten oder auch paketförmig auf. Diese charakteristische Anordnung der Bakterien ist sehr wichtig für die Erkennung von Bakterienarten unter dem Mikroskop. Der Arzt kann so den Erreger genau identifizieren und die Behandlung darauf abstimmen.

Bakterien wachsen und vermehren sich bei optimalen Lebensbedingungen durch **Zellteilung** sehr schnell.

Diese Lebensbedingungen sind:

- **ausreichend Nahrung**
- **genügend Wärme**
- **viel Feuchtigkeit**
- und je nach Bakterienart die **An-** oder **Abwesenheit** von **Sauerstoff.**

Aus einer Bakterienzelle bilden sich so zwei neue Zellen (Tochterzellen), die sich wiederum teilen können. Je nach Bakterienart erfolgt eine Teilung alle 20–30 min. Innerhalb weniger Stunden entstehen so aus nur einem Bakterium einige Tausend. Das Ergebnis dieser zahlreichen Vermehrung kann auf speziellen Nährböden als **Bakterienkolonie** sichtbar gemacht werden.

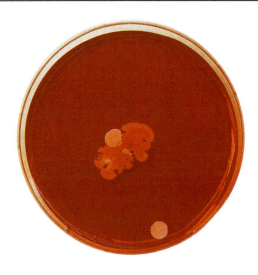

Bakterienkolonie (Daumenabdruck auf einem Bakteriennährboden)

Im menschlichen Körper herrschen für Bakterien optimale Lebensbedingungen. Dadurch können sich diese Keime im Körper sehr schnell vermehren. Dabei werden häufig **hochgiftige Stoffwechselprodukte (Toxine)** gebildet, die den Menschen schwer schädigen und sogar töten können. So würden etwa 100 g (entspricht 3 Esslöffeln) des Tetanustoxins (Gift der Wundstarrkrampfbakterien) ausreichen, um die gesamte Weltbevölkerung zu töten.

Auch **Lebensmittelvergiftungen** werden durch Bakterien verursacht. Schätzungsweise kommt es in der Bundesrepublik Deutschland zu 100 000 Vergiftungsfällen pro Jahr. Einige davon verlaufen tödlich. Beispiele für Lebensmittelvergiftungen sind die **Salmonellose** und **Erkrankungen durch Eitererreger**. Eitererreger (Staphylokokken) befinden sich in eitrigen Wunden sowie im Nasen- und Rachenschleim. Gelangen derartige Bakterien in Speisen, so können sie sich bei günstigen Bedingungen sehr stark vermehren. Sie erzeugen einen Giftstoff, den sie an das Lebensmittel abgeben. Obwohl die Speisen einwandfrei erscheinen, können sie Lebensmittelvergiftungen verursachen. Die Gifte einiger Bakterien sind hitzestabil und werden durch das Garen nicht zerstört.

Weitere Beispiele für bakterielle Erkrankungen sind: **Tuberkulose** (TBC), **Gehirnhautentzündung** (Meningitis), **Syphilis**, **Botulismus** (Fleisch- und Konservenvergiftung), **Tripper** (Gonorrhoe), **Scharlach**, **Diphtherie**, **Keuchhusten** und **Bronchitis**.

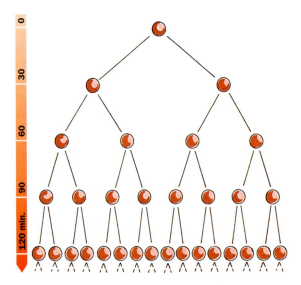

Vermehrung von Bakterien

AUFGABEN

1. Berechnen Sie die Bakterienzahl, die aus einem Bakterium bei einer Teilung alle 30 Minuten nach 10 Stunden entsteht.
2. Mikroskopieren Sie Bakteriendauerpräparate und zeichnen Sie diese mit Bleistift auf der größten Vergrößerung.
3. Botulismus ist eine gefährliche Lebensmittelvergiftung. Informieren Sie sich über Ursache, Verlauf und Therapie bei dieser Krankheit.

Ein Fall für Detektiv Pfiff:

Die Täter waren klein, sehr klein. Mithilfe seines Mikroskops erkannte Detektiv Pfiff sie jedoch sofort in der Fleischsalatprobe. Es waren die gefürchteten Eitererreger, die ihn mit bösem Gesicht durch das Mikroskop anstarrten. Die Opfer des Verbrechens – Familie Arglos – klagten seit einem Tag über heftige Durchfälle und Erbrechen. Pfiffs Aufgabe war es, das Verbrechen aufzuklären.
Mutter Arglos erinnerte sich, dass sie am Vortag in einem Lebensmittelgeschäft an der Salatbar eine große Portion Fleischsalat gekauft hatte. Sie erinnerte sich dann auch an die Verkäuferin mit der unverdeckten, eitrigen Wunde am Zeigefinger.
Pfiff stellte schnell weitere Nachforschungen an. In dem Gespräch mit der betreffenden Verkäuferin beschwerte sich diese, dass die Kühlelemente in der Salatbar schon seit einer Woche nicht mehr richtig funktionierten. Für Pfiff war nach dieser Auskunft der Fall klar.

Erläutern Sie die Entstehung der Erkrankung, von der in obiger Geschichte die Rede ist.

Viren

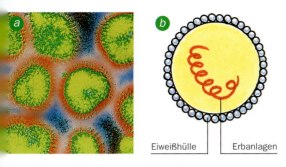

Aussehen und Aufbau von Grippeviren

a) Elektronenmikroskopische Aufnahme
   Der Durchmesser eines solchen Virus beträgt 7 Hunderttausendstel Millimeter

b) Schematische Zeichnung eines Grippevirus

Viren werden zu den Mikroorganismen gerechnet, obwohl sie streng betrachtet keine Lebewesen sind: Viren haben keinen eigenen Stoffwechsel, wachsen nicht, nehmen keine Nahrung auf, bewegen sich selbst nicht und können sich nur mithilfe einer Wirtszelle vermehren.

Ihre Gestalt kann **kugel-, quader-, oval-, stäbchen- oder fadenförmig** sein. Dabei bestehen Viren nur aus ihren Erbanlagen, die von einem Eiweißmantel umgeben sind. Aufgrund ihrer geringen Größe (0,01 µm) werden Viren häufig über die Luft übertragen (z. B. Grippe-, Röteln- und Masernviren).

Die krank machende Wirkung der Viren beginnt erst, wenn sie auf verschiedenen Wegen in den Körper des Menschen eingedrungen sind. Dort suchen sie sich eine Wirtszelle, in die sie ihre Erbanlagen einschleusen. Die befallene Wirtszelle bildet dann nur noch neue Viren. Ist eine Wirtszelle mit Tausenden von neuen Viren gefüllt, wird die Zellmembran aufgelöst und die Viren gelangen heraus. Die Wirtszelle stirbt ab. Die neu gebildeten Viren (ca. 200 000) suchen sich nun neue Wirtszellen. Dieser Vorgang wiederholt sich immer wieder, so dass sich die Viren im Körper explosionsartig vermehren.

Durch die Zerstörung der befallenen Wirtszellen und die Freisetzung von Giftstoffen wird der Mensch krank. Da Viren keine Lebewesen sind, können zur Behandlung keine Antibiotika („anti" griech. = gegen; „bios" griech. = Leben) eingesetzt werden. Es können nur lindernde Medikamente (Virostatika) verabreicht werden. Dabei wird versucht, die Vermehrung der Viren in den Wirtszellen zu blockieren. Beispiele für virusbedingte Krankheiten sind: **AIDS, Herpes, Masern, Mumps, Windpocken, Hepatitis, Kinderlähmung (Poliomyelitis)** usw.

AUFGABEN

1. Erläutern Sie die Vermehrung von Viren am Beispiel der Rötelnviren.

2. Begründen Sie, warum Antibiotika nicht gegen virusbedingte Erkrankungen eingesetzt werden können.

3. Äußern Sie ihre Meinung zu folgendem Ausspruch: Ein Schnupfen dauert ohne Behandlung 2 Wochen, mit Medikamenten nur 14 Tage. Zur Information: Ein Schnupfen wird häufig durch Viren ausgelöst.

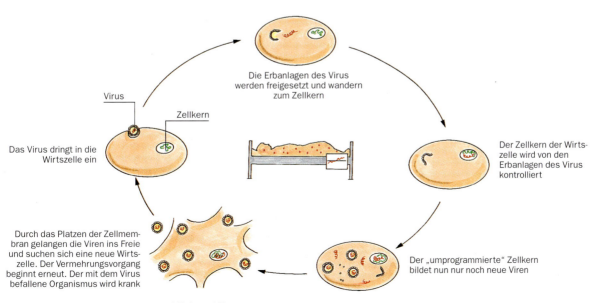

Vermehrung von Viren im menschlichen Körper

Pilze

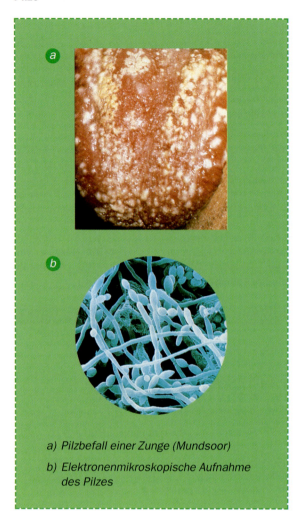

a) Pilzbefall einer Zunge (Mundsoor)
b) Elektronenmikroskopische Aufnahme des Pilzes

Pilze bestehen meist aus nur einer Zelle mit Zellkern. Diese Mikroben vermehren sich ähnlich wie Bakterien durch Zellteilung. Bei einigen Pilzarten bleiben die Zellen nach der Teilung aneinander hängen (Verbandsbildung). Es entstehen lange und unverzweigte Ketten, die auch als **Fadengeflechte (Mycel)** bezeichnet werden. Die Fadengeflechte scheiden **Sporen** aus. Dabei handelt es sich um Keimkörper, die auch bei ungünstigen Lebensbedingungen lange Zeit überleben können.

Im Gegensatz zu Bakterien und Viren, die häufig eine Allgemeinerkrankung auslösen, befallen Pilze nur die Schleimhäute und die Haut. Die krankheitsauslösende Wirkung bei einem Pilzbefall beruht auf der Schädigung von freigesetzten Giftstoffen und der Zerstörung von Gewebe. **Pilzerkrankungen (Mykosen)** sind in den letzten Jahren zu einem weit verbreiteten Leiden geworden. Zu den Symptomen gehören: Hautveränderungen, Nässen der betroffenen Stelle sowie starker Juckreiz.

Pilze, die sich in den Schleimhäuten des Magen-Darmtrakts angesiedelt haben, führen zu Durchfallerkrankungen und auffallender Müdigkeit. Häufig wird eine solche Erkrankung jahrelang nicht bemerkt.

Aufgrund der langlebigen Sporen müssen Pilzerkrankungen teilweise bis zu sechs Monaten mit pilztötenden Medikamenten behandelt werden. Auch eine Ernährungsumstellung und besondere Hygiene sind nötig. Jeder zweite Mensch erleidet in seinem Leben mindestens einmal eine Pilzerkrankung. Pilze befallen häufig folgende Körperstellen: Füße, Nägel, Magen-Darmtrakt, Schleimhäute, Haut und Genitalbereich.

Einzeller

Einzeller bestehen, wie der Name es schon sagt, nur aus einer Zelle. Im Gegensatz zu den Bakterien besitzen sie jedoch einen Zellkern. Die Vermehrung erfolgt über Zellteilung. Bei dem Eindringen in den menschlichen Körper können Einzeller schwere Krankheiten verursachen. Beispiele dafür sind **Malaria** (Sumpffieber) und **Toxoplasmose.**

Bei Malaria handelt es sich um eine der häufigsten Krankheiten auf der Welt. Der Erreger wird beim Stich einer infizierten Malariamücke übertragen. Nach einiger Zeit kommt es durch den massenhaften Zerfall befallener Blutzellen zu schweren Fieberanfällen. Auch in Deutschland tritt diese Krankheit als Folge der Reiselust vieler Deutscher häufig auf.

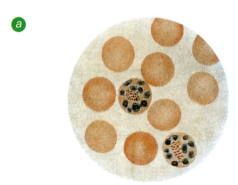

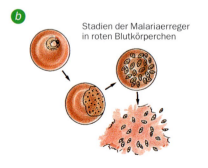

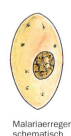

Malariaerreger schematisch

Malariaerreger
a) Mikroskopische Aufnahme
b) Schematische Zeichnung

Eine weitere durch Einzeller verursachte Krankheit ist die Toxoplasmose. Die Erreger werden durch den Kontakt mit Katzen, Hunden sowie den Verzehr von rohem Fleisch übertragen. Nach der Infektion treten meist keine Krankheitsanzeichen auf.

Wissenschaftler nehmen an, dass der größte Teil der Bevölkerung mit diesem Erreger infiziert ist. Schwangere sind durch diesen Einzeller besonders gefährdet: Die Erreger gelangen über die Nabelschnur zu dem Ungeborenen und können es schwer schädigen (Wasserkopfbildung).

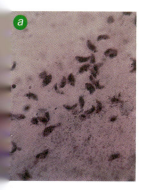 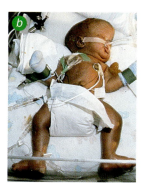

a) Toxoplasmoseerreger
b) Wasserkopfbildung bei einem Neugeborenen

AUFGABEN

1. Informieren Sie sich über Gebiete, in denen Malaria häufig auftritt.

2. Begründen Sie, warum sich eine Schwangere nach Kontakt mit Haustieren unbedingt die Hände waschen sollte.

3. Viele Frauen erkranken an Trichomoniasis, die durch Einzeller (Trichomonaden) verursacht wird. Informieren Sie sich über die Übertragungswege, die Symptome und Behandlung dieser Krankheit.

4.2.2 Mikroorganismen als unverzichtbare Begleiter im Körper des Menschen

Obwohl die Mikroorganismen in der heutigen Zeit weitestgehend erforscht sind, haben viele Menschen Angst vor diesen „unsichtbaren Begleitern". Fernsehberichte über die Gefährlichkeit von Bakterien und Aufforderungen der Reinigungsmittelindustrie, den eigenen Haushalt keimfrei zu halten, verstärken die Unsicherheit.

Was viele jedoch nicht wissen: Wir brauchen die Mikroorganismen, um gesund zu bleiben. Ein Beispiel: In unserem Magen-Darm-Trakt siedeln mehr als 400 verschiedene Bakterienarten. Ihre Anzahl geht in die Billionen. Die Bakterien finden auf der stark gefalteten Oberfläche des Darms (ausgebreitet eine Fläche von 4500 m^2, das entspricht der Größe eines Fußballfeldes) ideale Lebensbedingungen.

Im Gegenzug verrichten die Mikroben zahlreiche nützliche Dienste für ihren Wirt:

- Bildung von Vitaminen (Biotin, Folsäure, Vitamin K)
- Stärkung des Immunsystems
- die Ansiedlung und Ausbreitung krankheitsauslösender Bakterien und Pilze wird verhindert.

Die Darmbakterien sorgen durch ihre Anwesenheit für die Entwicklung einer gesunden Darmflora. Immer häufiger wird diese Darmflora gerade bei Menschen in zivilisierten Ländern gestört. Als Folge kommt es zu Durchfällen, Vitaminmangel usw. Mögliche Ursachen sind falsche Ernährungsgewohnheiten wie zu viel Zucker, Süßigkeiten, eine ballaststoffarme Ernährung (Weißbrot, Kekse) und Alkohol. Auch die regelmäßige Einnahme von Abführmitteln und hormonelle Veränderungen im Körper (z. B. Schwangerschaft) können störend auf die normale Bakterienbesiedelung im Darm einwirken. Dramatisch wirkt sich die Einnahme von Antibiotika auf die Darmflora aus. Denn zusammen mit den Krankheitserregern werden auch „nützliche" Bakterien vernichtet. Durch eine ballaststoffreiche, ausgewogene Ernährung mit ausreichend Milchprodukten (z. B. Joghurt) kann man eine gesunde Darmflora aufbauen und erhalten.

Überall auf der Haut und auch im Genitalbereich finden sich solche „nützlichen" Bakterienansiedlungen. Merke: Eine „gesunde" Bakterienbesiedlung auf Haut, Schleimhäuten und im Magen-Darm-Trakt ist wichtig für das Wohlbefinden des Menschen.

AUFGABEN

1. Definieren Sie den Begriff „Darmflora". Erläutern Sie mögliche Ursachen, die zu einer Störung der gesunden Darmflora führen können.

2. Überlegen Sie, warum unsere Haut aufgrund eines übertriebenen Gebrauchs von Seife und Wasser krank werden kann.

3. Erläutern Sie das häufige Auftreten von Durchfällen nach einer Antibiotikabehandlung.

4. Die regelmäßige Einnahme der „Pille" führt meist zu einer Veränderung der Scheidenflora. Erläutern Sie, warum bei Frauen, die regelmäßig die Pille nehmen, häufiger Pilzinfekte im Genitalbereich auftreten.

4.2.3 Mikroorganismen als Verursacher von Infektionen

> **Ein Dorf bei Köln im Jahr 1518:**
>
> *Fassungslos starrte der Bauer auf sein totes Kind. Angeblich hatte das Mädchen wie viele andere Menschen auch giftige Luft eingeatmet. Ihr Körper war mit schwarzen, eitrigen Beulen übersät. Auch der Bruder und die Mutter hatten erst hohes Fieber bekommen und waren dann in den letzten Tagen an dieser Krankheit gestorben. An die Tür der Familie hatte der Arzt ein schwarzes Kreuz gemalt. Niemand durfte in das Haus gehen. An vielen anderen Häusern war dieses schwarze Kreuz zu sehen. Auch die zahlreichen Ratten des Dorfes starben an dieser Krankheit. In dem Dorf herrschte Angst und Entsetzen vor der Pest ...*
>
> *Informieren Sie sich über das Auftreten von Seuchen während des Mittelalters in Ihrer Heimatstadt und der Umgebung.*

Viele Seuchen entvölkerten im Mittelalter ganze Landstriche in Europa. Als die furchtbarste Seuche der Menschheit galt in den früheren Jahrhunderten der schwarze Tod, die Pest. Sie kam 1347 über den Schiffsweg nach Europa. Zwischen 1347–52 und 1518 fielen ihr viele Millionen Menschen zum Opfer. Daran erinnern noch heute die in Süddeutschland und Österreich aufgestellten Pestkreuze, Pestaltäre und Pestsäulen zum Gedenken an die Toten. Der Erreger der Pest, das Pestbakterium, lässt sich in dem Speichel des Rattenflohs nachweisen. Durch den Stich des Flohs wird die Ratte angesteckt. Sterben zu viele Ratten an der Pest, so gehen die Rattenflöhe auch auf den Menschen über. Unhygienische Lebensverhältnisse und eine hohe Zahl an Ratten begünstigten somit die Entstehung und Ausbreitung der Pest.

Auch Seuchen wie z. B. **Pocken, Diphtherie, Tuberkulose und Cholera** forderten zahlreiche Opfer. Noch vor hundert Jahren starben während einer Choleraepidemie in Hamburg ca. 9000 Menschen. Bei der Cholera handelt es sich um eine schwere bakterielle Darmerkrankung, die durch den hohen Wasserverlust unbehandelt häufig zum Tode führt. Die fehlende Kanalisation in vielen Städten, verschmutztes Trinkwasser, beengte Wohnverhältnisse, Ungeziefer sowie das fehlende Wissen über die Entstehung und Verbreitung von Infektionskrankheiten förderten in der Vergangenheit die Ausbreitung der Seuchen. Mit der Einführung von Hygiene, Desinfektion, Kanalisationsbau, Trinkwasseraufbereitung usw. wurden die Seuchen immer mehr zurückgedrängt.

Ein Beispiel für Seuchen in unserer Zeit ist das Auftreten der **Lungenpest** 1994 in Indien. 200 Menschen starben an dieser schweren Erkrankung. Die Pest war zunächst in den rattenverseuchten Slums großer Städte aufgetreten und drohte sich von dort sehr schnell zu verbreiten. Durch die Bekämpfung der Ratten, Einnahme von Antibiotika, Desinfektion und Isolierung der Pestkranken konnten viele Menschen gerettet werden und eine Ausbreitung der Seuche gestoppt werden. In dem afrikanischen Staat Zaire trat 1995 eine neue Seuche, genannt **Ebola,** auf. Bei dieser unheilbaren Erkrankung zerstören die Ebolaviren in kurzer Zeit viel Gewebe im Körper. Dadurch kommt es zu schweren inneren Blutungen. Eine Ansteckung mit den Ebolaviren kann schon allein durch das Husten eines Erkrankten erfolgen. Nur strengste hygienische Vorsichtsmaßnahmen, Isolierung der Kranken und deren Kontaktpersonen konnte eine Ausbreitung dieser Krankheit über das Gebiet Zaires hinaus verhindern.

Viele Ärzte und Wissenschaftler sind heute der Ansicht, dass der Kampf gegen die Seuchen trotz der herausragenden medizinischen Erfolge noch nicht gewonnen ist. So hat die fehlende Anwendung von Schutzimpfungen die Zahl der nicht geschützten Personen weltweit ansteigen lassen. Die Folgen sind schon heute spürbar. Längst ausgerottet geglaubte Seuchen, wie Diphtherie- und Tuberkuloseerkrankungen, werden in Russland und den USA in steigender Zahl gemeldet.

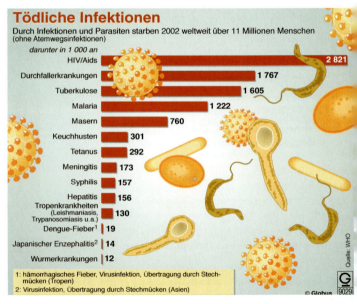

Infektionskrankheiten kehren zurück

Auch das stetig weitere Vordringen des Menschen in bisher unberührte Gebiete der Erde wie z. B. den Regenwald stellt eine große Gefahr dar. Es wird vermutet, dass dort beheimatete Tiere Träger von für uns noch unbekannten Erregern sein könnten. Ein Kontakt mit dieser Tierwelt könnte die Ausbreitung unbekannter Krankheiten zur Folge haben.

AUFGABEN

1. Zuletzt trat die Pest 2005 im Kongo auf. Überlegen Sie sich vorbeugende Maßnahmen, um einen erneuten Ausbruch dieser Seuche zu verhindern.
2. Erstellen Sie eine Collage zum Thema „Seuchen der Vergangenheit – Seuchen der Gegenwart".
3. Informieren Sie sich in der Fachliteratur oder im Internet über die Infektionskrankheiten: Syphilis, Meningitis, Trypanosomiasis, Leishmaniasis und Dengue-Fieber.

4.3 Infektionskrankheiten

4.3.1 Übertragung und Verlauf von Infektionskrankheiten

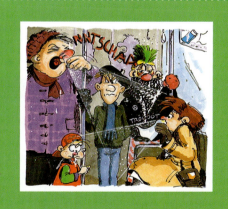

Erläutern Sie, wie grippale Infekte übertragen werden können.

Früher glaubte man, dass Seuchen durch das Einwirken böser Geister, als Strafe Gottes oder auch einfach durch giftige Luft entständen. Die Menschen versuchten sich durch Amulette, Rituale, Beschwörungen und Isolierung der Kranken vor Seuchen zu schützen.

Heute wissen wir, dass viele Seuchen durch lebende Erreger oder durch deren Gifte hervorgerufen werden.

Sind die Erreger auf den Körper übergegangen, ist der Mensch angesteckt (infiziert).

Zu einer **Ansteckung (Infektion)** gehören:
1. die Erreger (Mikroorganismen)
2. die Infektionsquellen, die die Erreger verbreiten
3. die Infektionswege, durch die die Erreger in den Körper gelangen und
4. eine erhöhte Krankheitsbereitschaft des Körpers.

Die **häufigsten Ansteckungsquellen** für Mikroorganismen sind die Ausscheidungen (Auswurf, Stuhl, Urin) erkrankter Menschen und Tiere. Zu diesen **Schmierinfektionen** kann es durch die Benutzung verschmutzter Handtücher und Toiletten sowie infizierter Gegenstände kommen. Eine **Tröpfcheninfektion** liegt z. B. beim Einatmen des Erregers (Anniesen, Anhusten) vor. Bei der Aufnahme von Mikroben durch verunreinigte Lebensmittel handelt es sich um eine **Nahrungsmittelinfektion.** Auch über den direkten Kontakt von Mensch zu Mensch (z. B. beim Geschlechtsverkehr) können Erreger übertragen werden (z. B. Syphilis, Gonorrhoe). Selbst Schwangere können über den Mutterkuchen (Plazenta) Erreger auf ihr ungeborenes Kind übertragen. Ein trauriges Beispiel hierfür ist die Folge einer Rötelninfektion in der Frühschwangerschaft (Rötelnembryopathie). Da in den ersten drei Schwangerschaftsmonaten sich viele Organe (z. B. Sinnesorgane, Herz) entwickeln, entstehen durch die Infektion schwere Missbildungen. Die Kinder kommen oft blind, taub und mit Herzschäden auf die Welt.

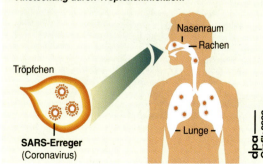

Der Weg, auf welchem die Erreger in den Körper eindringen, bezeichnet man als **Infektionsweg.** Jedem ist bekannt, dass wir durch Kontakt mit einem Grippekranken (z. B. Anhusten) häufig einige Tage später selbst erkranken. Hier erfolgt die Infektion über die **Atemwege**. **60 %** aller Infektionskrankheiten werden so übertragen. Weitere Infektionswege sind: **Harnwege** und **Geschlechtsorgane** (ca. **25 %**), die **Verdauungsorgane** (ca. **12 %**) und die **verletzte Haut** (ca. **3 %**). Auch über andere Körperöffnungen (z. B. Augen, Ohren) kann eine Infektion erfolgen.

Zur Verbreitung der Erreger im Körper und damit zum Ausbruch der Krankheit bedarf es einer gewissen Anfälligkeit des Körpers. Diese **Krankheitsbereitschaft** kann durch mangelhafte Ernährung, bestehende Krankheiten, Lebensalter, Stress und seelische Anspannungen stark erhöht werden.

Jede **Infektionskrankheit** verläuft in **mehreren** für die Krankheit charakteristischen **Phasen.** Die Zeit, die von der Infektion bis zum Ausbruch der Krankheit vergeht, bezeichnet man als **Inkubationszeit.** Während dieses Stadiums vermehren sich die Erreger, ohne Beschwerden zu verursachen. Die Inkubationszeit kann Stunden, Tage, Monate oder sogar Jahre dauern.

Nach der Inkubationszeit folgt meist ein mehr oder weniger deutliches **Vorstadium der Krankheit.** Dies ist gekennzeichnet durch Beschwerden wie z. B. Fieber, Kreislaufstörungen und Übelkeit. Jeder kennt z. B. das Vorstadium eines grippalen Infektes. Häufig kratzt es im Hals, man fühlt sich schlapp. Ab und zu wird man von einem Nießanfall geschüttelt. Nach diesem Vorstadium beginnt die eigentliche Erkrankung, das so genannte **Generalisationsstadium**. Die Art und Stärke der **Symptome** sind dabei abhängig vom Erreger, Anfälligkeit des Körpers und dem befallenen Organ. Nach einiger Zeit ist meist die Infektion überwunden und der Körper erholt sich **(Genesungsstadium).**

Im Verlauf einer Infektionskrankheit können **Komplikationen,** d. h. Nebenwirkungen auftreten. Diese können nach Ablauf der Erkrankung zu bleibenden Schäden (z. B. Verminderung der geistigen Leistungsfähigkeit nach einer Gehirnhautentzündung) oder auch zum Tod führen. Die Heilungsmaßnahmen bei Infektionskrankheiten bestehen in der **Behandlung der Krankheitsanzeichen** (Symptombehandlung) und der **Bekämpfung der Erreger.** Tritt eine Krankheit zeitgleich bei vielen Menschen auf, so handelt es sich um eine **Epidemie.** Kommt es zu einem weltweiten Auftreten der Krankheit, so spricht man von einer **Pandemie.**

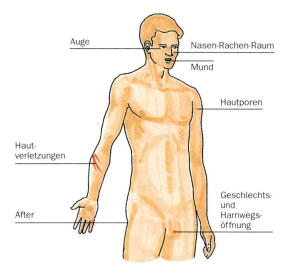

Eintrittspforten für Mikroorganismen

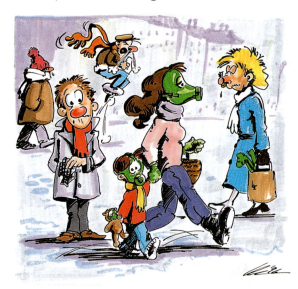

Schutz vor einer Infektion

AUFGABEN

1. Erläutern Sie, wodurch sich die Krankheitsbereitschaft des Körpers erhöhen kann.
2. Was versteht man unter dem Begriff „Inkubationszeit"?
3. Nennen Sie drei Beispiele für eine Epidemie.
4. Zeichnen Sie auf einer Tapetenrolle den Umriss eines Menschen. Kennzeichnen Sie fünf Infektionswege und nennen Sie pro Infektionsweg zwei Krankheitsbeispiele. Arbeiten Sie dabei in einer Gruppe zusammen.
5. Informieren Sie sich mithilfe der Abbildung auf S. 95 über die neu aufgetretene Infektionskrankheit SARS. Diskutieren Sie in der Klasse über diese Erkrankung.

4.3.2 Häufige Infektionskrankheiten

Infektions-krankheiten	Erreger/ Übertragung	Inkubations-zeit	Symptome/ Verlauf	Komplikationen	Behandlung/ Pflege	Vorbeugung
Masern	Masernviren Tröpfchen-infektion (sehr ansteckend)	7–21 Tage	Beginn mit Fieber, Husten, Schnupfen und Augenbinde-hautentzündung (Lichtscheue), Auftreten weißer Flecken auf der Wangenschleimhaut (Kopliksche Flecken), 3–5 Tage danach tritt der Masernausschlag auf (hellroter Ausschlag vom Ohr aus absteigend über den ganzen Körper)	Gefahr einer: Mittelohrentzündung, Lungenentzündung, Hirn-hautentzündung bei einer Infektion in der Frühschwangerschaft besteht die Gefahr der Missbildung des Kindes	Bettruhe bis zum Abblassen des Ausschlags, Linderung der Symptome	Schutzimpfung wird empfohlen
Mumps (Ziegenpeter)	Mumpsviren Tröpfchen-infektion	18–21 Tage	allgemeines Krankheitsgefühl, Fieber, meist einseitige schmerzhafte Schwellung der Ohrspeicheldrüse	Gefahr einer Hoden- und Bauchspeicheldrüsenent-zündung und Gehirnhaut-entzündung (besonders im Erwachsenenalter)	Kühlung der Schwellung, Breidiät (um das Kauen zu er-leichtern), Gabe von schmerzlindernden Medikamenten	Schutzimpfung wird empfohlen
Röteln	Rötelnviren Tröpfchen-infektion	14–21 Tage	Fieber, Schnupfen, hellroter Ausschlag, streifenartig am Oberkörper, Schwellung der Lymphknoten hinter den Ohren, am Hinterkopf und am Hals	bei einer Infektion in der Frühschwangerschaft Gefahr der Missbildung des Kindes (Rötelnembryopathie)	Symptombehandlung (Linderung des Juckreizes)	Schutzimpfung wird besonders für Frauen dringend empfohlen

Körpereigene Abwehr

Infektionskrankheiten	Erreger/ Übertragung	Inkubationszeit	Symptome/ Verlauf	Komplikationen	Behandlung/ Pflege	Vorbeugung
Windpocken	Windpockenviren, Tröpfcheninfektion, sehr ansteckend	14–21 Tage	allgemeines Unwohlsein, plötzlicher Bläschenausschlag (rote, linsenförmige Flecken) spätere Verkrustung der Bläschen, starker Juckreiz	Hauteiterungen, Mittelohrentzündung, Nierenentzündung, selten Gehirnhautentzündung	Behandlung der Symptome, Linderung des Juckreizes (Gefahr der Narbenbildung durch Kratzen)	Schutzimpfung wird empfohlen
Grippe (Influenza)	Influenzaviren, Tröpfcheninfektion	1–3 Tage	schnell auftretendes hohes Fieber, Fieberkrämpfe, starke Kopf- und Gliederschmerzen, Atemwegsinfekte, Husten mit Auswurf, schnelle Entkräftung, Benommenheit	Lungenentzündung, Gefahr des Herz-Kreislaufversagens, Rippenfellentzündung	Gabe von Virostatika, Bettruhe, viel Flüssigkeit	jährliche Schutzimpfung (besonders empfohlen bei Personen über 60 Jahren)
Grippaler Infekt (umgangssprachlich: Grippe)	Rhinoviren, Tröpfcheninfektion	1–4 Tage	allgemeines Unwohlsein, Schnupfen, Husten, Niesreiz	Lungenentzündung, Gefahr des Herz-Kreislaufversagens	Linderung der Symptome	Ansteckung vorbeugen
Kinderlähmung (Poliomyelitis)	Polioviren, Schmierinfektion	4–14 Tage	allgemeines Krankheitsgefühl, Steifigkeit der Nackenmuskulatur, Muskelschwäche, Lähmungen	Gefahr der Atemlähmung, dauerhafte Lähmungen	Linderung der Symptome, keine Therapie bekannt	Schluckimpfung zwingend notwenig
Diphtherie	Diphtheriebakterien, Tröpfcheninfektion	3–5 Tage	hohes Fieber, Brechreiz, Schluckbeschwerden, grau-weiße Beläge im Rachen und am Kehlkopf, süßlich-fader Mundgeruch, schwere Atemnot	Erstickungsgefahr	Gabe von Diphtherieserum und Antibiotika, bei Erstickungsgefahr Luftröhrenschnitt, Bettruhe, Isolation des Kranken	Schutzimpfung zwingend notwendig

Kapitel 4 — Körpereigene Abwehr

Infektionskrankheiten	Erreger/ Übertragung	Inkubationszeit	Symptome/ Verlauf	Komplikationen	Behandlung/ Pflege	Vorbeugung
Salmonellose	Salmonellen (Bakterien), Nahrungsmittelinfektion, Schmierinfektion	6–24 Stunden	Durchfall, Erbrechen, Fieber, Schüttelfrost	Gefahr eines Herz-Kreislaufversagens bei älteren Menschen und Kranken	Antibiotika, Bettruhe, viel Flüssigkeit, Ausgleich des Mineralstoffverlustes	Lebensmittel, die Salmonellen übertragen können, meiden oder wenn möglich erhitzen (z. B. Ei, Geflügel, Tiramisu)
Tuberculose (TBC)	Tuberculosebakterien Tröpfcheninfektion	4–6 Wochen	Befall verschiedener Organe (z. B. Lunge) hohes Fieber, Husten mit gelbgrünem Schleim, schweres Krankheitsgefühl, entzündliche Herde zerstören das umliegende Lungengewebe	Gefahr des Herz-Kreislaufversagens	Tuberculostatika, Bettruhe, Klimawechsel	Schutzimpfung wird empfohlen
Tetanus (Wundstarrkrampf)	Tetanusbakterien Die Erreger finden sich z. B. in der Erde und im Kot von Tieren. Sie gelangen über kleinste Verletzungen in den Körper.	7 Tage bis 2 Monate	Zuerst starke Kopf- und Gliederschmerzen, Reizbarkeit, Schluckbeschwerden, dann zunehmende Steifheit der Nackenmuskulatur, der Kaumuskulatur (Kiefersperre), der Rücken- und Bauchmuskulatur. Krämpfe der Gesichtsmuskulatur führen zu einer grinsenden Grimasse (Teufelsgrinsen), Speichelfluss, hohe Geräusch- und Lichtempfindlichkeit, Krampfanfälle werden durch die kleinsten Reize ausgelöst, das Bewusstsein ist klar	Gefahr von Herz-Kreislaufversagen, Knochenbrüche durch die Muskelkrämpfe, lebenslange Lähmungen	frühzeitige Antibiotikabehandlung, Gabe von Tetanusserum, Linderung der Krämpfe, Reizabschirmung	Schutzimpfung wird dringend empfohlen

Infektions-krankheiten	Erreger/Übertragung	Inkubations-zeit	Symptome/Verlauf	Komplikationen	Behandlung/Pflege	Vorbeugung
Scharlach	Scharlachbakterien Tröpfcheninfektion	2–8 Tage	schnell ansteigendes Fieber, Schluckbeschwerden, Rötung der Zunge (Himbeerzunge), fleckiger, roter Ausschlag am ganzen Körper (Scharlachmantel)	Ohr-, Herzmuskel- und Nierenentzündung	frühzeitige Antibiotikagabe, Isolierung des Kranken, Bettruhe, Schmerzmittel, Schonkost	Schutzimpfung empfohlen
Hepatitis (Gelbsucht) Formen:	Hepatitisviren					Schutzimpfung
Hepatitis A	Nahrungsmittelinfektion z. B. infizierte Muscheln Schmierinfektion	10–40 Tage	Leberschwellung und -entzündung, Gelbfärbung der Haut und der Schleimhäute, das Augenweiß färbt sich gelb, brauner Urin, heller Stuhlgang, Ausheilung nach 4 bis 8 Wochen		Gabe von Hepatitis-A-Serum, Behandlung der Symptome. Bettruhe, leichte Kost, kein Alkohol. Bei der Pflege vor einer Infektion schützen (z.B. mit Handschuhen)	
Hepatitis B	Übertragung über Blut, Speichel, Sexualkontakte möglich	40–160 Tage	ähnlich wie bei Hepatitis A, 5–10% der Fälle werden chronisch	bei chronischem Verlauf (Leberschädigung, Leberkrebs)	keine gegen den Virus wirksame Therapie. Bettruhe, leichte Kost, kein Alkohol	Schutzimpfung (dringend empfohlen bei Menschen, die in Pflegeberufen beschäftigt sind)
Hepatitis C	überwiegend über Bluttransfusionen	20–60 Tage	oft keine für die Gelbsucht typischen Symptome, 50% der Fälle werden chronisch (milder Verlauf)		s. o.	Schutz vor einer Infektion
Pneumonie (Lungenentzündung)	Bakterien Tröpfcheninfektion	2–7 Tage	Schüttelfrost, schneller Temperaturanstieg, Entzündung des Lungengewebes, Lungengeräusche, Husten mit Auswurf	Herzmuskelentzündung. Herdbildung in der Lunge (Zerstörung des Lungengewebes), Gefahr des Kreislaufversagens	frühzeitige Antibiotikagabe	Schutz vor Infektion, gründliches Auskurieren von Atemwegsinfektionen

Kapitel 4 — Körpereigene Abwehr

Infektions-krankheiten	Erreger/ Übertragung	Inkubations-zeit	Symptome/ Verlauf	Komplikationen	Behandlung/ Pflege	Vorbeugung
Hautmykose	Pilze Kontaktinfektion	2–7 Tage	Hautablösung, weiße Beläge, starker Juckreiz, fauliger Geruch	Großflächige Ausbreitung des Pilzes	Antimykotische Salben, Desinfektion der betroffenen Stellen, Desinfektion der getragenen Schuhe	Schutz vor Infektion: – betroffene Hautstellen sollten nur mit saugfähiger Baumwolle in Kontakt kommen (z. B. Strümpfe) – nach dem Duschen oder Baden gründliches Abtrocknen auch z. B. der Zehenzwischenräume
Tollwut	Tollwutviren Tröpfcheninfektion (z. B. durch den Speichel beim Biss eines tollwütigen Tieres)	bis 7 Monate	zuerst uncharakteristisch, wie leichtes Fieber, Kopfschmerzen Niedergeschlagenheit, dann starke Reizbarkeit, Krämpfe der Schluck- und Kehlkopfmuskulatur, Erstickungsgefahr, starker Speichelfluss, Lähmungsstadium mit fortschreitender Benommenheit und Tod		bei verdächtigen Tierbissen sofortige Impfung, keine Therapie bekannt	Schutzimpfung
Herpes simplex	Herpes-simplex-Virus	2–7 Tage	nach leichter Rötung reiskorngroße Bläschen, Krustenbildung, Spannungsgefühl der Haut, brennender Juckreiz	Herpesenzephalitis	Zovirax, Eigenbluttherapie, Melisse, Salbei, Teebaumöl, Stoßtherapie mit Echinacea	Keine
Botulismus	Clostridium botulinum	wenige Stunden bis wenige Tage	Magen-Darm-Symptome, Übelkeit, Schluckbeschwerden, Doppelsehen, Schwindel, Zwerchfellmuskulaturlähmung bis zu Atemlähmung	Aspirationspneumonie, Herzrhythmusstörungen, Tod	Intensivmedizin	Auf den Verzehr von Lebensmitteln aus aufgetriebenen Konserven bzw. undicht gewordenen Gläsern verzichten.

4.3.3 Unspezifische Abwehr des Körpers

Das Ende der Reise des Bakteriums „Bronchitus":

Bronchitus freute sich. Er war bei einem feuchtnassen „Hatschii" und dem anschließenden „Entschuldigen Sie bitte" von seinem neuen Gastgeber eingeatmet worden. Die für ihn gefährlichen Schleimhäute des Nasen- und Rachenraums hatte er gut überwunden. Über die Luftröhre gelangte er schnell in den linken Lungenflügel. Hier wollte Bronchitus es sich so richtig gemütlich machen. Ach war das schön hier! Sein großes Ziel, eine schöne eitrige Lungenentzündung zu verursachen, schien ihm einfach zu erreichen. Er wollte gerade mit seinen ersten Teilungen beginnen. Da geschah es! Das große Wesen, das sich schnell auf ihn zubewegte, sah auf den ersten Blick recht harmlos aus. Es schimmerte weiß und schien sich „fließend" zu bewegen. Bronchitus erschauderte, als er aufgefordert wurde, seinen „Körperpass" vorzuzeigen. Nach kurzer Überlegung beschloss er, zu fliehen. Er kam nicht weit. Das weiße Wesen umfloss Bronchitus und begann ihn aufzulösen. Bronchitus jammerte und klagte „Was ist das bloß für ein weißes Ding? Das kenne ich überhaupt nicht! Kann man nicht mal in Ruhe…" Den Rest hört man schon nicht mehr.

Diskutieren Sie anhand der Kurzgeschichte mögliche Abwehrmechanismen des Körpers.

Täglich versuchen Millionen Bakterien, Viren, Einzeller und Pilze in unseren Körper einzudringen. Die meisten Mikroorganismen, die uns schädigen können, vernichtet unser Körper, und nur bei wenigen versagt diese Abwehrkraft, so dass es zum Ausbruch einer Infektionskrankheit kommt.

Schon beim Versuch, in den Körper zu kommen, stoßen die Mikroben auf äußere **Schutzbarrieren.** Die intakte **Haut** ist für die meisten Erreger eine undurchdringliche Mauer. Erst durch Verletzungen ist eine Infektion möglich. Die **Schleimhäute** der Atemwege bilden ein Sekret, das eingedrungene Erreger und Fremdkörper einhüllt. Die rhythmisch schlagenden **Flimmerhärchen** in den Bronchien transportieren diese Partikel dann zurück in den Nasen-Rachen-Raum, wo sie über den Husten- oder Niesreiz ins Freie gelangen. Einige Substanzen (Enzyme) in der **Mundschleimhaut** und **Tränenflüssigkeit** wirken stark antibakteriell und verhindern so eine Vermehrung von Krankheitserregern. Beim Verschlucken von Erregern werden diese durch die **Magensäure** und **Verdauungssäfte** zerstört. Auch die Ansiedlung „nützlicher" Bakterien z. B. im Darm oder Scheidenbereich verhindern eine Vermehrung ihrer krankheitsauslösenden Verwandten.

Gelingt es den Keimen dennoch, die zahlreichen Schutzbarrieren zu überwinden, werden sie im Gewebe und Blut von den weißen Blutkörperchen (Leukozyten) angegriffen. Die weißen Blutkörperchen umfließen die Bakterien, schließen sie ein und fressen sie dann. Deshalb werden diese weißen Blutkörperchen auch **Fresszellen** genannt. Anschließend werden die Bakterien verdaut und aufgelöst. Dieser Vorgang findet bei allen körperfremden Zellen statt und wird auch als **Phagozytose** bezeichnet. Die Fresszellen selbst gehen dann häufig zugrunde. Bei äußeren Verletzungen entsteht meist eine gelblich-milchige Masse – der Eiter.

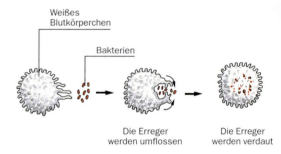

Vernichtung von körperfremden Zellen (Bakterien)

Alle Körperabwehrkräfte, die sich gegen jeden „Eindringling" im Körper richten, bezeichnet man als unspezifische Abwehr. Unterstützt wird diese unspezifische Abwehr von Substanzen, die sich auf der Oberfläche der Erreger anlagern und durch Abgabe von Botenstoffen die Fresszellen herbeilocken.

AUFGABEN

1. Nennen Sie drei unspezifische Abwehrmaßnahmen des Körpers gegen Mikroorganismen.
2. Eine entzündete Hautwunde kann eitrig sein. Erklären Sie die Entstehung von Eiter.
3. Erläutern Sie, warum bei trockener Raumluft (z. B. im Winter) Erkältungen häufig auftreten.
4. Informieren Sie sich über Mittel aus der Apotheke, deren Einnahme die Körperabwehr stärken können.

4.3.4 Spezifische Abwehr

Schon im Mittelalter war es bekannt, dass Menschen, die eine Seuche (z.B. Pocken, Pest) überlebten, nie wieder an derselben Krankheit erkrankten. Diese Menschen waren vor dieser Krankheit geschützt (immun).

Wie aber kommt es zur Entstehung einer **Immunität?**

Dazu schauen wir uns den typischen Verlauf eines grippalen Infektes an. Meistens gelangen die Viren über eine Tröpfcheninfektion in den Körper. Nach einer Inkubationszeit von 1–4 Tagen treten die für diese Erkrankung typischen Symptome auf: Niesen, Schnupfen, Husten. Ein paar Tage später klingen die Symptome nach und nach ab. Der Mensch wird wieder gesund.

Was geschieht dabei in unserem Körper?

Nach dem Eindringen in den Körper werden die Viren von unserem Immunsystem in ihrer Form genau studiert und der Befehl zur Bildung von Abwehrstoffen (Antikörpern) gegeben. Diese passen zu der Virenoberfläche wie ein Schlüssel zum Schloss. Antikörper sind immer nur gegen einen Erreger wirksam. Gebildet werden die Antikörper in den Mandeln, im Knochenmark, in den Lymphknoten und in der Milz. Der Vorgang braucht einige Tage.

Die in den Körper abgegebenen Antikörper lagern sich an die Viren an und verhindern so eine weitere Vermehrung. Die gebundenen Antikörper geben nun einen Botenstoff ab, der die Fresszellen herbeiruft. Die Virus-Antikörper-Verbindung wird aufgenommen und „verdaut". Nach dem Abklingen der Krankheit verbleiben die gebildeten Antikörper im Körper. Gelangen nun erneut dieselben Viren in den Körper, so sind genügend Antikörper vorhanden. Die Krankheit bricht nicht aus.

Prinzipiell ist der menschliche Körper fähig, gegen jeden Krankheitserreger und Giftstoff spezielle Antikörper zu bilden. Selbst gegen das Gift der Königskobra können wir Antikörper bilden. Jedoch braucht dieser Vorgang viel Zeit. Diese Zeit hat der Körper bei einem Schlangenbiss jedoch nicht. Der Körper stirbt, bevor die Bildung der Antikörper richtig eingesetzt hat.

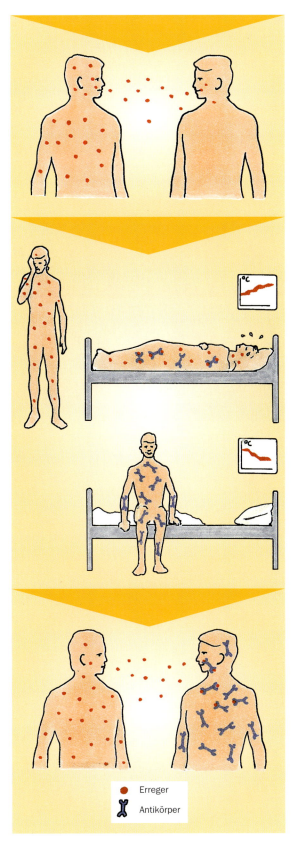

Entstehung einer Immunität

Auch der Landarzt Dr. Jenner (1749–1823) grübelte über die Entstehung einer Immunität als Folge einer überlebten Infektionskrankheit nach. Ihm war bei Pockenepidemien aufgefallen, dass Mägde, die sich früher beim Melken mit den harmlosen Kuhpocken infiziert hatten, nicht an den echten gefährlichen Pocken erkrankten. Jenner wagte ein gefährliches Experiment. Er ritzte Menschen Kuhpockenlymphe in die Haut und hoffte auf die Bildung von Abwehrstoffen. Die geimpften Personen erkrankten nur leicht und waren anschließend gegen die echten Pocken immun. Jenner gilt seither als Begründer der Schutzimpfung.

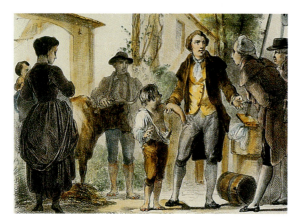

Jenner impft einen Jungen gegen die Pocken

Auch heute verläuft eine Schutzimpfung nach einem ähnlichen Prinzip: Abgeschwächte Erreger (z.B. Rötelnviren) oder Giftstoffe (z.B. Diphtherietoxin) werden in sehr kleiner Menge in die Muskulatur (Arm, Gesäßmuskulatur) gespritzt. An der Einstichstelle treten manchmal harmlose kleine Schwellungen oder Rötungen auf.

Das Immunsystem des Körpers beginnt dann mit der Bildung der speziellen Antikörper. Diese lagern sich an die gespritzten Erreger oder Giftstoffe an und inaktivieren sie. Bei einer „echten" Infektion sind dann genügend Antikörper vorhanden. Der Körper ist geschützt und erkrankt nicht. Die Antikörper bleiben einige Jahre im Körper erhalten. Nach ca. 5–10 Jahren muss jedoch eine **Auffrischimpfung** erfolgen. Diese Form der Immunisierung bezeichnet man auch als **aktive Schutzimpfung**, da der Körper selbst Antikörper bildet.

Die Art und Häufigkeit der Schutzimpfungen werden vom Arzt in einen Impfpass eingetragen. Der Impfpass ist ein wichtiges Dokument und sollte ständig mitgeführt werden. In Notfallsituationen kann der Arzt schnell erkennen, gegen welche Krankheiten und wann der betreffende Mensch geimpft worden ist.

Bei einer akuten Infektionskrankheit (z.B. Diphtherieerkrankung) kommt eine aktive Schutzimpfung meist

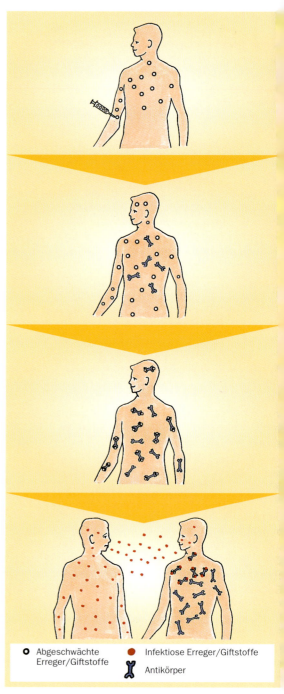

Aktive Schutzimpfung

zu spät. Dem Kranken müssen zur Heilung körperfremde Antikörper gespritzt werden. Diese inaktivieren dann die Giftstoffe oder Erreger. Nach überstandener Krankheit werden die fremden Antikörper rasch wieder abgebaut. Diese Form der Impfung bezeichnet man als **passive Schutzimpfung**. Die Antikörper werden aus dem Blut von zuvor immunisierten Tieren (Pferden, Schafen) gewonnen oder auch gentechnisch hergestellt.

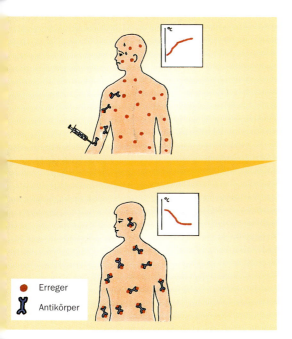

Passive Schutzimpfung

AUFGABEN

1. Erläutern Sie mithilfe der Abbildung auf Seite 103 die Entstehung einer Windpockenimmunität.
2. Überlegen Sie, warum in vergangenen Zeiten viele Herrscher versuchten, sich durch Schlucken kleinster Giftmengen vor Giftanschlägen zu schützen.
3. Beschreiben Sie die aktive und passive Schutzimpfung.
4. Vergleichen Sie die beiden Schutzimpfungen und arbeiten sie Unterschiede heraus.
5. Nehmen Sie Stellung zu folgender Aussage: „Mein Kind wird nicht gegen Kinderlähmung geimpft. Es ist doch schon gegen Diphtherie geimpft worden. Das reicht fürs Leben!"
6. Informieren Sie sich auf S. 59 über die Impfempfehlungen für Kinder und Erwachsene.

4.3.5 Verhütung und Bekämpfung von Infektionskrankheiten

Infektionskrankheiten gibt es seit Menschengedenken. Vorgebeugt wurde mit Kräuterdämpfen, Beschwörungen und Abschirmung der Kranken. So durften die Leprakranken nur außerhalb der Städte wohnen und mussten ihr Kommen durch ein Rasseln anzeigen. Diese für uns heute grausamen Maßnahmen waren notwendig, da es für die meisten Infektionskrankheiten keine Heilung gab. Heutzutage kann Infektionskrankheiten z. B. durch Einhaltung von hygienischen Schutzmaßnahmen, mit gesunder Ernährung und Durchführung von Schutzimpfungen vorgebeugt werden.
Gerade im Krankenhaus muss Infektionen durch Sterilisation und **Desinfektion** vorgebeugt werden. Desinfektion bedeutet, die Krankheitserreger durch den Einsatz chemischer und physikalischer Mittel zu entfernen. Nicht krankheitserregende Keime können bestehen bleiben. Desinfektionsmittel müssen streng nach Vorschrift angewendet werden. Die Wirkung der Desinfektionsmittel ist abhängig von Dosierung, Temperatur und Einwirkungszeit. Bei einer zu kurzen Einwirkungszeit besteht die Gefahr, dass einige Krankheitserreger überleben und sich stark vermehren.

Im Haushalt sollte auf den Einsatz von Desinfektionsmitteln verzichtet werden, es sei denn, sie wurden vom Arzt angeordnet. Besonders in Operationssälen, an ärztlichen Instrumenten oder Verbandmaterialien werden hohe Anforderungen an die Keimfreiheit gestellt. Die Geräte und Gegenstände müssen sterilisiert werden. **Sterilisation** bedeutet die Entfernung aller krank machenden und nicht krank machenden Keime. Die Sterilisation erfolgt in speziellen Sterilisationsapparaten mit heißem Wasserdampf, trockener Wärme, Gas oder Strahlen.

Die stärkste Waffe im Kampf gegen bakterielle Infektionskrankheiten sind die Antibiotika. Die Entdeckung der Antibiotika beruhte auf einem Zufall: Der britische Bakteriologe Alexander Fleming führte Versuche mit Bakterien durch und züchtete daher auf speziellen Nährböden Bakterienkulturen. Dabei bemerkte er, dass eine Bakterienkultur durch Schimmelpilzsporen verunreinigt war. Genau an und um diese Stelle herum wuchsen keine Bakterien mehr. Es hatten sich so genannte Hemmhöfe gebildet. Fleming folgerte aus dieser Beobachtung, dass die Schimmelpilze eine Substanz absonderten, die Bakterien tötet. 10 Jahre später konnte sein Kollege Norman Heatley, die dafür verantwortliche Substanz (Penicillin) isolieren.

Desinfektionsmittel

chemisch:
- Alkohole (Propanol, Isopropanol)
- Aldehyde (Formaldehyd)
- Phenole und Phenolabkömmlinge (z. B. Kresol)
- Halogene (Chlor, Jod, Brom)
- Oxidationsmittel (Wasserstoffperoxid, Ozon)
- Säuren (Peressigsäure)

physikalisch:
- Strahlen (UV-Licht)
- Hitze (20 Minuten Auskochen in Wasser mit 2% Sodagehalt)
- Dampf

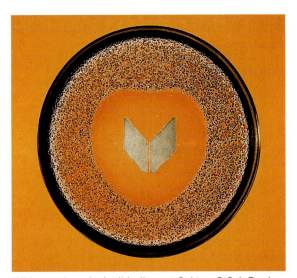

Wirkung eines in Antibiotika getränkten Stück Papiers auf Bakterien (Hemmhofbildung)

Mit der Entdeckung des Penicillins verloren eine Reihe von schweren Infektionskrankheiten ihren Schrecken. Der Entdeckung des Penicillins folgte die Entwicklung einer Reihe anderer Antibiotika.

Antibiotika wurden ursprünglich aus Pilzen gewonnen, können aber auch künstlich hergestellt werden. Wirksam sind sie gegen Bakterien und einige Pilze. Bei virusbedingten Infektionen können sie nicht eingesetzt werden. Jedes Antibiotikum wirkt entweder nur gegen einzelne oder gegen eine bestimmte Gruppen von Bakterien. Im Gegensatz dazu können so genannte Breitbandantibiotika auf viele Bakterienarten einwirken.

Wirkungsweise der Antibiotika
- greifen in den Stoffwechsel der Bakterien ein
- hemmen das Bakterienwachstum
- schädigen die Zellmembran der Bakterien
- verhindern die Bildung der Zellwände

Heutzutage stellt die zunehmende Unempfindlichkeit (Resistenz) vieler Bakterien gegen die Antibiotika ein großes Problem dar. Bakterielle Infektionen, die bis jetzt gut mit Antibiotika behandelt werden konnten, reagieren plötzlich nicht mehr auf das Antibiotikum. Die Krankheit schreitet fort. Gerade bei älteren Menschen oder chronisch Kranken ist diese Entwicklung sehr gefährlich.

Wie aber kommt es zu einer Resistenzentwicklung bei Bakterien? Zwar wirkt ein Antibiotikum generell abtötend auf Bakterien, durch Zufall befinden sich aber fast immer unter den Millionen von Bakterien einige, die gegen das Antibiotikum unempfindlich (resistent) sind und sich ungehindert vermehren. Die fortschreitende Resistenzentwicklung vieler Bakterienstämme zwingt die Forschung, ständig neue Antibiotika zu entwickeln. Hier entsteht ein Wettlauf, den langfristig vermutlich die Bakterien gewinnen werden. Daher sollten Antibiotika nur, wenn unbedingt nötig, eingesetzt werden.

Einige Menschen reagieren auf Antibiotika mit einer Allergie. Es kommt zu auffälligen Hautausschlägen, starkem Juckreiz und Fieber. Ein allergieverursachendes Antibiotikum darf einem Patienten nie ein zweites Mal verabreicht werden. Es besteht die Gefahr eines lebensbedrohenden Kreislaufschocks.

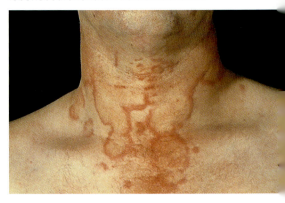

Penicillinallergie bei Penicillinunverträglichkeit

Hinweise für die Antibiotikabehandlung
- Antibiotika sollten nur eingenommen werden, wenn es unbedingt nötig ist.
- Das Medikament muss exakt nach der Dosierungsanleitung eingenommen werden.
- Auch nach dem Abklingen der Symptome muss das Antibiotikum bis zum Ende der Packung eingenommen werden (Gefahr eines Rückfalls).
- Antibiotika können die Wirkung anderer Medikamente abschwächen und verändern (z.B. Pille). Dies muss mit dem Arzt abgesprochen werden.

AUFGABEN
1. Erläutern Sie, warum Antibiotika nicht zur Behandlung bei virusbedingten Infektionskrankheiten eingesetzt werden können.
2. In den U.S.A wurde früher antibiotikahaltige Zahnpasta verkauft. Äußern Sie Ihre Meinung.
3. Überlegen Sie, wie der zunehmenden Resistenzentwicklung der Bakterien begegnet werden kann.
4. Frau H. nimmt zur Behandlung einer Mittelohrentzündung Antibiotika ein. Als die Schmerzen abklingen, setzt sie die Tabletten sofort ab. Beurteilen Sie ihr Verhalten.
5. Informieren Sie sich über den Infektionsschutz in Pflegeeinrichtungen.

4.3.6 Stärkung des Immunsystems

> **Kein Wunder ...**
>
> Uta S. ist 18 Jahre alt und lernt seit einem Jahr den Beruf der Kinderkrankenschwester. Da sie keinen Ausbildungsplatz für ihren Traumberuf als Goldschmiedin bekommen hat, hat sie diese Ausbildung ihren Eltern zuliebe angefangen. Schließlich war es schon immer der Traum ihrer Mutter gewesen, dass die Tochter die Ausbildung zur Krankenschwester absolviert.
> Auf der Arbeit fühlt sich Uta nicht wohl. Ständig wird sie ihrer Meinung nach von der Lehrschwester kritisiert und „herumgescheucht".
> Um wenigstens genügend Geld zu haben, arbeitet Uta nebenbei noch die freien Wochenenden in einem Fast-Food-Restaurant. Auch die kürzliche Trennung von ihrem langjährigen Freund hat Uta noch nicht verkraftet. Sie weint deshalb viel und ist sehr niedergeschlagen. Zu ihren Freunden hat sie kaum noch Kontakt, da ihr einfach die Zeit fehlt. Abends sitzt sie bis spät in der Nacht über ihren Schulbüchern, um wenigstens die Prüfungen zu bestehen. Uta wird immer häufiger krank und ist ständig müde und gereizt. Herpesbläschen treten an ihrer Oberlippe auf. Alle vier Wochen hat Uta nun einen dicken Schnupfen und Husten. Aus der letzten Erkältung hat sich dann auch noch eine schwere Bronchitis entwickelt. Uta versteht ihr häufiges Kranksein nicht und überlegt, woran es liegen kann.
>
> Diskutieren Sie anhand der Kurzgeschichte die Auswirkungen von Lebensumständen auf die Gesundheit. Schildern Sie dabei auch eigene Erfahrungen. Wie würden Sie Uta helfen?

Zu unserem Immunsystem gehören u.a. das Knochenmark, die Mandeln, die Lymphknoten, die Milz, der Thymus, der Wurmfortsatz und der Peyersche Plaques im Dünndarm.
Im Knochenmark werden die Vorstufen der körpereigenen Abwehrzellen gebildet. Deren Weiterentwicklung und Vermehrung erfolgt meist im Thymus, im Knochenmark und in den Lymphknoten. Die Abwehrzellen lernen dort zwischen gesunden und kranken Zellen sowie Eindringlingen zu unterscheiden. Die voll funktionsfähigen Abwehrzellen besiedeln dann die Mandeln, Milz, Lymphknoten usw. oder zirkulieren in Blut und Lymphe. Je nach Art der Abwehrzellen schützen sie den Körper durch Bildung von Antikörpern oder Phagozytose (s. S. 102) vor eindringenden Erregern, Giften oder körperfremden Stoffen. Angriffsziele der Immunabwehr sind im Normalfall nur fremde Organismen, die versuchen, in die Körperzellen einzudringen. Auch entartete Zellen (Krebszellen) werden im Normalfall vom Immunsystem erkannt und vernichtet. Dieser Vorgang ähnelt einer Passkontrolle. Jede gesunde Körperzelle besitzt ihren eigenen Körperpass in Form von Eiweißbausteinen an ihrer Zelloberfläche. Täglich wird dieser „Pass" von den Abwehrkräften kontrolliert. Fremde Zellen, Mikroorganismen oder Krebszellen besitzen diesen Pass nicht und werden sofort zerstört.
Wenn unser Immunsystem geschwächt ist, werden entartete Zellen oder Mikroorganismen häufiger übersehen. Diese Schwächung des Immunsystems tritt häufig in Stresssituationen auf (z. B. Prüfungen). Belastende Faktoren müssen daher vermieden und das Immunsystem gestärkt werden.

Unser Immunsystem kann durch viele Faktoren geschwächt werden:
- Überanstrengung im Beruf
- Ärger mit Vorgesetzten
- Lärm
- Trauer
- Krankheit
- Schmerzen
- Probleme in der Partnerschaft
- finanzielle Sorgen
- beengte Wohnverhältnisse usw.
- Rauchen
- Medikamenteneinnahme usw.

Mögliche Maßnahmen zur Stärkung des Immunsystems:
- auf eine ausgewogene Ernährung achten
- zusätzliche Einnahme von Vitaminen (z. B. Vit. C)
- Vermeidung von stressauslösenden Situationen
- eventuelle Einnahme von immunabwehrstärkenden Arzneimitteln (z. B. Sonnenhutpräparate, Wasserdost, Thuja)
- viel Bewegung (in frischer Luft)
- Entspannungsübungen (z. B. autogenes Training)
- mitmenschliche Kontakte suchen und pflegen
- genügend Schlaf

> **AUFGABEN**
>
> 1. Beschreiben Sie den Aufbau des menschlichen Immunsystems und seine Funktion.
> 2. Nennen Sie fünf Lebenssituationen, die das Immunsystem schwächen können.
> 3. Erstellen Sie Ihren persönlichen Plan, wie Sie Ihr Immunsystem stärken können.
> 4. Bei der Autoimmunerkrankung reagiert das Immunsystem auf körpereigene Zellen. Informieren Sie sich in der Fachliteratur.

4.3.7 Aids

Äußerungen zum Thema Aids:

- *Das sehe ich doch, wenn einer Aids hat. Die haben doch so komische Flecken auf der Haut. (Sven, 16 Jahre, Berufsschüler)*
- *Die sind doch selbst schuld, wenn sie sich angesteckt haben. (Astrid, 15 Jahre, Auszubildende)*
- *Aids gibt es doch nur, weil unsere Sitten immer mehr verfallen. (Emmi R., 67 Jahre, Rentnerin)*
- *Aids bekommt man nicht, Aids holt man sich! (Bernd, 40 Jahre, Kfz-Techniker)*
- *No risk – no fun! (Katharina, 14 Jahre, Schülerin)*

Diskutieren Sie die verschiedenen Äußerungen zum Thema Aids.

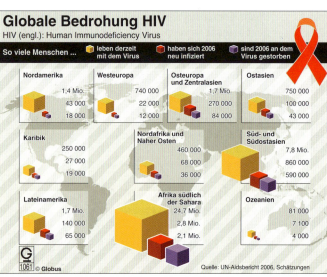

Der Name **Aids** ist eine Abkürzung und steht für die Anfangsbuchstaben der englischen Krankheitsbezeichnung: **a**cquired **i**mmune **d**eficiency **s**yndrome, zu deutsch erworbene Immunschwäche. Der Erreger ist das HIV-Virus (human immunodeficiency virus). HIV-Viren kommen im Blut, Samen und Scheidenflüssigkeit in einer Konzentration vor, die für eine Ansteckung ausreichen könnte. Zu einer Infektion kann es nur kommen, wenn diese Flüssigkeiten direkt den Weg in den Körper eines anderen Menschen finden, z. B. durch Eindringen in die Blutbahn, den Geschlechtsverkehr, über Verletzungen der Haut und Schleimhäute (hier genügen kleinste Verletzungen).

Viele Aids-Kranke haben sich über Bluttransfusionen angesteckt. Seit 1985 werden daher alle Blutkonserven auf HIV-Antikörper untersucht und bei Verdacht ausgesondert. Blutplasmapräparate werden hitzesterilisiert und sind dadurch frei von HIV-Viren. Viele Drogensüchtige infizieren sich durch den gemeinsamen Gebrauch von nicht desinfizierten Spritzen. Durch Ausgabe von Einmalspritzen versuchen Sozialarbeiter dieses Ansteckungsrisiko zu mindern. Auch Viren, die Gelbsucht und Leberentzündungen auslösen, werden durch unsaubere Spritzen übertragen. Während der Schwangerschaft, bei der Geburt und durch das Stillen kann das HIV-Virus von der Mutter auf ihr Kind übertragen werden. Entgegen früheren Annahmen hat sich in den letzten Jahren gezeigt, dass nicht alle Kinder infizierter Mütter erkranken. Eine Übertragung der HIV-Viren durch Händeschütteln, Benutzung desselben Essgeschirrs, Berührungen, öffentliche Toiletten, Schwimmbäder, Insekten, Anniesen, Anhusten, flüchtiges Küssen usw. ist unmöglich. Die HIV-Viren sind außerhalb des Körpers sehr empfindlich (z. B. gegen Austrocknung). Es wird durch Reinigungsmittel, viruswirksame Desinfektionmittel und durch Hitzeanwendung (z. B. Kochen) sicher zerstört. Auskunft zu geeigneten Mitteln werden in jeder Apotheke erteilt.

Die Krankheit Aids verläuft in verschiedenen Phasen:

1. Phase: Einige Wochen nach der Infektion kann es zu grippeähnlichen Symptomen kommen, die bei der Mehrzahl der Infizierten jedoch fehlen. HIV-Antikörper lassen sich im Blut 6–8 Wochen nach der Infektion mit einem Test nachweisen.

2. Phase: Die HIV-Viren befallen immer mehr eine bestimmte Art der weißen Blutkörperchen (Lymphozyten). Diese spielen eine wichtige Rolle bei der Antikörperbildung. Die befallenen Lymphozyten sterben ab und der Körper erfährt eine Immunschwäche. Diese Phase verläuft meist ohne Symptome (Latenzphase).

3. Phase: Nach einigen Monaten bis mehreren Jahren können erste Symptome auftreten: Schwellungen der Lymphknoten, Hautausschläge, dauerhaftes Fieber, andauernde Müdigkeit und Gewichtsverlust (bis 10%). Der Körper bildet immer weniger Antikörper gegen Infektionen.

4. Phase: Es können viele Jahre vergehen, bis ein HIV-Infizierter an Aids erkrankt (nur 5 – 20 % der HIV-Infizierten entwickeln das Krankheitsbild Aids). Es kommt häufig zu einer schleichenden, langwierigen Lungenentzündung, Pilzbefall der Mundhöhle und des Rachens (Soor) und erheblichem Gewichtsverlust. Schwerwiegend sind auch die zerstörerischen Effekte des HIV-Virus im Zentralen Nervensystem (ZNS). Selbst ein harmloser Schnupfen kann jetzt lebensbedrohlich werden. Aids-Kranke müssen sich daher vor jeder Infektion schützen. Auch der Kontakt mit „gesunden" Menschen kann für sie gefährlich sein, da diese für die Aids-Kranken gefährliche Keime übertragen können. Auf Dauer ist das Immunsystem nicht mehr in der Lage, sich gegen die eindringenden Mikroorganismen zu wehren.

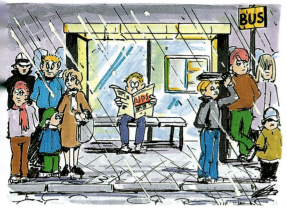
Ohne Worte

Der Erkrankte stirbt an den Folgen zahlreicher Infektionen, meist an einer Lungenentzündung.

Zum gegenwärtigen Zeitpunkt gibt es keine Therapie, die zu einer Heilung führt. Es können nur die Symptome behandelt und gelindert werden. Die Vorbeugung liegt in der Vermeidung des Kontaktes mit Blut, Sperma und Scheidenflüssigkeit infizierter Personen. Beim Geschlechtsverkehr schützen nur Kondome vor einer Ansteckung. Eine Schutzimpfung gegen Aids existiert nicht.

Neben der Auseinandersetzung mit der Krankheit und dem eigenen Tod erfahren HIV-Infizierte und besonders Aids-Kranke häufig eine Ablehnung durch die Gesellschaft. Dies äußert sich z. B. nach Bekanntwerden der Infektion durch den Verlust des Arbeitsplatzes und der Freunde. Auch Familienangehörige können sich zurückziehen. Neben der Krankheit kann es so zu einer **sozialen Isolation** kommen. Der Kranke ist gerade in dieser schwierigen Situation auf eine liebevolle und verständnisvolle Betreuung angewiesen.

Personen, die Aids-Kranke pflegen, müssen sich vor einer möglichen Infektion folgendermaßen schützen:

- Kontakt mit Blut vermeiden (bei Blutkontakt auf unverletzter Haut muss die Haut gewaschen werden und anschließend mit 70–85 %igem Alkohol desinfiziert werden).
- Eigene (auch kleine) Verletzungen müssen vorbeugend mit einem Verband versehen sein.
- wenn notwendig Handschuhe tragen
- von Kontakt mit Stuhl, Urin und Erbrochenem geht nach derzeitigem Wissensstand keine Ansteckungsgefahr aus. Dennoch sollte die übliche Hygiene beachtet werden.
- Vorsicht bei benutzten Spritzen: Niemals die Verschlusskappe auf die Nadel setzen (Infektionsgefahr)! Entsorgung der Spritzen in gekennzeichneten Behältern.

AUFGABEN

1. Nennen Sie zehn Situationen des täglichen Lebens, in denen eine Übertragung von HIV-Viren nicht möglich ist.
2. Begründen Sie, warum ein gesunder Mensch eine Gefahr für einen Aids-Kranken sein kann.
3. Ausspruch eines Aids-Kranken: „Wenn du Krebs hast wirst du von allen Menschen bemitleidet, bei Aids wirst du gemieden." Äußern Sie Ihre Meinung!
4. Informieren Sie sich über die Bedeutung von AIDS vor allem in den Ländern der dritten Welt. Nutzen Sie dazu Fachbücher und Internet. Erstellen Sie eine Wandzeitung!

4.4 Allergien – ein Phänomen unserer Zeit

4.4.1 Entstehung von Allergien

Berit A. (15 Jahre, Schülerin) hat sich einen silbrig schimmernden Ring gekauft. Nach einigen Stunden des Tragens beginnt die Haut unter dem Ring zu jucken und zu nässen.

Joachim M. (41 Jahre, Abteilungsleiter) kommt abgeschlagen ins Büro. Seine Augen jucken und tränen. Draußen weht ein leichter Wind und viele Pflanzen blühen.

Thomas B. (7 Jahre) spielt bei einem Freund mit dessen Meerschweinchen. Er lässt das Tier mehrmals um seinen Hals und unter dem T-Shirt laufen. Eine halbe Stunden später ist die Haut am Hals und am Körper mit großen juckenden Quaddeln übersät.

Diskutieren Sie die möglichen Ursachen und Symptome bei Allergien. Beschreiben Sie eigene Erfahrungen mit einer Allergie.

Was versteht man unter einer **Allergie?** Wieso wird sie z. B. durch Pflanzenpollen, aber auch durch viele andere Substanzen ausgelöst?

Unser Körper wehrt sich gegen Krankheitserreger oder Giftstoffe mit der Bildung spezifischer Abwehrstoffe, den so genannten **Antikörpern.** Durch diese werden die eingedrungenen Fremdstoffe unschädlich gemacht. Unterstützt wird diese **Abwehrreaktion** durch entzündliche Reaktionen, wie z. B. den verstärkten Übertritt weißer Blutkörperchen (Leukozyten) in die Gewebe. Dazu müssen die Wände der Blutgefäße durchlässiger gemacht werden. Dies wird durch die Ausschüttung von **Histamin** erreicht. Da die Zellen, die das Histamin bilden, mit Histamin „vollgestopft" sind, nennt man sie **Mastzellen.** Eine Folge der gesteigerten Durchlässigkeit der Wände der kleinsten Blutgefäße (Kapillargefäße) ist die Ansammlung von Gewebsflüssigkeit. Es entsteht eine Schwellung. Außerdem rötet sich die Haut und es kann sogar Fieber entstehen.

Eine Allergie ist eine **Fehlreaktion des Immunsystems.** Die Abwehrreaktion richtet sich hier nicht gegen Krankheitserreger, sondern gegen harmlose Substanzen. Die Palette möglicher allergieauslösender Stoffe (**Allergene**) ist sehr groß. Es ist noch weitgehend ungeklärt, warum das Immunsystem vieler Menschen in dieser Weise fehlreagiert.

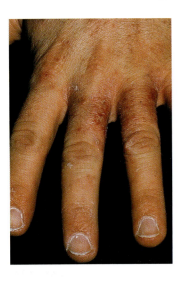

Hautekzem nach Kontakt mit allergieauslösender Substanz

Pflanze	F	M	A	M	J	J	A	S
Erle	■	■						
Haselnuss	■	■	■					
Ulme		■	■					
Pappel		■	■					
Weide		■	■					
Ahorn		■	■	▪				
Platane			■	■				
Eibe			■	■	■			
Walnuss			▪	■	▪			
Birke			■	■				
Esche			■	■				
Löwenzahn				■				
Roggen				■	■			
Akazie				■	■			
Gräser			▪	■	■	■	■	▪
Spitzwegerich				■	■	■	■	▪
Nessel				■	■	■		
Eiche				■				
Gerste					■			
Holunder					■	■		
Linde					■	■	▪	
Hafer					■			
Mais						■	■	
Beifuß						■	■	
Goldrute							■	■

Pollenflugkalender

Ein weiteres allergisches Symptom ist das krampfartige Zusammenziehen von Muskeln in der Lunge. Atembeschwerden sind die Folge (Bronchialasthma). Starke allergische Reaktionen können in einigen Fällen sogar zum Tode führen (z. B. Antibiotikaallergie, Wespenstichallergie).

Häufige allergieauslösende Stoffe (Allergene)
Hautkontaktallergene: Kosmetika, Farbstoffe, Metalle (Chrom, Nickel), Desinfektionsmittel, Waschmittel
Tiergifte: Bienen- und Wespengift, parasitische Würmer (Bandwurm)
Nahrungsmittel: Milchprodukte, Eier, Fisch, Getreide, Sauerkraut, Gewürze, Obst, Senf, Honig, Farb- und Zusatzstoffe von Lebensmitteln
Inhalationsallergene: Pollen, Tierhaare, Hausstaub, Milben, Federn, Schimmelpilze, Chemikalien (z. B. Formaldehyd), Mehlstaub
Medikamente: vor allem Antibiotika, Schmerzmittel

Bei einigen Berufen kommen die Menschen mit diesen möglichen Allergenen häufig in Kontakt. Man spricht daher von **Berufsallergien.** Eine solche typische Berufsallergie ist die **Mehlstauballergie** bei Bäckern, **Haarfärbemittelallergie** bei Friseuren, **Mörtelallergie** bei Maurern, **Chlorakne** bei Chemiefacharbeitern sowie **Allergien gegen Gummihandschuhe** und **Desinfektionsmittel** bei Tätigkeiten im medizinischen Bereich. Diese Allergien beeinträchtigen meist stark die **Arbeitsfähigkeit** des Einzelnen und können bis zur **Berufsunfähigkeit** führen. Oft ist dann ein Berufswechsel notwendig. Generell gilt, wer zu Allergien neigt, sollte keinen Beruf ergreifen, in dem er mit vielen Allergenen in Kontakt kommt.

Heuschnupfen – warum jedes Jahr wieder?

Wenn im Frühjahr zahlreiche Gräser blühen, bleiben viele Heuschnupfengeplagte lieber in den vier Wänden und schließen die Fenster. Aber, wie entsteht nun ein so genannter Heuschnupfen?

Normalerweise verursachen Gräserpollen keine Abwehrreaktionen im menschlichen Körper. Bei einem **Allergiker** hingegen kommt es in der **Sensibilisierungsphase** zur Bildung spezifischer Antikörper. In dieser Anfangsphase kommt es zu keiner allergischen Reaktion. In den Geweben passiert jedoch Entscheidendes. Die Antikörper heften sich an die Zelloberfläche der Histamin speichernden Mastzellen. Gelangen nun die Allergene (z. B. Gräserpollen) im nächsten Frühjahr erneut in den Körper, so kommt es zu einer überschießenden Reaktion im Körper. Die Allergene binden sich an die Antikörper auf der Mastzellenoberfläche. Durch dieses Signal setzen die Mastzellen das Histamin frei. So kommt es zu den typischen allergischen Reaktionen mit Fieber, Atembeschwerden, Schnupfen und Hautausschlägen.

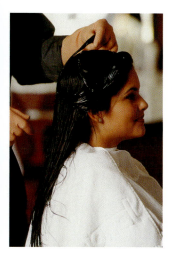

Vorsicht: Allergierisiko! Bei Tätigkeiten mit allergieauslösenden Substanzen müssen Handschuhe getragen werden

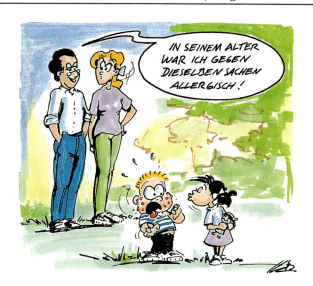

4.4.2 Diagnose und Therapie

Wie behandelt man eine Allergie?

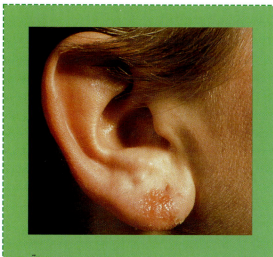

Überlegen Sie sich Maßnahmen zur Behandlung dieser allergischen Reaktion auf Modeschmuck.

Der Arzt kann zur Symptomlinderung **Antihistaminika** (Medikamente, die den Histaminausstoß hemmen), **kühlende Salben, Ölbäder, Wickel** oder **Bestrahlungen** verordnen. Es sollte darüber hinaus versucht werden, das **Immunsystem** zu **stärken** (Ernährungsumstellung, Stressabbau usw.). In schweren Fällen bleibt nur die **Behandlung mit Cortisonpräparaten** (Hormon der Nebennierenrinde). Cortison kann schwere Nebenwirkungen hervorrufen, daher eignet es sich nicht zum dauerhaften Gebrauch.

Medizinisch umstritten ist der Versuch, den Allergiker durch die Gabe kleinster Mengen „seines" Allergens unempfindlich zu machen. Die einfachste und wirkungsvollste Methode besteht für den Allergiker immer noch darin, das betreffende Allergen zu meiden.

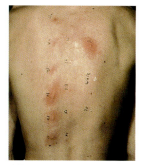

Allergietest

Zuerst muss herausgefunden werden, durch welchen Stoff die allergische Reaktion ausgelöst wurde. Bei einem **Allergietest** injiziert man die Lösungen mit den verdächtigen Stoffen in die Haut des Rückens. Bei einer bestehenden Allergie bewirkt das Allergen eine entzündliche Reaktion mit Quaddelbildung und Hautrötung an der Einspritzstelle.

Allergische Erkrankungen bedeuten für Kinder und ihre Familien große und leidvolle Belastungen. Die Suche nach wirksamer Hilfe ist meist langwierig und frustrierend. So viele mögliche Ursachen Allergien haben können, so viele Therapien werden den Betroffenen und ihren Eltern angeboten.

AUFGABEN

1. Erstellen Sie eine Collage über mögliche allergieauslösende Stoffe.
2. Erläutern Sie, was man unter einer Sensibilisierungsphase versteht.
3. Beschreiben Sie den Ablauf einer allergischen Reaktion – z. B. bei einer Erdbeerallergie.
4. Informieren Sie sich z. B. beim Hautarzt über mögliche Allergieteste.

4.4.3 Häufige Allergien

Allergie	Mögliche Allergene	Symptome	Behandlung
Nahrungsmittelallergien	Rohgemüse (Karotten und Sellerie), Fische und Meeresfrüchte, reifende Käsesorten (Gouda, Edamer, Emmentaler), Salami, Mettwurst, Sauerkraut, Fisch- und Fleischkonserven, Rotwein, Bier, Eiklar, Erdbeeren, Zitrusfrüchte, Schokolade, Tomaten usw.	■ Juckreiz ■ Hautausschläge ■ Erbrechen ■ Bauchkrämpfe ■ starke Blähungen ■ Durchfälle (große Wasserverluste)	Bei schwerem Verlauf Arzt aufsuchen Symptome lindern (Hausmittel, Medikamente) Betreffende Nahrungsmittel meiden
Arzneimittelallergien	Medikamente (z. B. Antibiotika, Schmerzmittel)	■ Schleimhautschwellungen ■ Atembeschwerden ■ Kreislaufschock	Sofortige ärztliche Hilfe Kreislaufstabilisierung
Insektengiftallergie	Bienen- oder Wespengift	■ Schleimhautschwellungen ■ Gefahr eines lebensbedrohenden Schocks	Sofortige ärztliche Hilfe Kreislaufstabilisierung Gegenmittel sollte ständig bei sich getragen werden
Bronchialasthma	Pollen, Blütenstaub, Hausstaub, Tierhaare, Bettfedern, Schimmelpilze	■ auftretende Atemnot ■ Hustenreiz, Schleimbildung ■ der Anfall kann durch psychische Anlässe verstärkt werden.	Gleichmäßiges und ruhiges Atmen Beruhigen des Asthmakranken Inhalationsspray anwenden Bei schweren Anfällen sofortige ärztliche Hilfe, Luftveränderungen
Allergischer Schnupfen (z. B. Heuschnupfen)	Gräserpollen, Blütenstaub, Milben, Tierhaare	■ wässriger Schnupfen ■ starker Niesreiz ■ Bindehautentzündung ■ Schleimbildung	Gabe von schleimhautabschwellenden Nasentropfen Meidung des Allergens
Hautallergien	Nickel, Kosmetika, Waschmittel usw.	■ Rötungen ■ Quaddelbildungen ■ Kratzwunden (infizieren sich leicht)	Gabe von lindernden Salben Meidung des betreffenden Allergens Behandlung der infizierten Wunden
Berufsallergien	Mehl- und Getreidestaub bei Bäckern Holzstaub bei Tischlern Kalk und Mörtel bei Maurern Haare und Lösungsmittel bei Frisören Lacke und Farben bei Malern	■ typische Allergiesymptome (Atembeschwerden, Quaddelbildung, Juckreiz usw.)	Behandlung mit Salben Inhalationen Meidung des Allergens (Umschulung)
Schimmelpilzallergie	Schimmelpilze	■ allergischer Schnupfen oder Husten ■ Bauchschmerzen, Durchfall ■ Erbrechen, Migräne	Linderung der Symptome Räume gut lüften und schimmelfrei halten

5 Herz-Kreislauf-System

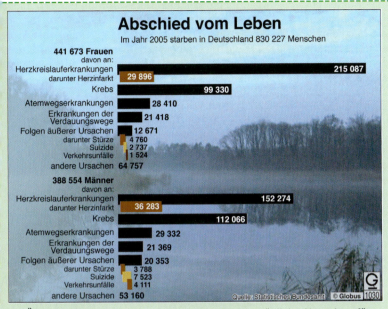

Überlegen und diskutieren Sie in der Klasse mögliche Ursachen für die Häufigkeit der Herz-Kreislauf-Erkrankungen in Deutschland.

Erkrankungen des Herz-Kreislauf-Systems stehen in der Statistik der Todesursachen in den westlichen Industriestaaten an erster Stelle. Jeder zweite Bewohner der Bundesrepublik Deutschland stirbt an Herz-Kreislauf-Erkrankungen. Alarmierend ist, dass vermehrt jüngere Menschen erkranken: 30- bis 40-Jährige bilden keine Ausnahme mehr. Neu ist auch, dass zunehmend Frauen vor dem Eintritt der Wechseljahre betroffen sind.

Nach dem heutigen Stand der Wissenschaft sind Entstehung und Ursachen der Herz-Kreislauf-Erkrankungen noch nicht restlos geklärt. Alle wissenschaftlichen Untersuchungen weisen aber darauf hin, dass die moderne Lebensweise unserer Wohlstandsgesellschaft, wie zum Beispiel Überernährung, geringe körperliche Aktivität durch zunehmende Automation der Arbeit, Stress am Arbeitsplatz und in der Freizeit, steigender Genussmittelkonsum und eine hohe Schadstoffbelastung unserer Umwelt das Hauptrisiko für eine krankhafte Veränderung des Herz-Kreislauf-Systems darstellen. Die nach heutiger Erkenntnis gefährlichsten Risikofaktoren sind ein krankhafter Fettstoffwechsel mit einem zu hohen Blutcholesterinspiegel (Hypercholesterinämie) und der Bluthochdruck. Je mehr Risikofaktoren in der Lebensweise des Menschen zusammenkommen, umso höher ist das Erkrankungsrisiko.

Herz-Kreislauf-Erkrankungen können von der modernen Medizin zwar behandelt, aber nicht geheilt werden. Daher sollte jeder möglichst schon in jungen Jahren durch eine bewusste Lebensweise Risikofaktoren meiden und dadurch einer Erkrankung des Herz-Kreislauf-Systems frühzeitig vorbeugen.

5.1 Aufbau und Funktion des Herzens

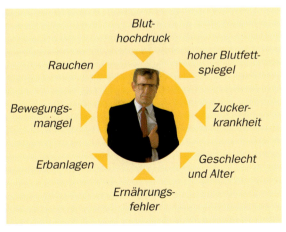

Unsere Lebensweise ist ein wichtiger Risikofaktor für die Entstehung von Herz-Kreislauf-Krankheiten

> Leicht fiel das Herz uns in die Hosen,
> Würd es nicht auf das Zwerchfell stoßen.
> Gefährlich, gar in unseren Tagen,
> Ists, auf der Zunge es zu tragen.
> Man lasse es noch bestenfalls,
> Aus Angst wohl klopfen bis zum Hals.
> Und nehms, wenn man das nötig fände,
> Mit Vorsicht fest in beide Hände!
> Doch hat dies alles wenig Zweck:
> Man lass es auf dem rechten Fleck!
>
> (Eugen Roth)

Das Herz pumpt Tag und Nacht das Blut durch die Gefäße. So wird gewährleistet, dass alle Körperzellen mit Sauerstoff und Nährstoffen versorgt und schädliche Stoffwechselprodukte abtransportiert werden.

Das Herz befindet sich im Brustraum zwischen den beiden Lungenflügeln. Die Herzspitze liegt auf dem Zwerchfell.

Das Gewicht des Herzens beträgt ungefähr 250 bis 350 g. Das Herz ist ein Hohlmuskel, der durch die Herzscheidewand in zwei fast gleich große Hälften geteilt ist. Jede Hälfte besteht aus einem dünnwandigen Vorhof (Atrium) und einer dickwandigen, muskelstarken **Herzkammer** (Ventrikel). Vorhof und Herzkammer sind jeweils durch eine **Segelklappe** getrennt. Diese ist so gebaut, dass sie das Blut nur von den Vorhöfen in die Herzkammern durchtreten lässt. In den rechten Vorhof münden die **untere** und die **obere Hohlvene**, die dem Herzen das verbrauchte sauerstoffarme Blut aus dem Körper zuführen. Aus der rechten Herzkammer transportiert die **Lungenarterie** (Arteria pulmonalis) das sauerstoffarme Blut in die Lunge. Dort wird es mit Sauerstoff angereichert. Über die **Lungenvenen** strömt das sauerstoffreiche Blut in den linken Vorhof. Aus der linken Herzkammer geht die **große Körperschlagader** (Aorta) ab, die sich in mehrere große Arterienäste verzweigt und den ganzen Körper mit sauerstoffreichem Blut versorgt. Am Ausgang der Herzkammern befindet sich je eine dreiteilige **Taschenklappe**. Die Segelklappen und die Taschenklappen wirken wie Ventile. Sie regulieren die Laufrichtung des Blutes im Herzen und verhindern ein Zurückfließen in der Erschlaffungsphase.

Ein gesundes Herz vollbringt eine gewaltige Leistung. Bei einer normalen Schlagzahl von 70 Schlägen pro Minute befördert das Herz 4900 ml Blut pro Minute. Das entspricht ca. 75 000 Litern Blut pro Tag, also der Füllung eines Tanklastzuges. Dabei verteilt das Herz das Blut auf ein Gefäßsystem mit einer Gesamtlänge von ca. 10 000 km. Um diese Arbeit leisten zu können, muss der Herzmuskel selbst ausreichend mit Blut versorgt werden. Er wird dazu von einem eigenen Gefäßsystem, den **Herzkranzgefäßen**, versorgt. Ist diese Blutversorgung zum Beispiel durch ein Blutgerinnsel blockiert, können Teile des Herzmuskels durch Sauerstoffmangel absterben. Es kommt zum Herzinfarkt.

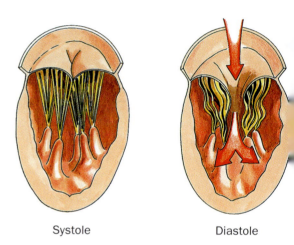

Systole   Diastole

Die Segelklappen (oben) und die Taschenklappen (unten) regulieren den Weg des Blutes durch das Herz

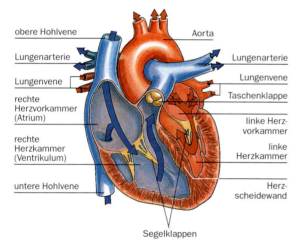

Aufbau des Herzens

Die Pfeile geben die Strömungsrichtung des Blutes an. (Blauer Pfeil: sauerstoffarmes Blut. Roter Pfeil: sauerstoffreiches Blut)

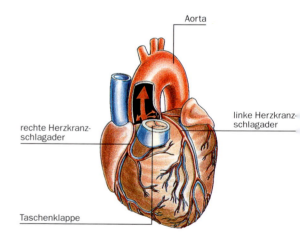

Die Herzkranzgefäße versorgen das Herz mit Nährstoffen und Sauerstoff

Die Arbeit des Herzens erfolgt in einem Rhythmus von Kontraktion und Erschlaffung der Muskulatur der Herzvorhöfe und Kammern. Bei jedem Herzschlag zieht sich zuerst die Muskulatur der Vorhöfe zusammen, und das Blut wird durch die geöffneten Segelklappen aus den Vorhöfen in die Herzkammern gedrückt. Dabei ist die Kammermuskulatur entspannt **(Diastole)** und die Taschenklappen sind geschlossen. Danach kontrahiert die Muskulatur der Herzkammern **(Systole)**. Durch den entstehenden Druck schließen sich die Segelklappen, so dass das Blut nicht mehr in die Vorhöfe zurückfließen kann. Unter dem steigenden Druck in den Herzkammern öffnen sich die Taschenklappen, und das Blut wird in die Aorta bzw. in die Lungenschlagader ausgeworfen. Am Ende der Systole sind die Herzkammern annähernd blutleer, und die Kammermuskulatur erschlafft wieder.

Systole: Kontraktion der Kammermuskulatur, das Blut wird aus den Herzkammern in den Kreislauf geworfen.

Diastole: Erschlaffung der Kammermuskulatur, die Herzkammern werden mit Blut gefüllt.

Füllungsphase der Kammern

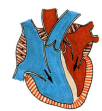

- Angespannte Vorhofmuskulatur
- Segelklappen geöffnet
- Entspannte Kammermuskulatur
- Taschenklappen geschlossen

Anspannung und Austreibung aus den Kammern

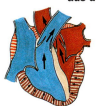

- Entspannte Vorhofmuskulatur
- Segelklappen geschlossen
- Angespannte Kammermuskulatur
- Taschenklappen geöffnet

Füllung der Vorkammern

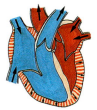

- Entspannte Vorhofmuskulatur
- Segelklappen geschlossen
- Kammermuskulatur entspannt sich
- Taschenklappen schließen sich

Erläutern Sie die Vorgänge während der dargestellten Arbeitsphasen der Herztätigkeit

Die Messung der individuellen Herzleistung im Treppenstufenversuch:

Bei diesem Versuch steigen Versuchspersonen
- mit unterschiedlichem Trainingszustand
- jeweils gleichen Geschlechts
- in der **ersten Belastungsphase** 6 Minuten lang 30mal pro Minute eine ca. 20 cm hohe Stufe hinauf und hinab.
- In der folgenden **1-Minuten-Pause** werden Puls, Blutdruck und Atmung gemessen und protokolliert.
- In der **zweiten Belastungsphase** steigen die Versuchspersonen 6 Minuten lang 50mal pro Minute eine ca. 20 cm hohe Stufe hinauf und hinab (oder 30mal eine 30 cm hohe Stufe).
- Die zweiten Belastungswerte werden gemessen und protokolliert.
  Die Versuchswerte werden mit den **Ruhewerten** (Puls, Blutdruck, Atmung) der Versuchspersonen, die vor den Belastungsphasen gemessen wurden, verglichen.

1. Legen Sie diese Tabelle in Ihrem Heft an, und tragen Sie Ihre eigenen Messungen ein.

Beispiel:

Versuchsperson Name	Puls pro min	Blutdruck mm Hg	Atmung Atemzüge pro min
Ruhewert	60–80	110–120 / 75/85	12–16
1. Belastung	ca. 120	140/190	ca. 30
2. Belastung	ca. 120–160	180/90	über 30

2. Vergleichen Sie Ihre Werte in der Belastungsphase mit den Ruhewerten. Werten Sie die Ergebnisse aus.

3. Vergleichen Sie die Versuchsergebnisse von trainierten und untrainierten Testpersonen. Was sagen sie aus?

4. Bei dem Radrennfahrer Eddie Mercx wurde ein Ruhepuls von 42 Schlägen/Minute gemessen. Vergleichen Sie diesen Wert mit dem Normalwert. Diskutieren Sie mögliche Gründe für diese Abweichung (vgl. S. 116).

5. Welche Auswirkungen hat regelmäßiges sportliches Training auf die Herztätigkeit? Überlegen Sie auch anhand Ihrer Versuchsergebnisse (vgl. S. 116).

Das Herz kann auch außerhalb des menschlichen Körpers weiterschlagen. Die Reize für die rhythmische Herztätigkeit werden im Herz von einem herzeigenen Reizleitungssystem selbst gebildet. Im rechten Vorhof befindet sich der **Sinusknoten**, der die Erregungsbildung maßgeblich steuert. Er ist der natürliche Schrittmacher des Herzens. Er hat einen Eigenrhythmus von 60 bis 70 Impulsen pro Minute, das entspricht der Herzfrequenz eines gesunden Erwachsenen in Ruhe (Ruhepuls).

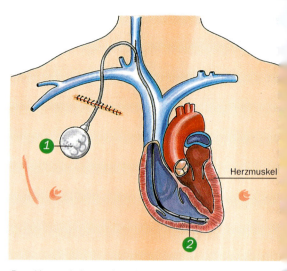

Der Herzschrittmacher (1) steuert die Herztätigkeit. Über kleine Elektroden (2) werden die künstlichen elektrischen Impulse an den Herzmuskel weitergeleitet und bewirken die Kontraktion des Herzens

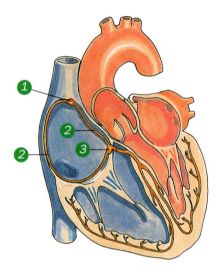

*Die Erregungsleitung des Herzens: Die elektrischen Erregungen entstehen im Sinusknoten (1), werden über Nervenbahnen (2) zum AV-Knoten (**A**trio**v**entrikularknoten) (3) geleitet, der sie über Nervenfasern auf die Muskulatur der Herzkammern überträgt*

Fällt der Sinusknoten durch krankhafte oder altersbedingte Veränderungen in seiner Funktion aus, muss dem Menschen ein so genannter **Herzschrittmacher** eingepflanzt werden.

Die elektrische Erregung des Sinusknotens breitet sich über Nervenfasern im ganzen Herzen aus. Es kommt dabei zu einem kleinen Stromfluss, der sich bis auf die Körperoberfläche fortsetzt. Dieser kann als **EKG** (Elektrokardiogramm) mithilfe von so genannten Elektroden, die an den Armen, Beinen und am Brustkorb befestigt werden, gemessen werden.
Das EKG gibt Auskunft über krankhafte Veränderungen des Herzmuskels. Stirbt zum Beispiel durch einen Herzinfarkt ein Abschnitt des Herzmuskels ab, dann kann hier der Strom nicht mehr geleitet werden. Im EKG wird dies durch typische Veränderungen angezeigt. Auch Herzrhythmusstörungen können mithilfe des EKG diagnostiziert werden.

Die Herztätigkeit wird über das vegetative Nervensystem (Nervensystem der inneren Organe) kontrolliert.

Dadurch kann die Herzleistung an unterschiedliche Belastungszustände des Körpers (Ruhe, körperliche Anstrengung) und an psychische Befindlichkeiten (Herzrasen in Angstzuständen und Stress, sehr ruhiger Herzschlag im Schlaf) angepasst werden. Ein Nervenstrang, der **Parasympathicus**, senkt die Herzfrequenz bei extremer Reizung bis zum Herzstillstand, sein Gegenspieler, der **Sympathicus**, erhöht die Frequenz und die Kraft der Kontraktion.
Hochleistungssportler haben im Vergleich zu untrainierten Menschen einen viel niedrigeren Ruhepuls. Körperliches Training, wie zum Beispiel Schwimmen, Laufen, Radfahren, Tennisspielen, erhöht die Leistungskraft des Herzens. Es führt zu einer besseren Durchblutung und zu einer Vergrößerung des Herzmuskels. Dadurch kann das Herz bei jedem Herzschlag eine größere Blutmenge in den Kreislauf pumpen. Das Herz hat dadurch ein größeres **Schlagvolumen** (Blutmenge, die das Herz bei jedem Herzschlag in den Kreislauf wirft).

Nach der Beziehung:
Herzminutenvolumen = Schlagvolumen mal Puls

ist bei einem hohen Schlagvolumen nur ein niedriger Puls erforderlich, um in der Zeiteinheit die benötigte Blutmenge vom Herz in den Kreislauf zu pumpen. Das Herz sportlich aktiver Menschen arbeitet dadurch effektiver bei einer insgesamt niedrigeren Belastung. Die Sauerstoffversorgung des Herzens ist verbessert. Herz-Kreislauf-Erkrankungen kann dadurch vorgebeugt werden. Bei sportlich wenig aktiven Menschen vermindert sich die Leistung des Herzens ab dem 20. Lebensjahr um ein Prozent jährlich. Körperlich schwere Anstrengungen können dadurch schon früh zu einem Problem werden.

5.2 Blutkreislauf

Das Blut fließt kontinuierlich durch ein weit verzweigtes Netz von Blutgefäßen. Dabei geben die **roten Blutkörperchen** Sauerstoff an die Körperzellen ab und nehmen Kohlendioxid für den Abtransport auf. Außerdem führt das Blut Nährstoffe und Hormone zu ihren Zielzellen.
Weitere Bestandteile des Blutes sind die **weißen Blutkörperchen** (vgl. S. 102), die eingedrungene Fremdkörper und Krankheitserreger bekämpfen, sowie die **Blutplättchen**, die an der Blutgerinnung beteiligt sind. Durch die ständige Blutzirkulation wird die Körpertemperatur stets bei etwa 36,5 °C gehalten. Das Herz ist der Motor für den Blutkreislauf, der sich in **Lungen-** und **Körperkreislauf** gliedert.

Mit jedem Schlag pumpt das Herz 70 ml Blut, das ist die Menge einer Kaffeetasse, in die Körper- und in die Lungenschlagadern. Dieser Vorgang erfolgt 60- bis 70-mal in der Minute, im Laufe eines 70-jährigen Lebens ca. drei Milliarden Mal ohne Ruhepause.
Bei Störungen des Blutflusses, zum Beispiel durch Verengung oder Verschluss eines Gefäßes (vgl. Kap. 5.3, 5.6), werden die im Versorgungsgebiet liegenden Gewebe nicht mehr ausreichend durchblutet. Sie stellen als Folge ihre Funktion ein oder können sogar absterben (vgl. Kap. 5.8).

5.2.1 Der Lungenkreislauf

Er beginnt in der rechten Herzkammer. Das aus dem Körperkreislauf kommende sauerstoffarme und kohlendioxidreiche Blut wird aus der rechten Kammer in die **Lungenarterien** gepumpt. Die Lungenarterien verästeln sich weiter in **Lungenarteriolen** und **Lungenkapillaren.** Im arteriellen Teil der Lungenkapillaren wird das Kohlendioxid aus dem Blut an die Lungenbläschen abgegeben und ausgeatmet. Gleichzeitig gelangt der in die Lungen eingeatmete Sauerstoff von den **Lungenbläschen** in das Blut des venösen Teils der Lungenkapillaren. Diese münden in die **Lungenvene,** die das sauerstoffreiche Blut in den linken Herzvorhof transportiert.

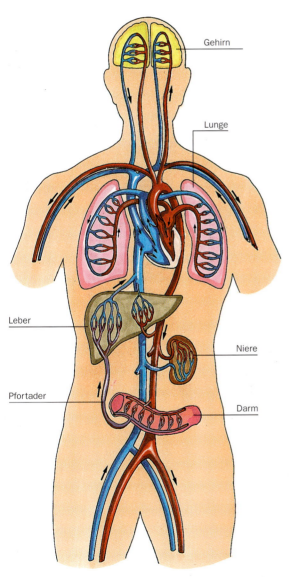

Blutkreislauf des Menschen

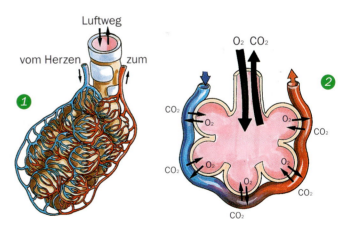

(1) Die Lungenbläschen sind von einem Kapillarnetz umgeben, das dem Austausch von Kohlendioxid und Sauerstoff dient
(2) Der Gasaustausch in den Lungenbläschen

Zusammensetzung der Ein- und Ausatemgase		
	eingeatmete Luft	ausgeatmete Luft
Sauerstoff	21%	17%
Kohlendioxid	0,03%	3,5%
Stickstoff	78%	78%

5.2.2 Der Körperkreislauf

Etwa siebzigmal in der Minute presst die linke Herzkammer mit hohem Druck Blut in die **Aorta**. Die fünf bis sechs Liter Blut, die das Herz dabei pro Minute mit kräftiger Kontraktion in den Körperkreislauf pumpt, werden an die einzelnen Organe nach ihrem momentanen Bedarf verteilt. Von der Aorta zweigen viele **große Arterien** ab, die jeweils bestimmte Körperpartien oder Organsysteme mit Blut versorgen. Diese Arterien verästeln sich überall im Körper zu kleineren Blutgefäßen, den **Arteriolen**, die sich schließlich in die haarfeinen Kapillaren verzweigen. In den **Kapillaren** sind die Strömungsgeschwindigkeit des Blutes und der Blutdruck stark herabgesetzt, sodass genug Zeit zum Stoffaustausch zwischen Blut und Gewebe bleibt. **Im arteriellen Teil der Kapillaren** werden Sauerstoff und Nährstoffe an das Gewebe abgegeben. Im venösen Teil der Kapillaren werden die Abfallstoffe der Verbrennungsvorgänge in den Zellen, also Kohlendioxid und Schlackenstoffe in das Blut aufgenommen. Die Kapillaren haben zusammen eine Gesamtoberfläche von 6000 bis 7000 Quadratmetern, das entspricht der Fläche von zwei Fußballfeldern. Der venöse Teil der Kapillaren geht in die **Venolen** über. Diese vereinigen sich in **großen Venenästen**, die schließlich in die **untere** und **obere Hohlvene** einmünden. Diese großen Körpervenen führen das Blut wieder zum Herzen zurück.

Die Blutgefäße haben mit Ausnahme der Kapillaren einen dreischichtigen Wandaufbau. Die innerste Schicht, die das Gefäß auskleidet, besteht aus einem Epithelgewebe. Sie weist eine sehr glatte Oberfläche auf, welche die Bildung und Ablagerung von Blutgerinnseln verhindert. Die mittlere Schicht besteht aus Muskelgewebe. Sie ist in den Arterien dicker als in den Venen. Die Arterien können dadurch einem hohen Blutdruck standhalten. Die äußere Schicht der Gefäßwand setzt sich aus Bindegewebe mit einem hohen Anteil an elastischen Fasern zusammen. Sie gibt der Gefäßwand Festigkeit und Elastizität. Die Arterien dehnen sich bei jedem Herzschlag unter dem hohen Druck des ausgeworfenen Blutes aus. Wenn das Herz erschlafft, sinkt der Blutdruck und die Arterien ziehen sich aufgrund ihrer Elastizität wieder zusammen und transportieren das Blut weiter durch den Kreislauf. So kann eine gleichmäßige Strömung des Blutes erreicht werden. In den herzfernen Arterien und Arteriolen nimmt der Anteil der elastischen Fasern in der Gefäßwand ab und wird vermehrt durch Muskelgewebe ersetzt. Das Muskelgewebe reguliert die Durchblutung der einzelnen Körperregionen entsprechend ihrem Nährstoff- und Sauerstoffbedarf. Steigt zum Beispiel der Blutbedarf der Beinmuskulatur während eines Dauerlaufs, so steigern die Arteriolen deren Durchblutung, indem sie ihre Gefäßlichtung weiter stellen. Körperregionen mit niedrigem Blutbedarf drosseln ihre Blutzufuhr durch Engstellung ihrer Gefäße.

Der Weg durch den Körperkreislauf ist lang. Das Blut muss an den Aderwänden eine beträchtliche Reibung überwinden und zum Beispiel in den Beinvenen entgegen der Schwerkraft transportiert werden. Um trotzdem einen gleichmäßigen Blutstrom in den Venen zum Herzen hin zu ermöglichen, sind die Venen in Abständen von einigen Zentimetern mit **Venenklappen** ausgestattet. Besonders die Venen der unteren Extremitäten besitzen viele Venenklappen. Sie haben die Funktion von „Rückschlagventilen" und verhindern, dass das Blut in den Adern zurückfließt. Sind die Venenklappen geschädigt, kann es zu einem Rückstau des Blutes in den Venen mit der Bildung von **Krampfadern** kommen (vgl. Kap. 5.7).

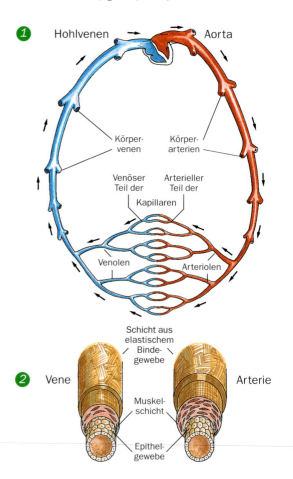

Fließrichtung in den Arterien und Venen im Körperkreislauf (1). Querschnitt durch eine Arterie und eine Vene (2)

Oft verlaufen in der unmittelbaren Nachbarschaft der Venen Arterien. Deren Pulswelle unterstützt den Rücktransport des Blutes in Richtung Herz. Die Muskeln des Körpers erfüllen eine ähnliche Funktion. Wenn sie bei körperlicher Arbeit bewegt werden, pressen sie die Venen zusammen und treiben die Blutsäule herzwärts.

5.3 Arteriosklerose – wenn es eng wird in den Gefäßen

Die Gefahr Nummer eins für ein gesundes Gefäßsystem ist die Arteriosklerose, die im Volksmund auch „Arterienverkalkung" genannt wird.

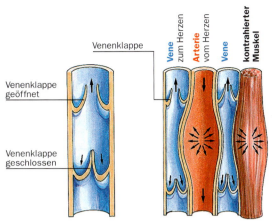

Bluttransport in den Venen: Die Wirkungsweise der Venenklappen (links), der Puls benachbarter Arterien sowie die Muskelpumpe unterstützen den Blutfluss in den Venen (rechts)

Altersveränderungen der Gefäße betreffen größtenteils die Arterien. Als Folge kommt es zu einer Abnahme der Gefäßwandelastizität und zu einer Verengung des Gefäßlumens (vgl. Kap. 5.3). Der Kreislauf reagiert auf diese Veränderungen mit Blutdruckerhöhung und stärkerer Pumpleistung des Herzens. Bei weiter fortschreitender Gefäßveränderung besteht die Gefahr einer Thrombose (Bildung eines Blutgerinnsels) oder eines Gefäßverschlusses (vgl. Kap. 5.6). Kleine Gefäße können brüchig werden und reißen. Dann besteht die Gefahr eines Schlaganfalls durch Blutung. Eine überwiegend stehende oder sitzende Tätigkeit führt häufig zu einer Schädigung der Venenklappen und Entstehung der sog. Krampfadern (vgl. Kap. 5.7).

AUFGABEN

1. Herz-Kreislauf-Erkrankungen zählen heute in Deutschland zu den am häufigsten vorkommenden Erkrankungen.
   - Überlegen Sie mögliche Ursachen dieser Entwicklung.
   - Stellen Sie Wege einer gesunden Lebensweise dar, die den Herz-Kreislauf-Erkrankungen vorbeugen können.
2. In den Mittelmeerländern wie Italien und Griechenland leiden nur wenige Menschen an Herz-Kreislauf-Erkrankungen. Diskutieren Sie Gründe für dieses Phänomen.
3. Beschreiben Sie den Körper- und den Lungenkreislauf und stellen Sie ihre Funktion im menschlichen Organismus dar.
4. Stellen Sie mithilfe der Abb. oben dar, wie die Venenklappen den Rückfluss des Blutes verhindern.

Arteriosklerose – das „hausgemachte" Risiko?

Jetzt noch die kleine Anhöhe hinauf und dann Rast auf der Bank – Peter Hurtig (39 Jahre) sitzt hier jeden Morgen für eine Zigarettenlänge, wie der ehemals starke Raucher heute noch sagt. Der 3-km-Lauf macht ihn morgens so richtig wach und bringt seinen Kreislauf in Schwung. Stress im Alltag kann er so spürbar vermeiden und den Arbeitstag ruhig und gelassen angehen.

Peter Hurtig hat nicht immer so gelebt. Erst alarmierende körperliche Beschwerden haben den früher starken Raucher und ehrgeizigen Angestellten einer florierenden Computerfirma, dessen Arbeitstag mindestens 14 Stunden hatte und dessen Freizeitsport in einem Bummel durch die Fußgängerzone bestand, zu einer neuen Lebenseinstellung gebracht. Seine ständige Abgeschlagenheit und Müdigkeit führte der übergewichtige Mann zuerst auf seinen Dauerstress zurück. Später schliefen ihm Arme und Beine öfter ein, bei Spaziergängen kam es regelmäßig zu einem ziehenden Schmerz in dem rechten Bein. Stechende Schmerzen in der Herzgegend trieben ihn schließlich zu seinem Hausarzt, der eine Verengung der Herzkranzgefäße und einen Verschluss der rechten Beinarterie diagnostizierte.

Im Krankenhaus und während der Anschlussheilbehandlung dachte er über sein Leben nach. In der Reha-Klinik machte er eine Gesprächstherapie, nahm an einem Stressbewältigungskurs teil und fand Spaß an sportlichen Aktivitäten. Seit einem Jahr ist er wieder in seiner Firma tätig. An seinen neuen Achtstunden-Arbeitstag ohne Zigaretten und Essen aus dem Imbiss hat er sich gewöhnt. Eigentlich kann nichts mehr schief gehen.

1. Informieren Sie sich durch Informationsmaterial von Krankenkassen/Ärzten etc. über die Ursachen und den Krankheitsverlauf der Arteriosklerose.

2. Diskutieren Sie, welche Lebensgewohnheiten bei Peter Hurtig zu dem Gefäßverschluss geführt haben können.

Bei der Arteriosklerose verdicken und verhärten sich die Arterienwände durch Ablagerungen von Blutfetten, insbesondere von Cholesterin. In diesen so genannten **„arteriosklerotischen Flecken"** werden vermehrt Bindegewebszellen gebildet. Allmählich erfolgt eine Verkalkung der Gefäßinnenwand.

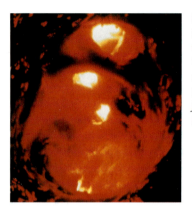

Große Kalkablagerungen und schwere Verhärtungen in der Hauptschlagader nach jahrelangem Bluthochdruck

Die Gefäßinnenwand wird rau. Die Gefäße werden enger. Der freie Blutdurchfluss ist behindert und es kommt häufig zu einem Sauerstoffmangel im Versorgungsgebiet des betroffenen Gefäßes. Die aufgeraute Innenfläche begünstigt die Bildung von **Blutgerinnseln** (Thromben), welche das Blutgefäß völlig verschließen können (vgl. S. 125).

Man geht heute davon aus, dass die Arteriosklerose mit kleinen Verletzungen in der Gefäßinnenhaut beginnt, die zum Beispiel durch Bluthochdruck, lokalen Sauerstoffmangel oder Hypercholesterinanämie ausgelöst sein können. Während die Ablagerungen an den Gefäßwänden über viele Jahre ohne Beschwerden verlaufen, kann in wenigen Minuten ein lebensbedrohlicher Gefäßverschluss, der **Infarkt,** entstehen. Die Lebensgewohnheiten unserer Zivilisation sind neben einer genetischen Veranlagung für die Entstehung der Arteriosklerose verantwortlich.

„Der Mensch ist so jung wie seine Gefäße!"
Dieser Ausspruch wird dem berühmten Internisten Bürger (1885–1966) zugeschrieben, der schon um die Jahrhundertwende erkannt hatte, dass mit zunehmender Verkalkung nicht nur die Gefäße an Spannkraft verlieren, sondern auch Körper und Geist. Durch verstopfte Gefäße fließt weniger Blut. Die Leistungsfähigkeit lässt nach. Mögliche Reserven erschöpfen sich rasch und der Alterungsprozess setzt schneller ein.

Die Arteriosklerose lässt sich nur dann mit Aussicht auf bestmöglichen Erfolg behandeln, wenn man die Risikofaktoren kennt und konsequent ausschaltet.

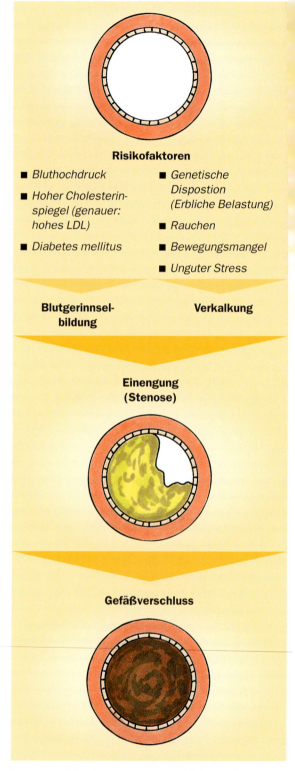

Der Verlauf der Arteriosklerose wird durch die Lebensweise bestimmt: gesundes Gefäß (oben), durch Cholesterinablagerungen zu Dreivierteln verengtes Gefäß (Mitte), durch ein Blutgerinnsel verstopftes Blutgefäß (unten)

Jeder ist für sich selbst verantwortlich!

Es geht im Einzelnen um:
- ausreichende Bewegung
- Einschränkung von Zucker, Fetten und Alkohol
- Reduktion des Übergewichtes
- Verzicht auf das Rauchen
- Behandlung des Bluthochdrucks oder einer bestehenden Zuckerkrankheit

Besondere Bedeutung für die Entstehung der Arteriosklerose hat das **Cholesterin** (vgl. S. 15 und 202 f.). Cholesterin wird ausschließlich über tierische Nahrungsmittel aufgenommen. Außerdem kann es auch von der Leber selbst hergestellt werden. Cholesterinspiegel von 200 mg/dl Blut und weniger sind als ideal anzusehen. Werte bis 250 mg/dl liegen in einem Grenzbereich. Bei höheren Cholesterinwerten kommt es verstärkt zu Cholesterinablagerungen an den Gefäßwänden, das Arterioskleroserisiko wächst.

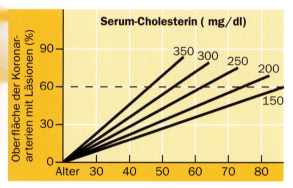

Schon ein erhöhter Blutcholesterinwert allein ist ein Hauptrisikofaktor: Beziehung zwischen der mit Ablagerungen befallenen Oberfläche der Herzkranzgefäße und dem Lebensalter bei verschiedenen Cholesterinspiegeln. Ab einer befallenen Fläche von 60 % besteht ein massiv erhöhtes Risiko für eine koronare Herzkrankheit.

Zur Unterstützung der Herz-Kreislauf-Prophylaxe bieten die Krankenkassen eine Überprüfung der Risikofaktoren, den **„Gesundheits-Check-Up"**, ab dem 35. Lebensjahr an.

Die Lebensweise beginnt im Kopf
Grundsatz:
Lieber kleine Schritte in der Realität als große in der Phantasie

Vorsicht vor zu viel Cholesterin!

So schützen Sie sich vor Herz-Kreislauf-Erkrankungen:

Zu hohe Cholesterin- und Fettspiegel im Blut sind die Hauptrisikofaktoren für die Entstehung von lebensbedrohlichen Herz-Kreislauf-Erkrankungen. Der Cholesterinspiegel im Blut ist abhängig von der Cholesterinmenge, die mit der Nahrung aufgenommen wird (vgl. S. 15 f.).

Dies sind Nahrungsmittel mit einem hohen Cholesteringehalt:

Nahrungsmittel (pro 100 g)	Cholesterin
Hühnereidotter (1 Eidotter ca. 314 mg Chol.)	1650 mg
Leber (Schwein)	340 mg
Niere (Kalb)	335 mg
Biskuit	280 mg
Butter	240 mg
Krabben in der Dose	150 mg
Majonäse (80 % Fett)	140 mg
Eierteigwaren	140 mg
Reh (Rücken)	110 mg
Schlagsahne	110 mg
Doppelrahmfrischkäse (60 % i. Tr.)	100 mg
Bratwurst	100 mg
Speck (durchwachsen)	100 mg

Diskutieren Sie die Entstehung eines hohen Cholesterinspiegels auch unter dem folgenden Aspekt: Bei manchen Menschen ist der körpereigene Aufbau von Cholesterin so hoch, dass selbst eine Einschränkung des Nahrungscholesterins nicht zu einer Senkung des Cholesterinspiegels beiträgt.

1. Informieren Sie sich in der Fachliteratur über die körpereigene Cholesterinbildung in der Leber.
2. Informieren Sie sich darüber, wie der Körper überschüssiges Cholesterin abbaut. Welche Störungen können dabei auftreten?

AUFGABEN

1. Stellen Sie die Risikofaktoren der Arteriosklerose dar.
2. Beschreiben Sie den Krankheitsverlauf der Arteriosklerose.
3. Entwickeln Sie einen Ratgeber mit praktischen Tipps, die helfen, der Entstehung von Arteriosklerose vorzubeugen.
4. Die Arteriosklerose, früher eine Erkrankung, die besonders Männer betroffen hat, kommt heute zunehmend auch bei Frauen vor. Nehmen Sie zu dieser Entwicklung Stellung.

5.4 Bluthochdruck (Hypertonie)

Kennen Sie Ihre Blutdruckwerte?

Der Blutdruck erhöht sich mit zunehmendem Lebensalter:

Die oberen Normgrenzen (WHO) betragen

Alter	systolisch	diastolisch
Kinder 2–6 Jahre	105–110	70–75 mm Hg
7–10 Jahre	110–115	75 mm Hg
11–16 Jahre	120–140	75–85 mm Hg
Erwachsene		
bis 40. Lebensj.	140	90 mm Hg
40.–60. Lebensj.	150	90 mm Hg
ab 60. Lebensj.	160	90 mm Hg

1. Messen Sie Ihren Blutdruck. Vergleichen Sie die Werte mit den Normalwerten.
2. Überlegen Sie, welche Faktoren und Lebensbedingungen den Blutdruck beeinflussen können.
3. Welche Ursachen können zu einem Bluthochdruck führen? Informieren Sie sich bei Betroffenen, Gesundheitsämtern, Krankenkassen etc.
4. Sammeln Sie Vorschläge, wie man einem Bluthochdruck durch die persönliche Lebensweise vorbeugen kann.

Der Bluthochdruck gehört zu den häufigsten Krankheiten. Ca. 20 bis 25 Prozent der Bevölkerung sind davon betroffen mit einem hohen Anteil älterer Menschen über 60 Jahre. Zunehmend leiden auch Kinder und Jugendliche als Folge von seelischen Belastungen unter Bluthochdruck.

Eine zeitweilige Erhöhung des Blutdrucks kommt auch bei gesunden Menschen bei körperlicher und seelischer Anspannung vor. Anhaltend hoher Blutdruck führt allmählich zu Veränderungen an den Wänden der Blutgefäße, die dadurch ihre Elastizität verlieren. Er ist somit wesentlicher Risikofaktor für die Arteriosklerose und ihre Folgekrankheiten wie Schlaganfall und Herzinfarkt. Je länger ein erhöhter Blutdruck unbehandelt bleibt, um so höher ist das Risiko der Folgeerkrankungen. Rechtzeitige Behandlung verbessert die Lebenserwartung erheblich. Etwa nur die Hälfte der Betroffenen wissen von ihrer Erkrankung.

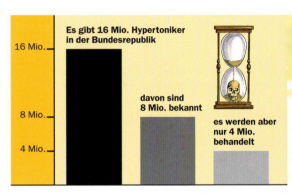

Bluthochdruck tut nicht weh – Die Diagnose erfolgt bei vielen Kranken erst nach Jahren, meist zufällig

Die arteriosklerotischen Veränderungen der Gefäße können zu Durchblutungsstörungen führen. Aufgrund von Sauerstoffnot können Organschädigungen wie Herzinfarkt, Schlaganfall und Nierenerkrankungen ausgelöst werden.

Die Früherkennung des Bluthochdrucks ist erschwert, da im Anfangsstadium der Erkrankung keine Schmerzen oder Krankheitssymptome auftreten. Später treten Beschwerden auf, die aber nicht immer typisch sind.

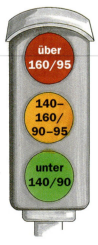

Blutdruckgrenzwert bei Erwachsenen

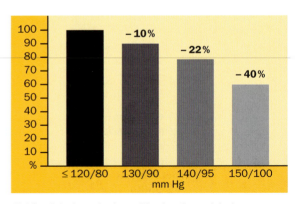

Abhängigkeit zwischen Blutdruck und Lebenserwartung in % der normalen Lebenserwartung bei 35jährigen Männern (verändert nach Metropolitan Life Insurance Company New York)

Folgende Beschwerden weisen auf einen Bluthochdruck hin:

- Herzbeschwerden
- Schlafstörungen
- Schwindel
- Kopfschmerzen
- Ohrensausen
- Nasenbluten
- Atemnot
- Hitze- und Schweißausbruch

Grundsätzlich wird der Arzt zuerst nach einer organischen Ursache des Bluthochdrucks suchen. Sie kann zum Beispiel in einer Erkrankung des Herzens oder der Niere bestehen. Man spricht dann von dem **symptomatischen Hochdruck.** Meist findet der Arzt keine körperlichen Ursachen für die Krankheit. Diese Form des Bluthochdrucks, der so genannte **essenzielle Bluthochdruck** wird nach heutigem Wissen durch erbmäßige Veranlagung und durch Risikofaktoren in der Lebensweise ausgelöst. Er betrifft 90 Prozent der Kranken.

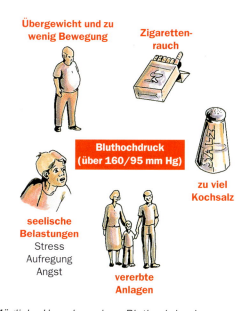

Mögliche Ursachen eines Bluthochdrucks

In den meisten Fällen geht hoher Blutdruck unbehandelt nicht zurück. Eine rechtzeitige Behandlung, bei der persönliche Lebensführung und medikamentöse Therapie aufeinander abgestimmt sind, ist in den meisten Fällen wirksam.

Übergewichtige leiden drei- bis viermal häufiger als Normalgewichtige an Bluthochdruck. Die **Reduzierung des Übergewichtes** führt in vielen Fällen zu einer Normalisierung des Bluthochdrucks. Eine energiearme Kost ist bei Hochdruckleiden geboten. Wichtig ist auch eine **Einschränkung des Kochsalzgehaltes** in der Nahrung auf drei bis sechs Gramm täglich. Alle salzreichen Nahrungsmittel wie Dauerwurst, Senf, Salzheringe, Fertigsuppen oder Pökelwaren sollten gemieden werden. Auch auf das Nachsalzen von Speisen sollte verzichtet werden.

Kochsalzbeschränkung bei Bluthochdruck!

In Untersuchungen an Ratten konnte man nachweisen, dass die erblich veranlagte Hochdruckerkrankung in einem 200-tägigen Versuch bevorzugt die Ratten tötete, die Fleisch, Brot oder salzhaltiges Rattenfutter gefressen hatten. Die Ratten, die nur mit dem kochsalzfreien Reis gefüttert wurden, überlebten am längsten.

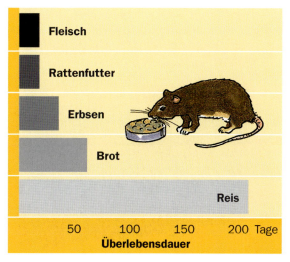

Experimenteller Bluthochdruck bei Ratten
Einflussfaktoren bei Bluthochdruck

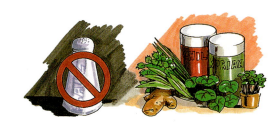

Nikotin wirkt gefäßverengend und fördert somit die Entstehung des Bluthochdrucks. Hypertoniker sollten daher das Zigarettenrauchen einschränken oder sogar ganz darauf verzichten.

Alkohol ist mäßig genossen, ein Glas Wein oder eine Flasche Bier am Abend, nicht verboten. Dabei sollte aber der Energiegehalt beachtet werden: 1 g Alkohol liefert ca. 29,4 kJ (7 kcal).

Koffeinhaltige Getränke, wie **Kaffee** oder **Tee,** sollten nicht zu oft und zu stark getrunken werden. Im Übermaß genossen führen diese Genussmittel nicht selten zu Bluthochdruck.

Sport und Bewegung

Menschen, die körperlich arbeiten, wie zum Beispiel Gärtner, Landwirte etc. leiden seltener unter Kreislaufbeschwerden. Die Bewegung stärkt sowohl die Muskulatur des Skeletts als auch die der Blutgefäße. Ablagerungen an den Gefäßwänden kann dadurch wirksam vorgebeugt werden. Vor allem Ausdauersportarten wie Schwimmen, Laufen, Radfahren, Gartenarbeit etc. stellen einen Ausgleich für fehlende körperliche Arbeit dar. Vielen Menschen macht Sport in Gesellschaft mehr Spaß als allein. Viele Vereine bieten deshalb sportliche Aktivitäten an. Dabei stehen meist das spielerische Element und die Geselligkeit im Vordergrund.

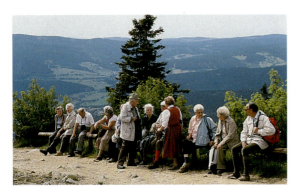

Mit körperlicher Aktivität gegen den Bluthochdruck

Die körperliche Betätigung sollte nicht in Leistungsdruck oder Stress ausarten. Auf keinen Fall darf versucht werden, „träge" Jahre mit einem plötzlichen sportlichen Ehrgeiz aufholen zu wollen. Überlastungsschäden an Muskeln, Gelenken und am Kreislauf könnten die Folge sein.

Besonders wichtig sind auch die seelischen Auswirkungen der körperlichen Bewegung. Viele der sportlichen Aktivitäten machen einfach Spaß. Lebensfreude und Optimismus entstehen. Ein Abschalten vom Alltag wird erleichtert.

Stress und Entspannung

Unter Stress steigt der Blutdruck an. Entspannung durch autogenes Training, Yoga oder Atemübungen kann hier hilfreich sein. Zur Entspannung gehören auch eine maßvolle Arbeitseinteilung, ungestörte Nachtruhe, Freude im Privatleben sowie regelmäßige Erholung (vgl. S. 27 f.).

Medikamente

Kann durch eine Umstellung der Lebensweise keine ausreichende Blutdrucksenkung erzielt werden, versucht man meist, durch wirksame Medikamente den Blutdruck weitgehend zu normalisieren. Wichtig ist dabei, dass die Behandlung auch dann weitergeführt wird, wenn keine Beschwerden mehr vorliegen oder wenn sich der Blutdruck normalisiert hat. Bei der Behandlung des Bluthochdrucks muss auch daran gedacht werden, dass bestimmte Arzneimittel wie zum Beispiel Asthma- oder Hustenmittel sowie die Antibaby-Pille zu Bluthochdruck führen können.

> Beim Blutdruck gilt es zu bedenken:
> ist er zu hoch, muss man ihn senken,
> ist er zu tief, ergibt sich's eben,
> ihn anzukurbeln und zu heben.
> So lebt der Mensch ganz regelwidrig
> gelassen zwischen hoch und niedrig,
> nur kommt's drauf an, nach klugem Walten
> beharrlich die Balance zu halten.
>
> Fritz Vöttinger

5.5 Niedriger Blutdruck (Hypotonie)

Bei systolischen Blutdruckwerten unter 100 mm Hg spricht man von einem niedrigen Blutdruck, der so genannten Hypotonie. Hypotoniker können sehr alt werden, da ihr Herz sozusagen im Schongang arbeitet. Der niedrige Blutdruck wird erst dann zum Gesundheitsproblem, wenn er zu Beschwerden führt. Dazu gehören Schwindel, Kopfschmerzen, kalte Hände und Füße, starke Müdigkeit und Benommenheit besonders am Morgen nach dem Aufwachen, allgemeine Leistungsschwäche und fehlende Ausdauer bei körperlicher und geistiger Arbeit. Ein niedriger Blutdruck kann dazu führen, dass zu wenig Nährstoffe zu den Organen gelangen. **Bei lang anhaltenden Beschwerden sollte der Arzt die Ursachen und den Behandlungsbedarf der Hypotonie abklären.**

Kneipp-Anwendungen, Wechselduschen (kalt/warm), Sauna, Entspannungsübungen und sportliche Betätigung stabilisieren den Kreislauf und den Blutdruck.

Wechseldusche: zuerst warm, dann kalt „Muntermacher" für die Blutgefäße:

- Zwei bis drei Minuten warm duschen (38 °C)
- kalt abduschen (18–22 °C), an den Füßen beginnend aufwärts zum Herzen
- Körper abtrocknen, anziehen und bewegen
- nach zehn Minuten muss der Körper aufgewärmt sein

AUFGABEN

1. Erläutern Sie Risikofaktoren und Entstehung des Bluthochdrucks.
2. Was kann man bei einer Hypertonie/einer Hypotonie tun? Planen Sie ein Rollenspiel mit einer Beratungssituation für einen Blutdruckkranken.

5.6 Thrombose

> **Fallbeispiel: Thrombose**
>
> *Frau Herta Meier, 64 Jahre alt, wird mit Verdacht auf eine Beinvenenthrombose in das Krankenhaus eingewiesen. Sie berichtet dem hinzugezogenen Arzt, dass sie in der vergangenen Woche an einer Grippe erkrankt gewesen sei und deshalb längere Zeit im Bett verbringen musste. Seit drei Tagen habe sie jetzt schon diese Schmerzen in den Waden. Sie habe das Gefühl, dass das betroffene Bein geschwollen sei. Seit einem Tag sei es auch etwas bläulich verfärbt. „Ja bei meinen Krampfadern musste das ja eines Tages passieren. Mein Hausarzt hat mich schon vor zwanzig Jahren gewarnt, doch endlich abzunehmen, mich einer Gymnastikgruppe anzuschließen und dadurch etwas für meine Gefäße zu tun," schluchzt Frau Meier. Der behandelnde Arzt ordnet strikte Bettruhe und eine Hochlagerung des betroffenen Beins an.*
>
> 1. Beschreiben Sie die Beschwerden von Frau Maier.
> 2. Informieren Sie sich über die Ursachen und über den Krankheitsverlauf der Thrombose.
> 3. Durch welche Maßnahmen kann die Entstehung einer Thrombose verhütet werden?
>
> Informieren Sie sich in Fachbüchern.

Wie bei einer Verletzung wird dadurch die Blutgerinnung eingeleitet (s. u.). Ein **Blutgerinnsel** (Thrombus) entsteht. Auch bei einer verstärkten Gerinnungsneigung des Blutes gerinnt das Blut leichter.

gesunde Vene	kranke Vene
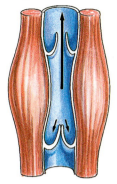	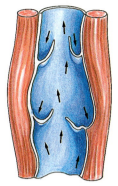
■ sie ist straff ■ Venenklappen schließen ■ kein Rückstrom des Blutes	■ schwach und ausgeweitet ■ Venenklappen schließen nicht mehr ■ Rückstrom des Blutes, Stau

Blutströmung in der Vene

Folgende Umstände erhöhen das Thromboserisiko!

- **Verlangsamung des Blutstromes** bei Operationen, Bettlägerigkeit etc.
- **erhöhte Gerinnungsneigung** des Blutes nach Operationen, Schwangerschaften etc.
- **Schäden der Gefäßinnenwand** wie Arteriosklerose, Krampfadern etc.

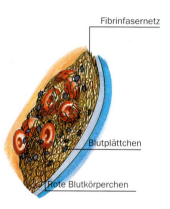

Wenn sich in einem Gefäß ein Blutgerinnsel gebildet hat und das Gefäß verschließt, spricht man von einer **Thrombose** (Blutpfropfbildung). Thrombosen treten häufig in den Venen, bevorzugt in den Bein- und Beckenvenen auf. Arterien sind nur selten betroffen. **Längere Bettruhe** bei Krankheit oder nach einer Operation, **fehlende körperliche Bewegung** und der **natürliche Alterungsprozess der Gefäße** sind häufig die Ursache. Sie verhindern, dass die Blutbewegung in den Venen durch die Muskelpumpe der umgebenden Muskulatur unterstützt wird. Die Venenwand erschlafft und weitet sich aus. Auch die Venenklappen schließen oft nicht mehr richtig. Der Blutstrom fließt dadurch verlangsamt. Es kann zu einem Blutstau kommen. Das Blut sammelt sich dann in den Taschen der Venenklappen und gerinnt. Thrombosen werden durch Gefäßwandschäden, zum Beispiel durch eine Arteriosklerose, begünstigt. Die durch Fett- und Kalkablagerungen rauen Gefäßwände führen leicht zu einer **Schädigung der Blutplättchen** (Thrombozyten).

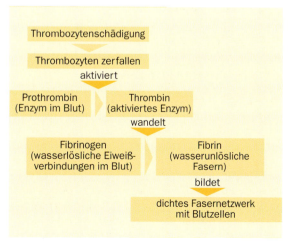

Herz-Kreislauf-System

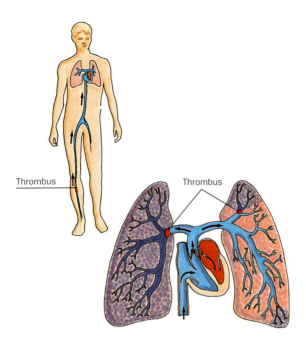

Entstehung der Lungenembolie bei einer Beinvenenthrombose

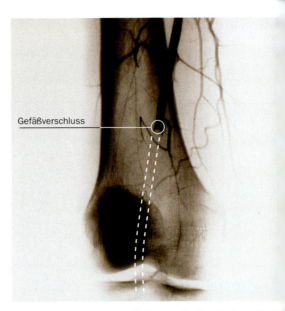

Verschluss der rechten Beinarterie durch einen Embolus: Gefühllosigkeit oder Kribbeln in den Füßen, weißbläuliche Verfärbung der Haut und Schmerzen sind typische Krankheitssymptome. Der Fußpuls ist häufig nicht mehr zu tasten

Das Blutgerinnsel engt das Blutgefäß ein oder verschließt es ganz. Bei jeder Thrombose besteht die Gefahr, dass das Blutgerinnsel von der Gefäßwand abreißt (Embolus) und mit dem Blutstrom verschleppt wird. Ein aus einer Beinvene abgelöster Thrombus kann über die untere Hohlvene zum rechten Herzen und von dort in die Lungenarterien gelangen. Dort bleibt er in den Gefäßverästelungen stecken und kann den Verschluss eines Lungenarterienastes verursachen. Eine oft lebensbedrohliche Lungenembolie kann so entstehen.

Das Risiko einer Thromboembolie besteht bei jedem erwachsenen Patienten schon nach einer Bettlägerigkeit von mehr als 24 Stunden.

Zusätzliche Risikofaktoren erhöhen die Emboliegefahr:

- Übergewicht
- hohes Lebensalter
- Krampfadern (Arteriosklerose)
- Rauchen

Auch eine Schwangerschaft erhöht das Risiko einer Thromboembolie, da die Gerinnungsneigung des Blutes nach der Geburt erhöht ist. Eine besondere Thrombosegefährdung besteht nach jedem operativen Eingriff. Fast 30 % aller Frischoperierten erleiden eine Thrombose. Die Reduzierung des Risikos durch wirksame Maßnahmen zur Thromboseprophylaxe ist daher bei bettlägerigen Patienten unbedingt erforderlich.

Die drei Pfeiler der Thromboseprophylaxe

- **Körperliche Bewegung**
- **Gerinnungshemmende Medikamente**
- **Antithrombosestrümpfe oder Kompressionsverbände**

Der beste Schutz vor Thrombose ist Bewegung. Kranke sollten deshalb **frühzeitig mobilisiert** werden. Nur wenn sie mindestens sechs Stunden täglich in Bewegung sind, kann auf die Thromboseprophylaxe verzichtet werden.

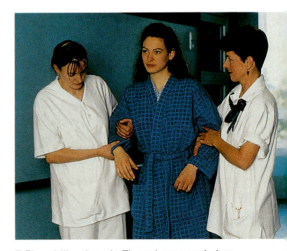

Frühmobilisation als Thromboseprophylaxe

laufen sowie **krankengymnastische Bewegungs- und Atemübungen** erhöhen die Strömungsgeschwindigkeit des Blutes. Der Bildung und dem Anhaften von Thromben an der Gefäßwand kann so bei bettlägerigen Patienten vorgebeugt werden.

Da die Strömungsgeschwindigkeit des Blutes kurz nach den Bewegungsübungen bei Bettlägerigen meist wieder auf die Ausgangswerte abfällt, sollten zusätzlich die **Beine hoch gelagert** werden, um den venösen Rückstrom des Blutes zu beschleunigen. Wichtige Maßnahme ist die Anlage eines **Kompressionsverbandes** aus elastischen Binden oder das Anziehen von **Anti-Thrombose-Strümpfen**. Durch die elastische Kompression werden die tiefer liegenden Blutgefäße zusammengepresst und somit die Strömungsgeschwindigkeit erhöht.

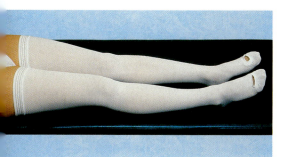

Durch einen gut sitzenden Anti-Thrombose-Strumpf wird auch im Ruhezustand der venöse Rückstrom unterstützt

Die erhöhte Gerinnungsneigung des Blutes lässt sich durch die Gabe von **gerinnungshemmenden Medikamenten** (Antikoagulantien) wie zum Beispiel Heparin oder Cumarin beeinflussen. Dosierung und Dauer der Gabe von Antikoagulantien sind von verschiedenen Faktoren wie dem Lebensalter, Körpergewicht und der Konstitution abhängig. Zur Thromboseprophylaxe muss auch eine **ausreichende Flüssigkeitszufuhr** gewährleistet sein.

AUFGABEN

1. Stellen Sie die Entstehung eines Thrombus dar.
2. Beschreiben Sie die wesentlichen Risikofaktoren für die Entstehung der Thrombose.
3. Frau W. muss nach einem Kaiserschnitt die ersten Tage im Bett verbringen. Erläutern Sie, welche Maßnahmen einer Thromboseprophylaxe bei Frau W. durchgeführt werden müssen.
4. Welche Komplikationen können sich aus einer zu spät erkannten Thrombose ergeben?

5.7 Wie entstehen Krampfadern?

Krampfadern sind oft die Folge einer veranlagten Bindegewebsschwäche. Stehende und sitzende Tätigkeiten, aber auch zu enge Kleidung oder eine Schwangerschaft können die Entstehung von Krampfadern begünstigen.

Vorbeugung beginnt schon in der Jugend
- fettarme Ernährung
- viel Bewegung / Gymnastik
- Wechselbäder
- durchblutungsfördernde Maßnahmen: Einreibungen, Massagen, Kneippbäder
- abschnürende Kleidungsstücke (Mieder; Strumpfbänder, enge Jeans etc.) meiden

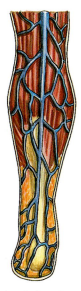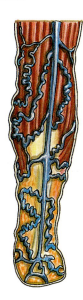

Unterschenkel mit gesunden Venen (links), mit Krampfadern (rechts)

Es kommt zu Blutstauungen in den Unterschenkeln und Füßen, die zu einer krankhaften Erweiterung der Venen führen können. Die Venenwände sind diesen Belastungen nicht gewachsen. Sie erschlaffen und geben nach, sodass die Venenklappen nicht mehr dicht schließen. Der Rückfluss des venösen Blutes zum Herzen ist gestört. Die verdickten, oft blau-rot unter der Haut hervortretenden Krampfadern bilden sich aus.

Die Behandlung von Krampfadern

Um den Venenwänden Halt zu geben, sollten die Beine regelmäßig morgens vor dem Aufstehen mit elastischen Binden gewickelt werden oder elastische Strümpfe oder Strumpfhosen getragen werden. Stark ausgebildete Krampfadern können vom Arzt verödet oder operativ entfernt werden.

5.8 Der Herzinfarkt – jede Minute zählt

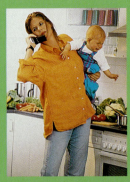

Monika Römer, 37 Jahre alt, geschieden, Mutter von zwei Kindern und beruflich als Buchhändlerin tätig, berichtet von ihrem Herzinfarkt:
„Morgens bei der Arbeit spürte ich plötzlich starke Schmerzen in der Brust, die bis in den linken Arm hinein strahlten. Meine Kollegen ließen mich sofort in die Klinik bringen. Dort sagte man mir später, dass ich einen relativ großen Herzinfarkt gehabt hätte. Meinen Herzinfarkt erlebte ich anfangs fast als Befreiung. Endlich Ruhe! Die letzten Monate vor dem Zusammenbruch waren entsetzlich gewesen: In der Buchhandlung gab es große Probleme. Mein Mann hatte mich verlassen. Auch meine Kinder bauten in der Schule total ab. Ich wachte fast jede Nacht auf und überlegte, wie ich mein Leben wieder in Ordnung bringen könnte. Das Anamnesegespräch in der Klinik ergab, dass bei mir eine erbliche Belastung vorliegt. Meine Mutter war mit 50 Jahren an einem Infarkt gestorben – sie war stark übergewichtig und hatte eine Fettstoffwechselstörung. Mein Gewicht ist zwar in Ordnung, meine Cholesterinwerte liegen aber über der Norm. Zudem habe ich in den letzten Jahren stark geraucht – bis zu 50 Zigaretten am Tag. Ungefähr vor zehn Jahren, bei meiner ersten Schwangerschaft, habe ich mit dem Sport aufgehört. Auch die Antibabypille, die ich über viele Jahre genommen habe, hat mein Infarktrisiko erhöht."

1. Überlegen Sie, welche Faktoren bei Frau Römer mit zu dem Herzinfarkt beigetragen haben könnten.
2. Informieren Sie sich bei Betroffenen oder in Broschüren über die Anzeichen eines Herzinfarktes.
3. Eine Studie der Weltgesundheitsorganisation WHO ergibt einen Rückgang der Herzinfarkt-Todesfälle in den westlichen Industrienationen um ca. 20 % in den letzten 10 Jahren in Folge einer gesünderen Lebensweise und einer verbesserten Therapie. Erstellen Sie ein Informationsblatt „Im Alltag dem Herzinfarkt vorbeugen"!

Der Herzinfarkt ist eine der häufigen Todesursachen in Deutschland. 13 Prozent aller Männer und 8 Prozent der Frauen sterben an ihm. Dabei sind die Risikofaktoren des Herzinfarktes bekannt. Dazu gehören vor allem **Übergewicht, Rauchen, Bluthochdruck, Stress** und die **Zuckerkrankheit**. Ein **hoher Blutcholesterinspiegel** (Hypercholesterinämie) ist nach heutigem Wissen die Gefahr Nummer eins für ein gesundes Herz.

Die **Herzkranzarterien** verengen sich im Laufe des Lebens durch **arteriosklerotische Ablagerungen** von Fetten und Cholesterin. Sobald eine Engstelle durch einen **Blutpfropf** völlig verschlossen ist, kann das dahinter liegende Gewebe des Herzmuskels nicht mehr mit Blut versorgt werden und stirbt ab. Den Tod von Herzmuskelgewebe infolge von Sauerstoffmangel nennt man Herzinfarkt.
Das abgestorbene Gewebe wandelt sich in ein **Narbengewebe** um, das relativ starr ist und an der Pumparbeit des Herzens nicht mehr aktiv teilnimmt. Bei großen Herzinfarkten kann das zu einer Herzschwäche (Herzinsuffizienz) mit ausgeprägter Atemnot führen.
Für viele kommt der Herzinfarkt wie ein Blitz aus heiterem Himmel. In 70 bis 80 Prozent der Fälle äußern sich jedoch vorher Warnzeichen.

Folgende Vorboten können auf einen Herzinfarkt hinweisen:

- Schmerzen hinter dem Brustbein bei Belastung
- Pulsunregelmäßigkeiten bei Belastung
- außergewöhnlich starke Müdigkeit oder Unruhe
- Druck, Beklemmungsgefühl hinter dem Brustbein

In diesem Fall sollte sofort ein Arzt aufgesucht werden!

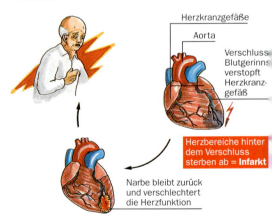

Herzinfarkt – durch Verschluss einer Herzkranzarterie stirbt das von dieser Arterie versorgte Herzmuskelgewebe ab

Der Herzinfarkt führt in über 20 Prozent der Fälle zum Tod. Daher sollte bei jedem Verdacht sofort ein Notarzt gerufen und der Betroffene ins Krankenhaus gebracht werden.

Der Infarkt äußert sich meist durch einen dumpfen Schmerz in der linken Brustkorbhälfte. Der Betroffene klagt über ein Engegefühl in der Brust verbunden mit starker Angst. Das Gesicht ist blass, die Haut ist mit kaltem Schweiß bedeckt. Der Puls ist schwach, beschleunigt, manchmal unregelmäßig. Der Infarkt kann aber auch ohne Symptome, also stumm verlaufen. Oft entdeckt der Arzt dann zufällig bei einer Vorsorgeuntersuchung eine Herzinfarktnarbe im EKG.

Das Schicksal des Infarktpatienten entscheidet sich oft in den ersten Stunden. Richtiges Verhalten der Angehörigen und schnelle ärztliche Hilfe sind daher unerlässlich.

Dauern die nachfolgend genannten Symptome länger als 15 Minuten an, sollte sofort die Klinik aufgesucht werden:

- Starker Schmerz hinter dem Brustbein
- kalter Schweiß
- Übelkeit, Unruhe / Angst

Erste Hilfe bei Verdacht auf Herzinfarkt

- den Patienten mit aufrechtem Oberkörper bequem lagern, bei Bewusstlosigkeit auf die Seite
- sofort den Arzt benachrichtigen
- beengende Kleidungsstücke lockern
- Fenster öffnen
- bei dem Patienten bleiben, ihn beruhigen

Die Behandlung im Krankenhaus konzentriert sich zunächst darauf, das Blutgerinnsel, das den Infarkt ausgelöst hat, zu entfernen. Danach wird der Infarktpatient in einer schrittweisen Mobilisation wieder langsam an die üblichen Alltagsbelastungen herangeführt.

Während einer Anschlussheilbehandlung wird der Patient in einer speziellen Rehabilitationsklinik auf „das Leben nach dem Herzinfarkt" vorbereitet. Körperliches Training, Entspannungstechniken und Ernährungsberatung sind wichtige Bestandteile dieser Nachbehandlung (vgl. S. 25 ff., 15 f.). Nach der Entlassung aus der Reha-Klinik wird für längere Zeit ein Kreislauftraining unter ärztlicher Kontrolle angeboten. Koronarsportgruppen, die heute von vielen Sportvereinen oder von den Krankenkassen angeboten werden, fördern und erhalten die körperliche Leistungsfähigkeit. Eine „herzschonende Lebensweise", die Risikofaktoren weitgehend meidet, ist das „A" und „O" der Behandlung. Für den Einzelnen kann das Verzicht auf das Rauchen, Behandlung eines erhöhten Cholesterinspiegels oder Bluthochdrucks oder auch eine Reduktion des Übergewichtes bedeuten.

Das Märchen vom Verzichten ...

Viele Infarktpatienten glauben, dass sie kaum etwas mit gutem Gewissen essen dürfen.

„Weit gefehlt!" – Erlaubt sind:

- **Gemüse und Salate** frei nach Wahl
- **Obst** wie es gefällt
- **Brot / Gebäck:** lieber vollkörnig statt weiß
- **Milch und Milchprodukte:** die Magerstufe greifen
- **Fleisch und Wurst:** mager sollen sie sein
- **Geflügel und Fisch** bevorzugen
- **Eiklar,** damit es statt Zabaione Soufflé geben kann
- **Hochwertige Öle und Fette** von **Pflanzen**
- **Alkoholhaltige Getränke** in Maßen

Guten Appetit!

Hier muss verzichtet werden!

- **STOPP:**
- Innereien
- Schlagsahne,
  Crème fraîche,
  Käse > 40 % Fett in Tr.,
  Sahnequark,
  Cremespeisen
- Fette:
  Butter,
  Schmalz,
  Majonäse
- Wurst, alle Sorten > 15 % Fett
- Eier oder eihaltige Lebensmittel

Die Gesundheit liegt nach einem Infarkt in erster Linie in Ihrer eigenen Hand!

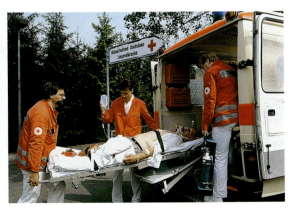

Wenn das Herz betroffen ist, entscheiden oft Minuten über Leben und Tod

Das Leben von heute – ist der Herzinfarkt vermeidbar?

Mal ganz ehrlich: Parken Sie auch am liebsten vor der Haustür? Laufen sie häufig die hundert Meter bis zu Ihrem Bäcker? Essen Sie alles, worauf Sie Lust haben? Rauchen Sie gerne? Sind Sie in Ihrer Freizeit regelmäßig sportlich aktiv? Und finden Sie Ihre Lebensgewohnheiten ganz normal?

Wir lassen es uns meist sehr gut gehen. Die Konsequenzen unserer Lebensweise sind in zunehmendem Maße Herz-Kreislauf-Erkrankungen.

Beeinflussbare Risikofaktoren	
erster Ordnung	**zweiter Ordnung**
■ Bluthochdruck ■ Cholesterin ■ Rauchen ■ Bewegungsmangel	■ Diabetes mellitus ■ Übergewicht ■ Gicht ■ Triglyceride ■ Persönlichkeitsstruktur und Stress ■ gesteigerte Blutgerinnung ■ Verschlechterung der Fließeigenschaften des Blutes

5.9 Herz(muskel)schwäche (Herzinsuffizienz)

> Frau Karla W. (62 Jahre) berichtet:
> „Es begann vor einem Jahr damit, dass mir das Treppensteigen zu meiner Wohnung im 1. Stock immer schwerer fiel. Immer häufiger musste ich dabei eine Pause einlegen, weil ich keine Luft mehr bekam und das Herz raste. Anfangs dachte ich, das liegt an deinem Übergewicht, 90 kg bei 160 cm Körpergröße müssen ja bewegt werden! Später traten die Beschwerden auch beim Einkaufen und bei leichter Hausarbeit auf. Jede Belastung war für mich eine Qual, und ich war ständig müde. Als ich dann noch „Wasser in den Beinen bekam" und ich nachts mehrmals auf die Toilette musste, habe ich endlich meinen Arzt aufgesucht. Der stellte eine Herzinsuffizienz fest. Zurzeit kann ich meine Hausarbeit nicht mehr alleine verrichten."

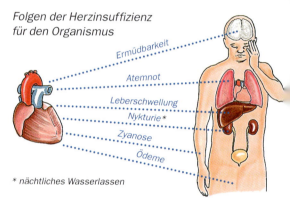

Folgen der Herzinsuffizienz für den Organismus
Ermüdbarkeit, Atemnot, Leberschwellung, Nykturie*, Zyanose, Ödeme

* nächtliches Wasserlassen

Bei der Herzinsuffizienz ist der Herzmuskel zu schwach, um die vom Körper benötigte Blutmenge in die Gefäße zu pumpen. Das Blut staut sich in den Körper zurück. Flüssigkeit tritt aus dem Blut in die Gewebe aus und bildet Wasseransammlungen, so genannte Ödeme, in den Beinen oder dem Bauchraum. Ebenso können sich in der Lunge **Ödeme** bilden und zu Atembeschwerden führen. Die Herzinsuffizienz stellt sich häufig als Folge eines jahrelangen Bluthochdrucks mit Übergewicht, bei Herzklappenfehlern sowie nach einem Herzinfarkt ein. Oft besteht gleichzeitig eine Verengung der Herzkranzgefäße, die die Herzleistung zusätzlich einschränkt.
Die körperliche Leistungsfähigkeit der Betroffenen nimmt ab. Besonders bei körperlicher Belastung, später auch in Ruhe treten Beschwerden wie z. B. Atemnot, Herzrasen und schnelle Ermüdbarkeit auf. Bei schwerem Verlauf ist der Betroffene zuletzt bettlägerig.

Bei der **Linksherzinsuffizienz** kann die linke Kammer nicht mehr die ganze Blutfüllung in die Aorta auswerfen. Es kommt zu einem Blutstau in den Lungenkreislauf und zur Bildung von Ödemen. Bei der **Rechtsherzinsuffizienz** kann die rechte Herzkammer nicht mehr die ganze Blutfüllung aufnehmen und in den Lungenkreislauf auswerfen. Es kommt zu einem Rückstau in den Körperkreislauf. Eine Leberschwellung und Ödeme können entstehen.

Bei der Behandlung der Herzinsuffizienz kommt besonders der Reduzierung eines bestehenden Übergewichtes sowie des Bluthochdruckes eine hohe Bedeutung zu. Wichtig ist auch salzarmes Essen (8 g Kochsalz binden 1 l Wasser), damit überschüssiges Wasser besser aus dem Körper ausgeschwemmt werden kann. Zusätzlich wird meist die Verordnung von herzstärkenden und entwässernden Medikamenten erforderlich sein. Hilfen im Haushalt sowie beim Heben und Tragen von Lasten unterstützen die Betroffenen im Alltag und reduzieren die körperliche Belastung.

AUFGABEN

1. Welche Ursachen lösen eine Herzinsuffizienz aus?
2. Nennen Sie die Merkmale der Herzinsuffizienz.
3. Welche Behandlungsmaßnahmen würden Sie Frau W. empfehlen? Erläutern Sie genauer.

6 Verdauung und Ausscheidung

6.1 Der Weg der Nahrung durch den Verdauungstrakt

Helene Schmidt leidet seit mehreren Wochen besonders nach den Mahlzeiten unter Blähungen, Übelkeit und kolikartigen Schmerzen. Außerdem hat sie 12 kg abgenommen, obwohl sie normal isst. Ihr Hausarzt diagnostiziert eine „Verdauungsschwäche als Folge einer Erkrankung der Bauchspeicheldrüse". Er verordnet Frau Schmidt das Medikament „Vitalenzym":

**Vitalenzym
hilft zuverlässig bei Verdauungsbeschwerden**

Zusammensetzung: *1 Tablette enthält die Enzyme: Pankreatin, Diastase, Pepsin*
Eigenschaften: *Gestörte Verdauungsvorgänge führen oft zu Blähungen, Übelkeit und kolikartigen Schmerzen. Die in Vitalenzym verwendeten Verdauungsenzyme unterstützen den Verdauungsvorgang und stellen das Wohlbefinden wieder her. Sie regen den Magen und die Bauchspeicheldrüse zur Bildung von Verdauungsenzymen an.*

1. *Informieren Sie sich über die Organe des Verdauungstraktes und die Vorgänge bei der Verdauung.*
2. *Überlegen Sie mögliche Ursachen für Frau Schmidts Beschwerden. Welche Hilfen bietet das oben genannte Medikament?*
3. *Kauen Sie drei Minuten lang ein Stück Weißbrot, ohne den Nahrungsbrei herunterzuschlucken. Achten Sie dabei auf mögliche Geschmacksveränderungen! Beschreiben Sie Ihre Beobachtungen genau und versuchen Sie diese zu erklären.*

kleinsten Bausteine nennt man **Verdauung.** So genannte **Enzyme** in den Verdauungssäften spalten die Nährstoffe und steuern die Vorgänge der Verdauung.

Die Verdauung erfolgt in dem etwa sechs Meter langen Verdauungstrakt. Er besteht aus **Mund, Speiseröhre, Magen** sowie **Dünndarm und Dickdarm.**

Leber, Gallenblase und **Bauchspeicheldrüse** liefern die notwendigen Verdauungssäfte.

Die Verdauung beginnt bereits in der **Mundhöhle.** Die Zähne zerkleinern die Nahrung. Anblick und Geruch von Essen reizen die Verdauungsdrüsen zur Absonderung von Verdauungssäften – „das Wasser läuft uns im Munde zusammen." Die **Speicheldrüsen** produzieren etwa 1,5 l Speichel pro Tag, der beim Kauen unter die Nahrung gemengt wird und den Speisebrei schluckfähig macht. Der Speichel enthält das kohlenhydratspaltende Enzym Amylase. Deshalb gilt: „Gut gekaut ist halb verdaut".

Die Nahrung liefert dem Körper Energie und Baustoffe für den Aufbau von Körpersubstanz (vgl. Kap. 7.1). Die aufgenommenen Nährstoffe müssen dabei zunächst in den Verdauungsorganen in kleinste, lösliche Bausteine zerlegt werden: Kohlenhydrate in Einfachzucker, Eiweiß in Aminosäuren und Fette in Glycerin und Fettsäuren (vgl. S. 14 ff.). Diese werden in dem Dünndarm durch die Darmwand **resorbiert** (aufgenommen) und über das Blut oder die Lymphe zur weiteren Verarbeitung zu den Organen und Geweben transportiert. Den Vorgang der Zerlegung der Nahrung in ihre

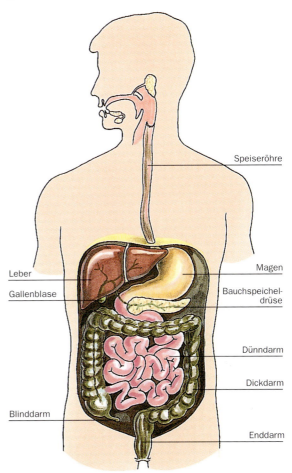

Der Verdauungstrakt

Nach der Nahrungszerkleinerung folgt das Schlucken. Der Kehldeckel verschließt beim Schlucken die Luftröhre, so dass die Nahrung nur in die Speiseröhre gelangen kann.

Die **Speiseröhre** ist ein etwa 25 Zentimeter langer Muskelschlauch. Durch einschnürende Bewegungen der Muskeln befördert sie die Nahrung zum Magen. Darum kann man auch auf dem Kopf stehend und in Schwerelosigkeit essen.

Der **Magen** ist ein sehr kräftiger Muskelschlauch. Sein Fassungsvermögen beträgt ungefähr 1,5 Liter. Am **Mageneingang** (Magenmund) und am **Magenausgang** (Pförtner) befindet sich jeweils ein Schließmuskel. Der Magen wird von einer faltigen **Magenschleimhaut** ausgekleidet. Diese bildet täglich bis zu drei Litern Magensaft. Er enthält neben **Schleim** noch **Salzsäure** und das eiweißspaltende Enzym **Pepsin**. Der Magenschleim schützt den Magen vor dem sauren Magensaft und wirkt so einer möglichen Selbstverdauung entgegen.

Aufregung, Hektik und Stress steigern die Produktion von Magensaft – eine Übersäuerung des Magens ist die Folge.

Die Verweildauer im Magen ist abhängig von dem Zerkleinerungsgrad und der Zusammensetzung der Nahrung sowie von der Zubereitung der Speisen. Kohlenhydrathaltige Kost verlässt den Magen schnell. Ein hoher Ballaststoffanteil in der Nahrung kann die Verweildauer im Magen verlängern. „Fett schließt den Magen" – bei einem festlichen Essen wird deshalb der Käse immer zum Abschluss serviert. Fett hemmt die Verdauung im Magen und verzögert die Weitergabe des Speisebreis an den Dünndarm. Fettes Essen liegt deshalb auch „schwer im Magen."

Im Magen selbst vermengen knetende Bewegungen der Magenwand den Speisebrei mit dem Magensaft.

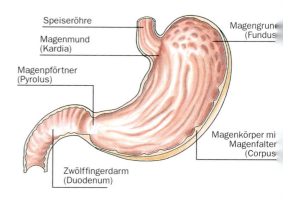

Der Magen

Die Muskulatur des Magens zieht sich rhythmisch zusammen und erschlafft danach wieder. Dadurch wird der Speisebrei in kleinen Portionen in den oberen Abschnitt des Dünndarms befördert.

Der **Dünndarm** führt den im Magen begonnenen Verdauungsprozess fort. Die dabei gebildeten kleinsten Nährstoffteilchen werden über die Dünndarmschleimhaut in das Blut- und Lymphsystem aufgenommen.

Der Dünndarm verläuft mit einer Länge von 3 bis 4 Metern in gewundenen Darmschlingen in der Mitte der Bauchhöhle. Eine kräftige Muskelschicht sorgt für eine gute Durchmischung und für den Weitertransport des Speisebreis.

Der Dünndarm gliedert sich in die drei Abschnitte

- **Zwölffingerdarm** (Duodenum)
- **Leerdarm** (Jejunum)
- **Krummdarm** (Ileum).

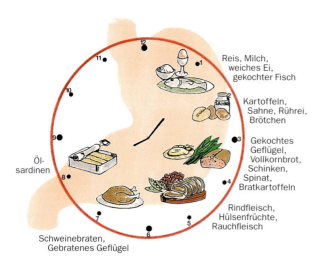

Verweildauer der Speisen im Magen

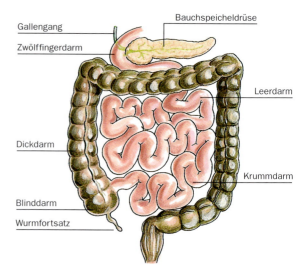

Die verschiedenen Dünn- und Dickdarmabschnitte

Der **Zwölffingerdarm** ist etwa so lang wie zwölf nebeneinander gelegte Finger und schließt sich an den Magen an. In den Zwölffingerdarm entleeren **Leber** und **Bauchspeicheldrüse** ihre Verdauungssäfte. Je nach Fettgehalt der Nahrung gelangt in der **Gallenblase** gespeicherte Galle in den Darm. Sie zerteilt (emulgiert) das Fett in feinste Fetttröpfchen. Der Bauchspeichel enthält mehrere Enzyme. Sie spalten Fette, Kohlenhydrate und Eiweiße in ihre kleinsten Bestandteile auf. In **Leer-** und **Krummdarm** wird die Verdauung abgeschlossen.

Der Dünndarm bildet pro Tag etwa ein bis zwei Liter Dünndarmsaft. Dieser enthält Schleim zum Schutz der Darmwand vor der Magensäure sowie eiweiß-, fett- und kohlenhydratspaltende Enzyme.

Die gelösten Nährstoffe werden durch die **Darmzotten** aufgenommen und abtransportiert. Jede Zotte enthält Blutgefäße, ein zentrales Lymphgefäß und Muskelfasern. Die löslichen Eiweiß- und Kohlenhydratbestandteile gelangen über die Darmzotten in das Blut. Die gespaltenen Fette werden über die Lymphgefäße abtransportiert. Der Dünndarm entzieht dem Speisebrei auch Wasser und gelöste Salze. Das über die Verdauungssäfte ausgeschiedene Wasser (ca. 8 l /Tag) wird so zum größten Teil dem Körper wieder zugeführt.

Verdauungssaftproduktion pro Tag	
	1,5 l Speichel
+	3,0 l Magensaft
+	1,7 l Bauchspeichel
+	0,8 l Gallensaft
+	1,0 l Darmsaft
=	**8,0 Liter insgesamt**

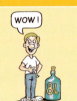

In etwa acht Stunden wird der Speisebrei vom Magen zum Dickdarm befördert. Hier wird er durch weiteren Wasserentzug eingedickt und durch Darmbakterien weiter aufgeschlossen. Etwa nach einem Tag erfolgt die Ausscheidung über **Mastdarm** und **After**.

Unterhalb der Einmündung des Dünndarms in den Dickdarm liegt der sackförmige nur 7 cm lange **Blinddarm**. An seinem Ende befindet sich der **Wurmfortsatz**, dessen Entzündung fälschlicherweise als Blinddarmentzündung bezeichnet wird. Am Übergang vom Dünndarm zum Dickdarm befindet sich kein Schließmuskel. Zwei Schleimhautfalten lassen in periodischen Abständen Speisebrei aus dem Dünndarm in den Dickdarm übertreten. Bei Gegendruck aus dem Dickdarm schließen sie sich wie ein Rückschlagventil. Der Blinddarm geht in den **Grimmdarm** (Colon) über, der in den **Mastdarm** (Rectum) einmündet. Colon und Blinddarm werden zusammen als Dickdarm bezeichnet.

Der Dickdarm ist beim gesunden Menschen dicht mit Darmbakterien (Darmflora) besiedelt, die alle unverdaulichen Nahrungsbestandteile durch Gärungs- und Fäulnisvorgänge abbauen. Die dabei gebildete Essig- und Milchsäure hemmen die Vermehrung von krank machenden Keimen. Die Dickdarmschleimhaut ist in der Lage, Schleimstoffe zu produzieren, die die Gleitfähigkeit des zunehmend festen Stuhls verbessert.

Die gesunde Darmflora kann Vitamine, insbesondere das Vitamin K, bilden. Eine Antibiotikabehandlung kann die Darmflora zerstören (vgl. S. 106). Vitaminmangel und Verdauungsstörungen können dadurch ausgelöst werden.

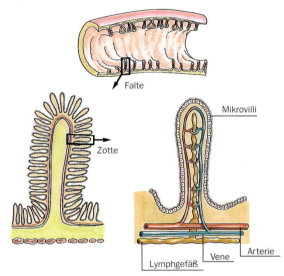

Aufbau der Dünndarmschleimhaut

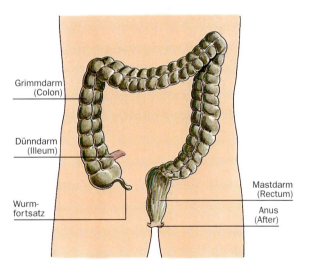

Vom Dickdarm bis zum After

Die Bewegungen des Dickdarms sind träge. Nur zwei- bis dreimal am Tag wird der Darminhalt weiterbefördert. Im **Mastdarm** (Rectum) wird der eingedickte, bakterienreiche Darminhalt gesammelt. Der Ringmuskel des **Afters** verschließt den Mastdarm nach außen. Bei ausreichender Füllung wird die Stuhlentleerung über den After ausgelöst.

6.2 Die Verdauung erfolgt durch Enzyme

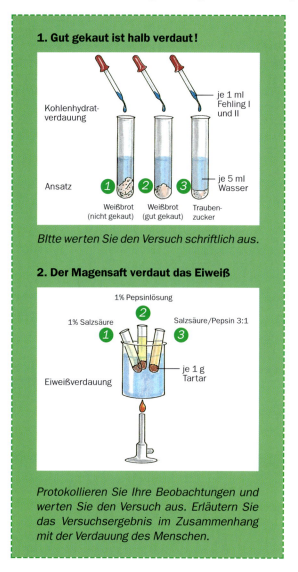

1. Gut gekaut ist halb verdaut!

Bitte werten Sie den Versuch schriftlich aus.

2. Der Magensaft verdaut das Eiweiß

Protokollieren Sie Ihre Beobachtungen und werten Sie den Versuch aus. Erläutern Sie das Versuchsergebnis im Zusammenhang mit der Verdauung des Menschen.

Die in unserer Nahrung enthaltenen Nährstoffe werden mithilfe von **Enzymen** in kleine, lösliche Bausteine zerlegt (vgl. S. 14 ff.). Nur diese können in das Blut aufgenommen werden.
Die Verdauung beginnt bereits im Mund. Durch das Enzym **Amylase** werden die Kohlenhydrate, die in der Nahrung meist als Stärke vorliegen, in Malzzucker (Maltose) aufgespalten. Fett und Eiweiß werden im Mund noch nicht verdaut. Im Magen quellen die Eiweiße durch die Einwirkung der Salzsäure auf. Danach werden sie durch das Enzym **Pepsin** in Bruchstücke, die so genannten Polypeptide, zerlegt. Erst im Dünndarm wird die Nahrung vollständig aufgeschlossen. Neben Enzymen der Bauchspeicheldrüse sind auch Enzyme der Darmdrüsen wirksam. Die Spaltstücke des Eiweißabbaus aus dem Magen werden dabei durch die Enzyme **Trypsin** und **Chymotrypsin** in Aminosäuren zerlegt. Die Amylase setzt hier die im Mund begonnene Zerlegung der Stärke zu Maltose fort. Das Enzym **Maltase** zerlegt anschließend die Maltose in den Einfachzucker Glucose, der in das Blut gelangt. Bei der Verdauung der Fette wirken Sekrete aus Leber und Bauchspeicheldrüse zusammen. Die Nahrungsfette werden zuerst durch die **Galle** emulgiert. Dadurch vergrößert sich die Oberfläche der Fetttröpfchen, so dass das fettspaltende Enzym **Lipase** besser einwirken kann. Es spaltet die Fette in Glycerin und Fettsäuren auf.
Die Nährstoffe sind jetzt in Fettsäuren und Glycerin, Aminosäuren und Einfachzucker zerlegt. In dieser Form werden sie von der Darmschleimhaut resorbiert und gelangen in das Blut beziehungsweise in die Lymphe. Von hier werden sie den Körperzellen zur Verfügung gestellt.

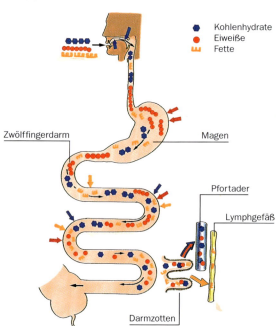

Verdauung der Nährstoffe im Verdauungstrakt

AUFGABEN

1. Erläutern Sie den Aufbau und die Funktion der Verdauungsorgane.
2. Welche Besonderheiten im Aufbau ermöglichen die Oberflächenvergrößerung der Dünndarmschleimhaut?
3. Wie schützt sich der Magen vor Selbstverdauung?
4. Erläutern Sie die Wirkung der Enzyme bei der Verdauung am Beispiel der Eiweißverdauung.

6.3 Erkrankungen der Verdauungsorgane

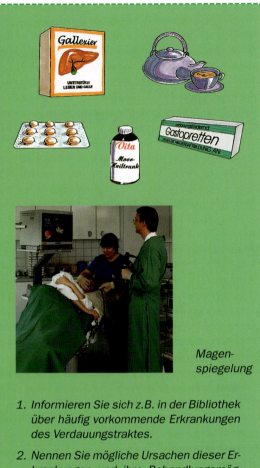

Magenspiegelung

1. Informieren Sie sich z.B. in der Bibliothek über häufig vorkommende Erkrankungen des Verdauungstraktes.
2. Nennen Sie mögliche Ursachen dieser Erkrankungen und ihre Behandlungsmöglichkeiten.
3. Welche Störungen und Erkrankungen des Verdauungstraktes kennen Sie bereits? Tauschen Sie Ihr Wissen und vorhandene Erfahrungen in der Klasse aus.

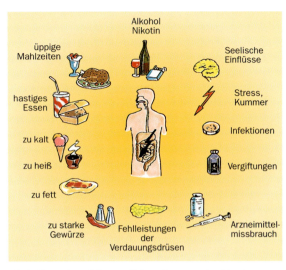

Viele Ursachen können Erkrankungen der Verdauungsorgane auslösen

Man hält sich den Bauch vor Lachen, hat Wut im Bauch oder Bauchschmerzen vor Angst. Der Stress einer Klassenarbeit schlägt einem auf den Magen, und nach dem Genuss eines Festessens büßt man die Schlemmerfreuden häufig mit einem verdorbenen Magen. Störungen und Erkrankungen des Verdauungstraktes haben ganz individuelle Gründe. Menschen, die sich durch Arbeit und Stress überlastet fühlen, die Ärger und Kränkungen „runterschlucken" anstatt sie „auszuspucken", sind häufig betroffen. Auch der Hektiker, der in der Eile nur schnell einen Kaffee oder eine Bratwurst am Imbiss zu sich nimmt, ist gefährdet. Immer mehr Deutsche leiden heute an Verdauungsstörungen oder an Erkrankungen der Verdauungsorgane.

6.3.1 Gastritis – wenn der Magen brennt und schmerzt

Rainer Schmidt, Taxifahrer, spürt schon seit Wochen ein Druckgefühl im Oberbauch. Besonders bei Stress oder wenn er das Essen vergessen und große Mengen Kaffee getrunken hat, leidet er unter starken Schmerzen in der Magengegend sowie an Sodbrennen und Übelkeit. Sein Hausarzt stellt eine Gastritis fest. Er empfiehlt ihm eine grundlegende Änderung seiner Lebens- und Essgewohnheiten. Dabei müsse er besonders auf Kaffee, Alkohol und Nikotin verzichten und alle Speisen meiden, auf die er mit Beschwerden reagiert. Er rät ihm auch, regelmäßig zu essen. Herr Schmidt freut sich, als er hört, dass er sich nur schlicht gesund und vollwertig ernähren soll. Er hatte sich schon auf ein Leben mit Haferschleim und Zwieback eingestellt. Er nimmt sich außerdem vor, seinen Alltag bewusster zu planen.

1. *Erläutern Sie mögliche Ursachen, die bei Herrn Schmidt zur Entstehung einer Gastritis geführt haben könnten.*
2. *Beraten Sie Herrn Schmidt, wie er seine alltägliche Lebensweise ändern kann, wenn er langfristig seine Beschwerden lindern will.*

Sodbrennen und einen Schmerz in der Magengegend, als habe man heiße Kohlen verschluckt – dieses Gefühl kennen Millionen Menschen. Stress, übermäßiger Alkoholgenuss, Nikotin und falsche Essgewohnheiten sind die wichtigsten Auslöser der **Gastritis.**

Trotz erheblicher Schmerzen gehen nur wenige Betroffene rechtzeitig zum Arzt. Die Angst „einen Schlauch schlucken zu müssen" spielt dabei eine nicht unerhebliche Rolle. Mit der **Magenspiegelung** (Endoskopie) kann der Arzt Rötungen, Blutungen oder Geschwüre an der Magenschleimhaut feststellen. Ohne Behandlung kann eine **chronische** (nicht auszuheilende) **Gastritis** entstehen. Daraus können sich Zwölffingerdarm- oder Magengeschwüre entwickeln.

Bei kaum einem anderen Organ wird der Zusammenhang zwischen Körper und Seele so deutlich wie beim Magen. Ärger, Sorgen und Stress wirken auf den Magen und erhöhen die Säurebildung. Durch den zusätzlichen Konsum von Nikotin oder Alkohol wird die Magenwand belastet. Die schützende Schleimschicht der Magenschleimhaut wird zerstört. Säure und Enzyme können jetzt die Magenwand angreifen und führen zunächst zu einer Reizung, später zu einer Entzündung der Schleimhaut, der Gastritis.

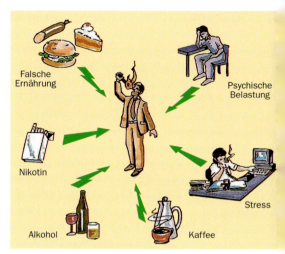

Risikofaktoren für Gastritis

Die drei kritischen Zonen des Magens

Mageneingang

Mageneingang
Pförtner
Nervus Vagus   Magensaft

Nervengeflecht

Es liegt in der Magenwand und steuert die Bewegungen des Magens und die Drüsensekretion. Es reagiert auf Störeinflüsse empfindlich.

Die Magenschleimhaut
produziert Salzsäure, Verdauungsenzyme und schützenden Schleim in einem bestimmten Verhältnis. Störungen dieses Gleichgewichts können Beschwerden verursachen.

Alltagstips für Magenkranke

- Bei Auftreten der Krankheitssymptome Nahrungsverzicht über 24 Stunden; im Anschluss stufenweiser Kostaufbau (Tee, Zwieback, leichte Vollkost)
- Ruhe und Entspannung
- Wärmeanwendung (Wärmflasche) lindert den Schmerz
- Häufige kleine anstatt drei großer Mahlzeiten
- Scharf gewürzte, gebratene oder geräucherte Speisen meiden
- Fettreduzierte Produkte bevorzugen
- Auf Kaffee, Alkohol, Nikotin und Süßigkeiten verzichten.
- Viel trinken (mindestens zwei Liter am Tag)

Stellt der Arzt eine Gastritis fest, wird zunächst in einem Gespräch die persönliche Lebensweise auf mögliche Risikofaktoren überprüft. Die Behandlung zielt auf eine Vermeidung dieser Ursachen hin. Der Heilungsprozess kann medikamentös unterstützt werden. Säurebindende Medikamente, so genannte Antazida, neutralisieren die überschüssige Salzsäure im Magen. Antazida müssen etwa eine Stunde nach den Mahlzeiten eingenommen werden, weil dann die Magensaftsekretion am stärksten ist.

Neueste Untersuchungen weisen darauf hin, dass die Gastritis auch durch Bakterien (Heliobacter pylori) ausgelöst werden kann. Vermehren sich diese Bakterien zu zahlreich auf der Schleimhaut, kann diese keinen schützenden Schleim mehr bilden. Magensäure dringt dann in das Gewebe ein und verursacht Entzündungen und Schmerzen.

AUFGABEN

1. Beschreiben Sie Ursachen und Symptome sowie mögliche Maßnahmen einer angepassten Lebensweise bei der Gastritis.
2. Welche Faktoren begünstigen die Entstehung einer Gastritis?
3. Frau H. hat seit Wochen Magenschmerzen. Besonders nach dem morgendlichen Kaffee und der eiligen Zigarette fühlt sie sich gar nicht gut und muss ab und zu ihre Arbeit am Fließband unterbrechen. Erst nach dem Imbiss in der Frühstückspause geht es ihr besser. Ihre Freundin rät ihr, doch einen Arzt aufzusuchen. „Das ist nur der Stress", winkt Frau H. ab und rennt schon los, um ihren Bus noch zu erreichen. Diskutieren Sie das Verhalten von Frau H. Wie sollte sie sich Ihrer Meinung nach verhalten?
4. Welche Komplikationen können bei einer Gastritis auftreten, wenn sie nicht rechtzeitig behandelt wird?

Verdauung und Ausscheidung

6.3.2 Magenkrebs

> **Sodbrennen und Magenschmerzen – Zeichen für Krebs?**
>
> Mein Mann (48 Jahre) klagt seit acht Wochen über Sodbrennen, Appetitlosigkeit und Schmerzen im Oberbauch. Obwohl ich ihn dränge, weigert er sich aus Angst vor der Diagnose „Magenkrebs", zu einem Arzt zu gehen. Bedeuten diese Symptome immer gleich Krebs? Was kann ich tun?
> Esther K., Freiburg
>
> Welchen Rat geben Sie Frau K.?
> Informieren Sie sich in der Bibliothek oder über Broschüren der Krankenkassen.

Etwa 20 % aller bösartigen Tumore entfallen auf das Magenkarzinom. Dabei entarten Zellen der Magenschleimhaut und bilden **bösartige Zellwucherungen** aus. Auslöser ist häufig eine chronische, nicht ausheilende Magenschleimhautentzündung oder ein chronisches Magengeschwür. Die Krankheitszeichen werden von den Betroffenen meist über lange Zeit als „empfindlicher Magen" abgetan. Ein auftretendes Völle- und Druckgefühl, Sodbrennen, Appetitlosigkeit oder Schmerzen im Oberbauch werden oft verdrängt und selbst behandelt. Der Magenkrebs wird daher meist erst spät vom Arzt diagnostiziert und behandelt. Häufig ist es dann bereits zur Bildung von **Metastasen** (Tochterzellen des Krebsgewebes) gekommen. Die Metastasen können über das Blut und die Lymphbahn in andere Organe transportiert werden und bilden dort neues Krebsgewebe aus.
Wenn der Krebs frühzeitig erkannt wird, ist durch eine operative Entfernung des Tumors in vielen Fällen eine Heilung möglich. Daher sollte bei jeder Magenerkrankung, die nicht innerhalb von vierzehn Tagen ausheilt, der Arzt aufgesucht werden. Die Diagnose kann nur über eine **Endoskopie** und gegebenenfalls durch eine **Gewebeuntersuchung** gestellt werden.

Früherkennung hilft den Krebs einzudämmen!

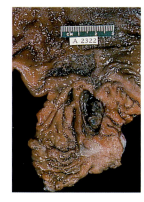

Entstehung des Magenkrebses

6.3.3 Durchfall – was kann man tun?

> **Durchfall, mehr als eine harmlose Darmfunktionsstörung!?**
> 1. Informieren Sie sich über mögliche Ursachen des Durchfalls.
> 2. Welche Hausmittel können bei Durchfall angewandt werden? Sammeln Sie und schreiben Sie die Rezepte auf.
> 3. Überlegen Sie, warum bei Säuglingen und Kleinkindern der Durchfall sofort ärztlich behandelt werden muss.

Beim **Durchfall (Diarrhoe)** ist die Resorption von Wasser und Mineralstoffen (Elektrolyten) im Dickdarm gestört. Die Stühle sind breiig bis flüssig. In schweren Fällen können bis zu 30 Stuhlentleerungen am Tag vorkommen.
Akute Durchfälle werden meist durch Darminfektionen, zum Beispiel über den Verzehr verdorbener Lebensmittel, verursacht. Lang anhaltende, so genannte **chronische Durchfälle** sind oft die Folge von entzündlichen Darm- oder Bauchspeicheldrüsenerkrankungen. Auch Medikamente, Alkohol, Nikotin sowie Koffein können zu Durchfall führen. Besonders bei seelischer Anspannung, Überlastung und Stress kann es zu einer verstärkten Reizung des Magen-Darm-Traktes kommen, die Durchfall zur Folge haben kann. Bei Säuglingen, Kleinkindern und bei älteren Menschen kommt es durch den meist hohen Flüssigkeitsverlust schnell zu einer Austrocknung und lebensgefährlichen Elektrolytverlusten (Elektrolyte = Körpersalze). Daher sollte bei diesen Personen bei Durchfallerkrankungen sofort der Arzt gerufen werden.
Bei richtiger Behandlung tritt meist schon nach drei Tagen eine Besserung ein. Es haben sich **Fasten** und eine vermehrte **Flüssigkeitszufuhr,** die dem Körper ausreichend Körpersalze zur Verfügung stellt, bewährt. Je nach Ursache des Durchfalls können auch Antibiotika nötig werden. Bei Besserung sollte mit einer **Aufbaukost** (z. B. Kartoffeln mit Möhren) langsam auf die übliche Ernährung umgestellt werden.

AUFGABEN

1. Beschreiben und erläutern Sie Ursachen, Symptome und Behandlung der Durchfallerkrankung.
2. Max, zwei Jahre alt, leidet seit drei Tagen unter schwerem Durchfall. Seine Mutter versorgt ihn ohne ärztliche Hilfe mit Kohletabletten und Salzstangen. Nehmen Sie dazu Stellung.

6.3.4 Verstopfung – wenn der Darm träge ist

Frau Hermine Kluge, 65 Jahre alt, leidet schon seit Jahren an Verstopfung. Die Beschwerden hat sie bisher mit den verschiedensten Abführmitteln selbst behandelt. Da ihr die Abführmittel in der letzten Zeit nicht mehr helfen, hat sie auf Empfehlung ihrer Freundin in den vergangenen drei Tagen mehrmals täglich zwei bis drei Esslöffel Leinsamen und Weizenkleie eingenommen. Mit kolikartigen Schmerzen im Oberbauch und aufgetriebenem Leib wird Frau Kluge in das Krankenhaus eingeliefert und ein Darmverschluss diagnostiziert. Dem Arzt erzählt sie, dass sie seit zwei Jahren alleine lebt. Sie kocht sich selbst, meist Portionen für zwei bis drei Tage, die sie nur noch aufwärmen muss. Am liebsten isst sie Hausmannskost wie Knödel mit einer ordentlichen Fleischportion. Auch Süßspeisen mag sie gerne. Salat, Gemüse und Obst oder Vollkornbrot isst sie wegen ihrer Zahnprothese nur selten. Nachmittags gibt es dafür immer ein Stück Kuchen. Seit einem Jahr geht sie nur noch selten aus dem Haus. Sie liest, handarbeitet oder sieht fern. Auf die Frage des Arztes, ob sie täglich ausreichend trinkt, antwortet sie: „Ja, morgens zum Frühstück eine Tasse Kaffee und dann am Nachmittag und Abend nochmals eine Tasse Kaffee oder Tee. Ich kann ja nicht den ganzen Tag trinken." Mit den Abführmitteln habe sie bisher ihren Darm ganz schön in Schwung gehalten, meint die alte Dame. Erst in den letzten Wochen hätten die auch nichts mehr genützt. „Vielleicht habe ich nur die falsche Sorte benutzt?", vermutet sie.

1. *Diskutieren sie mögliche Ursachen, die bei Frau Kluge zu der Verstopfung geführt haben können.*
2. *Erkunden Sie vor Ort das Angebot an Abführmitteln in Ihrer Drogerie oder Apotheke. Informieren Sie sich anhand der Packungsbeilagen über die Anwendung und mögliche Nebenwirkungen von Abführmitteln.*
3. *Erörtern Sie in der Klasse geeignete Maßnahmen, die der Verstopfung bei Frau Kluge entgegenwirken können.*

Bei der **Verstopfung** handelt es sich um eine verzögerte und erschwerte Darmentleerung. Der Stuhl ist infolge von zu starkem Wasserentzug hart und trocken. Die Entleerung ist häufig schmerzhaft. Eine chronische Verstopfung kann Völlegefühl, Blähungen und Appetitlosigkeit bewirken. Außerdem kann es als Folge einer Erschlaffung der Darmwand zu kleinen Ausstülpungen der Dickdarmschleimhaut (Divertikulose) kommen, die sich später entzünden können. Auch die Entstehung von Hämorrhoiden wird durch das vermehrte Pressen beim Stuhlgang begünstigt.

Jeder dritte Bundesbürger leidet an Verstopfung und nimmt zeitweilig Abführmittel ein. Falsche Ernährungsgewohnheiten und eine ungesunde Lebensweise mit Hektik, Stress und wenig Bewegung sind die Hauptursachen.

Mögliche Ursachen der Verstopfung

- ballaststoffarme Ernährung
- zu geringe Flüssigkeitszufuhr
- sitzende Tätigkeit und Bewegungsmangel
- Erkrankungen der Darmwand, Störungen der Darmperistaltik
- Hektik, Stress, Trauer
- veränderte Lebensgewohnheiten (Urlaubsreise)

Beim gesunden Menschen erfolgt die Stuhlentleerung in der Regel zweimal am Tag, bei chronischer Verstopfung nur jeden dritten Tag, gelegentlich noch seltener.

Die Röntgenuntersuchung zeigt, dass bei mancher Formen der Verstopfung eine **Dickdarmverkrampfung** vorliegt, bei der die Darmbewegungen unkoordiniert und ineffektiv sind. Bei anderen überwiegt die **Dickdarmerschlaffung,** bei der die Muskulatur unzureichend arbeitet.

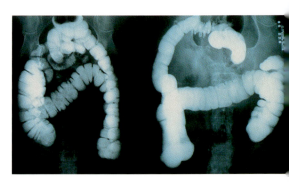

Verstopfung
links: Dickdarmverkrampfung
rechts: Dickdarmerschlaffung

Die Lebensweise bringt Schwung in den Darm!
- **Bewegung:** Spaziergänge, Gymnastik mit Dehn- und Atemübungen zur Straffung der Bauchdecke (innere Darmmassage), Lockerungs- und Entspannungsübungen wirken sich bei Darmverkrampfung günstig aus.

Ballaststoffreiche, vollwertige Kost: Vollkornprodukte, faserreiche, nicht blähende Gemüsesorten, Obst und Sauermilchprodukte sollten bevorzugt verzehrt werden. Sie binden Wasser und erhöhen das Stuhlgewicht. Die Darmpassage wird beschleunigt.
Ausreichende Flüssigkeitszufuhr: Günstig wirkt morgens nüchtern getrunken ein Glas warmes Wasser. Obst- und Gemüsesäfte, Mineralwässer oder Kräutertees regelmäßig zu jeder Mahlzeit getrunken fördern die Entleerung.
Darmtraining: Wird regelmäßig zur gleichen Tageszeit in Ruhe die Toilette aufgesucht, so kann der Darm zu einer regelmäßigen Stuhlentleerung erzogen werden.

Ballaststoffe – der Darm sagt Danke!

Ballaststoffe sind die unverdaulichen Bestandteile pflanzlicher Nahrungsmittel. Die Ballaststoffe binden reichlich Wasser und vergrößern dadurch die Darmfüllung. Dieser voluminöse Speisebrei übt einen starken Druck auf die Darmwand aus, der die Stuhlentleerung auslöst.

Viel zu wenig Ballaststoffe in der Nahrung!

In den westlichen Industrieländern nehmen die Verbraucher viel zu wenig Ballaststoffe mit der Nahrung auf. Nach den Empfehlungen von Ernährungswissenschaftlern sollten täglich mindestens 30 g Ballaststoffe aufgenommen werden. Die tatsächliche Aufnahme liegt zwischen 10 und 15 g/Tag. „Nach medizinischen Erkenntnissen", so erklärt Prof. W. Feldheim vom Institut für Humanernährung und Lebensmittelkunde in Kiel, „sind viele Erkrankungen des Darmes, von der Obstipation, Hämorrhoiden, Divertikulose bis hin zum Dickdarmkrebs auf den Rückgang des Ballaststoffverzehrs zurückzuführen." Er empfiehlt deshalb, die tägliche Ballaststoffaufnahme vor allem über einen größeren Verzehr von Vollkornprodukten, aber auch von Kartoffeln, Obst und Gemüse zu erhöhen. Viele Patienten mit Obstipation könnten allein durch den Verzehr einer ballaststoffreichen Kost eine Normalisierung ihrer Darmfunktion erzielen. Die Umstellung von einer ballaststoffarmen auf eine ballaststoffreiche Kost sollte aber langsam erfolgen. Übertreibungen könnten leicht zu Beschwerden wie Unverträglichkeit, Blähungen etc. führen. (Frankfurter Rundschau)

1. Informieren Sie sich in einem Gesundheitslexikon oder im Pschyrembel über die im Text genannten Darmkrankheiten.
2. Stellen Sie mit der Nährwerttabelle eine Liste von Nahrungsmitteln mit einem hohen Ballaststoffgehalt zusammen.
3. Überprüfen Sie Ihre tägliche Ballaststoffaufnahme.

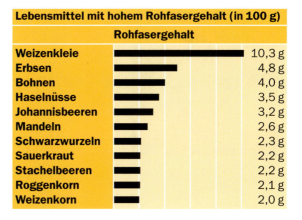

Lebensmittel mit hohem Rohfasergehalt (in 100 g)

Rohfasergehalt	
Weizenkleie	10,3 g
Erbsen	4,8 g
Bohnen	4,0 g
Haselnüsse	3,5 g
Johannisbeeren	3,2 g
Mandeln	2,6 g
Schwarzwurzeln	2,3 g
Sauerkraut	2,2 g
Stachelbeeren	2,2 g
Roggenkorn	2,1 g
Weizenkorn	2,0 g

Bei hartnäckiger Verstopfung können Rohkosttage eingeschaltet werden. Auch Weizenkleie oder geschroteter Leinsamen (drei bis vier Esslöffel) auf mindestens drei Portionen über den Tag verteilt und mit reichlich Flüssigkeit (mindestens 250 ml) aufgenommen, wirken als Quellmittel günstig auf die Darmperistaltik ein. Manchmal genügt es schon, eingeweichte Backpflaumen oder Feigen morgens nüchtern mit einem Glas Wasser zu genießen. Auch eine Portion rohes Sauerkraut hat oft eine „durchschlagende" Wirkung.

Das Guten-Morgen-Müsli bringt Ihren Darm in Schwung!

- 2–3 Esslöffel grobe Getreideflocken
- 1 EL geschroteter Leinsamen
- 1 geriebener Apfel (oder Früchte der Saison)
- 1 Becher Joghurt oder 125 g Dickmilch

Abführmittel sollten nur im Notfall eingenommen werden. Dauernde Anwendung führt zu einer Gewöhnung, die immer größere Dosen des Abführmittels erforderlich macht. Sie führen zu einem hohen Wasserverlust des Körpers, der zu einer Austrocknung führen kann. Mit dem ausgeschiedenen Wasser geht den Darmzellen Kalium verloren. Dieser Kaliummangel hat eine verstärkte Einschränkung der Darmtätigkeit zur Folge. Eine Erhöhung der Dosis führt nach kurzfristiger Wirkung zu einer noch stärkeren Verstopfung – ein Teufelskreis beginnt.
Kurzfristig kann „reines" Paraffinöl eingesetzt werden, das als Gleitmittel dient. Es wird abends (ein bis zwei Teelöffel) eingenommen.

AUFGABEN

1. Erläutern Sie geeignete Maßnahmen zur Vermeidung einer Verstopfung.
2. Stellen Sie einen Tageskostplan für einen Patienten mit Verstopfung zusammen.
3. Führen Sie eine Pro-und-Contra-Diskussion zum Einsatz von Abführmitteln.

6.3.5 Morbus Crohn

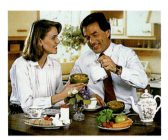

Ruhe und Zeit beim Essen müssen sein!

Er tritt meist bereits zwischen dem 20. und 30. Lebensjahr auf. Die Erkrankung führt vor allem im letzten Abschnitt des Dünndarms und im Dickdarm zu chronischen Entzündungen der Darmwand, die schubweise verlaufen. Die genauen Ursachen der Erkrankung sind bis heute nicht bekannt. Untersuchungen von Morbus-Crohn-Patienten weisen darauf hin, dass es sich um eine **psychosomatische Erkrankung** handeln kann. So kann z. B. Stress, permanente Leistungsüberforderung oder Trauer bei entsprechend genetisch vorbelasteten Menschen einen Morbus Crohn auslösen. Es kommt zu Fehlreaktionen des Immunsystems, die zur Bildung von Antikörpern führen, die das körpereigene Darmgewebe angreifen und zerstören. Auch Infektionen können an diesem Prozess beteiligt sein. Die Folge sind tiefe Entzündungsherde, unter Umständen mit Fistelbildung, die lebenslang immer wieder auftreten können.

Die Beschwerden können sich zeigen in
- deutlicher Gewichtsabnahme
- krampfartigen Bauchschmerzen
- heftigen Durchfällen, etwa drei- bis sechsmal am Tag, die Schleimbeimengungen aufweisen können
- Appetitlosigkeit und eventuell Fieber.

Morbus Crohn kann nicht geheilt werden. Darmabschnitte, die eine Fistelbildung aufweisen, werden operativ entfernt. Je nach Lage der geschwürigen Veränderungen muss manchmal ein künstlicher Darmausgang (anus praeter) gelegt werden. Der Dickdarm von Morbus-Crohn-Patienten ist oft stark vernarbt und dadurch starr, so dass seine normale Funktion gestört ist. Es können Durchfälle oder Verstopfungen auftreten. Durch die Anwendung **entzündungshemmender Medikamente** und die Einhaltung einer **Diät** können die Beschwerden vorübergehend gelindert werden. Auch homöopathische Medikamente können sehr wirkungsvoll in der Therapie eingesetzt werden.

Die Ernährung bei Morbus Crohn sollte die persönliche Verträglichkeit berücksichtigen:
- mehrere kleine regelmäßige Mahlzeiten am Tag
- Vermeidung von blähenden Nahrungsmitteln wie z. B. Kohl, Zwiebeln, Hülsenfrüchten etc.
- Ballaststoffe und Rohkost dürfen wohldosiert gegessen werden (persönliche Verträglichkeit beachten!)
- gebratene, gegrillte oder geröstete Lebensmittel meiden (Röstprodukte! Sie reizen die Darmschleimhaut)

Tageskostplan bei Morbus Crohn (im akuten Schub)

1. Frühstück: fein geschrotetes, abgelagertes Vollkornbrot, Toast, Knäckebrot, Butter, 1 Ei, Käse oder magere Wurst, etwas Gelee, Kräutertee oder leichter Schwarztee
oder: Haferbrei, Schleimsuppen

2. Frühstück: Knäckebrot, Butter, Streichkäse oder milde Wurst
oder: Gemüsesäfte, leichte Kekse

Mittagessen: gedünstetes Fleisch, Fisch oder verlorene Eier, zarte Gemüse oder Salate, Kartoffeln, Nudeln, Reis

Zwischenmahlzeit: Toast, Knäckebrot, Zwieback mit Butter
oder: Obstbiskuit

Abendessen: Reispfanne und Salat
oder: abgelagertes Vollkornbrot mit Butter, gekochter Schinken, Käse, Roastbeef geriebener Apfel mit Banane Kräutertee, Mineralwasser, verdünnte Fruchtsäfte

Spätmahlzeit: Quark mit Früchten
oder: Keks oder Knäckebrot

- Vermeidung von sehr scharfen Speisen aller Art
- Verzehr von konzentrierten Zuckerwaren meiden
- auf fette Speisen verzichten
- koffeinhaltige Getränke und Alkohol meiden
- sorgfältige und bekömmliche Zubereitung der Speisen
- Manche Patienten müssen im akuten Schub auf Milch und Milchprodukte verzichten.

Unter Berücksichtigung dieser Kostmerkmale sollte eine vielseitige und vollwertige Kost zusammengestellt werden.

AUFGABEN

1. Informieren Sie sich über das Krankheitsbild Morbus Crohn (Fachbücherei, Hausarzt, Broschüren etc.).
2. Erkunden Sie vor Ort, ob es Selbsthilfegruppen für Morbus-Crohn-Betroffene gibt. Besuchen Sie diese gegebenenfalls.
3. Erläutern Sie anhand des Textes mögliche Ursachen des Morbus Crohn. Welche Konsequenzen ergeben sich daraus für den Lebensalltag?
4. Stellen Sie ein Mittagessen (800 kcal) für einen Morbus-Crohn-Patienten, der sich nicht im akuten Schub befindet, zusammen. Begründen Sie Ihre Auswahl!

6.3.6 Gallensteine – kein Grund zur Panik

Etwa zehn Millionen Deutsche haben Gallensteine, und ein Drittel leidet darunter. Bei Frauen treten Gallensteine wesentlich häufiger auf als bei Männern. Risikofaktoren sind **Übergewicht** und erhöhter **Blutfettspiegel**. Die Steine entstehen aus der Gallenflüssigkeit, wenn die Leber zu wenig Gallensäuren bildet. Wasserunlösliche Substanzen der Gallenflüssigkeit können dann nicht mehr aufgelöst werden und kristallisieren als Steine in der Gallenblase aus. Die Steine sind machmal klein wie Brillantsplitter, sie können aber auch die Größe von Murmeln erreichen.

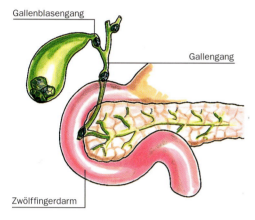

Gallensteine in der Gallenblase

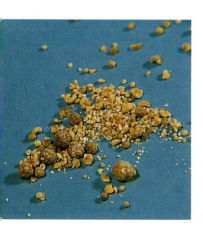

Gallensteine

Gallensteine bleiben häufig völlig unbemerkt oder werden nur zufällig, etwa bei einer Ultraschalluntersuchung, entdeckt. Unklare Schmerzen im Oberbauch nach einer fettreichen Mahlzeit können Hinweise auf Gallensteine sein.

Später verstärken sich die Symptome, und es kann zu folgenden Problemen kommen:
- Druck- und Völlegefühl im Oberbauch
- Blähungen
- Aufstoßen
- Unverträglichkeit von Fett und fetten Speisen.

Täglich produziert die Leber bis zu einem Liter Galle, die für die Verdauung und Resorption der Nahrungsfette benötigt wird. Die bittere, grüne Flüssigkeit enthält in der Hauptsache Gallensäuren, außerdem Cholesterin, Lezithin, Kalzium und Bilirubin.

Wunderwerk Leber – ein Organ mit vielen Funktionen

Die Leber gehört zu den Verdauungsorganen. Mit einem Gewicht von etwa drei Pfund ist sie die größte Drüse unseres Körpers. Die Leber besteht aus zwei **Leberlappen,** die sich wiederum aus Millionen kleiner Leberläppchen zusammensetzen. Diese sind von kleinsten Gallengängen umgeben, in denen der Gallensaft aus den Leberzellen zu dem großen Gallengang abfließt.

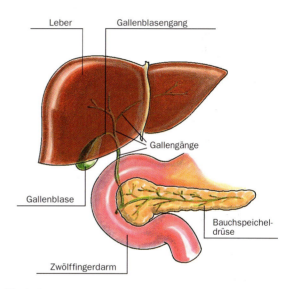

Die Leber

In der Gallenblase wird der Gallensaft eingedickt und auf Vorrat gespeichert. Von hier wird die Galle für die Fettverdauung auf „Abruf" zur Verfügung gestellt.

Die Leber ist ein **lebenswichtiges Organ** mit vielen Aufgaben. Sie macht die Nährstoffe für den Organismus verwertbar und reguliert den Stoffwechsel des Körpers. Sie speichert Kohlenhydrate in Form von Glykogen sowie Eiweiße und stellt sie bei Bedarf zur Verfügung. Sie entgiftet körpereigene Schlackenstoffe und Medikamente. Sie speichert Hormone, Vitamine, Eisen und andere Stoffe.

Das schadet der Leber!
- zu fette und zuckerreiche Nahrung (Fettlebergefahr!)
- zu viel Alkohol, Nikotin und andere Genussgifte
- hoher Medikamentenkonsum
- Stress, Kummer, Sorgen

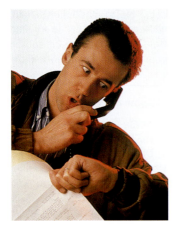

Stress bringt die Galle zum Überlaufen

Tageskostplan eines Leber-Galle-Kranken:

1. Frühstück: 1 Scheibe Vollkornbrot, 1 Vollkornbrötchen, 20 g Halbfettmargarine, 25 g fettarmer Käse, 25 g Geflügelwurst, 10 g Konfitüre, Obst, Kaffee oder Tee

2. Frühstück: 125 g Joghurt oder Dickmilch oder 1 Scheibe Vollkorntoast, 5 g Halbfettmargarine, 125 g Kräuterquark oder Obst

Mittagessen: 150 g Pellkartoffeln, 200 g Broccoli, 150 g Lammkotelett in der Folie, 150 g frischer Obstsalat

Kaffee: 1 Stück Obstkuchen oder 1 Scheibe Vollkorntoast, 5 g Halbfettmargarine, 10 g Konfitüre oder 150 g Dickmilch oder Joghurt, Kaffee, Tee

Abendessen: 1 Scheibe Vollkornbrot oder 1 Scheibe Mischbrot, 10 g Halbfettmargarine, 25 g fettarme Wurst, 125 g Reissalat, Gemüsebeilage, Obst, Mineralwasser, verdünnte Fruchtsäfte, Kräutertee

Zu einer **Gallenkolik** kommt es, wenn ein Gallenstein in den Gallengang eingeklemmt ist und durch Bewegungen der Gallenblase ausgetrieben werden soll. Die Kolik wird häufig durch **Alkohol**, den **Verzehr fetter Speisen** oder durch **psychische Belastungen** ausgelöst.

Bei einer Kolik kommt es zu starken, krampfartigen Schmerzen im Oberbauch, die bis ins rechte Schulterblatt ausstrahlen können. Häufig treten dabei Übelkeit und Erbrechen auf. Bleibt der Stein im Gallengang hängen, so ist oft der Abfluss der Galle behindert. Der Rückstau führt zu einer Belastung der Leber. Es kann zu einer Gelbsucht kommen. Gelbe Haut und Augen, brauner Urin und heller Stuhl sind die typischen Merkmale.

Unbehandelte Gallensteine können zu einer **chronischen Entzündung der Gallenblase** und zu einer **Schädigung von Leber und Bauchspeicheldrüse** führen. Zur Behandlung einer Gallenkolik werden **krampflösende Medikamente** und bei Bedarf **Schmerzmittel** gegeben. **Heiße Kompressen** in der Gallenblasengegend haben eine lindernde Wirkung. Eine **Nulldiät** und ausreichende Flüssigkeitszufuhr unterstützen die Behandlung.

Um erneute Koliken zu vermeiden, müssen die Steine entfernt werden. Kleine Steine können mithilfe von Ultraschall oder mit dem Laserstrahl zertrümmert werden. Sie werden dann über den Darm ausgeschieden. Große Steine müssen operativ entfernt werden. Häufig wird die Gallenblase samt Stein entnommen. Danach bilden sich selten neue Steine, und der Betroffene kann beschwerdefrei leben.

Gallensteine lassen sich verhindern!
- Übergewicht reduzieren
- Fettkonsum einschränken
- Zuckerhaltige Lebensmittel einschränken
- Alkohol in Maßen genießen
- Ballaststoffreiche Kost verzehren
- Viel trinken, ca. zwei Liter am Tag
- Bewegung

6.3.7 Die Leber leidet stumm

Genussgifte, z. B. Alkohol, Medikamente, Umweltgifte und Krankheitserreger machen der Leber zu schaffen. Doch es dauert lange, bis sie auf ihr Leiden aufmerksam macht. Die Leber besitzt keine schmerzleitenden Nervenfasern. Die meisten Leberkranken haben daher anfangs keine stärkeren Beschwerden. Lediglich Druck oder Völlegefühl im Oberbauch stellen sich ein. Der Gang zum Arzt erfolgt meist sehr spät. Solange noch etwa 30 Prozent ungeschädigtes Lebergewebe vorhanden ist, kann die Leber ihre Grundfunktionen wahrnehmen. Einmal zerstörtes Lebergewebe kann jedoch nicht wieder erneuert werden.

Hauptfeind Nummer eins der Leber ist der **Alkohol**. Erstes Anzeichen, dass die Leber durch Alkohol überlastet ist, ist die **Fettleber**. Durch regelmäßigen Alkoholkonsum kann die Leber Fettsäuren nicht mehr ausreichend abbauen. Die Fettsäuren werden im Lebergewebe gespeichert. Die Leber verfettet. Der Fettgehalt der Leber kann dann von normal zwei Prozent auf fünfzig Prozent ansteigen. Eine so stark vergrößerte Leber macht sich oft durch Druck im rechten Oberbauch bemerkbar. Neben Alkohol können auch Überernährung, Medikamente und Vergiftungen durch Chemikalien zu einer Fettleber führen. Die Fettleber kann sich wieder zurückbilden, wenn die schädigenden Einflüsse durch eine Änderung der persönlichen Lebensweise wegfallen. Ansonsten kommt es früher oder später zu einer **Leberschrumpfung** oder **Leberzirrhose.** Dabei werden abgestorbene Leberzellen durch Bindegewebe ersetzt, die Leber „vernarbt". Sie schrumpft und wird hart. Es kommt zu einem Ausfall der Leberfunktion. Unbehandelt kann die Leberzirrhose zum Tod führen.

Alkohol – Stress für die Leber!

In Deutschland gibt es ca. drei Millionen Menschen, die alkoholabhängig sind, außerdem eine hohe Dunkelziffer von Menschen, deren Trinkverhalten gesundheitsschädlich ist. Männer, die über viele Jahre regelmäßig trinken, müssen ab einer täglichen Alkoholmenge von 60 Gramm, Frauen schon ab 30 Gramm mit einem Leberschaden rechnen. 60 Gramm Alkohol sind in einem Dreiviertelliter Weißwein oder zwei Litern Bier enthalten, bei Schnaps reicht schon ein knapper Viertelliter aus.

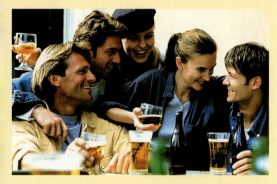

Alkohol – eine „gesellschaftsfähige" Droge

1. Führen Sie eine Befragung durch, in der Sie das Trinkverhalten von Jugendlichen ermitteln.
2. Erkunden Sie das Getränkeangebot in Diskotheken.
3. Alkohol ist eine „gesellschaftsfähige" Droge. Seine Akzeptanz in unserem Alltag erschwert eine Vorbeugung gegen die Alkoholsucht. Nehmen Sie zu dieser Aussage Stellung.
4. Entwickeln Sie Vorschläge, wie man den Alkoholkonsum bei Jugendlichen gegebenenfalls reduzieren kann.

Übelkeit, Appetitlosigkeit, Müdigkeit, Glieder- und Kopfschmerzen sind die ersten Anzeichen einer **Hepatitis** oder **Leberentzündung.** Charakteristisch ist ein Schmerz im rechten Oberbauch, später oft eine Gelbsucht. Die Hepatitis wird durch Viren ausgelöst. Je nach Erreger unterscheidet man die **Hepatitis Typ A, B, C, D** und **E.** Die Hepatitis ist **meldepflichtig!** Hepatitis-Kranke müssen wegen der Ansteckungsgefahr engen Kontakt mit anderen Menschen meiden und auf persönliche Hygiene achten (vgl. S. 100).

Der Erreger der **Hepatitis A** wird mit dem Stuhl ausgeschieden. Die Hepatitis A wird hauptsächlich über verunreinigte Lebensmittel (Fisch, Meeresfrüchte, Früchte) und Wasser übertragen. Das Virus ist in den Mittelmeerländern und in Ländern mit einem niedrigen Hygienestandard verbreitet. Die Hepatitis A dauert vier bis sechs Wochen. Sie verläuft meist ohne Komplikationen und heilt vollständig aus. Eine Impfung gegen die Hepatitis A und die Einhaltung der empfohlenen Hygienemaßnahmen schützen auf Reisen vor der Infektion.

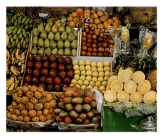

Früchte vom Markt in südlichen Ländern sollten vor dem Essen geschält werden

Die **Hepatitis Typ B** wird auf dem Blutweg übertragen. Dabei genügen kleinste Hautverletzungen, über die infiziertes Blut in die Blutbahn gelangt. Meist erfolgt die Ansteckung durch Geschlechtsverkehr und Spritzen von Drogenabhängigen. Besonders gefährdet ist das Pflegepersonal im Gesundheitswesen. Da Blut, Sperma und Speichel der Erkrankten infektiös sind, müssen Hygienemaßnahmen im Umgang mit dem Kranken unbedingt beachtet werden. Die Erkrankung bricht relativ spät, bis zu einem halben Jahr nach der Ansteckung, aus. Die Leberzellen arbeiten nur noch eingeschränkt. Die Entzündung führt zur einer Schwellung des Lebergewebes. Der Galleabfluss ist behindert. Durch den Übertritt von Gallenfarbstoff in das Blut kommt es häufig zu einer Gelbsucht. In zehn Prozent der Fälle verläuft die Hepatitis B chronisch und kann Jahre später Leberkrebs auslösen. Auch gegen Hepatitis B muss geimpft werden.

Wie kann die Leber im Alltag geschützt werden?

- Alkohol nur gelegentlich und maßvoll trinken
- unnötigen Medikamentenkonsum vermeiden
- beim Umgang mit giftigen Stoffen am Arbeitsplatz die vorgeschriebenen Arbeitsschutzbestimmungen einhalten (Lebergifte sind vor allem in Lösungsmitteln, z.B. Chloroform und Benzol. Sie gelangen über Haut und Lunge in das Blut und in die Leber. Auch Schwermetalle wie Blei, Cadmium oder Quecksilber stören die Leberfunktion.)
- nur einwandfreie Lebensmittel verzehren (Schimmel auf Nüssen oder Brot bildet giftiges Aflatoxin)

AUFGABEN

1. Welche Faktoren lösen eine Gallenkolik aus?
2. Erläutern Sie Ursachen und mögliche Maßnahmen der Behandlung bei einer Leberzirrhose.
3. Wie kann man sich vor Hepatitis schützen (in der Krankenpflege, bei Reisen in südliche Länder, im Alltag)?
4. Stellen Sie die Funktionen der Leber dar und entwickeln Sie einen Leitfaden zum Schutz des lebenswichtigen Organs.

6.4 Die Nieren – Ausscheidungsorgane mit lebenswichtigen Funktionen

Wenn die Nieren versagen ...
Stefan, 16 Jahre, Dialysepatient, berichtet:
„Ich bin seit fünf Jahren an der künstlichen Niere. Vor einem Jahr bin ich in die Heimdialyse gegangen, da sich Klinikdialyse und geregelter Schulbesuch nicht vereinbaren ließen. Seitdem sind auch die langen Anfahrtswege weggefallen, und ich habe mehr Freizeit gewonnen. Ich besuche die 11. Klasse des Gymnasiums. In der Schule komme ich ganz gut mit, da ich nachmittags dialysiere. Die Lehrer wissen von meiner Krankheit. Wenn ich mal nach der Dialyse keine Hausaufgaben machen kann, weil mir übel ist, lassen sie die Entschuldigung gelten. Vom Schulsport bin ich befreit. Ich fühle mich aber körperlich so fit, dass ich regelmäßig schwimmen gehe oder Fahrrad fahre. Wie alle Dialysekinder habe ich sehr viel Durst und darum öfter Probleme mit meinem Gewicht. Mein größtes Problem ist aber meine Größe – 1,47 m. Meine Klassenkameraden messen 1,70 m und mehr. Oft werde ich deshalb schief angeguckt, und in der Freizeit oder gar in der Disko wollen die Klassenkameraden nichts von mir wissen. Ich finde es gut, dass meine Familie mich im Umgang mit meiner Krankheit unterstützt. Meine große Hoffnung ist die Transplantation. Dann kann ich endlich ein fast normales Leben führen, essen und trinken, was ich will. Und auch die Schmerzen und die Übelkeit durch die Dialyse sind dann zu Ende. Dann muss ich endlich nicht mehr mein Leben alle zwei Tage neu erobern!"

1. Informieren Sie sich über Ursachen des Nierenversagens.
2. Besuchen Sie eine Dialysestation oder einen Heimdialysepatienten.
   Erfragen Sie, wie der Dialysealltag aussieht.
3. Informieren Sie sich über die Funktion der Dialyse (Blutwäsche). Vergleichen Sie diese mit der menschlichen Niere.
4. Hoffnung – Nierentransplantation!
   Welche Probleme und Chancen bietet sie? Informieren Sie sich!

Die Nieren übernehmen die Ausscheidung giftiger, harnpflichtiger Stoffe, die beim Eiweißstoffwechsel entstehen. Sie scheiden aber auch Medikamente und Umweltgifte aus. Außerdem regulieren sie den Wasser- und Salzhaushalt des Körpers. Ein Ausfall der Nieren führt unbehandelt zum Tod.

Die beiden Nieren liegen links und rechts der Wirbelsäule dicht unter dem Zwerchfell. Jede Niere wiegt etwa 160 g und ist von einer Nierenkapsel umgeben. Ein dickes Fettpolster umgibt die Nieren und schützt sie vor Stoßverletzungen. Die Nieren haben die Form einer Bohne. An der „eingedellten" Seite treten die **Nierenarterie** und **Nerven** ein. Die **Nierenvene** und der **Harnleiter** verlassen an dieser Stelle die Niere.

Schneidet man eine Niere der Länge nach durch, so erkennt man drei Zonen: Im Inneren das **Nierenbecken**, in der Mitte das fein gestreift aussehende **Nierenmark**, ganz außen liegt die körnige **Nierenrinde**. In der Rindenschicht liegen besonders viele Blutgefäße. In der Markschicht verlaufen die feinen **Harnkanälchen**. Etwa 5000 dieser Kanälchen münden jeweils in **Sammelrohre** ein, die sich an den Nierenpyramiden zum Nierenbecken hin öffnen.

6.4.1 Harnbildung und Ausscheidung – Entgiftung des Körpers

Täglich fließen ca. **1500 l Blut** durch die Nieren. Pro Tag bilden die Nieren aus dieser Blutmenge etwa **1,5 l Harn.**
Die Harnbildung erfolgt in den kleinsten Arbeitseinheiten der Niere, den **Nephronen**. Im Mikroskop erkennt man, dass jedes Nephron aus einem **Nierenkörperchen** (Bowmann'sche Kapsel mit Glomerulus) und den dazugehörigen kleinsten **Harnkanälchen** (Tubulus) besteht. Jede Niere enthält etwa eine Million Nephrone.

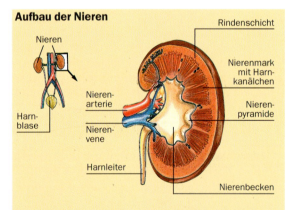

Aufbau der Nieren

Untersuchen Sie die Niere eines Schlachttieres, z. B. vom Schwein.

a) Betrachten Sie das Organ von außen. Untersuchen Sie anhand der obigen Abbildung den äußeren Aufbau der Niere. Fertigen Sie eine Zeichnung an.

b) Schneiden Sie die Niere der Länge nach durch. Betrachten und beschreiben Sie den inneren Aufbau des Organs. Fertigen Sie eine Zeichnung an.

Über je eine **Arteriole** wird das Blut den Nierenkörperchen zugeführt. Die Arteriole verzweigt sich hier zu einem Kapillarknäuel. Das Blut fließt durch das Gefäßknäuel hindurch und wird über ein ableitendes Blutgefäß, die **Venole**, abgeführt. Die zuleitenden Blutgefäße regulieren durch Weit- und Engstellen des Gefäßvolumens die Blutzufuhr des Nierenkörperchens und halten so den Blutdruck im **Glomerulus** konstant bei etwa 50 mm Hg. Bei diesem Blutdruck werden die Bestandteile des Blutes Wasser, Traubenzucker, Aminosäuren, Vitamine und Hormone, vor allem aber Harnstoff und Salze durch die Poren der dünnen Kapillarwände und durch die Wand des Nierenkörperchens wie durch einen Filter hindurchgepresst. Dieser so genannte **Primärharn** wird in der **Bowmann'schen Kapsel** gesammelt und fließt in den Harnkanälchen ab. Pro Tag werden etwa 180 l Primärharn gebildet.

Die Nierenfunktion sowie die Menge des gebildeten Primärharns ist stark vom Blutdruck abhängig. Dieser kann durch Medikamente, Genussmittel und Hormone beeinflusst werden. Coffein wirkt harntreibend durch die Gefäßerweiterung im Stromgebiet der Nieren. Blutdruckwerte unter 60 mm Hg systolisch führen zum Nierenversagen.

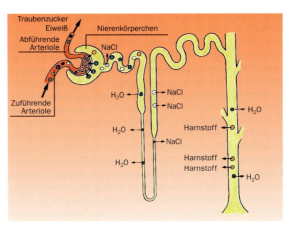

Harnbildung, Rückresorption von gelösten Stoffen aus dem Primärharn

Auf dem Weg durch die Harnkanälchen wird der größte Teil des Wassers zurückgewonnen. Auch Glucose, Aminosäuren, Vitamine und Salze werden hier wieder dem Blut zugeführt. Wenn aber im Blut ein Glucosespiegel von etwa 180 mg/dl überschritten wird, zum Beispiel bei der Zuckerkrankheit, wird die überschüssige Glucose mit dem Harn ausgeschieden. Die Harnglucose kann mit Glucose-Teststäbchen nachgewiesen werden.

Schädliche Stoffwechselprodukte und Giftstoffe werden nicht wieder in das Blut rückresorbiert, sondern mit dem Harn ausgeschieden.

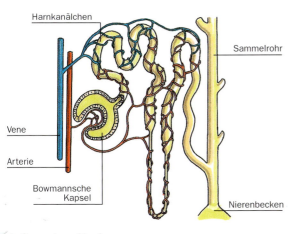

Aufbau eines Nephrons

Täglicher Durchlauf der Niere/Stoffmengen pro Tag			
	im Blut	im Primärharn	im Endharn
Wasser	900 l	150 l	1,5 l
Natrium	7500 g	1500 g	5 g
Harnstoff	250 g	50 g	30 g
Glucose	900 g	180 g	Spuren

Aus dem Nierenbecken wird der Endharn durch Bewegungen des Harnleiters zur **Harnblase** befördert. Diese kann etwa einen Liter Urin fassen. Beim Säugling wird die Blasenentleerung reflexartig ausgelöst und der Schließmuskel öffnet sich. Später lernt der Mensch, diesen Drang mit seinem Willen zu kontrollieren und zu steuern. Über die **Harnröhre** wird der Urin nach außen abgegeben.

Etwa drei Millionen Menschen leiden an der so genannten **Harninkontinenz.** Die Betroffenen können die Blasenentleerung nicht mehr willentlich steuern. Unkontrollierter Harnverlust ist die Folge. Häufig betroffen sind Frauen nach dem 60. Lebensjahr. Organveränderungen oder Erkrankungen des Zentralen Nervensystems können die Ursache sein. Eine ärztliche Behandlung und Blasentraining können in vielen Fällen Abhilfe schaffen.

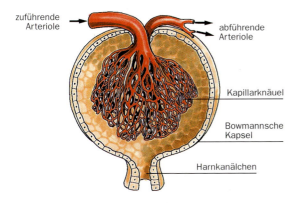

Schema eines Nierenkörperchens

6.4.2 Erkrankungen der Niere

Nierensteine

Jeder kennt den Kesselstein, der durch kalkhaltiges Leitungswasser entsteht. Ebenso können sich in den Nieren Steine bilden. Neben den Trinkgewohnheiten beeinflussen vor allem Alter, Geschlecht und Ernährung die Bildung von Nierensteinen. So führt ein zu hoher Konsum von tierischen Eiweißen zur Bildung von Harnsäuresteinen. Der Verzehr von oxalsäurehaltigen Nahrungsmitteln (Spinat, schwarzer Tee, Schokolade, Rhabarber, Rote Bete) begünstigt die Bildung von Oxalatsteinen. Etwa drei Millionen Menschen leiden unter Nierensteinen. Mäßiges Essen und reichliches Trinken – eineinhalb bis zwei Liter pro Tag – sind die beste Vorbeugung.

Als Nierengrieß werden kleinere Kristalle ohne Probleme durch den Harnleiter transportiert. Größere Steine bleiben im Nierenbecken liegen und können das Nierengewebe schädigen. Gelangt ein Stein in den Harnleiter, wird er durch kräftige Muskelbewegungen zur Blase befördert. Dabei kann es zu krampfartigen Schmerzen und Übelkeit, der **Nierenkolik,** kommen. Ist der Stein in die Harnblase gelangt, verschwinden die kolikartigen Schmerzen. Gehen die Steine nicht ab, dann wachsen sie meist als Blasensteine weiter. Sie müssen dann operativ oder mithilfe der Ultraschallzertrümmerung entfernt werden.

Tipps zur Behandlung und Prophylaxe von Nierensteinen:

- reichliche Flüssigkeitszufuhr: mind. 1,5 bis 2 l/Tag
- vollwertige Ernährung mit wenig Fleisch- und Wurstwaren
- purinreiche Lebensmittel wie Fleisch, Fisch, Innereien meiden (bilden Harnsäure)
- Behandlung von Blaseninfektionen

Nierensteine müssen behandelt werden. Bestehen sie jahrelang, so können sie zu einer Schrumpfung der Niere mit mehr oder minder vollständigem Funktionsverlust führen. Es kann dann zu einer Harnvergiftung kommen, die eine Behandlung mit der **Künstlichen Niere (Dialyse)** erforderlich macht.

Nierenversagen (Niereninsuffizienz)

Entzündungen der Nieren, Bluthochdruck, Zuckerkrankheit und Gicht, aber auch Umweltgifte und bestimmte Medikamente führen zu einer Zerstörung von Nierengewebe und zu einer Verengung der Nierenarteriolen. Die Folge ist eine Einschränkung der normalen Nierenfunktion, die zu einer Ansammlung von harnpflichtigen Stoffen im Blut führen kann. Der Patient leidet unter Juckreiz, Übelkeit und Erbrechen. Als Folge des erhöhten Eiweißverlustes wird vermehrt Wasser in den Körpergeweben abgelagert (Ödeme). Leicht eindrückbare Dellen an den Knöcheln zeigen die Ödembildung an. Durch eine streng salz- und eiweißarme Diät, Flüssigkeitszufuhr und harntreibende Medikamente kann ein Fortschreiten der Erkrankung verzögert werden.

Leben mit der Dialyse

Etwa 50 000 Menschen in Deutschland leben mit der **Dialyse.** Zwei- bis dreimal in der Woche wird ihr Blut durch die „künstliche Niere" gewaschen. Giftige Schlackenstoffe werden entfernt und die Salzkonzentration des Blutes normalisiert. „Jeden zweiten Tag muss das Leben neu erobert werden." Zur Dialyse muss eine strenge Diät treten. Ein größeres Mahl, ein Glas Bier und der Salzstreuer sind dem Dialysepatienten verboten. Übelkeit, Fieber, allergische Reaktionen, Infektionen und psychische Probleme erschweren oft den Alltag. Vielen bleibt nur die Hoffnung auf die **„neue Niere"** – eine Nierentransplantation. Aber nach der Transplantation eines passenden Spenderorgans kann nur durch eine konsequente Einnahme von Medikamenten die drohende Abstoßung des Spenderorgans verhindert werden. Nur noch 40% der eingepflanzten Nieren „funktionieren" nach ca. drei Jahren.

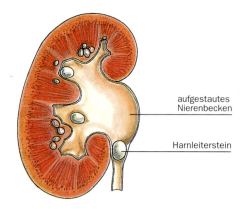

Nierensteine

> **AUFGABEN**
>
> 1. Beschreiben Sie den Feinbau der Nieren.
> 2. Beschreiben Sie die wichtigsten Aufgaben der Nieren.
> 3. Erläutern Sie die Vorgänge bei der Harnbildung.
> 4. Der Diabetiker scheidet bei schlechter Blutzuckereinstellung Glucose über den Harn aus. Erklären Sie den Vorgang.
> 5. Stellen Sie Ursachen der Harninkontinenz dar. Informieren Sie sich über sinnvolle Hilfsmittel.
> 6. Leben mit der Dialyse – stellen Sie die Chancen und die Alltagsprobleme für den Dialysepatienten dar.

7 Stoffwechsel und Hormone

7.1 Stoffwechsel, was ist das eigentlich?

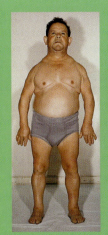

Kleinwüchsiger Mann

Kleinwuchs – wenn Wachstumshormone fehlen

Mattes, 10 Jahre alt, steht abseits von seinen Kameraden. Wieder einmal haben sie ihn gehänselt. Mattes, „der Zwerg", ist nur 1,05 m groß. Sein Körper bildet zu wenig Wachstumshormone. Seit einem halben Jahr wird Mattes mit den Hormonen behandelt. Er ist seitdem schon deutlich gewachsen.

Das Wachstumshormon wird in der Hirnanhangdrüse gebildet, vermehrt im Kindes- und Jugendalter. Es fördert Zellwachstum und Zellvermehrung. Ein Hormonmangel führt zum Zwergwuchs.

Hitzewallungen durch Schilddrüsenüberfunktion

Frau H. leidet seit einem Jahr unter Hitzewallungen und innerer Unruhe. Auch ohne Stress schlägt ihr das Herz bis zum Hals. Nachts findet sie keine Ruhe. Ihr Körpergewicht ist von 70 kg auf 50 kg gesunken, obwohl sie nach wie vor große Portionen verzehrt. Ihr Hausarzt stellt eine Überfunktion der Schilddrüse fest. Diese bildet zu viel Schilddrüsenhormon. Die Folge ist eine Steigerung des Zellstoffwechsels mit erhöhtem Grundumsatz, erhöhter Körpertemperatur und Steigerung der Herzfrequenz.

1. Der Stoffwechsel ist der Motor des Lebens.
   Was ist Stoffwechsel?
   Informieren Sie sich darüber in Fachbüchern und Lexika.

2. Welche Stoffwechselstörungen kennen Sie?
   Veranschaulichen Sie diese durch Plakate oder Collagen, und stellen Sie Ihre Arbeiten in der Klasse vor.

Die Nährstoffe aus der Nahrung werden im Organismus in körpereigene Substanzen und Energie umgewandelt. Das Nervensystem und Hormone steuern diese Stoffwechselvorgänge, die unsere Körperfunktionen, wie z.B Wachstum, Entwicklung, Temperaturregulation und körperliche Arbeit, ermöglichen.

Bau- und Betriebsstoffwechsel

Der Mensch nimmt Energieträger mit der Nahrung auf. Die in ihnen enthaltenen Nährstoffe **Kohlenhydrate**, **Eiweiß** und **Fett** enthalten chemische Energie, die bei der „Verbrennung" der Nährstoffe in den Körperzellen freigesetzt wird. Die einzelnen Nährstoffe liefern unterschiedliche Mengen an Energie. So liefern ein Gramm Eiweiß und Kohlenhydrate je 17,2 kJ, ein Gramm Fett liefert 37 kJ.

Der Energiegehalt wird in Kilojoule gemessen (früher Kilokalorie; **1 kcal = 4,18 kJ**).

Die freigesetzte Energie wird für körperliche und geistige Arbeit sowie für den Grund- und Leistungsumsatz benötigt (vgl. S. 13). Besonders Kohlenhydrate und Fette werden im **Betriebsstoffwechsel** zur Energiegewinnung abgebaut.

Jede Minute sterben etwa 300 Mio. Körperzellen ab und werden durch neue ersetzt. Das Eiweiß liefert die für den Zellaufbau notwendigen Aminosäuren und hat eine große Bedeutung für den **Baustoffwechsel**. Es dient hauptsächlich als Baustoff für Organe, Muskeln, Blut und Enzyme. Kinder, Jugendliche und Schwangere benötigen zusätzlich Eiweiß zum Aufbau neuer Körperzellen (vgl. S. 14).

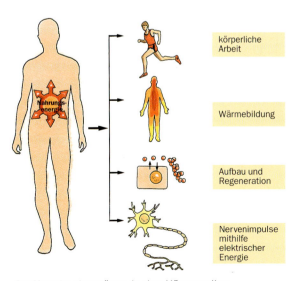

Stoffwechselvorgänge in den Körperzellen

Körperliche Aktivität steigert den Energiebedarf

Bei einem Erwachsenen mit sitzender Tätigkeit beträgt der Energieverbrauch etwa 8800 bis 10000 kJ pro Tag (vgl. S. 13). **Körperliche Aktivität** steigert den **Energieumsatz**. So verbraucht ein Radrennfahrer während der Tagesetappe bis zu 29200 kJ pro Tag. Entsprechend diesem hohen Energieverbrauch muss er viel energiereiche Nahrung aufnehmen. Gleichzeitig verwertet der Körper **Energiereserven**, die er als **Fett** im Fettgewebe und als Glykogen in Leber und Muskeln gespeichert hat. Das Glykogen wird dabei zu Glukose abgebaut, die den Zellen als Energielieferant zur Verfügung gestellt wird. Die Glykogenspeicher im Muskel reichen bei intensiver sportlicher Betätigung für etwa 60 Minuten, das Leberglykogen bis zu drei Stunden. Glukose wird in den Zellen schnell zur Energiegewinnung abgebaut. Ausdauersportler, wie z. B. Marathonläufer und Radsportler, verzehren daher vor dem Wettkampf eine kohlenhydratreiche Kost, bestehend aus Nudeln, Kartoffeln, Brot und Getreideprodukten, Obst und Gemüse.

Körperliche Arbeit steigert den Muskelstoffwechsel, es wird mehr Muskelgewebe aufgebaut. Körperlich aktive Menschen haben daher einen höheren Eiweißbedarf. Sportlern und Menschen mit schwerer körperlicher Arbeit wird eine tägliche Eiweißaufnahme von etwa 1,2 g pro kg Körpergewicht empfohlen (vgl. S. 14). Alle Stoffwechselprozesse sind auf **Wasser** und die in ihm enthaltenen Salze angewiesen. Während der Mensch bis zu 14 Tagen ohne Nahrung auskommen kann, ist er bereits nach 36 Stunden ohne Wasserzufuhr verdurstet. Hohe Wasser- und Mineralstoffverluste durch Schweiß, Urin oder Stuhl, die nicht durch eine ausreichende Flüssigkeitszufuhr ausgeglichen werden, können ein schweres Stoffwechsel- oder Nierenversagen verursachen. Starker Blutverlust, lang anhaltendes Erbrechen, Durchfall und Fieber führen ebenfalls zu hohen Wasserverlusten des Körpers. Diese Verluste müssen durch eine entsprechende Zufuhr von Wasser und Salzen ersetzt werden. Geeignet sind vor allem Mineralwässer, Fleisch- und Gemüsebrühen.

Wasserhaushalt und Salze

Der Körper des Erwachsenen besteht etwa zu 60% aus Wasser (42 Liter bei einem 70 kg schweren Mann). Bei Neugeborenen beträgt der Anteil sogar 80% des Körpergewichtes. Wasser ist lebensnotwendig. Es ermöglicht den Zellstoffwechsel, ist ein Bestandteil der Körperzellen und übernimmt in Blut und Lymphe Lösungs- und Transportaufgaben für Nährstoffe, Stoffwechselabbauprodukte, Hormone etc.

Insbesondere bei körperlicher Arbeit und sportlichen Ausdauerleistungen kommt es durch Schweiß zu hohen Wasser- und Mineralstoffverlusten. Marathonläufer verlieren bei Außentemperaturen unter 20 °C bis zu 4 l Schweiß. Schweiß schmeckt leicht salzig. Er enthält ca. 2% Mineralstoffe, insbesondere Kalium, Natrium, Magnesium und Phosphat.

Natrium, Kalium und Magnesium werden für die Erregungsleitung der Nerven gebraucht. Magnesium ist für die Funktion der Muskeln unentbehrlich. Bei Mangel an diesen Salzen kann es zu Krämpfen kommen. Bei extremen Wasser- und Salzverlusten droht ein Kreislaufkollaps.

1. Warum müssen Marathonläufer auch während des Laufs trinken?

2. Isotonische Sportgetränke werden zunehmend von Freizeitsportlern konsumiert. Informieren Sie sich über die Zusammensetzung dieser Getränke. Vergleichen Sie ihren Mineralstoffgehalt mit einer Apfelsaftschorle (Apfelsaft : Mineralwasser im Verhältnis 1:3). Diskutieren Sie Ihre Ergebnisse.

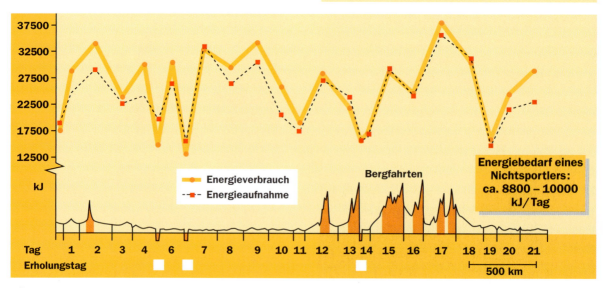

Täglicher Energieverbrauch und Energieaufnahme eines Tour-de-France-Radfahrers

AUFGABEN

1. Erläutern Sie die Funktionen des „Baustoffwechsels" und „Betriebsstoffwechsels".
2. Informieren Sie sich durch Fachbücher, Lexika oder Pschyrembel über häufig vorkommende Stoffwechselkrankheiten.
3. Viele Kinder verzehren süße Riegel, Kekse und Limonaden als Zwischenmahlzeiten. Der Schnellimbiss an der Pommesbude ersetzt das Mittagessen. Bewegungsspiele werden vom Fernseher verdrängt.
Viele der 5- bis 8-Jährigen sind übergewichtig. Erläutern Sie die Zusammenhänge.

7.2 Hormone regulieren den Stoffwechsel

Die meisten Hormone werden direkt an das Blut abgegeben. Mit dem Blutkreislauf gelangen sie zu den **Körperzellen**. Ihre Information wird jeweils nur von bestimmten Zellen verstanden und mit einer Reaktion beantwortet.

Jedes Hormon wirkt nur an den Zellen, die einen Empfänger, **Rezeptor**, für die „Botschaft des Hormons" besitzen (Schlüssel-Schloss-Prinzip). Wenn es an die Zielzelle gebunden ist, löst es in ihr eine bestimmte Stoffwechselwirkung, die **Hormonwirkung**, aus.

So bewirkt das Hormon **Insulin**, dass vermehrt Glukose aus dem Blut in die Körperzellen einströmt und zur Energiegewinnung genutzt werden kann.

Das „**Stresshormon**" **Adrenalin** führt zu einer vermehrten Durchblutung der Skelettmuskulatur (Fluchtreaktion), die Durchblutung des Verdauungstraktes wird dagegen vermindert.

Das **Wachstumshormon** wird vor allem in der Kindheit und Jugend gebildet. Es fördert das Zellwachstum und die Zellvermehrung.

Das **Schilddrüsenhormon Thyroxin** erhöht den Grundumsatz. Es steigert Herztätigkeit und Körpertemperatur sowie den Fettabbau. Auch Längenwachstum und Gehirnentwicklung werden gesteuert.

Hormone beeinflussen bereits in **kleinsten Mengen** Stoffwechselvorgänge und Organfunktionen. Die Hormonausschüttung muss daher genau geregelt werden. Die hormonproduzierenden Drüsen sind reich mit Nervenfasern versehen, die eine Regulation der Hormonbildung ermöglichen. „Messfühler" registrieren ständig den Hormonspiegel im Blut und leiten die Meldung an das Gehirn weiter.

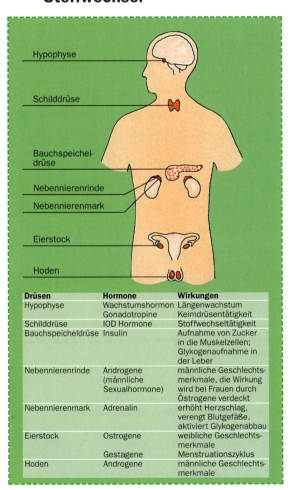

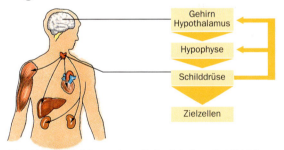

Die Hormonbildung (am Beispiel des Schilddrüsenhormons) wird durch einen Regelkreis gesteuert

Der **Hypothalamus** und die **Hirnanhangdrüse**, **Hypophyse**, stellen die oberste Steuerzentrale des Hormonsystems dar. Die Hypophyse produziert bei einem zu niedrigen Bluthormonspiegel so genannte **Releasing-Hormone** (release = freisetzen), welche die Hormondrüsen anregen, ihrerseits das fehlende Hormon aufzubauen. Hat der Bluthormonspiegel den Normalwert wieder erreicht, werden durch den Hypothalamus so genannte **Inhibiting-Hormone** (inhibit = hemmen) gebildet, welche die Hormonausschüttung der Drüsen hemmen. Durch diesen **Regelkreis** wird die Hormonbildung und damit der Hormonspiegel im Blut genau an die Stoffwechselsituation angepasst.

Drüsen	Hormone	Wirkungen
Hypophyse	Wachstumshormon	Längenwachstum
	Gonadotropine	Keimdrüsentätigkeit
Schilddrüse	IOD Hormone	Stoffwechseltätigkeit
Bauchspeicheldrüse	Insulin	Aufnahme von Zucker in die Muskelzellen; Glykogenaufnahme in der Leber
Nebennierenrinde	Androgene (männliche Sexualhormone)	männliche Geschlechtsmerkmale, die Wirkung wird bei Frauen durch Östrogene verdeckt
Nebennierenmark	Adrenalin	erhöht Herzschlag, verengt Blutgefäße, aktiviert Glykogenabbau
Eierstock	Ostrogene	weibliche Geschlechtsmerkmale
	Gestagene	Menstruationszyklus
Hoden	Androgene	männliche Geschlechtsmerkmale

Hormone sind **körpereigene Botenstoffe**, die Informationen an die Körperzellen weitergeben. Sie werden von **Hormondrüsen** erzeugt und steuern die Stoffwechselvorgänge.

AUFGABEN

1. Sammeln Sie genaue Informationen über die Aufgaben der Hormone im menschlichen Körper.
2. Ermitteln Sie die Auswirkungen einer Über- bzw. Unterfunktion der in der Tabelle genannten Hormondrüsen.
3. Informieren Sie sich über die Hormonbehandlung von Frauen in den Wechseljahren.

7.3 Zuckerkrankheit – die häufigste Stoffwechselerkrankung heute

Etwa vier Millionen Menschen in der Bundesrepublik sind von der Zuckerkrankheit, Diabetes mellitus, betroffen. Die Bauchspeicheldrüse des Diabetikers produziert zu wenig oder überhaupt kein Insulin. Der Zuckerstoffwechsel ist dadurch gestört. Die Ärzte der Antike haben bei einer krankhaft erhöhten Urinausscheidung den Urin mit der Zunge gekostet. Bei zuckerkranken Patienten schmeckte er süß, Diabetes mellitus (honigsüßer Durchfluss).

Ich bin Diabetiker

Name	KLAUS FISCHER
Straße	Bärengrube 9
Ort (22049)	Hamburg
Tel.	040/695 14 32
Verwandte(r)	PAULA FISCHER 041 02/342 56
	Name Telefon
Name des Arztes	Dr. BRUNO SCHÖNE
Tel.	040/5 38 76 42

Ich bin Diabetiker

So können Sie mir helfen:
1. **Wenn ich mich unnormal benehme** (so als wäre ich betrunken) oder gar bewusstlos bin, ist das ein Zeichen einer dramatischen Stoffwechselentgleisung.
2. Bitte rufen Sie sofort einen Arzt, oder bringen Sie mich in das nächste Krankenhaus.
3. Falls ich bei Bewusstsein bin und schlucken kann, geben Sie mir Zucker oder zuckerhaltige Nahrung (Honig, Süßigkeiten oder Obst): <u>keinen Süßstoff!</u>
4. **Achtung:** Falls ich ohne Bewusstsein bin, versuchen Sie <u>nicht gewaltsam</u>, mir etwas einzugeben. Rufen Sie in jedem Fall einen Arzt, oder bringen Sie mich sofort in ein Krankenhaus.

Diabetikerausweis

7.3.1 Stoffwechselwirkung des Insulins

Für alle Stoffwechselvorgänge braucht der Organismus Energie. Diese erhält er unter anderem durch Kohlenhydrate, die als Stärke oder Zucker mit der Nahrung aufgenommen werden. Bei der Verdauung werden sie in Einfachzucker (Glukose) zerlegt und über die Darmwand ins Blut aufgenommen (vgl. Kap. 6.1, 6.2). Im Blut liegen die Kohlenhydrate als Glukose vor. Diese kann nur mithilfe von Insulin in die Zellen eingeschleust und verstoffwechselt werden.

Ein erhöhter Blutzuckerspiegel ist für die Bauchspeicheldrüse das Signal, vermehrt Insulin auszuschütten. Insulin hat die Funktion eines **Schlüssels**, der die Zellmembran der Körperzellen für Glukose öffnet. Glukose strömt aus dem Blut in die Körperzellen ein, der zu hohe Blutzucker sinkt. Fehlt Insulin, bleibt die Zellmembran für Glukose undurchlässig. Der Blutzuckerspiegel steigt weiter an. In den Zellmembranen befinden sich Insulinrezeptoren (Rezeptor = Empfänger), an die das Insulin gebunden wird. Bei der **Insulinresistenz** sind sie gestört, und das Insulin hat keine Wirkung.

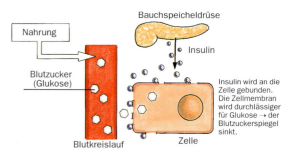

Die Zellen brauchen Glukose

Insulin steuert den Zellstoffwechsel maßgeblich:

- **Insulin fördert die „Verbrennung" der Glukose**
  Die dabei gewonnene Energie wird für Muskelarbeit, Gehirntätigkeit und Erhaltung der Körpertemperatur genutzt. Gehirn und Nervenzellen sind auf die Energiegewinnung aus Glukose als Energielieferant angewiesen.
- **Insulin fördert die Glykogenbildung**
  Ist der Energiebedarf der Körperzellen gedeckt, wird die überschüssige Glukose in Form von Glykogen in Leber und Muskeln gespeichert.
- **Insulin fördert die Fettbildung aus Glukose**
  Sind auch die Glykogenspeicher gefüllt, wird Glukose in den Leberzellen in Fett umgewandelt.
- **Insulin hemmt den Abbau von Fettdepots**
  Da Energie aus Glukose gewonnen wird, werden Fette nur geringfügig zur Energiegewinnung abgebaut. Die Fettsäurekonzentration im Blut ist niedrig.
- **Insulin fördert die Bildung von Körpereiweiß**

7.3.2 Blutzuckerregulation

Der Körper braucht Glukose als Energielieferanten für alle Körperzellen. Das Blut enthält daher immer eine bestimmte Menge an Glukose – in 1 Liter 0,8 bis 1,2 g Glukose. Der **normale Blutzuckerspiegel** wird mit **80 bis 120 mg Glukose/100 ml Blut** angegeben. Der Blutzuckerspiegel wird über Nahrungskohlenhydrate aufgefüllt. Bei Kohlenhydratmangel zwischen den Mahlzeiten werden die Glykogenspeicher in Leber und Muskeln zu Traubenzucker abgebaut und dieser an das Blut abgegeben.

Nach dem Essen steigt der Blutzucker an.
Nach einer kohlenhydratreichen Mahlzeit steigt der Blutzuckerspiegel über den Normalwert an und löst eine **vermehrte Insulinausschüttung** aus. Insulin öffnet die Zellen. Glukose strömt aus dem Blut in die Zellen ein und wird zur Energiegewinnung „verbrannt" oder als Glykogen gespeichert (vgl. Kap. 7.1). Das Glykogen versorgt den Organismus im nüchternen Zustand mit Traubenzucker. Sind die Glykogenspeicher in Leber und Muskulatur gefüllt, wird die überschüssige Glukose in Fett umgewandelt. Der Blutzuckerspiegel sinkt auf den Normalwert.

Stärkehaltige Nahrungsmittel wie z.B. Brot, Kartoffeln, Reis oder Nudelgerichte müssen im Verdauungstrakt erst zu Glukose abgebaut werden. Sie setzen Glukose nur in kleinen Mengen frei und führen zu einem langsamen und geringen Blutzuckeranstieg. Ballaststoffe verzögern den Anstieg des Blutzuckerspiegels. Nach dem Verzehr von zuckerreichen Nahrungsmitteln kommt es hingegen zu einem schnellen und hohen Blutzuckeranstieg. Etwa eine Stunde nach der Mahlzeit kann ein Blutzuckerwert bis zu 200 mg/100 ml gemessen werden.

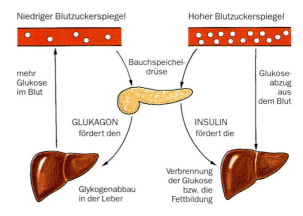

Blutzuckerregulation bei einem gesunden Menschen

Die Blutzuckerregulation kann in einem **Blutzuckerbelastungstest** überprüft werden. Der Patient trinkt nüchtern eine Traubenzuckerlösung, danach wird in regelmäßigen Abständen der Blutzucker gemessen.

Bei körperlicher Aktivität sinkt der Blutzucker
Was geschieht, wenn ein 1000-m-Sprinter nach dem Start losläuft? Seine Muskeln verbrauchen kurzfristig sehr viel Energie, die sie aus der Verbrennung von Glukose gewinnen. Der Blutzuckerspiegel sinkt ab. Bei einem Blutglukosespiegel unter 60 mg/100 ml Blut schüttet die Bauchspeicheldrüse das Hormon Glukagon aus, das Nebennierenmark das Hormon Adrenalin. Adrenalin und Glukagon fördern in den Muskel- und Leberzellen den Abbau des Glykogens zu Glukose. Der Blutzuckerspiegel steigt wieder an.

Die Hormone Insulin und Glukagon sind Gegenspieler, die jederzeit die Höhe des Blutzuckerspiegels konstant halten.

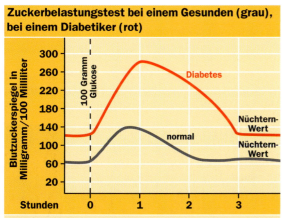

Messen Sie Ihren Blutzuckerspiegel morgens
a) nüchtern,
b) nach dem Frühstück.

Protokollieren Sie die Ergebnisse und werten Sie sie aus.

AUFGABEN

1. Beschreiben Sie die Wirkung der Hormone Glukagon und Insulin im Kohlenhydratstoffwechsel.

2. Erläutern Sie die Regulation des Blutzuckerspiegels
   a) im nüchternen Zustand, bei körperlicher Belastung,
   b) nach einer kohlenhydratreichen Mahlzeit.

3. Stellen Sie die Wirkungen des Insulins dar.

7.3.3 Früherkennung ist entscheidend – die Symptome des Diabetes mellitus

Frau M., 62 Jahre, berichtet aufgeregt ihrer Freundin: „Eigentlich geht es mir ganz gut, aber in letzter Zeit bin ich ständig müde und kaputt und habe zu gar nichts Lust. Sogar das Essen schmeckt mir nicht mehr, ich habe keinen Appetit. Kannst du dir das vorstellen? Sogar nachts musste ich in der letzten Zeit öfters die Toilette aufsuchen. Und dieser schlimme Durst, ich hing nur noch an der Wasserflasche. Da habe ich doch Angst bekommen und meinen Hausarzt aufgesucht. Der sagte mir, ich hätte Zucker!"

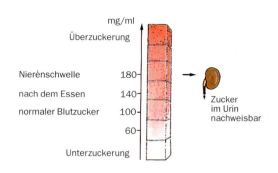

Der Blutzuckerspiegel:
Unterhalb von 60 mg/100 ml liegt eine Unterzuckerung (Hypoglykämie) vor, oberhalb von 140 mg/100 ml eine Überzuckerung (Hyperglykämie). Ab 180 mg/100 ml Blutglukose wird Glukose über die Niere ausgeschieden

Durch den Insulinmangel kommt es zu einem Blutzuckeranstieg. Steigt der Blutzucker über 180 mg/100 ml an, so genannte **Nierenschwelle**, scheiden die Nieren Glukose mit dem Harn aus. Man spricht von **Glukosurie**. Die Glukose im Harn kann mit Teststäbchen nachgewiesen werden. Bis zu 3 Liter Harn können in 24 Stunden ausgeschieden werden. Um den Wasserverlust der Gewebe auszugleichen, stellt sich großer Durst ein. **Übermäßiger Durst** und **häufiges Wasserlassen** sind Alarmsignale, die auf einen Diabetes hinweisen. Ein Arzt sollte möglichst bald aufgesucht werden.

Da Insulin fehlt, kann keine Glukose in den Zellen zur Energiegewinnung verbrannt werden. Ersatzweise werden die Depots des Organismus, das Fettgewebe und Muskeleiweiß, zur Energiegewinnung abgebaut. **Heißhunger, Müdigkeit, Leistungsminderung** und **Gewichtsverlust** trotz reichlicher Nahrungsaufnahme treten auf. **Schlecht heilende Wunden, trockene Haut** und **Juckreiz** sind weitere wichtige Symptome des Diabetes.

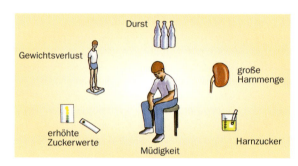

Symptome der Blutzuckerkrankheit

Bei einem Nüchternblutzucker über 120 mg/100 ml oder über 200 mg/100 ml zwei Stunden nach einer kohlenhydratreichen Mahlzeit spricht man von einer **Hyperglykämie**. Die erhöhten Blutzuckerwerte weisen auf einen Diabetes hin. Mit einem **Zuckerbelastungstest** und anderen Laborbefunden, wie **Harnzucker** oder **Azeton im Urin**, wird die Diagnose Diabetes mellitus bestätigt.

Bei der „Verbrennung" von Eiweiß und Fett entsteht Azeton, das man in der Ausatemluft riechen kann (obstartiger Geruch, Geruch nach Nagellackentferner). Azeton wird über Haut, Atmung und Harn ausgeschieden. Bei einer schweren diabetischen Stoffwechselstörung reichert sich Azeton an und führt zu einer Übersäuerung des Blutes, **Ketoazidose**, die zu einer Schädigung des Gehirns führen kann. Der stark erhöhte Zuckergehalt des Blutes entzieht den Geweben zusätzlich Wasser. Infolge einer Austrocknung des Gehirns kann es zu Verwirrtheit und Bewusstlosigkeit, dem **diabetischen Koma**, kommen.

Bei Insulin spritzenden Diabetikern wird das diabetische Koma vor allem durch Infekte oder aber Unterdosierung des Insulins sowie durch Diätfehler (Verzehr zuckerreicher Lebensmittel) verursacht.

Je früher die Zuckerkrankheit erkannt und behandelt wird, umso größer sind die Chancen, dass der Diabetiker ein relativ normales Leben führen kann!

AUFGABEN

1. Beschreiben Sie die Frühsymptome des Diabetes.
2. Bei hohen Blutzuckerwerten wird Glukose mit dem Harn ausgeschieden. Erläutern Sie diesen Vorgang.
3. Stellen Sie die Ursachen und den Verlauf einer Hyperglykämie dar.
4. Welche Maßnahmen müssen bei einer Hyperglykämie durchgeführt werden?

7.3.4 Die Formen des Diabetes – Typ I und Typ II

Der Typ-I-Diabetes: Jakob, 4 Jahre alt

Jakob ist, nach einer Mumpsinfektion, seit zwei Jahren an Diabetes erkrankt. Jeden Morgen um neun Uhr bringt ihm seine Mutter das Frühstück in den Kindergarten, Brot mit Wurst oder Käse, Obst, dazu Milch, Kräutertee oder Mineralwasser. Vor dem Essen kontrolliert die Mutter regelmäßig seinen Blutzuckerspiegel und spritzt ihm dann die erforderlichen Einheiten Insulin. Die Werte sind gut, das ist wichtig für Jakob. Da heute Sport ist, erinnert ihn die Mutter, unbedingt vorher noch ein wenig Obst zu essen. Jakob muss die Insulinbehandlung und eine darauf abgestimmte Ernährung einhalten – sonst würde er nicht überleben.

Der Typ-II-Diabetes: Ella Keller, 65 Jahre alt

Frau Keller wird im Koma mit einem Blutzucker von 490 mg/100 ml ins Krankenhaus eingeliefert. Dem Arzt erzählt sie, als es ihr wieder besser geht: „Vor acht Wochen ist meine Mutter gestorben. Ich habe sie die letzten zwei Jahre gepflegt. Ich habe uns immer etwas Gutes gekocht und zum Kaffee gab es jeden Tag ein Stück Kuchen – sie sehen ja, mein Gewicht! Seit sechs Wochen fühle ich mich gar nicht gut. Ich bin nur noch müde und habe zu gar nichts Lust. Und dann dieser ewige Durst! Hoffentlich muss ich kein Insulin spritzen, mit den Tabletten, das traue ich mir gerade noch zu."

1. Überlegen Sie anhand der Fallbeispiele die Unterschiede zwischen dem Diabetes Typ I und Typ II.

2. Informieren Sie sich über die zwei Hauptformen des Diabetes mellitus.
   Wie sieht die Diabetesbehandlung jeweils aus?

3. Warum ist insbesondere für den jugendlichen Diabetiker eine konsequente Behandlung lebenswichtig?

Die zwei Hauptformen des Diabetes mellitus sind:
Typ-I-Diabetes (insulinpflichtiger Diabetes)
Typ-II-Diabetes (insulinunabhängiger Diabetes)

Der **Typ-I-Diabetes** tritt oft bei Kindern und Jugendlichen auf. Die Insulin bildenden Zellen der Bauchspeicheldrüse, die **Langerhans'schen Inseln**, sind zerstört und produzieren gar kein Insulin mehr. Es liegt ein **absoluter Insulinmangel** vor, der nur durch regelmäßiges Spritzen von Insulin ersetzt werden kann. Der Typ-I-Diabetiker ist **insulinpflichtig**. Ohne Insulin kommt es zu einer schweren Stoffwechselentgleisung, dem **diabetischen Koma**, das tödlich verlaufen kann.
Ursache ist vermutlich eine **Autoimmunkrankheit**. Dabei kommt es zur Bildung von Antikörpern, die körpereigene Zellen, die Insulin produzierenden Inselzellen, zerstören. Es mehren sich Hinweise, dass außer **Erbfaktoren** auch **Viren** an der Entstehung beteiligt sind.

Der **Typ-II-Diabetes,** auch Altersdiabetes genannt, tritt meist bei älteren Menschen auf. Heute findet sich diese Form des Diabetes zunehmend auch bei übergewichtigen Kindern und Jugendlichen. Der Typ-II-Diabetes bei Kindern wird oft erst spät erkannt, da die typischen Symptome des Diabetes meist fehlen.
Durch **Überernährung, Übergewicht** und **fehlende körperliche Aktivität** steigt der Insulinbedarf an. Die Bauchspeicheldrüse muss ständig vermehrt Insulin bilden. Es kommt zu einer Erschöpfung der Insulin produzierenden Zellen. Die Insulinproduktion ist verzögert und lässt nach. Die ausgeschüttete Insulinmenge ist im Verhältnis zur Blutzuckerhöhe zu gering. Es besteht ein **relativer Insulinmangel**. Der Blutzuckerspiegel steigt krankhaft an. Viele Typ-II-Diabetiker sind übergewichtig. Häufig liegt eine Insulinresistenz vor (vgl. Kap. 7.3.1). Durch eine Normalisierung des Körpergewichts reicht die körpereigene Insulinproduktion häufig wieder aus, so dass gänzlich auf Medikamente verzichtet werden kann.

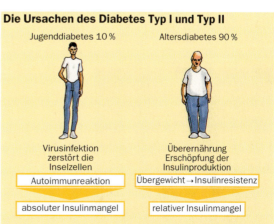

Die Ursachen des Diabetes Typ I und Typ II

Befragen Sie Diabetiker in Ihrem Bekanntenkreis nach den Ursachen und der Behandlung ihrer Krankheit. Welche Probleme treten in ihrem Alltag auf?

7.3.5 Behandlung des Diabetes mellitus

„Bis zum Lebensende diese Plackerei mit dem Messen, Spritzen und der Diät! Was für ein Leben?"
„Als Diabetiker darf ich nie mehr Kuchen essen!"
„Wie soll ich denn mit der Blutzuckerkontrolle alleine zurechtkommen?"
Die Diagnose Diabetes stürzt viele Betroffene in eine Krise. Unsicherheit und Angst, alte Lebensgewohnheiten aufgeben zu müssen, blockieren eine positive Einstellung zu der neuen Lebenssituation. **Selbsthilfegruppen** und **Diabetikerschulung** können Betroffenen helfen, mit ihrer Erkrankung besser zurechtzukommen.

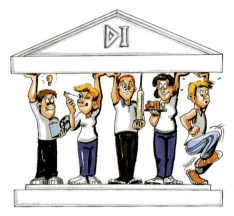

Diabetes-Behandlung

Ziel der Behandlung ist es, sowohl eine **Überzuckerung (Hyperglykämie)** als auch eine **Unterzuckerung (Hypoglykämie)** zu vermeiden.
Selbstkontrolle, Diät, Bewegung und **Medikamente** ermöglichen eine gute Einstellung des Diabetes.
Die **Kontrolle** von **Blutzucker, Harnzucker** und **Azeton im Urin** kann selbst durchgeführt werden. Der geschulte Diabetiker kann anhand der Messwerte seinen Blutzucker überprüfen und z. B. die Insulindosis an den tatsächlichen Stoffwechselbedarf anpassen. Spätschäden werden dadurch hinausgezögert. Eine gefährliche Unterzuckerung kann vermieden werden.

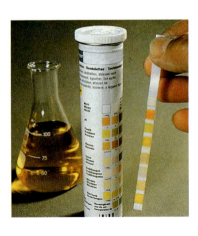

Selbstkontrolle des Harnzuckers

Weist die Blutzuckerkontrolle auf eine Unterzuckerung hin, weiß der geschulte Diabetiker, dass er weniger Insulin spritzen muss, als der Spritzplan vorsieht, oder z. B. bei sportlicher Aktivität mehr Kohlenhydrate verzehren muss. Die erforderliche Insulinmenge kann so genau bestimmt und die Blutzuckerwerte niedrig gehalten werden. Die Messwerte, die verabreichte Insulindosis und die verzehrte Kohlenhydratmenge sollten protokolliert werden. Diese Kontrolle ist bei den Typ-I-Diabetikern besonders wichtig, da sie über keine eigenen Insulinreserven verfügen.

Unterzuckerung	Überzuckerung
Ursachen	
Kohlenhydratverzehr ist in Relation zur Insulindosis/ Tablettendosis und zur körperlichen Aktivität zu niedrig; Alkoholgenuss	Verzehr zuckerreicher Lebensmittel; zu niedrige Insulin-/ Tablettendosis; Infektionen; Stress
Symptome	
Schweißausbruch, Unruhe, Heißhunger, Zittrigkeit, weiche Knie, Ohnmacht	Durst, trockene Haut, vermehrter Harndrang, Apathie, Übelkeit, Bewusstlosigkeit
Erste Hilfe	
Traubenzucker, Apfelsaft, Arzt rufen	Insulin, Flüssigkeitszufuhr, Arzt rufen

Diät

Die moderne **Diabetikerkost** ist eine vollwertige Mischkost. Sie enthält einen vergleichsweise hohen Kohlenhydratanteil, wobei auf **Trauben-** und **Haushaltszucker** oder **Honig** und hiermit gesüßte Lebensmittel weitgehend verzichtet werden muss. Diese leicht verdaulichen Kohlenhydrate werden schnell vom Darm in die Blutbahn aufgenommen und führen zu einem schnellen Blutzuckeranstieg. Stattdessen werden Vollkornprodukte, Gemüse, stärkehaltige Kohlenhydrate und Obst bevorzugt. Die Nahrungsmenge richtet sich nach dem persönlichen Energiebedarf. **Sechs bis sieben kleinere Mahlzeiten** ermöglichen eine gleichmäßige Nahrungsaufnahme, die gefährliche Blutzuckerschwankungen vermeidet. Der Diabetiker sollte mindestens 2 l am Tag trinken.
Bei dem **übergewichtigen Typ-II-Diabetiker** steht die **Reduktionsdiät** im Vordergrund. Gelingt es ihm, ausreichend abzunehmen, so reicht die körpereigene Insulinbildung meist wieder aus. Medikamente sind dann nicht mehr nötig.

Die Diabetikerkost enthält nach den Empfehlungen der DGE:

    40–50 % Kohlenhydrate
    30–35 % Fett
    15–20 % Eiweiß

Nur die aufgenommenen Kohlenhydrate beeinflussen den Blutzuckerspiegel. Ihre Maßeinheit ist die **Broteinheit**. Die Nahrungsmenge des Diabetikers wird daher nach **BE** berechnet.

1 BE = 12 g Kohlenhydrate = ca. 1 Scheibe Brot

Ein normalgewichtiger Erwachsener mit leichter körperlicher Arbeit benötigt etwa 15 BE. Die Broteinheiten sollten gleichmäßig auf 6 Mahlzeiten verteilt werden, zum Beispiel:

7 Uhr	1. Frühstück	3 BE
10 Uhr	2. Frühstück	2 BE
13 Uhr	Mittagessen	3 BE
16 Uhr	Kaffee	2 BE
19 Uhr	Abendessen	3 BE
21 Uhr	Spätimbiss	2 BE

Kohlenhydrataustauschtabellen geben an, welche Nahrungsmittelmengen genau einer BE entsprechen.

Kohlenhydrataustauschtabelle

1 BE entspricht (in Gramm)		kJ
20	Haferflocken	305
50–60	Nudeln, Spagetti, gekocht	259
45–50	Reis, gekocht	293
250	Buttermilch	360
250	Joghurt, 3,5 % Fett	636
250	Dickmilch, 1,5 % Fett	335
25	Brötchen	247
20	Knäckebrot	268
30	Roggenbrot (Schwarzbrot)	280
30	Weizenvollkornbrot	259

Gemüse kann bis auf wenige Sorten unbegrenzt verzehrt werden.

Frühstücksideen für den Diabetiker:

BE	MJ	
2	1,17	= 2 Scheiben Knäckebrot, 30 g Vollkornbrot, 10 g Butter, 30 g gekochter Schinken, 1 Teelöffel kalorienreduzierte Diabetikermarmelade
4	1,55	= ¼ l Vollmilch, 30 g Cornflakes, 1 Esslöffel (EL) Weizenkleie, 1 EL Weizenkeime, 100 g Äpfel, Süßstoff
4	1,63	= 1 Vollkornbrötchen, 10 g Butter, 25 g Diabetikermarmelade, ¼ l Kakao aus Vollmilch

1. Stellen Sie ein Frühstück (3 BE, 1,34 MJ) für einen Diabetiker zusammen.
2. Informieren Sie sich über das Angebot und die Zusammensetzung von Diabetiker-Diätprodukten. Überlegen Sie in einer Pro-und-Contra-Diskussion, ob sie in der Diabetikerkost notwendig sind.

Medikamente

Der Ty-I-Diabetiker muss mit Insulin behandelt werden. Der Typ II kann mit **blutzuckersenkenden Tabletten oder mit Insulin** behandelt werden.

Für die Blutzuckereinstellung werden heute gentechnisch hergestellte **Humaninsuline** verwendet. Insulin wird nur in Notfallsituationen (Hyperglykämie) in der Klinik intravenös verabreicht, ansonsten wird es **subkutan** (ins Unterhautfettgewebe) gespritzt.

Nach Wirkungseintritt und Wirkungsdauer werden verschiedene Insuline unterschieden:

Normalinsulin	wirkt nach	15–30 Min.	4– 6 Std.
Depotinsulin	wirkt nach	1– 2 Std.	12–18 Std.
Mischinsulin	wirkt nach	30–45 Min.	6–12 Std.

Typ-I-Diabetiker spritzen mehrmals täglich, jeweils vor den Mahlzeiten, Insulin. Sie werden meist mit Mischinsulinen eingestellt. Blutzuckerspitzen nach den Mahlzeiten können dabei gut abgefangen werden. Das Insulin muss etwa 30 Minuten vor der Mahlzeit gespritzt werden. Seit kurzem steht ein verändertes Insulin für die Behandlung zur Verfügung, welches auch direkt vor der Mahlzeit gespritzt werden kann und die Therapie erleichtert.

Einfacher ist die Handhabung des **Pen**. Die benötigte Insulinmenge wird eingestellt und auf Knopfdruck aus der eingelegten Ampulle abgegeben.

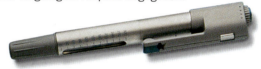

Der Pen ermöglicht eine genaue, schnelle Insulingabe

Insulinpumpen ahmen die natürliche Insulingabe nach. Dabei wird rund um die Uhr über einen unter der Haut liegenden Katheter Insulin zugeführt. Zu den Mahlzeiten gibt die Pumpe auf Knopfdruck zusätzlich das für die jeweilige Nahrungsmenge benötigte Insulin ab.

Das **Haltbarkeitsdatum des Insulins** muss vor der Anwendung kontrolliert werden. Insulin muss im **Kühlschrank aufbewahrt** werden. Vor dem Spritzen sollte es auf Zimmertemperatur gebracht werden.

Die **Tabletten (orale Antidiabetika)** regen die insulinproduzierenden Zellen an, vermehrt Insulin auszuschütten. Sie können nur beim Typ-II-Diabetes eingesetzt werden, der über eigene Insulinreserven verfügt.

AUFGABEN

1. Erläutern Sie die Therapie des Diabetes Typ I und Typ II.
2. Typ-I-Diabetiker spritzen meist mehrmals täglich vor den Mahlzeiten Insulin. Für sie ist auch eine regelmäßige Blutzuckerkontrolle unerlässlich. Begründen Sie dieses Vorgehen.

7.3.6 Spätschäden – sind sie vermeidbar?

Die Lebenserwartung des Diabetikers wird entscheidend von dem Auftreten von **Spätkomplikationen** beeinflusst, deren Entwicklung abhängig ist von der Dauer der Erkrankung und der Stoffwechseleinstellung.
Ein hoher Blutzuckerspiegel führt über einen längeren Zeitraum zu **arteriosklerotischen Veränderungen** der Gefäßwände und schädigt dadurch die Blutgefäße. Besonders betroffen sind die Kapillaren in der **Netzhaut des Auges** und in den **Nieren**.
Gefäßverschlüsse der Netzhaut verursachen die **Retinopathie** und können bis zur Erblindung führen. Untersuchungen durch den Augenarzt sollten daher regelmäßig wahrgenommen werden.
Die Kapillaren der Nieren sind oft schwer geschädigt, **Nephropathie**. Die Nieren können dann den Harn nicht mehr ausreichend ausscheiden. Eine Dialyse ist notwendig.
Auch die **Nerven** können geschädigt werden, **Neuropathie**. Besonders die sensiblen Nerven der unteren Extremitäten sind davon betroffen. **Kribbeln und Taubheitsgefühl in den Füßen, mangelndes Temperaturempfinden** und **Schmerzen in den Beinen** weisen auf Schädigungen hin. Die Füße eines Diabetikers sind daher besonders gefährdet. Druckstellen oder kleine Verletzungen bleiben oft unbemerkt.

Achtung bei der Fußpflege!

- sorgfältige Hautpflege
- medizinische Fußpflege
- gut passende Schuhe
- Vorsicht bei heißen Fußbädern oder Wärmflaschen
- nicht barfuß laufen
- auch kleine Verletzungen steril verbinden

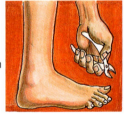

Häufig kommt es zu **Durchblutungsstörungen**, die zu einem Absterben des Gewebes führen können. Besonders an Zehen und Ferse kommt es zu einer **diabetischen Gangrän**.

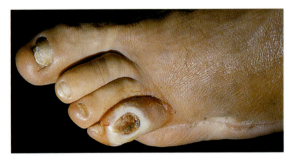

Gangrän durch diabetische Gefäßschäden

Durch eine Schädigung der großen Gefäße ist das Risiko für Herzinfarkt, Schlaganfall oder Durchblutungsstörungen im Bereich der Beine deutlich erhöht.

7.3.7 Schulung und Betreuung des Diabetikers

„Warum bekomme ausgerechnet ich Diabetes, bin ich etwa selbst schuld?"
„Jetzt will ich mein Leben genießen. In 15 Jahren sehe ich bestimmt nichts mehr oder muss an die künstliche Niere, das ist bei Diabetes so!" – vielen Diabetikern fällt es schwer, ihre Krankheit zu akzeptieren. Fehlendes Wissen hat oft zur Folge, dass der Diabetes als „vorprogrammiertes Schicksal" das ganze Leben umkrempelt und alle Perspektiven nimmt. Der Verlauf des Diabetes ist aber nicht schicksalhaft vorgegeben. Der Betroffene selbst kann durch eine gute Mitarbeit mögliche Folgeschäden des Diabetes verhindern oder zumindest hinauszögern. Die **Diabetesschulung** unterstützt Diabetiker im Umgang mit ihrer Krankheit. In einer vier- bis sechswöchigen Schulung in Diabeteskliniken oder Arztpraxen erhalten Diabetiker auch eine **psychologische Beratung**, in der sie lernen, ihre Erkrankung zu akzeptieren – „gegen den Diabetes zu rebellieren ist wie mit dem Kopf durch die Wand zu wollen". Durch gezielte **Schulung** über Blutzuckerkontrolle, Insulinplan, Tagesprotokoll, Diabetesdiät und Freizeitgestaltung werden sie auf den Alltag mit Diabetes vorbereitet.
Auch Freunde, Bekannte und die Familie sollten den Diabetiker unterstützen. Sehr hilfreich ist die Teilnahme an einer **Selbsthilfegruppe**. Neben Fachinformationen erhält der Diabetiker hier auch in schweren Lebensphasen die notwendige Stütze und Schubkraft selbst diszipliniert im Umgang mit seiner Krankheit zu bleiben.
Auch für Eltern von diabetischen Kindern existieren Selbsthilfegruppen. Neben der fachlichen Information liegt hier der Schwerpunkt auf der psychologischen Betreuung und Unterstützung. Viele Eltern plagen Selbstvorwürfe, mitschuldig an der Krankheit ihres Kindes zu sein. Sie müssen lernen, sich das gemeinsame Leben in der Familie neu zu erschließen und einzurichten.

Frau Krause, 55 Jahre, erfährt nach einem Kreislaufkollaps, dass sie Diabetes hat. Der Arzt verordnet ihr blutzuckersenkende Tabletten und eine Reduktionsdiät. Er empfiehlt ihr auch, sich mehr zu bewegen. Frau K. ist Hausfrau und bewohnt mit ihrem Mann eine Zweizimmerwohnung in einer Kleinstadt. Ihr Mann isst regelmäßig mittags zu Hause. Frau K. kocht gerne – essen ist für sie Lebensgenuss. Ihre Freizeit verbringt sie mit handarbeiten, lesen und fernsehen.

1. Wie könnte der „neue Alltag mit dem Diabetes" für Frau K. aussehen? Welche Rolle hat der Ehemann?
2. Überlegen Sie Maßnahmen, die Frau K. im Umgang mit ihrem Diabetes unterstützen können.

8 Nervensystem

Wir befinden uns jetzt im Körper von Herrn Soost. Herr Soost sitzt in seiner Kneipe. Die Leber arbeitet gut. Die anderen Organe räkeln sich in der Gegend herum.
Da plötzlich meldet sich das Ohr!

Ohr an Großhirn! Ohr an Großhirn! Habe soeben das Wort „Saufkopf" entgegennehmen müssen!
Großhirn an Ohr! Großhirn an Ohr! Von wem?
Ohr an Großhirn! Keine Ahnung. Auge fragen.
Großhirn an Auge! Großhirn an Auge! Wer hat da „Saufkopf" gesagt?
Auge an Großhirn. Der Typ, der uns gegenüber sitzt. 1 Meter 90 groß, rote Augen und Schlägervisage.
Großhirn an alle! Achtung! Fertig machen zum Ärgern. Großhirn an Drüsen: Adrenalin-Ausstoß vorbereiten!
Milz an Großhirn! Was ist denn da los bei euch? Ich krieg ja überhaupt nix mit.
Großhirn an Milz, Großhirn an Milz. Brauchst auch nix mitzukriegen. Halt dich raus aus dem Funkverkehr. Großhirn an Blutdruck: Steigen!
Blutdruck an Großhirn! Blutdruck an Großhirn. In Ordnung. Gestiegen.
Leber an Großhirn! Leber an Großhirn! Wo bleibt denn der Alkohol? Ich hab ja überhaupt nix mehr zu tun hier.
Großhirn an Faust! Großhirn an Faust! Ballen!
Milz an Großhirn! Milz an Großhirn! Soll ich mich auch ballen?
Großhirn an Milz: Schnauze! Großhirn an Faust: Ausfahren!
Nerven an Großhirn! Nerven an Großhirn! Wir zittern.
Milz an Großhirn: Ich zittere auch.
Großhirn an Milz: Du sollst dich da raushalten!
Milz an Auge, Milz an Auge: Ich sehe was, was du nicht siehst!
Auge an Milz, Auge an Milz: Das glaubst du doch selber nicht, du blinde Nuss!
Leber an Großhirn! Leber an Großhirn! Wo bleibt der Alkohol?
Großhirn an alle! Ruhe, zum Donnerwetter! Haltet doch mal den Rand! Wie soll man sich denn da ärgern, Ihr Dummbeutel, das geht doch alles durcheinander. Alles hört auf mein Kommando!
Milz an Großhirn: Pustekuchen!
Großhirn an Faust: Ausfahren! Zuschlagen!
Faust an Großhirn: Ich trau mich nicht.
Milz an Faust: Feigling! Feigling!
Großhirn an Milz: Schnauze. Selber Feigling.
Milz an Großhirn: Soll ich ihm eine wischen?
Kleinhirn an Großhirn! Kleinhirn an Großhirn! Nun lasst doch mal die Aufregung. Ihr zieht doch sowieso den Kürzeren.
Großhirn an Kleinhirn: Schönen Dank für den Tipp. Verstanden. Großhirn an alle: Ärger langsam eindämmen. Adrenalinzufuhr stoppen. Blutdruck langsam senken. Fertig machen zum Händeschütteln oder Schulterklopfen. Großhirn an Zunge! Großhirn an Zunge! Bier bestellen! Zwei Stück. Eins für den Herrn gegenüber und eins für die Leber.
Zunge an Ober! Zunge an Ober: Herr Ober, bring'Se doch bitte mal zwei Bier, ja?

Textausschnitt aus dem Sketchlied
Otto Waalkes „Der menschliche Körper"

Überlegen Sie, welche Aufgaben unser Nervensystem hat.

Unter dem Nervensystem versteht man die Gesamtheit des Nervengewebes im menschlichen Körper. Die kleinste Einheit des Nervensystems sind die Nervenzellen, die so genannten Neuronen. Mit unserem Nervensystem sind wir in der Lage, Kontakte zu unserer Umwelt aufzunehmen (Sehen, Hören, Fühlen usw.) und auf sie zu reagieren. Weitere Aufgaben des Nervensystems sind beispielsweise:

- **Erfassung, Weiterleitung** und **Auswertung von Informationen** (Nachrichtenübermittlung)
- **Speicherung von Daten**
- **Aussendung von Reizen**
- **Koordination** aller Organe

Aufgrund seines Aufbaus unterteilt man das Nervensystem in ein **zentrales** und ein **peripheres Nervensystem**. Zu dem zentralen Nervensystem (ZNS) gehören **Gehirn** und **Rückenmark**. Alle außerhalb dieser Zentren liegenden Nerven werden dem peripheren Nervensystem zugeordnet. So genannte Empfindungsnerven (sensorische Nerven) nehmen Reize aus der Umwelt auf und leiten sie zum ZNS. Die Bewegungsnerven (motorische Nerven) ermöglichen eine Reaktion auf die wahrgenommenen Reize. Nach seiner Funktion wird das Nervensystem unterteilt in ein **willkürliches** und ein **vegetatives Nervensystem**. Das willkürliche Nervensystem dient in erster Linie der willkürlichen Muskelbewegung und der bewussten Wahrnehmung. Das so genannte **vegetative Nervensystem** regelt u. a. den Blutkreislauf, Atmung, Verdauung und Ausscheidungen.

AUFGABEN

Erstellen Sie anhand des obigen Textes eine Übersicht über das Nervensystem.

8.1 Die Nervenzelle – eine besondere Zelle des Körpers!

> **Köln: Motorradfahrer von betrunkenem Autofahrer schwer verletzt.**
>
> (fg) Ein schwerer Unfall ereignete sich Samstagnacht auf der Bundesstraße Richtung Köln. Ein 20-jähriger Motorradfahrer wurde von einem angetrunkenen Disco-Besucher mit dem Auto erfasst und schwer verletzt. Der behandelnde Notarzt vermutete schon am Unfallort eine Durchtrennung der Rückenmarksnerven im Hüftbereich. Der angetrunkene Autofahrer äußerte gegenüber den verständigten Polizisten, dass die Verletzungen des jungen Mannes halb so schlimm wären. Die Nerven im Rücken würden sicher bald wieder zusammenwachsen.
>
> *Äußern Sie Ihre Meinung zu der Aussage des Autofahrers.*

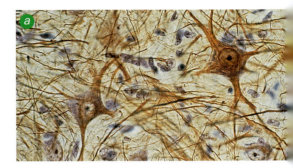

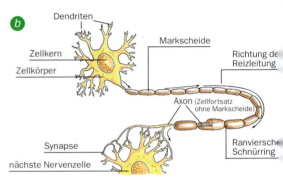

Nervenzelle
a) Mikroskopische Aufnahme einer Nervenzelle
b) Schematische Zeichnung einer Nervenzelle

Die **Nervenzelle** ist eine ganz besondere Zelle! In ihrer typischen Form erinnert sie an einen Baum mit einem Stamm und weit verzweigten Ästen. Von dem mit Zellplasma gefüllten Zellkörper der Nervenzelle gehen mehrere Fortsätze ab, deren Enden sich verzweigen. In der Regel trägt eine Zelle mehrere kurze Fortsätze (**Dendriten**, dendros – griech. Baum) und einen langen Fortsatz (**Axon**). Der lange Fortsatz ist die eigentliche Nervenfaser und kann bis zu 1,5 m lang werden. Würde man alle Nervenfasern des Körpers aneinander reihen, ergäbe sich eine Länge von einer Million Kilometer. Ähnlich wie bei einem Kabel ist das Axon von einer **Isolierschicht (Markscheide aus Myelin)** umgeben. Die regelmäßigen Einschnürungen in der Markscheide (**Ranviersche Schnürringe**) sind für die schnelle Weiterleitung von Reizen sehr wichtig. Am Ende des Axon verzweigt sich der Fortsatz. Der Übergangsbereich zu der nächsten Nervenzelle wird als Synapse bezeichnet.

Über die Dendriten treten die Nervenzellen untereinander in Verbindung. **Nervenreizungen** werden über die Dendriten aufgenommen und als elektrische Impulse schnell (150 m/s) über das Axon zu den **Synapsen** geleitet. Hier wird der elektrische in einen chemischen Reiz umgewandelt und so zur nächsten Nervenzelle weitergeleitet. So können Reize auch auf Muskelzellen, Drüsen, Sinneszellen usw. übertragen werden. Durch die **Reizleitung** sind wir erst in der Lage, Informationen wahrzunehmen, weiterzuleiten, zu speichern und schnell zu reagieren.

Die besondere Spezialisierung der Nervenzelle (**Reizaufnahme** und **-weiterleitung**) hat dazu geführt, dass diese Zellen nicht mehr in der Lage sind, sich zu teilen. Werden Nervenzellen z. B. durch Alkohol oder einen Unfall geschädigt, sterben sie ab und können vom Körper nicht mehr ersetzt werden. Pro Alkoholrausch verliert der Mensch unwiderruflich tausende von Gehirnzellen. In einigen Verletzungsfällen (z. B. bei einer Nervdurchtrennung in den Fingern) ist es möglich, durchtrennte Nervenenden aneinander zu nähen. Die Nervenfaser stirbt jedoch häufig dabei ab. Im günstigsten Fall wächst eine neue Nervenfaser, die die noch vorhandene Isolierschicht als Orientierungshilfe für ihr Wachstum benutzt.

Im begrenzten Maße können aber auch andere Nervenzellen die Funktionen von abgestorbenen Nervenzellen (z. B. nach einem Schlaganfall) übernehmen.

AUFGABEN

1. Stellen Sie den Bau einer Nervenzelle dar und erläutern Sie die Funktion ihrer Bestandteile.
2. Überlegen Sie, warum bei einer Verletzung des Rückenmarks keine Heilung möglich ist.
3. Beurteilen Sie folgende Aussage: Er hat sich seinen Verstand „weggesoffen".

8.2 Zentrales Nervensystem

Das **zentrale Nervensystem** (ZNS) gliedert sich in Gehirn und Rückenmark. Das **Gehirn** liegt in einer knöchernen Kapsel (der Schädelhöhle), das **Rückenmark** im Wirbelkanal der Wirbelsäule. Beide sind von Häuten umgeben, die einen mit Flüssigkeit gefüllten Raum umhüllen. So wird das ZNS durch die knöchernen Wände und der Polsterwirkung einer Flüssigkeit vor Druck und Stößen ausreichend geschützt.

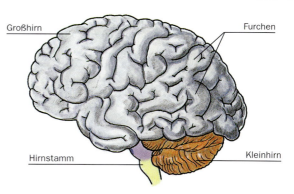

Seitenansicht des menschlichen Gehirns

Unser **Gehirn** bildet die materielle Grundlage für unsere Denkfähigkeit und Persönlichkeit. Das ca. 1300–1500 g schwere Organ wird von den **Schädelknochen** und den darunter liegenden **Hirnhäuten** umgeben. Zwischen den Hirnhäuten befindet sich die **Hirnflüssigkeit** (Liquor). Zu Untersuchungszwecken kann ein Teil dieser Flüssigkeit entnommen werden, z. B. zur Abklärung entzündlicher Hirnerkrankungen.

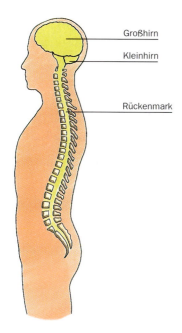

Lage des ZNS im Körper

Gehirn

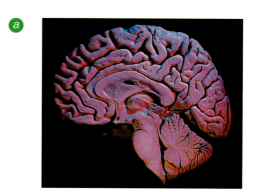

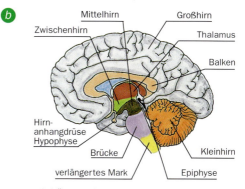

a) Längsschnitt durch ein Gehirn
b) Schematische Zeichnung eines Gehirnlängsschnitts

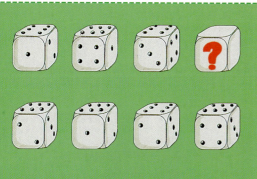

Suchen Sie den unten abgebildeten Würfel heraus, der die obere Reihe sinnvoll ergänzt.

Überlegen Sie, welche grundlegenden Fähigkeiten Sie zur Lösung dieser Aufgabe brauchen.

Unser Gehirn besteht aus **Großhirn, Hirnstamm** und **Kleinhirn**. Es ist das zentrale Organ des Nervensystems und empfängt und leitet Reize weiter. Das Großhirn befähigt uns zum Erkennen, Denken und Fühlen. Es ist in **zwei Hälften** unterteilt, die durch einen so genannten Balken miteinander verbunden sind. Durch die vielen **Windungen** und **Furchen** wird die Oberfläche des Gehirns stark vergrößert, was den Platz für die Nervenzellen erhöht. Einigen Bereichen der **Großhirnrinde** können bestimmte Fähigkeiten zugeordnet werden (z. B. Sprachzentrum, Bewegungszentrum, Sehzentrum, Riechzentrum). Werden beispielsweise in einem dieser Bereiche Nervenzellen zerstört, so kommt es zu **Ausfallerscheinungen**. Ist beispielsweise bei einem Schlaganfall das Bewegungszentrum betroffen, so kann der Patient möglicherweise eine Körperhäfte nicht mehr bewegen.

Unterhalb des Großhirns schließt sich als Übergang zum Rückenmark der **Hirnstamm** an. Der Hirnstamm besteht aus dem **Zwischenhirn** (dazu gehören auch Epiphyse, Thalamus und Hypophyse), **Mittelhirn** und **Rautengehirn** (Brücke und verlängertes Mark). Von hier aus werden u. a. **Atmung, Herztätigkeit** und **Verdauung** gesteuert. Auch der **Tag-Nacht-Rhythmus, Durst, Hunger, Wärmeregulation** und wichtige **Stoffwechselvorgänge** werden an dieser Stelle reguliert.

Unter dem Hinterlappen des Großhirns ragt das **Kleinhirn** hervor. Es besteht ebenso wie das Großhirn aus zwei Hälften. Die Oberfläche ist durch Windungen stark vergrößert. Das Kleinhirn **koordiniert** die **Bewegungen** und regelt die **Grundspannung der Muskulatur** (Muskeltonus) sowie das **Gleichgewicht**.

Für eine optimale Funktion ist das Gehirn auf eine gute Durchblutung angewiesen. Schon ein kurzzeitiges Fehlen von Sauerstoff aufgrund mangelnder Durchblutung führt zu schweren Schäden. So wird z. B. bei einem Herzstillstand schon nach 8 – 10 Sekunden kein Sauerstoff mehr zum Gehirn transportiert. Nach 12 Sekunden Sauerstoffunterversorgung kommt es zur Bewusstlosigkeit. Drei bis vier Minuten ohne Sauerstoff verursachen irreparable Schäden im Gehirn. Menschen, die einen solchen Sauerstoffmangel überleben, bleiben oft schwerstbehindert. Bei einer stark gestörten oder unterbrochenen Durchblutung des Gehirns (z. B. Herzstillstand) muss daher **sofort erste Hilfe** geleistet werden.

AUFGABEN

1. Begründen Sie, warum bei einer Unterbrechung der Blutversorgung des Gehirns sofort erste Hilfe geleistet werden muss.
2. Wiederholen Sie die Erste-Hilfe-Maßnahmen (z. B. bei einem Herzstillstand).
3. Stellen Sie Überlegungen an, warum ein Schädelbruch sehr gefährlich ist.
4. Informieren Sie sich in Büchereien über die Funktionen von Epiphyse, Thalamus und Hypophyse. Berichten Sie.
5. Erklären Sie die Reizübertragung eines Kurzstreckenläufers nach dem Startschuss.

Rückenmark

Bei dem Heben einer schweren Getränkekiste verspürt Frau L. (45 Jahre) plötzlich einen sehr starken Schmerz im unteren Rückenbereich. Weder Ausruhen noch Schmerzmittel helfen gegen die starken Schmerzen. Im Gegenteil, die Beschwerden werden immer stärker. Nach drei Tagen entschließt sich Frau L. dann doch, einen Arzt aufzusuchen. Inzwischen ist ihr linkes Bein taub und gefühllos geworden. Es bereitet ihr große Schwierigkeiten, überhaupt zu gehen. Der Arzt stellt einen Bandscheibenvorfall fest. Durch das Heben der schweren Getränkekiste hat sich eine Bandscheibe verschoben und drückt auf die Rückenmarknerven (Spinalnerven).

Informieren Sie sich in Fachbüchern, was bei einem Bandscheibenvorfall geschieht. Überlegen Sie, wodurch möglicherweise die Lähmungserscheinungen im Bein von Frau L. entstanden sein können.

Das **Rückenmark** liegt als ein 45–50 cm langer Strang gut geschützt vor Verletzungen im **Wirbelkanal**. Das obere Ende geht in das verlängerte Mark des Gehirns über. Bei einem Erwachsenen endet das Rückenmark in der Höhe des ersten und zweiten Lendenwirbels. Aus dem Rückenmark treten in Höhe der Wirbel **paarweise Nervenstränge** aus, die sich dann in den Körper hinein weiter verzweigen. Mithilfe des Rückenmarks werden Organe und Gehirn durch Leitungsbahnen miteinander verbunden. Das Rückenmark ist darüber hinaus ein wichtiger Ort für die **Reflexe**.

Der Rückenmarksquerschnitt zeigt eine typische Anordnung der Nervengewebe. Die innen liegende **graue Substanz** ist „schmetterlingsförmig" angeordnet. Sie besteht im Wesentlichen aus den Zellkörpern der Nerven mit ihren Fortsätzen. Die außen liegende **weiße Substanz** enthält hauptsächlich die Nervenfasern und hat daher überwiegend reizleitende Funktion.

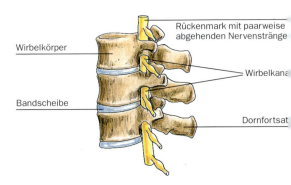

Darstellung des Rückenmarks in der Wirbelsäule

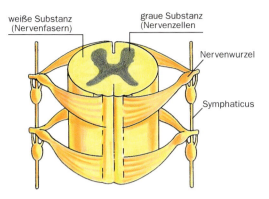

Querschnitt durch das Rückenmark

AUFGABEN

1. Beschreiben Sie den Aufbau und die Funktion des Rückenmarks.
2. Begründen Sie, warum Beschädigungen oder Druckeinwirkungen am Rückenmark zu Taubheitsgefühlen führen können.
3. Besorgen Sie sich ein Wirbelsäulenmodell (einschließlich Rückenmark und Nervensträngen). Benennen Sie die einzelnen Teile.
4. Informieren Sie sich über Ursachen, Verlauf und Symptome von Bandscheibenvorfällen.

8.3 Das vegetative Nervensystem – Steuerung ohne Willen

Karin, 8 Jahre, schreibt in der Schule eine Mathearbeit. In der letzten Arbeit hat sie eine Fünf geschrieben und ihre Eltern waren darüber nicht sehr glücklich. Wenn sie diese Arbeit nicht gut schreibt, wird sie das Schuljahr wiederholen müssen. Karin sitzt vor ihrer Arbeit, und obwohl sie seit einer Woche gelernt hat, kann sie sich nicht konzentrieren. Ihr ist schlecht vor Angst.

Thomas, 16 Jahre, hat es geschafft, sich mit seinem Schwarm Sabrina in einem kleinen Café zu verabreden. Die ganze Nacht hat er vor Aufregung nicht geschlafen. Als er endlich mit ihr im Café sitzt, bekommt er vor Aufregung kein Wort heraus. Sein Gesicht zeigt hektische rote Flecken und auch sein Hals ist wie zugeschnürt.

Jens, 27 Jahre, Industriekaufmann, will mit seiner Frau Marion nach Hongkong fliegen. Die Reise ist seit Monaten geplant. Jens freut sich sehr auf die Reise und ist sehr aufgeregt. Am Reisetag muss er alle paar Minuten auf die Toilette.

Diskutieren Sie die möglichen Ursachen für die angesprochenen körperlichen Beschwerden. Gibt es Gemeinsamkeiten zwischen den Fallbeispielen?

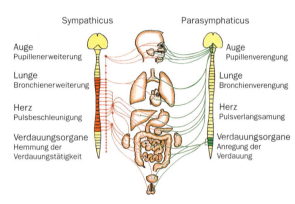

Aufbau und Funktion des vegetativen Nervensystems

Sympathicus und **Parasympathicus**. Diese wirken bei den verschiedenen Körperfunktionen als Gegenspieler zusammen und erhalten so das innere Gleichgewicht des Körpers.
Eine Erregung des Sympathicus erfolgt z.B. bei erhöhter körperlicher Leistung, in Stress- und Notfallsituationen (Fluchtnerv, vgl. S. 25 ff.). Der Parasympathicus dient dem Stoffwechsel, der Erholung und dem Aufbau körperlicher Reserven.

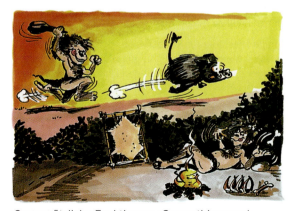

Gegensätzliche Funktion von Sympathicus und Parasympathicus

Neben dem willkürlichen Nervensystem, mit dem wir z.B. bewusst unsere Bewegungen lenken können, gibt es das **vegetative Nervensystem**. Es steuert die Funktion der inneren Organe. Diese müssen z.B. auch arbeiten, wenn wir schlafen. Das vegetative Nervensystem versorgt hauptsächlich die Eingeweide und wird daher auch als **Eingeweidenervensystem** bezeichnet. Es besteht aus zwei Nervenbereichen, dem

AUFGABEN

1. Beschreiben und erläutern Sie die Abbildung auf Seite 161 unten.
2. Überlegen Sie, warum einigen Menschen vor Prüfungen leicht übel wird.
3. Schreiben Sie weitere Situationen auf, wo die Wirkung des vegetativen Nervensystems spürbar ist.

Sensible Nervenfasern leiten den aufgenommene Reiz zum **Rückenmark**. Dort erfolgt eine **Umscha tung** auf eine **motorische Nervenfaser**, die dann ein entsprechende Reaktion auslöst. Fehlen Reflexe be einem Menschen oder laufen sie verändert ab, is dies für den Arzt ein wichtiger diagnostischer Hinweis um Krankheiten des Nervensystems zu erkennen.

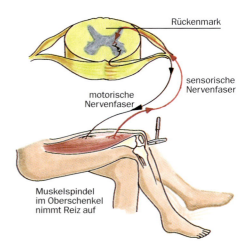

Schematische Darstellung des Kniesehnenreflexes

8.4 Reflexe

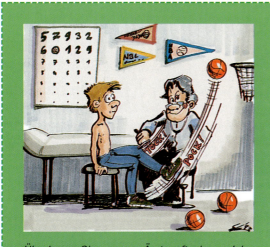

Überlegen Sie, warum Ärzte oft eine solche Reflexprüfung durchführen.

Durch einen leichten gezielten Schlag auf die Knie scheibensehne bei locker herabhängendem Unter schenkel schnellt der Unterschenkel nach vorne (**Kniesehnenreflex**).
Durch den Druck auf die Sehne wird der Oberschenkelmuskel leicht gedehnt. Empfindungsstellen (Rezeptoren) in der Muskulatur registrieren die Dehnung und geben den Reiz als elektrischen Impuls an sensorische Nervenzellen weiter. Diese Nervenzelle leitet den Impuls dann zum Rückenmark. Hier wird die Erregung auf eine motorische Nervenzelle umgeschaltet und zum Unterschenkelmuskel weitergeleitet. Dadurch wird ein Zusammenziehen des Muskels ausgelöst. Der Unterschenkel schnellt hoch.

Reflexe sind **unwillkürlich** ablaufende, durch bestimmte Reize hervorgerufene Reaktionen (z. B. Muskelzucken), die ohne Mitwirkung des Bewusstseins zustande kommen. Diese in Bruchteilen von Sekunden ablaufenden Reflexe ermöglichen es dem Körper, auf Gefahren (z. B. das Anfassen einer heißen Herdplatte) blitzschnell zu reagieren.

Einige Beispiele für Reflexe sind:
- **Lidschlussreflex** (das Augenlid schließt sich schnell, wenn sich ein Gegenstand plötzlich dem Auge nähert)
- **Hustenreflex** (Husten, wenn ein Fremdkörper in die Luftröhre gelangt)
- **Pupillenreflex** (Pupillenreaktion auf Lichtreize)
- **Würgereflex** (Würgen bei Reizung des Gaumensegels)
- **frühkindliche Reflexe** (Greif- und Saugreflex)

Die Gesamtheit der bei einem Reflex beteiligten Teile des Nervensystems wird als **Reflexbogen** bezeichnet.

AUFGABEN

1. Informieren Sie sich über weitere Reflexe und ihre Schutzfunktion.
2. Begründen Sie, dass Reflexe lebensrettende Reaktionen auslösen können.
3. Führen Sie den Kniesehnenreflex durch. Sorgen Sie dafür, dass der Unterschenkel locker herabhängt. Üben sie dann einen leichten Schlag mit einem Reflexhammer oder der Handkante auf die Kniescheibensehne aus (unterhalb der Kniescheibe). Beschreiben Sie Ihre Beobachtung.

8.5 Erkrankungen des Nervensystems

8.5.1 Schlaganfall – oft aus heiterem Himmel!

> Der Schlaganfall kam für Hans G. (53 Jahre) völlig unerwartet. Er wachte morgens auf und konnte seinen linken Arm nicht mehr bewegen. Außer dass er etwas benommen wirkte, fühlte er sich ganz wohl. Er versucht seiner Frau etwas zu sagen, bekam aber nur lallende Töne heraus. Der von Frau G. gerufene Krankenwagen brachte Hans G. ins Krankenhaus. Die Untersuchungen im Krankenhaus brachten bald Klarheit: Hans G. hatte einen Schlaganfall erlitten.
>
> Im Krankenhaus wird Hans G. von den Ärzten nach seinen Lebensumständen gefragt. Herr G. gibt an, starker Raucher zu sein. Darüber hinaus ist er stark übergewichtig und leidet an einem nicht behandelten Bluthochdruck. Von Beruf ist er Erzieher und arbeitet in einem Heim für verhaltensgestörte Kinder. Aus seiner Familiengeschichte ergibt sich, dass sein Vater und sein Bruder an einem Schlaganfall gestorben sind.
>
> Beschreiben Sie das Krankheitsbild eines Schlaganfalls. Diskutieren Sie mögliche Risikofaktoren für einen Schlaganfall.

„Du glaubst, du wirst 100 Jahre alt, und auf einmal bist du wie drei." Diese Aussage eines Schlaganfallpatienten verdeutlicht die möglichen Ausmaße eines Schlaganfalls. Jedes Jahr erleiden in der Bundesrepublik Deutschland etwa 200.000 Menschen einen Schlaganfall. Jeder Fünfte stirbt an den direkten Folgen. Ein Drittel der Patienten bleibt danach schwer behindert oder pflegebedürftig.

Der Schlaganfall ist entgegen der weitläufigen Meinung nicht nur auf ältere Menschen begrenzt, sondern trifft auch immer häufiger junge Menschen. Der Schlaganfall ereilt die meisten Menschen plötzlich, häufig im Schlaf oder aus vollem Wohlbefinden heraus.

Bei einem Schlaganfall handelt es sich um eine Funktionsstörung des Gehirns als Folge einer fehlenden oder mangelhaften Durchblutung. Dazu kommt es durch:

- einen Blutmangel aufgrund eines Verschlusses (z. B. Blutgerinnsel) einer Hirnarterie
- eine Blutung aus einer geplatzten Arterie in das Gehirn.

In beiden Fällen erhalten die Nervenzellen zu wenig Sauerstoff und Nährstoffe. Je nachdem, welche Gehirnregion von der Durchblutung abgeschnitten ist, kommt es zu Ausfallerscheinungen, z. B. Sprachverlust, Lähmungen, Blindheit.

In einigen Fällen übernehmen andere Nervenzellen die Funktion des abgestorbenen Gewebes, so dass der Patient zum Teil seine verlorenen Fähigkeiten wiedererlangen kann. Dazu sind jedoch ein hohes Maß an Selbstdisziplin, liebevoller Zuwendung und krankengymnastische Übungen notwendig.

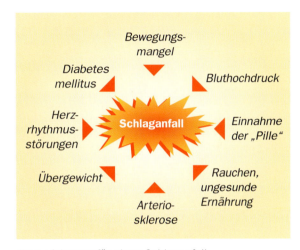

Risikofaktoren für einen Schlaganfall

Für den Schlaganfall gibt es nicht immer Warnzeichen. **Mögliche Vorzeichen** sind:

- erstmalig und plötzlich auftretende Kopfschmerzen
- Schwindel und Übelkeit
- plötzliche Schwäche oder Gefühlsstörung einer Körperseite (z. B. Gesichtshälfte, Arm).
- plötzliche Unfähigkeit, zu sprechen oder Gesprochenes zu verstehen
- vorübergehendes Sehen von Doppelbildern
- Gangunsicherheit usw.

Diese Symptome können einige Minuten bis Stunden vor dem Schlaganfall auftreten und müssen sehr ernst genommen werden.

Ist es zu einem **Schlaganfall** gekommen, treten häufig folgende Symptome auf:

- **Lähmung einer Körperhälfte** oder einzelner **Körperteile**
- einseitig **veränderte Gesichtszüge** (z. B. hängende Mundwinkel)
- **Sprechstörungen** (z. B. verwaschene Sprache) oder **Sprachverlust**
- **Empfindungsstörungen**
- Verlust des Körpergefühls (einzelne Körperteile werden als nicht als dazugehörig erkannt)
- **Inkontinenz** usw.

Bei Verdacht auf einen Schlaganfall muss sofort ein Rettungswagen gerufen und Erste-Hilfe-Maßnahmen eingeleitet werden. Wichtig! Bei einem Schlaganfall zählt jede Minute!

Stellen Sie sich bitte vor, dass aufgrund eines Schlaganfalls Ihre gesamte rechte Körperhäfte gefühl- und funktionslos ist. Setzen Sie sich auf einen Stuhl. Versuchen Sie nun folgende Aufgaben durchzuführen:
- Stehen Sie langsam auf.
- Ziehen Sie sich ihre Jacke an.
- Versuchen Sie, einen Brief zu schreiben.
- Nehmen Sie eine Mahlzeit zu sich.
- Holen Sie ein Paket Taschentücher aus Ihrer Tasche heraus.
- Sie müssen dringend zur Toilette, überlegen Sie, wie Sie dahin gelangen können.

Berichten Sie über ihre Erfahrungen und Empfindungen bei der Durchführung der Übungen. Welche Probleme ergeben sich aus der Schlaganfallbehinderung im täglichen Leben?

Die Pflege eines Schlaganfallpatienten verlangt großen persönlichen und pflegerischen Einsatz. Nach der akuten Krankheitsphase muss er meist sorgfältig gelagert und ernährt werden. Nach dem Pflegekonzept Bobaths muss bei einem Schlaganfallpatienten dafür gesorgt werden, dass die gelähmten Körperteile nicht „vergessen" werden. Denn nur über eine bewusste Wahrnehmung und Einbeziehung des gelähmten Körperteils kann eine Besserung erreicht werden. Das Bett muss z. B. so hingestellt werden, dass die gesunde Körperhälfte zur Wand liegt. Der Patient sollte auch immer von der gelähmten Seite angesprochen werden. Nachttisch und Blumensträuße gehören auf die gelähmte Seite.

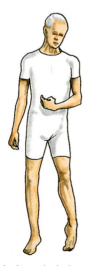

Typische Körperhaltung bei einer Halbseitenlähmung

AUFGABEN

1. Nennen Sie mögliche Risikofaktoren für einen Schlaganfall. Überlegen Sie, warum Schlaganfälle heute auch schon bei jüngeren Menschen auftreten.
2. Stellen Sie Möglichkeiten zusammen, um die gelähmten Körperteile in den Alltag einzubeziehen.
3. Informieren Sie sich bei Krankenkassen oder in Einrichtungen über Rehabilitationsmaßnahmen für Schlaganfallpatienten.

8.5.2 Multiple Sklerose – wenn der Körper sein Nervensystem zerstört!

Andrea S. (33 Jahre, verheiratet) *ist von Beruf Sonderschullehrerin und hat zwei kleine Kinder. Ihre Arbeit und ihre Familie liebt sie sehr, obwohl es teilweise sehr anstrengend für sie ist. So schiebt sie zunächst ihre dauernd auftretende Müdigkeit und Energielosigkeit auf den Stress in Schule und Familie.*
Als dann aber zusätzlich kurzeitige Seh- und Sprachstörungen auftreten, geht sie zu ihrem Hausarzt. Der diagnostiziert eine Überlastung im Beruf und rät zu autogenem Training. Die Symptome von Frau S. bessern sich jedoch in den nächsten Wochen nicht wesentlich. Zusätzlich ist nun auch noch ein Zittern der Finger bei bestimmten Bewegungen dazugekommen. Der Hausarzt weist Frau S. zur näheren Untersuchung in ein Krankenhaus ein. Die dort durchgeführten Untersuchungen bringen Klarheit: Andrea S. leidet an einem frühen Stadium der Krankheit multiple Sklerose. Andrea S. kann die Diagnose nicht fassen und braucht einige Zeit, um ihre veränderte Lebenssituation zu akzeptieren. Die Ärzte haben ihr gesagt, dass die Bewegungseinschränkungen vermutlich mit jedem Krankheitsschub zunehmen werden.

Nennen Sie mögliche Anzeichen einer multiplen Sklerose.

In der Bundesrepublik Deutschland sind rund 120.000 Menschen an **multipler Sklerose (MS)** erkrankt. Bei der multiplen Sklerose handelt es sich um eine chronische, in Schüben verlaufende **Erkrankung des zentralen Nervensystems**. Die multiple Sklerose ist nicht ansteckend.
Die chronische Krankheit beginnt meist zwischen dem 20. und 40. Lebensjahr und schreitet, bedingt durch individuelle Krankheitsschübe, über Jahrzehnte fort.

Die **Symptome** sind zu Beginn der Krankheit oft verschieden und treten in einigen Fällen auch nur flüchtig auf. Dazu können gehören:

- **auffällig leichte Ermüdbarkeit**
- **Taubheitsgefühle in Armen und Beinen**
- **Zittrigkeit**
- **flüchtige Augenmuskellähmungen**
- **Seh- und Sprechstörungen** usw.

Im weiteren Verlauf der Krankheit kommt es zu:

- deutlichen **Gleichgewichtsstörungen**
- einer spastischen beidseitigen **Muskelschwäche**
- **Lähmungen**
- deutlichen **Sehstörungen** (z. B. Doppelbilder)
- **Einschränkungen des Gesichtsfeldes**
- **abgehackt wirkender Sprache**

Die Krankheit multiple Sklerose führt zu einer Entzündung der Markscheiden (Umhüllung der Nervenfasern) der Nervenzellen. Nach Abklingen der Entzündung bleiben oft narbenartige Herde zurück. Diese Schäden treten häufig am Rückenmark und im Gehirn auf. Durch die Entzündungen ist die Weiterleitung von Nervenimpulsen nicht mehr in einem ausreichenden Maße möglich. Die Folgen sind Ausfallerscheinungen in Form von Lähmungen und Sensibilitätsstörungen. Je nachdem, welche Teile des ZNS von der Krankheit betroffen sind, treten unterschiedliche Symptome auf. Die Ursachen dieser Krankheit sind heute noch größtenteils ungeklärt. Vermutet werden eine Selbstzerstörung durch ein fehlgesteuertes Immunsystem, genetische Ursachen oder die Einwirkung von Viren. Mit so genannten Computertomographiebildern können die fleckenförmigen Zerstörungsherde der Markscheiden im Nervengewebe sichtbar gemacht werden.

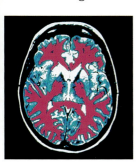 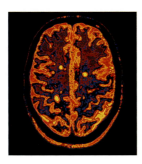

Computertomographiebild eines gesunden Gehirns (links) und bei einer multiplen Sklerose (rechts)

Bei den meisten Menschen verläuft diese Erkrankung sehr langsam. Die einzelnen Krankheitsschübe liegen oft Monate oder sogar Jahre auseinander. Die multiple Sklerose ist keine tödliche Krankheit. Oft ist jedoch das Immunsystem der MS-Kranken durch die jahrelange Krankheit so geschwächt, dass unbehandelte Entzündungen zum Tod führen.

Da diese Krankheit recht unterschiedlich verläuft, muss auch die Therapie ganz individuell auf den betroffenen Menschen zugeschnitten werden. Während eines Krankheitsschubes lassen sich die Beschwerden u.a. durch Cortison wirksam lindern. Die schweren Nebenwirkungen dieses Medikaments begrenzen jedoch den allzu häufigen Einsatz. Auch eine homöopathische Behandlung in Absprache mit dem behandelnden Arzt kann sinnvoll sein. Eine fettarme Ernährung, Massagen, Bäder und Heilgymnastik können das allgemeine Wohlbefinden verbessern und wirken positiv auf den Gesundheitszustand des MS-Kranken.

Die MS-Kranken leiden besonders unter ihrer zunehmenden Unbeweglichkeit. So ist es z. B. für einen MS-kranken Vater nahezu unmöglich, mit seinen gesunden Kindern Fußball zu spielen. Auch die Abhängigkeit von anderen Menschen wird von vielen als recht belastend empfunden und mindert oft das Selbstwertgefühl. Die MS-Kranken müssen lernen, ihre Krankheit und die zunehmende Behinderung zu akzeptieren und sich auf die ihnen verbliebenen Fähigkeiten zu konzentrieren. Denn wichtig ist, was der Mensch noch kann, weniger wichtig ist, was er nicht mehr kann!

AUFGABEN

1. Nennen Sie Symptome der multiplen Sklerose.
2. Informieren Sie sich bei Selbsthilfegruppen über die Krankheit multiple Sklerose und mögliche Therapieverfahren.
3. Überlegen Sie, warum ca. 20 % der MS-Kranken mit zunehmender Krankheitsdauer einen Rollstuhl benötigen.

8.5.3 Epilepsie – die Fallsucht

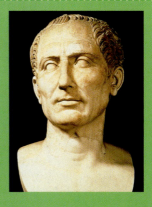

Ein berühmter Epilepsiekranker war Julius Cäsar. Seine Zeitgenossen hielten sein Leiden für eine göttliche Krankheit. Äußern Sie Ihre Kenntnisse über diese Krankheit.

Epilepsie ist eine **Gehirnerkrankung**. Bereits 430 v. Chr. schrieb Hippokrates sein Buch „Über die heilige Krankheit". Darin wurde zum ersten Mal der Ausdruck **Epilepsie** verwendet. Charakteristisch für diese Krankheit sind **Anfälle**, die spontan und immer wieder auftreten. Ein unmittelbarer Auslöser ist oft nicht zu erkennen. Von 1000 Menschen erkranken etwa vier bis fünf an einer Epilepsie. Man unterscheidet den so genannten **kleinen Anfall** (Petit mal) und den großen Anfall (Grand mal). Von einem kleinen Anfall bemerkt oft nur der Betroffene etwas. Meist ist nur das Bewusstsein für einige Sekunden eingeschränkt (Absence).

Ein **großer Anfall** verläuft deutlich dramatischer. Oft tritt unmittelbar vor dem Anfall eine Aura mit eigenartigen Sinneswahrnehmungen, manchmal auch Zorn-, Angst- oder Glücksgefühl auf.

Die **tonische Phase** wird meist durch einen lauten Initialschrei eingeleitet (entsteht durch das Zusammenpressen der Atemmuskulatur). Der Kranke stürzt in einem Streckkrampf zu Boden (Verletzungsgefahr!). Er ist ohne Bewusstsein. Das Gesicht ist verzerrt, die Pupillen weit und lichtstarr, die Haut verfärbt sich durch die ausgesetzte Atmung bläulich. Dieses Stadium dauert meist einige Sekunden. Im Anschluss folgt die **klonische Phase**. Die Atmung setzt nun stoßweise ein, die Muskeln zittern und es kommt zu rhythmischen Kontraktionen der Arm- und Beinmuskulatur. Diese können so stark sein, dass für den Kranken **Verletzungsgefahr** besteht (z.B. Zungenbiss!). In der Regel dauert diese Phase einige Minuten. Direkt anschließend können die Patienten in eine **Verwirrtheitsphase** übergehen, in der sie um sich schlagen und andere verletzen. Nach dem abgelaufenen Krampfanfall verfallen die Kranken in einen Tiefschlaf, der Stunden dauern kann (**Erschöpfungsstadium**). Nach dem Aufwachen können sich die Kranken nicht mehr an den Anfall erinnern.

Dauert ein großer Anfall länger als etwa zehn bis fünfzehn Minuten, spricht man von einem **Status epilepticus**, der lebensbedrohlich werden kann und medikamentös durchbrochen werden muss.

Die Epilepsieerkrankung kann in jedem Lebensalter das erste Mal auftreten. Die Hälfte der Epilepsiekranken hat jedoch ihren ersten Anfall bereits vor dem zehnten Lebensjahr, zwei Drittel vor dem 20. Lebensjahr. Gefährlich wird ein epileptischer Anfall dann für den Betroffenen und auch für andere, wenn er z.B. beim Autofahren, bei der Arbeit mit Werkzeugen usw. auftritt. Den Epilepsiekranken bleiben daher viele Arbeitsplätze verschlossen. Auch treten häufig Berufs- und Schulprobleme auf, da die Betroffenen nach einem Anfall oft für mehrere Stunden Konzentrationsstörungen zeigen.

Als mögliche **Ursachen** für eine **Epilepsieerkrankung** (**sekundäre Epilepsie**) gelten u.a.
- schwere Schädelhirnverletzungen
- virusbedingte Hirnentzündungen
- Hirntumore
- Schlaganfälle
- Schädigungen des Gehirns verschiedener Ursache

Die Bereitschaft an Epilepsie zu erkranken wird vererbt. Bei 20 bis 30% der Kranken ist die Ursache nicht geklärt. Der Einfluss von genetischen Faktoren wird diskutiert (**primäre Epilepsie**).

Ein epileptischer Anfall ist die Folge **fehlerhafter Abläufe in den Nervenzellen des Gehirns. Die Erregbarkeit der Nervenzellen ist krankhaft gesteigert. Schlafmangel, Alkoholkonsum, Lichtreize** (Fernsehen mit starken Kontrasten, Computerspiele, Lichtorgeln in Diskotheken) sowie **extreme seelische oder körperliche Belastungen** können einen Anfall auslösen. Meist weiß ein Epilepsiekranker, welche Reize für ihn gefährlich sind. Indem er sie konsequent meidet, kann er die Häufigkeit der Anfälle reduzieren. Die Behandlung erfolgt durch **Medikamente** (**Antiepileptika**). Diese senken die Krampfbereitschaft des Gehirns. Antiepileptika müssen regelmäßig eingenommen werden und dürfen nicht abrupt abgesetzt werden. Die medikamentöse Therapie ist nicht automatisch lebenslang notwendig. Bei einem günstigen Verlauf (anfallsfreie Zeit von zwei bis drei Jahren) kann sie oft beendet werden.

Erste Hilfe bei einem Epilepsieanfall
- Keine Panik! Ein Anfall sieht meist schlimmer aus, als er ist.
- Den Epilepsiekranken nicht festhalten!
- Bringen Sie den Krampfenden nur dann an einen anderen Ort, wenn unmittelbar Gefahr besteht, z.B. im Straßenverkehr. Beseitigen Sie Gegenstände, an denen sich der Krampfende verletzen kann.
- Zur Vermeidung eines Zungenbisses kann man versuchen ein Taschentuch o. Ä. zwischen die Zähne zu schieben (nie die Finger nehmen!).
- Bringen Sie den Betroffenen in die stabile Seitenlage, wenn der Anfall vorbei ist und er einschläft. Lockern Sie seinen Kragen und beengende Kleidungsstücke.
- Nach dem Anfall sollte man den Betroffenen nicht allein lassen.
- Ein Arzt muss gerufen werden, wenn der Anfall länger als zehn Minuten dauert.
- Angehörige sollten über den Anfall informiert werden.

AUFGABEN
1. Überlegen Sie, warum z.B. Lichtorgeln in Diskotheken oder bestimmte Computerspiele einen Epilepsieanfall auslösen können.
2. Informieren Sie sich genauer über die Behandlung einer Epilepsieerkrankung,

8.5.4 Querschnittslähmung

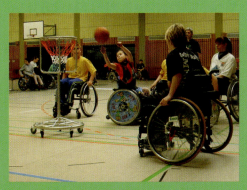

Beschreiben Sie Ihre Empfindungen angesichts des Bildes und diskutieren Sie darüber.

Der Begriff **Querschnittslähmung** bezeichnet die Folgeschäden nach erlittener Verletzung bzw. Zerstörung des Rückenmarks. Die Symptome reichen von **Sensibilitätsstörungen** bis zu schweren **Lähmungen**. 65 % aller Querschnittslähmungen werden durch Unfälle und 35 % durch Erkrankungen verursacht.

Je nach Ausmaß der Schädigung kommt es zu einem kompletten Ausfall aller Funktionen unterhalb der betroffenen Rückenmarksregion. Bei **Schädigungen im Halswirbelsäulenbereich** ist ein Ausfall über der Höhe des dritten und vierten Halswirbels meist tödlich, da die Atemmuskeln durch Nervenwurzeln aus dieser Höhe versorgt werden. Ab dem dritten und vierten Halswirbel kommt es zu einer „hohen Querschnittslähmung" mit einer spastischen (krampfartigen) Lähmung der Extremitäten sowie der Blase und des Mastdarms. Eine so genannte spastische Lähmung entsteht dadurch, dass im Rückenmark auf jeder Höhe spannungssteigernde Impulse an die Muskulatur weitergeleitet werden. Im Normalfall unterliegen diese Impulse einer Hemmung durch die Nervenfasern, die aus dem Gehirn nach unten ziehen. Bei einer spastischen Querschnittslähmung fehlt diese Impulshemmung und die Muskeln erhalten nur den spannungssteigernden Impuls. Die spastisch gelähmte Blase entleert sich bei einem gewissen Füllungszustand reflektorisch. Die Entleerung kann nicht willentlich herbeigeführt werden. Oft helfen aber äußere Reize wie z.B. das Bestreichen des Bauches. Bei einer **Schädigung im Brustwirbelsäulenbereich** sind die Arme nicht betroffen, so dass nur die Beine, Rumpf, Blase und Mastdarm spastisch gelähmt sind. Je nach Höhe kann eine Teilfunktion der Beine möglich sein. Ab dem ersten und zweiten **Lendenwirbel** ist das untere Ende des Rückenmarks erreicht. Die Beine sind daher schlaff und nicht spastisch gelähmt, wobei das Ausmaß der Lähmung von der betroffenen Höhe abhängt. Auch die Blase ist schlaff gelähmt und kann sich selbst nicht entleeren.

Querschnittsgelähmte zu pflegen, bedeutet eine große Herausforderung für die Pflegenden.
- Patienten mit einer akuten Querschnittslähmung sollten in einem Spezialbett liegen und zur Vermeidung eines Druckgeschwürs (Dekubitus, s. S. 66) häufig umgelagert werden.
- Gelenke müssen zweimal täglich bewegt werden, um Versteifungen/Fehlstellungen zu verhindern.
- Die Überwachung der Atemfunktionen und ggf. das Absaugen der Atemwege sowie Atemgymnastik sind als Lungenentzündungsprophylaxe unentbehrlich.
- Die Ausscheidungen müssen kontrolliert werden (Gefahr der chronischen Harnwegsinfekte durch Dauerkatheterisierung).
- Rehabilitationsmaßnahmen zur Eingliederung in ein möglichst selbständiges Leben müssen frühzeitig einsetzen (Schwerpunktkliniken).

Für Querschnittsgelähmte ist es wichtig, ihre Behinderung zu akzeptieren und zu lernen, das Leben zu meistern. Jedoch bereiten selbst die alltäglichen Dinge wie Einkaufen, Bahnfahren oft Schwierigkeiten. Viele unserer öffentlichen Einrichtungen und Einkaufszentren sind nicht behindertengerecht ausgestattet. Rollstuhlfahrer sind daher oft auf Hilfe angewiesen.

AUFGABEN

1. Nennen Sie Pflegemaßnahmen bei Querschnittslähmung und begründen Sie diese.
2. Informieren Sie sich bei Ihrer Krankenkasse und Sanitätshäusern über Hilfsangebote für Querschnittsgelähmte.
3. Besorgen Sie sich einen Rollstuhl und fahren Sie z.B. durch die Schule, Einkaufszentrum usw. Diskutieren Sie über Ihre Erfahrungen.

8.5.5 Parkinsonerkrankung – die „Schüttellähmung"

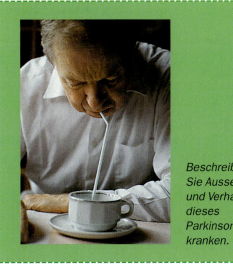

Beschreiben Sie Aussehen und Verhalten dieses Parkinsonkranken.

In der Bundesrepublik Deutschland gibt es etwa 250.000 Parkinsonkranke. Man schätzt, dass pro Jahr etwa 15.000 Menschen erkranken. Häufig beginnt die Krankheit zwischen dem 50. und 65. Lebensjahr. Ohne medizinische Behandlung schreitet diese Krankheit über 10–15 Jahre fort und führt im Spätstadium zu massiver körperlicher Schwäche und Behinderung.

Die Krankheit wurde nach dem englischen Arzt James Parkinson benannt, der bereits im frühen 19. Jahrhundert dieses Krankheitsbild beschrieben hatte. Der Beginn einer Parkinsonerkrankung ist meist durch verschiedene Symptome gekennzeichnet. Dazu gehören z. B. auffallende **Müdigkeit**, **Unsicherheit** und **Ungeschicktheit**. Eine fortgeschrittene Parkinsonerkrankung macht sich in der Regel durch **vier Hauptsymptome** bemerkbar:

- **Bewegungsverlangsamung** bis zur **Bewegungslosigkeit**
- **Unsicherheit beim Gehen und Stehen**
- auffällige **Starre** und **Steifheit**
- unkontrolliertes **Zittern**

Tatsächlich werden bei allen Parkinsonpatienten die Bewegungen langsamer. Im Alltag fällt diese Erkrankung zunächst durch „ungeschicktes" Verhalten z.B. beim Rasieren, Waschen und Essen auf. Bei fortschreitender Erkrankung verändert sich auch der Gang. Die Schritte werden kürzer (Trippelschritt) und schlurfend. Die Arme schwingen nicht locker beim Gehen mit, sondern liegen eng am Körper an. Viele Kranke haben Schwierigkeiten, sowohl eine Bewegung zu beginnen als diese dann auch wieder zu stoppen. Der Gesichtsausdruck erscheint oft maskenhaft, starr sowie ausdruckslos und wird fälschlicherweise häufig als Desinteresse gedeutet.

Obwohl Auffassung, Denkweise und Reaktionen des Parkinsonkranken stark verlangsamt ablaufen, bleibt die Intelligenz bis zu einem späten Krankheitsstadium erhalten. Auch Sprechweise und Schrift verändern sich stark. Die Stimme kann leise fast heiser klingen. Andere Kranke sprechen im Gegensatz dazu so schnell, dass ein Verstehen sehr schwierig ist.

Darüber hinaus kann man beobachten, dass bei Parkinsonkranken eine andauernde Muskelanspannung besteht, die letztlich den ganzen Körper steif werden lässt. Besonders die Beugemuskeln sind stark betroffen, daher nimmt der Kranke eine typische Haltung ein: Kopf und Rumpf sind vornüber gebeugt, Knie und Ellbogen angewinkelt. Bedingt durch die ständige Muskelanspannung kann bei den Kranken das so genannte Zahnradphänomen beobachtet werden. Die Muskeln geben bei einer passiven Bewegung z. B. durch einen Krankengymnasten nur ungleichmäßig und ruckartig nach. Bei vielen Parkinsonkranken tritt ein **dauerhaftes Zittern in Ruhestellung** auf. Häufig ist dieses Zittern an den Händen zu beobachten. Mit der Zeit sind auch Beine und Arme von dem Zittern betroffen. Da das Zittern der Parkinsonkranken am offensichtlichsten ist, wird die Krankheit im Volksmund auch **Schüttellähmung** genannt.

Die Ursachen der Parkinsonerkrankung liegen teilweise noch im Dunkeln. Man weiß jedoch, dass Parkinsonkranke im Gehirn den Botenstoff **Dopamin** (Substanz, die Reize in den Synapsen überträgt) nicht oder nur in nicht ausreichenden Mengen bilden. Dopamin steht mit einem anderen Botenstoff, dem Acetylcholin, in einem „empfindlichen" Gleichgewicht. Beide Stoffe sind für den harmonischen Ablauf unserer Muskelbewegungen verantwortlich. Das fehlende Dopamin stört dieses Gleichgewicht. Die Folgen sind die für einen Parkinsonkranken typischen Symptome. Die eigentliche Ursache, die zu dem Absterben der dopaminbildenden Nervenzellen führt, ist bis heute ungeklärt. Nur bei wenigen Parkinsonkranken lassen sich eindeutige Auslöser feststellen, z.B. Hirntumor, Hirnentzündung, Unfall oder bestimmte Gifte.

Die Behandlung der Parkinsonkrankheit ist schwierig und eine Heilung noch nicht möglich. Zur Zeit gibt es keine Medikamente, die das Sterben der dopaminbildenden Zellen verhindern. Jedoch können Medikamente eine Vorstufe des Dopamins in das Gehirn transportieren. Durch chemische Umwandlung entsteht im Gehirn dann der Wirkstoff Dopamin. Die Beschwerden der Parkinsonkrankheit können so wirksam gelindert werden. Diese Medikamente haben aber starke Nebenwirkungen wie z. B. Übelkeit und Herzjagen. Neben einer medikamentösen Therapie sind besonders krankengymnastische Behandlungen wichtig. In Sanitätsfachgeschäften und im Versandhandel sind Hilfsmittel, z. B. spezielles Essbesteck, erhältlich, die dem Parkinsonkranken helfen, den Alltag besser zu bewältigen. Viele Parkinsonkranke können sich nur schlecht auf ihre schwere Krankheit einstellen. Depressive Verstimmungen sind keine Seltenheit. Besonders die Unterstützung und das Verständnis der Familie und Freunde sind sehr wichtig. Hilfe finden Parkinsonkranke in Selbsthilfegruppen.

AUFGABEN

1. Informieren Sie sich in Sanitätsfachgeschäften über Hilfsmittel für den Alltag bei Parkinsonkranken.
2. Informieren Sie sich bei einer Selbsthilfegruppe über die Krankheit Parkinson.
3. Beschreiben Sie die Symptome des Parkinsonkranken.
4. Wie kann ein Parkinsonkranker beim Essen unterstützt werden?

8.5.6 Alzheimerkrankheit – wenn die Persönlichkeit langsam zerfällt!

> **Frankfurt am Main 1905,**
> **Krankenbericht des Arztes Alois Alzheimer:**
>
> *Im Jahr 1901 wurde eine etwa 51-jährige Frau ins Irrenhaus eingewiesen. Ihr ganzes Gebaren war gekennzeichnet von völliger Ratlosigkeit. Die Frau fand sich nicht mehr zurecht. Beim Lesen verrutschte sie von einer Zeile in die nächste. Sie las, indem sie die Worte buchstabierte. Die Betonung der Wörter war völlig sinnlos. Schreiben konnte sie nur ein paar Wörter, dann schien ihr Geist wieder zu verschwinden. Auch Gegenstände benannte sie überwiegend falsch. Eine Tasse nannte sie Löffel, und ein Löffel war ein Glas. Über ihre eigene Unfähigkeit geriet sie häufig in Wut. Dann schrie und tobte sie bis zu einigen Stunden. Sie war darüber hinaus nicht in der Lage, ihre eigene Tochter zu erkennen.*
>
> *Die gründliche körperliche Untersuchung ergab keine Auffälligkeiten. Der Gang war ungestört und sie gebrauchte ihre Hände gleich gut. Auch Reflexe, Stoffwechsel und Herz waren ohne Befund.*
>
> *Nach viereinhalb Jahren starb Frau D. Sie war bettlägerig, inkontinent und ohne jeglichen Kontakt zur Umwelt. Die Untersuchung des Gehirns nach ihrem Tod zeigte auffällige Verfallserscheinungen und eine Verringerung des Gehirngewebes.*
>
> Finden Sie anhand des Textes mögliche Kennzeichen einer Alzheimererkrankung.

Die Krankheit Alzheimer wurde nach dem Mediziner Alois Alzheimer (1864–1915) benannt, der diese Krankheit als Erster beschrieb. Etwa eine Million Menschen sind in der Bundesrepublik Deutschland von dieser immer noch rätselhaften Krankheit betroffen. Die Zahl der jährlichen Neuerkrankungen wird auf 125.000 geschätzt. Das Erkrankungsrisiko steigt mit dem zunehmenden Lebensalter. Dies erklärt die zunehmende Zahl der Alzheimererkrankungen in unserem Land.

Zu Beginn der Alzheimererkrankung können folgende Symptome beobachtet werden:

- zunehmende **Gedächtnisschwäche**
- auffällige **Orientierungsstörungen**
- steigende **Konzentrations-** und **Lernprobleme**
- die **Urteilsfähigkeit lässt** immer mehr **nach** usw.

Weiter können Benennungs- und Sprachstörungen sowie Einschränkungen der Geschicklichkeit und des Erkennens auftreten.

Im fortgeschrittenen Stadium der Alzheimererkrankung können **Persönlichkeitsstörungen, Depressionen, Verfolgungswahn, Gleichgültigkeit, Trägheit** und ständige **Wiederholungen verschiedenster Dinge** (Worte, Tätigkeiten) vorkommen. Häufig ist auch eine **Tag-Nachtumkehr** sowie zunehmende **Inkontinenz** zu beobachten. Die einfachsten Verrichtungen des Alltags (z. B. Waschen, Anziehen) überfordern den Betroffenen. Im späten Stadium der Krankheit kommt es zum **völligem Verfall** und **Verlust der Persönlichkeit**.

In dem späteren Stadium der Krankheit erkennen die Betroffenen oft ihre Familienangehörigen nicht oder wissen ihren eigenen Namen nicht mehr. Töchter und Söhne werden z. B. wie folgt angesprochen: Wer sind Sie? Sie kommen mir so bekannt vor. Auffällig ist, dass trotz des Verlustes der intellektuellen Fähigkeiten die Gefühle der Kranken unverändert erhalten bleiben. Das Fühlen der eigenen Unfähigkeit erzeugt bei den Betroffenen starke Ängste, die sich in plötzlichen Wutanfällen entladen können. Mit zunehmender Krankheitsdauer wird die Hilfsbedürftigkeit immer größer. Alzheimerkranke sind im Endstadium bettlägerig und müssen intensiv gepflegt werden. Die Betreuung der Kranken erfordert ein hohes Maß an Einfühlungsvermögen, Geduld und Toleranz.

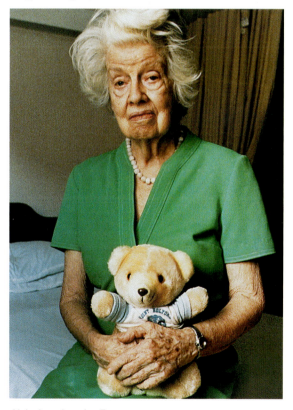

Alzheimerkranke Frau

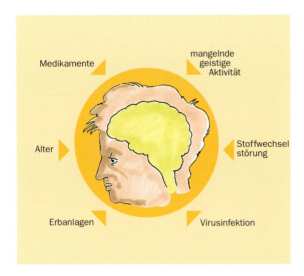

Mögliche Faktoren, die eine Alzheimererkrankung auslösen oder in ihrem Verlauf fördern können

Eine Alzheimererkrankung kann zu Lebzeiten durch den Einsatz der Computertomographie (CT) und der Positronenemissionstomographie (PET) mit 95-prozentiger Sicherheit festgestellt werden. Als Ursache der Krankheit wird u. a. eine genetische Veranlagung vermutet. Untersuchungen an Gehirnen von an Alzheimer gestorbenen Menschen haben eine starke **Abnahme des Gehirngewebes** sowie **krankhafte Ablagerungen** (Zellplaques) an den Verbindungsstellen der Nervenzellen gezeigt. Die betroffenen Nervenzellen sterben ab und bilden verhärtete Inseln im Gewebe.

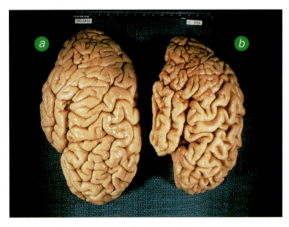

a) Gesundes Gehirn
b) Gehirn mit einer Alzheimererkrankung

Je früher die Diagnose gestellt werden kann, desto erfolgreicher ist die anschließende therapeutische Behandlung.
Diese umfasst neben der Gabe von Medikamenten und einer Ernährungsumstellung besonders die regelmäßige Durchführung eines **Gehirntrainings** (Rätsel lösen, Konzentrationsübungen durchführen usw.). Jede Tätigkeit, die die Konzentration fördert (z. B. Klavier spielen, Zeichnen, Töpfern), dient dazu, den Abbauprozess möglicherweise zu verlangsamen.
Das Schreiben von **Merkzetteln** und **Orientierungskarten** (Name, Alter usw.) kann je nach Krankheitsstadium dem Kranken eine gewisse **Sicherheit** geben. Ein geregelter Tagesablauf und eine überschaubare Ordnung in der Wohnung unterstützen den Kranken in seinem Alltag. Alzheimerpatienten sollten so lange wie möglich in ihrer vertrauten Umgebung gelassen werden. Sie reagieren bei einer Verlegung in ein Pflegeheim mit starker Desorientierung, Depressionen und Unruhe.
Besonders wichtig ist der einfühlsame Umgang mit den Alzheimerkranken. Die betreuende Person sollte sich dabei fragen: Was würde ich mir in der Situation des Kranken an Hilfe und Betreuung wünschen? Gerade Kranke in einem frühen Stadium belastet der Gedanke sehr stark, später auf die Hilfe anderer angewiesen zu sein und womöglich zu einer großen Belastung für die eigene Familie zu werden. Die Vorstellung seine Identität zu verlieren, erschreckt. Es herrscht Angst zu vergessen, was einem im Leben wichtig war. Auch die Angehörigen müssen sich darüber im Klaren sein, dass die Alzheimererkrankung für sie als auch für den Kranken einen schwierigen Lebensabschnitt darstellt. Fachkundige Hilfe und Rat können hier bei den eigenen Ängsten und Gefühlen im Umgang mit dem Kranken helfen.

AUFGABEN

1. Beschreiben Sie den möglichen Verlauf einer Alzheimererkrankung.
2. Überlegen Sie, warum bei Alzheimerkranken oft Wutanfälle auftreten, beispielsweise beim Anziehen eines Pullovers.
3. Überlegen Sie sich Maßnahmen für den Umgang mit Alzheimerpatienten.
4. Informieren Sie sich bei einer Selbsthilfegruppe über verschiedene Formen des Gedächtnistrainings.

9 Haltung und Bewegung

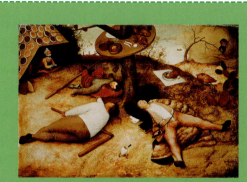

Das faule und geruhsame Leben im Schlaraffenland. Langweilig und richtig ungesund. Diskutieren Sie in der Klasse über den Einfluss von Bewegungsmangel auf unseren Körper.

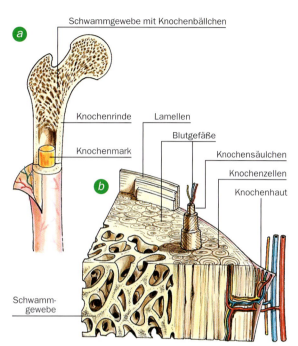

Aufbau eines Röhrenknochens
a) Übersicht b) Feinbau

Wir sind **Bewegungsmuffel** geworden! Im Gegensatz zu unseren Vorfahren arbeiten wir körperlich weniger. Auch in der Freizeit sitzen viele Menschen lieber auf dem Sofa, anstatt sich sportlich zu betätigen. Der Bewegungsmangel, die ungesunde Arbeitshaltung usw. haben negative Wirkung auf unseren Körper. Haltungsschäden, Störungen von Bewegungsabläufen, Verspannungen treten immer häufiger auf. Bereits Kinder sind betroffen! Bewegung wird in einem gesunden Körper durch ein kompliziertes Zusammenspiel von Knochen, Sehnen, Bändern und Muskeln ermöglicht. Bewusst wird uns dieses Wunderwerk meist erst dann, wenn es nicht oder nur noch eingeschränkt funktioniert.

Das **menschliche Skelett** besteht aus **ca. 200 Knochen**. Es erfüllt vier **wichtige Aufgaben** in unserem Körper:
1. Es **stützt den Körper** und ermöglicht den aufrechten Gang. Darüber hinaus **schützt** es die inneren Organe **vor Verletzungen**
2. Es dient **als Ansatzpunkt für Sehnen** und **Muskeln** (Bewegungen werden möglich)
3. **Blutbildung** (im roten Knochenmark)
4. **Speicherung** und Abgabe von **Mineralsalzen**

Das **Skelett** (s. innere Umschlagseite hinten) wird in **Schädel, Rumpf, Schultergürtel, obere Extremitäten, Becken** und **untere Extremitäten** unterteilt. Die Struktur der verschiedenen Skelettknochen (z.B. Elle, Fuß- und Schädelknochen) ist abhängig von ihrer mechanischen Belastung und Funktion. Der Knochenaufbau folgt meist dem Prinzip der größtmöglichen Stabilität bei geringstmöglichem Gewicht. Die Tragfähigkeit z.B. eines Oberschenkelknochens beträgt ca. 1,6 t. Das entspricht etwa dem Gewicht eines Kleinwagens.

Der Knochen ist **eines der härtesten Gewebe**. Unter dem Mikroskop erkennt man die **Knochenzellen** und die so genannte **Interzellularsubstanz**. Bei den Knochenzellen unterscheidet man zwei Zelltypen. Die **Osteoblasten** sind die Knochenbildungszellen. Sie scheiden Stoffe (Calcium und Phosphat) für den Aufbau von Knochensubstanz aus (wichtig beim Knochenbruch!). Die **Osteoklasten** hingegen sind für den Abbau von Knochengewebe zuständig. Ein Gleichgewicht zwischen beiden ist bei ausreichender mechanischer Belastung (Gehen, Laufen) und der Zufuhr von Blut und Nährstoffen gewährleistet. Zu einem Drittel besteht ein Knochen aus **organischer Substanz** (Proteine und Fette) und zu zwei Dritteln aus **anorganischer Substanz** (Calciumphosphat und Calciumcarbonat).

Besorgen Sie sich einen Hühnerknochen und legen Sie diesen einige Tage in verdünnte Salzsäure. Vorsichtig mit der Säure umgehen! Stellen Sie das Gefäß an einen sicheren Ort!

Nehmen Sie nach einigen Tagen den Knochen aus der Säure, reinigen Sie ihn und versuchen Sie dann den Knochen zu verbiegen.
Beschreiben Sie Ihre Beobachtungen. Überlegen Sie, welche Knochenbestandteile verändert wurden.
Kochen Sie diesen Knochen dann in etwas Wasser. Beschreiben Sie die Eigenschaften der entstandenen Substanz.

Ein **Gelenk** besteht aus **zwei Knochenenden**, die jeweils von einer **Knorpelschicht** überzogen sind. Beispielsweise sitzt beim Hüftgelenk der **Oberschenkelhalskopf** in einer **Gelenkpfanne**. Im **Gelenkspalt** befindet sich die **Gelenkflüssigkeit**, die die Reibung im Gelenk herabsetzt. Über die Gelenke hinweg ziehen von einem Knochen zum anderen sehr zähe und zugfeste Bänder. Diese geben dem Gelenk Halt und Festigkeit.

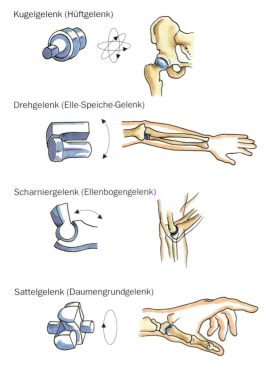

Gelenktypen

Die Skelettmuskeln (s. Umschlagseite hinten) sind mit zähen **Sehnen am Knochen befestigt**. Durch **Verkürzung** (Kontraktion) **und Erschlaffung der Muskeln** können Knochen und Gelenke bewegt werden. Die **Grundspannung der Muskulatur** sorgt darüber hinaus für eine aufrechte Haltung.

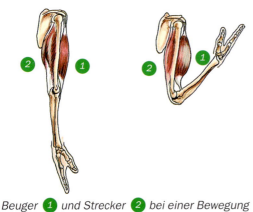

Beuger 1 *und Strecker* 2 *bei einer Bewegung*

Bei der **Kontraktion** wird der Muskel gut sichtbar. Durch **Erschlaffung** kehrt er in seinen Ursprungszustand zurück. Um die vom Muskel gemachte Bewegung rückgängig zu machen, muss ein entgegengesetzt wirkender Muskel arbeiten. Diese Muskeln bezeichnet man als **Antagonisten**, die zusammenwirkenden Muskeln als **Synergisten**. Für die von den Muskeln geleistete mechanische Arbeit ist **Energie** nötig (vgl. S. 13 und 147). Darüber hinaus bilden die Muskeln **Wärme** und stehen im Dienste der **Blutzirkulation**.

Würde man einen Skelettmuskel quer durchschneiden, so wären unter dem Mikroskop zahlreiche **Muskelfaserbündel** zu erkennen. Jede dieser einzelnen Muskelfasern besteht aus einer großen Zahl parallel verlaufender **Fibrillen**. Bei den Fibrillen handelt es sich um winzige Schläuche, die längliche Eiweißkörper (Actin und Myosin) enthalten. Die Verkürzung des Muskels bei Anspannung wird erst dadurch möglich, dass sich diese Eiweißkörper teleskopartig ineinander schieben. Die **Actin- und Myosinfilamente** sind so regelmäßig angeordnet, dass sie unter dem Lichtmikroskop als Hell-Dunkel-Bänderung sichtbar werden. Man bezeichnet sie daher als „quer gestreifte" Muskulatur.

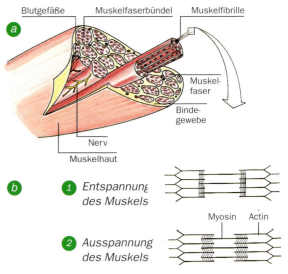

a) *Querschnitt durch einen Muskel*
b) *Ineinanderschieben der Actin- und Myosinfilamente*

AUFGABEN

1. Besorgen Sie sich ein Skelettmodell und zeigen Sie die verschiedenen Gelenktypen.
2. Nennen Sie zwei Muskeln, die als Antagonisten arbeiten.
3. Informieren Sie sich über die Besonderheiten der quer und längs gestreiften Muskulatur sowie der Herzmuskulatur.

Schäden am Halte- und Bewegungsapparat

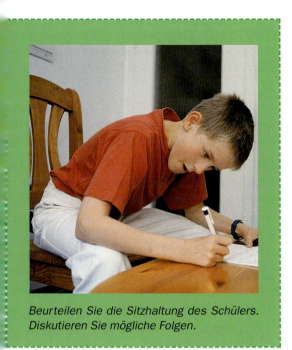

Beurteilen Sie die Sitzhaltung des Schülers. Diskutieren Sie mögliche Folgen.

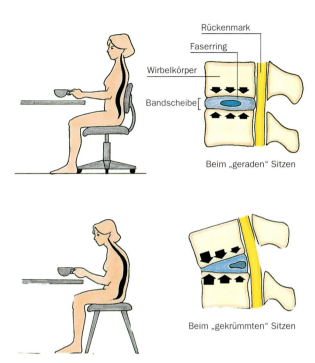

Belastung der Bandscheiben beim geraden oder „gekrümmten" Sitzen

Bereits jeder dritte Deutsche klagt über Rückenschmerzen. Mögliche Ursachen dafür können sein:
- **Muskelverspannungen** (z.B. durch Fehlhaltung und Bewegungsmangel)
- **Fehlbelastungen** (z.B. durch einseitiges oder zu schweres Tragen)
- vorzeitiger **Verschleiß**
- bestehende **Haltungsschäden** (Hohlrücken, Rundrücken, Hohlrundrücken)
- **Krankheiten der Wirbelsäule** (z.B. Skoliose, Morbus Bechterew, Bandscheibenvorfall) usw.

Unsere **Wirbelsäule** besteht aus sieben **Hals-**, zwölf **Brust-**, fünf **Lenden-**, vier bis fünf verwachsenen **Kreuzbein-** sowie vier bis fünf verwachsenen **Steißbeinwirbeln**. Die Wirbel sind miteinander verzahnt. Bänder, Rücken- und Bauchmuskulatur stabilisieren die Wirbelsäule. Die **doppelt-s-förmige Krümmung** der Wirbelsäule ermöglicht eine optimale Verteilung des Drucks und Abfederung des Körpergewichtes. Zwischen den einzelnen Wirbeln befinden sich die **Bandscheiben**. Es handelt sich dabei um **knorpelige Scheiben** mit einem **gallertartigen Kern**, die wie ein Wasserkissen Stöße abfedern können. Durch den ständigen Druck verlieren die Bandscheiben tagsüber an Flüssigkeit. Daher sind wir abends etwas kleiner als am Morgen. Falsches Sitzen oder schweres Heben belasten neben der Skelettmuskulatur besonders die Bandscheiben. Wird die Belastung einer Bandscheibe z.B. durch das plötzliche Heben einer schweren Getränkekiste zu groß, kann der Knorpelring der Bandscheiben einreißen, die gallertige Flüssigkeit tritt dann aus und kann auf die Rückenmarknerven (Spinalnerven) drücken (**Bandscheibenvorfall**). Dies ist äußerst schmerzhaft und führt je nach Lage des Bandscheibenvorfalls (meist im Lendenwirbelbereich) oft zu Taubheitsgefühlen und Lähmungen z.B. in den Beinen (vgl. Kap. 8.2).

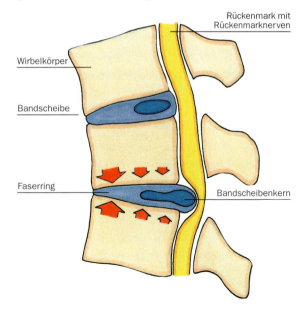

Schematische Darstellung eines Bandscheibenvorfalls

Jahrelange **falsche Sitz- und Arbeitshaltung**, das (einseitige) **Tragen zu schwerer Lasten** sowie **ungenügend trainierte Bauch- und Rückenmuskulatur** können die Entstehung von Haltungsschäden wie z.B. Hohlrücken, Rundrücken, Hohl-Rundrücken und Skoliose (seitlich verkrümmte Wirbelsäule) begünstigen. Gerade Schulkinder sind davon häufig betroffen.

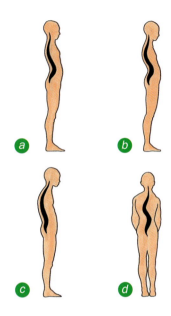

Die Wirbelsäule bei:
a) Hohlrücken   c) Hohl-Rundrücken
b) Rundrücken   d) Skoliose

Die Regeln der so genannten Rückenschule beugen dem Wirbelsäulenverschleiß vor und lindern Rückenschmerzen. Die Beachtung dieser Regeln während der Arbeit und in der Freizeit hilft ein gesundes **Rückenbewusstsein** zu entwickeln.

Die zehn goldenen Regeln der Rückenschule
1. Bewegen Sie sich häufiger!
2. Halten Sie den Rücken immer gerade!
3. Gehen Sie beim Bücken in die Hocke!
4. Heben Sie keine zu schweren Gegenstände!
5. Verteilen Sie Lasten gleichmäßig und halten Sie diese dicht am Körper!
6. Halten Sie beim Sitzen den Rücken gerade und stützen Sie den Oberkörper ab!
7. Stehen Sie nicht zu lange mit durchgedrückten Knien!
8. Betten Sie sich so, dass Ihre Nacken- und Rückenmuskulatur optimal entspannt sind!
9. Treiben Sie rückenfreundlichen Sport, z.B. Rücken- und Kraulschwimmen, Radfahren, sportliches Spazierengehen, Skilanglauf!
10. Trainieren Sie Ihre Bauch- und Rückenmuskulatur!

Unser ganzes Körpergewicht lastet beim Stehen, Gehen usw. auf unseren Füßen. Ermöglicht wird diese enorme Leistung durch das **Fußgewölbe**, das aus einem **Quer-** und **Längsgewölbe** besteht. Das Fußgewölbe wird durch eine Reihe von Sehnen, Bändern und Muskeln stabilisiert. Durch falsches Schuhwerk, Übergewicht und Bewegungsmangel werden unsere Füße zu stark belastet, und das Fußgewölbe sinkt ein. Es kommt zu Fußschäden wie z.B. **Spreizfuß** (Einsinken des Quergewölbes) und **Plattfuß** (Einsinken des Quer- und Längsgewölbes). Abhilfe schaffen Reduzierung des Übergewichtes, Schuhwechsel, Fußgymnastik und Einlagen. Ärzte empfehlen regelmäßiges Barfußlaufen auf weichem Untergrund, um die Füße zu stärken.

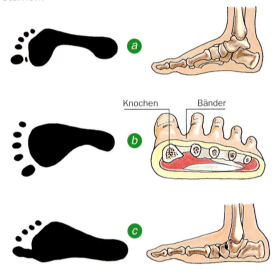

Fußschäden
a) Normalfuß   b) Spreizfuß   c) Plattfuß

AUFGABEN
1. Informieren Sie sich genauer über rückenfreundliches Sitzen. Wie rückenfreundlich ist Ihr Klassenraum eingerichtet? Nennen Sie mögliche Verbesserungsvorschläge.
2. Versuchen Sie die Regeln der Rückenschule eine Woche einzuhalten. Berichten Sie über Ihre Erfahrungen.
3. Wiederholen Sie den Aufbau der Wirbelsäule und überlegen Sie, warum das ständige einseitige Tragen schwerer Lasten bei Jugendlichen zu einer Skoliose führen kann.
4. Feuchten Sie Ihre Fußsohle mit etwas Wasser an und drücken Sie diese dann auf ein farbiges Blatt Papier. Zeichnen Sie die Umrisse mit einem Filzstift nach. Versuchen Sie mögliche Fußschäden zu erkennen.
5. Erläutern Sie die mögliche Entstehung eines Spreiz- und Plattfußes.

10 Suchterkrankungen

10.1 Sucht – was ist das eigentlich?

Julianes Bericht:

Mit elf Jahren habe ich zum ersten Mal eine Zigarette probiert. Ich hatte schon viel von anderen darüber gehört und wollte einfach mal wissen, wie das so ist. Die Zigarette schmeckte ziemlich scheußlich, und schlecht wurde mir auch. Nie wieder wollte ich rauchen! Es gab jedoch in meiner damaligen Clique einen total süßen Typ. Der hielt seine Zigarette immer so elegant und konnte auch schon auf Lunge rauchen. Heute würde ich sagen, er war ein echter Angeber, aber damals habe ich ihn bewundert. Als er mir eine Zigarette anbot, habe ich dann doch zugegriffen. Zuerst musste ich mich richtig zum Rauchen zwingen, aber dann ging es auf einmal. Ab da gehörte ich richtig dazu! Ich kam mir richtig erwachsen vor. Obwohl meine Eltern selbst starke Raucher waren, durfte ich mich zu Hause nicht erwischen lassen. Immer wieder hat meine Mutter mir nachgeschnüffelt, ob ich geraucht hätte. Dann gab es immer großen Zoff! Auch die Lehrer in der Schule haben uns immer einen erzählt, von wegen Rauchen ist schädlich und so. Aber im Lehrerzimmer selbst war immer so ein Qualm, dass einem die Augen tränten. Richtig mit dem Rauchen habe ich aber erst während meiner Lehre im Betrieb angefangen. Während der Pausen und auch nach der Arbeit brauchte ich meine Zigaretten zur Entspannung. Auch wenn ich mich mal mit meinem Freund gestritten hatte, habe ich dann eine nach der anderen geraucht. Die Zeit der Abschlussprüfung war für mich ein riesiger Stress! Um mich bei dem vielen Lernen besser konzentrieren zu können, habe ich an vielen Abenden eine ganze Schachtel geraucht. Dass Rauchen schädlich ist, war mir schon klar, aber die Prüfung war mir in dem Moment einfach wichtiger. Trotzdem habe ich mich über meine Raucherei zunehmend geärgert. Vor allem war es ein teurer Spaß. Wie oft habe ich mir abends gesagt: „Das ist die letzte Zigarette, für heute ist Schluss!" Aber schon nach kurzer Zeit fing ich unbewusst an, überall in den Schränken und Schubladen nach übrig gebliebenen Zigaretten zu suchen. Einmal habe ich mir schon ein Streichholz angezündet, obwohl gar keine Zigaretten mehr da waren. Schlimm war, dass ich keinen klaren Gedanken mehr fassen konnte. Irgendwann bin ich dann doch immer die Treppen runtergelaufen und habe mir Zigaretten aus dem Automaten gezogen."

Suchen Sie die Stellen im Text, in denen Sie Anzeichen für ein mögliches Suchtverhalten erkennen. Überlegen Sie, ob Juliane süchtig ist oder nicht.

Die hoffnungslosen Augen eines heroinabhängigen Mädchens, das Pressefoto eines Drogentoten auf einer Bahnhofstoilette – das sind häufig die Bilder, die die Menschen vor Augen haben, wenn es um das Thema **Sucht** geht. Kaum einer denkt daran, dass auch im regelmäßigen Griff zur Zigarette und zu alkoholischen Getränken sowie regelmäßigen (medizinisch unnötigen) Medikamentenkonsum ein Suchtverhalten vorliegen kann. Eine Sucht hat viele Gesichter!

Aber was genau ist eine Sucht? Die World Health Organization (WHO) erklärt den Begriff „Sucht" wie folgt: Unter einer **Sucht** versteht man ein **zwanghaftes Verlangen/Verhalten** nach einem bestimmten **Suchtmittel** (z. B. Alkohol, Heroin, Nikotin), das zu einer **seelischen** und/oder **körperlichen Abhängigkeit** führt. Dabei neigt der Süchtige dazu, die Dosis seines Suchtmittels ständig zu steigern. Ziel des Suchtmittelkonsums ist es, Hochgefühle zu erreichen oder Unlustgefühle zu vermeiden. Dabei entsteht ein Verlangen, diesen Zustand des Wohlbefindens und Entspannens immer wieder und länger zu erlangen. Damit beginnt der Teufelskreis der Sucht.

Bei einer Sucht unterscheidet man zwischen **stoffgebundener** und **stoffungebundener Sucht**. Beispiele für Suchtmittel für eine stoffgebundene Sucht sind u. a.:

- Zigaretten
- Abführmittel
- Appetitzügler
- Beruhigungsmittel
- Alkohol
- Haschisch
- Ecstasy
- LSD
- Heroin usw.

Bei einer stoffungebundenen Sucht ist das Suchtmittel häufig ein Hochgefühl, das durch ein bestimmtes Verhalten ausgelöst wird. Beispiele dafür sind:

- die Putzsucht
- die Bulimie (Ess-Brech-Sucht)
- die Magersucht
- das Glücksspiel
- die Kaufsucht
- die Arbeitssucht usw.

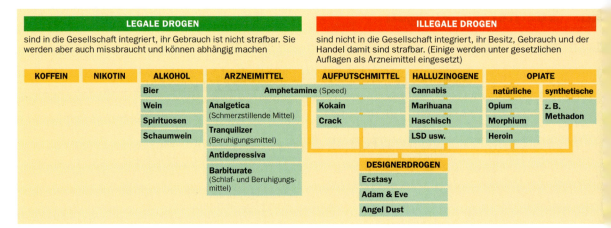

Übersicht über die legalen und illegalen Drogen

Je nach Art und Struktur des Gesellschaftssystems, in dem Menschen leben, wird der Konsum unterschiedlicher Suchtmittel toleriert oder bestraft. Man unterscheidet daher so genannte legale (also vom Gesetz geduldete) und illegale (verbotene) Drogen. Dabei ist ein deutlicher Unterschied von Land zu Land auffällig. Ist Sucht gleich Sucht? Kann der Mann, der jeden Abend zur „Entspannung" seine vier Flaschen Bier braucht, in seiner Sucht verglichen werden, mit dem Fixer, der täglich seinen Schuss Heroin benötigt? In der täglichen Praxis unterscheiden sich die Abhängigkeiten von verschiedenen Suchtmitteln ganz erheblich. So erhalten die Konsumenten legaler Drogen (z. B. Alkohol, Nikotin) diese meist ohne Schwierigkeiten. Der Konsum ist sozial unauffällig und wird von der Gesellschaft überwiegend toleriert. Im Gegensatz dazu geraten Konsumenten illegaler Drogen (z. B. Heroin, LSD) oft schon zu Beginn ihrer „Drogenkarriere" mit dem Gesetz in Konflikt (Erwerb der Droge, Beschaffungskriminalität usw). Der Konsum ist gesellschaftlich geächtet und findet in einem speziellen Milieu (Drogenszene) statt. Auch in der Stärke und der Geschwindigkeit der Abhängigkeitsentwicklung bestehen große Unterschiede. Beispielsweise entwickelt sich eine Alkoholabhängigkeit meist über Jahre hinweg, während beim Heroinkonsum bereits schon der erste „Schuss" zur Abhängigkeit führen kann. **Alle Suchtmittel** haben jedoch eines gemeinsam. Sie machen unfrei und führen je nach konsumierter Droge zu schweren seelischen und körperlichen Schäden. Das **Ausmaß der Schädigung** des Einzelnen wird nicht nur von der Art der Sucht (z. B. Alkoholabhängigkeit) bestimmt, sondern auch davon:

- wie lange die Sucht besteht
- wie intensiv das Suchtmittel konsumiert wird
- in welcher seelischen und körperlichen Verfassung sich der Süchtige zu Beginn der Sucht befand
- ob und wieweit der Süchtige von Freunden, Familie, Kollegen usw. unterstützt wird.

Süchtige neigen meist dazu, ihre Sucht vor sich selbst und anderen zu verleugnen bzw. zu verharmlosen. Bei einer Konfrontation mit ihrem Suchtproblem sind neben Ausreden häufig auch Aggressionen und Schuldzuweisungen zu beobachten:

- Meine Oma hat auch viel geraucht, und sie ist 95 Jahre alt geworden.
- Ach, das bisschen Schnaps am Abend. Gönnst du mir das etwa nicht?
- Woher willst du wissen, wie viel ich rauche? Das ist meine Gesundheit.
- Das mit dem „drücken" lass ich bald, brauchst dir keine Sorgen zu machen.
- Ich brauche das nur zur Entspannung!
- Wenn du nicht so schlecht zu mir wärst, bräuchte ich das nicht!
- Was habe ich denn noch anderes?

AUFGABEN

1. Benennen Sie weitere mögliche Suchtmittel.
2. Informieren Sie sich über körperliche Schäden durch Drogeneinwirkung.
3. Beschreiben Sie den Stammbaum der legalen und illegalen Drogen.
4. Informieren Sie sich über die Einteilung der Drogen (legale und illegale Drogen) in anderen Ländern (z. B. USA, Afrika, China usw.).

10.2 Süchtig – warum?

*Warum wird auf Partys Ecstasy geschluckt?
Warum nimmt der junge Mann, der vor dem Bahnhof sitzt, Heroin?
Warum wird ein „glücklicher" Familienvater zum Trinker?
Warum ist die Nachbarin tablettenabhängig?
Warum raucht meine Tischnachbarin seit drei Jahren? Sie weiß sicher, dass Rauchen schädlich ist.
Warum ist meine Freundin magersüchtig? Sie wiegt nur noch 35 kg.
Warum vertrinkt der Obdachlose immer wieder sein weniges Geld?
Warum raucht Frank bei fast jeder Gelegenheit einen Joint?
Warum arbeitet Herr W. jeden Tag und auch am Wochenende bis 22:00 Uhr in der Firma?*

Überlegen und diskutieren Sie mögliche Ursachen für die Entstehung einer Sucht.

Meist entwickelt sich eine Sucht schleichend und für den Betroffenen zunächst unauffällig. Wenn die eigene Abhängigkeit bemerkt und auch eingestanden wird, besteht die Sucht schon relativ lange. Warum jedoch jemand süchtig wird, lässt sich meist nur durch die intensive Auseinandersetzung mit der jeweiligen Lebensgeschichte des Betroffenen erklären und verstehen.

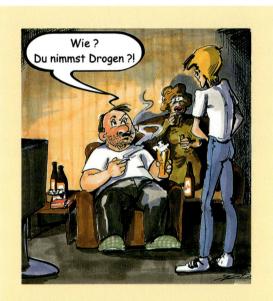

Negative Vorbilder können die Entwicklung einer späteren Sucht bei Jugendlichen fördern. Diskutieren Sie die dargestellte Abbildung kritisch.

Warum wird überhaupt jemand süchtig? Bis heute ist es nicht gelungen, diese Frage umfassend und allgemeingültig zu beantworten. Befragt man Süchtige nach Gründen und Ursachen ihrer Sucht, so erhält man eine Vielzahl von Antworten. Viele Gründe lassen sich als Flucht vor der Realität deuten und weisen eventuell auf bestimmte Ängste hin.

Viele Menschen versuchen, ihre Probleme und Sorgen (z. B. Arbeitslosigkeit, Trennung von geliebten Menschen, Schulden, berufliche Probleme, sexueller Missbrauch, Eintönigkeit des Alltags) durch den Konsum von Drogen zu betäuben. Neugierde, Gruppenerlebnisse, Leichtsinn und die Suche nach neuen Erlebnissen sind besonders bei jungen Menschen Gründe für den möglichen Einstieg in eine Sucht.

Zu Beginn erscheint der Griff zur Droge relativ harmlos. Je nach Wirkung der Droge und der persönlichen Verfassung fühlt sich der Konsument zunächst befreit, euphorisch, glücklich und entspannt. Man ist „gut drauf" und „gehört dazu"! Gefühle und Stimmungen werden von vielen Menschen im Rauschzustand viel intensiver erlebt. Die bedrückenden und belastenden großen und kleinen Alltagssorgen verschwinden für kurze Zeit. Nach dem Abklingen des Rauschzustandes kehren jedoch die verdrängten Probleme mit unverminderter Härte zurück.

Dies erklärt auch, dass der Drogenkonsument versucht, den zuvor erlebten Rauschzustand durch erneute Einnahme der Droge immer wieder zu erreichen. Der erstmalige Konsum erzeugt so oft den Wunsch nach mehr! Die Sucht beginnt!

Bei Jugendlichen können folgende Faktoren eine Suchtentwicklung begünstigen:

- Probleme mit den Eltern
- schlechte Schulnoten
- Neugierde
- Leistungsdruck
- Gruppenzwang
- Einsamkeit
- „falsche Freunde"
- sich nicht verstanden fühlen
- Nachahmung
- Liebeskummer
- Langeweile usw.

Bei einer Sucht kann zwischen einer **körperlichen** (physischen) und einer **seelischen** (psychischen) **Abhängigkeit** unterschieden werden.

Bei einer **körperlichen Abhängigkeit** wird die konsumierte Droge (z. B. Heroin) fest in die Stoffwechselvorgänge des Körpers eingebunden. Entzieht man dem

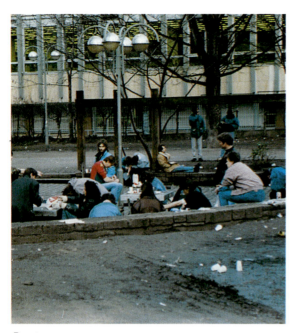
Drogenszene

Körper das betreffende Suchtmittel, reagiert dieser mit heftigen Entzugssymptomen. Diese treten bei Opiaten (z. B. Heroin, Morphium), Alkohol, Barbituraten (Schlafmittel), angstlösenden Beruhigungsmitteln usw. auf und äußern sich häufig in folgenden **Symptomen:**

- Unruhe
- Gereiztheit
- Schlafstörungen
- weite Pupillen
- Schweißausbrüche
- Frieren und Schüttelfrost
- Schwindel und Abgeschlagenheit
- schweres Erbrechen und Durchfälle
- krampfartige Schmerzen im Bauchraum, in Gelenken und Gliedern
- in einigen Fällen: Krampfanfälle usw.

Wird das Suchtmittel wieder zugeführt, klingen die Entzugssymptome rasch ab. Um den gefürchteten Entzugserscheinungen zu entgehen und das Rauscherlebnis erneut zu erleben, ist der Abhängige gezwungen, die Droge wieder und wieder zu konsumieren. Die meisten Süchtigen versuchen, sich ihr Suchtmittel um **jeden** Preis, z. B. auch durch kriminelle Handlungen oder Prostitution, zu beschaffen.

Familie, Freunde und Beruf werden als Folge der Sucht oft vernachlässigt. Der Verlust der Arbeit und der Wohnung sind häufige Folgen des zunehmenden gesellschaftlichen Abstiegs. Weitere Kennzeichen einer Sucht können die Veränderungen des Freundeskreises (z. B. Saufkumpels, Szenetypen), des äußeren Erscheinungsbildes (z. B. verwahrloste, schmutzige Kleidung) sowie der Sprache (szenetypische Ausdrücke) sein. Meist schätzt der Süchtige die Menge und die Häufigkeit seines Drogenkonsums sowie den erreichten Grad der Abhängigkeit verzerrt ein. Er befindet sich in einem Teufelskreis, den er alleine nicht mehr durchbrechen kann. Körperliche und seelische Schäden sowie ein allgemeiner Verfall sind die Folge. Todesfälle sind bei bestimmten Abhängigkeiten, z. B. Heroin- und Alkoholsucht, häufig.

Ein Zeichen für eine körperliche Abhängigkeit ist auch die **Gewöhnung des Körpers an immer höhere Dosierungen** der Droge. Abhängige müssen, um die gewünschte Rauschwirkung dennoch zu erleben, die Dosis immer mehr steigern. Durch die Anpassungsvorgänge des Stoffwechsels werden von dem Süchtigen sogar normalerweise tödliche Dosierungen überlebt.

Bei einer **seelischen Abhängigkeit** (z. B. bei LSD, Kokain) besteht ein **starkes seelisches Verlangen** nach einem bestimmten Suchtmittel. Es besteht eine geringe oder keine Neigung, die Dosis zu steigern. Bei einem Entzug des Suchtmittels kommt es bei den Abhängigen zu **psychischen Störungen** (seelische Verstimmungen, Ängste, Wut, Depressionen, Unruhe usw.). **Körperliche Entzugssymptome** werden nicht beobachtet. Häufig wird eine körperliche Abhängigkeit von einer seelischen Abhängigkeit begleitet.

AUFGABEN

1. Beschreiben Sie weitere mögliche Ursachen, Gründe und Lebenssituationen, die die Entstehung einer Sucht begünstigen können.

2. Äußern Sie Ihre Meinung zu folgender Aussage: Jeder kann süchtig werden!

3. Besorgen Sie sich in der Bücherei Informationen über typische „Drogenkarrieren" (z. B. das Buch von Christiane F.: Wir Kinder vom Bahnhof Zoo). Arbeiten Sie mögliche Gemeinsamkeiten in den Lebensläufen heraus.

4. Sehen Sie sich den Film „Wir Kinder vom Bahnhof Zoo" und „Trainspotting – Neue Helden" an, und diskutieren Sie über diese beiden Filme.

5. Erläutern Sie, was man unter einer seelischen und körperlichen Abhängigkeit versteht. Finden Sie einige Beispiele.

10.3 Häufige Suchtmittel

10.3.1 Alkohol – Volksdroge mit vielen Gefahren!

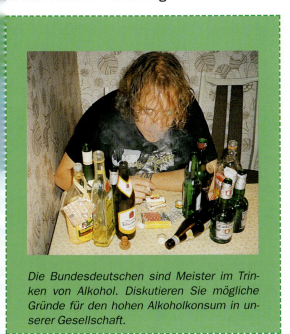

Die Bundesdeutschen sind Meister im Trinken von Alkohol. Diskutieren Sie mögliche Gründe für den hohen Alkoholkonsum in unserer Gesellschaft.

Alkoholgehalt im Blut	Mögliche Wirkungen
0,2 Promille	Wärmegefühl, anregende Wirkung
0,3 Promille	Aufmerksamkeit und Urteilsfähigkeit lassen nach
0,5 Promille *	zunehmende Enthemmung tritt auf
0,5–1,5 Promille	Die Muskulatur kann zunehmend nicht mehr kontrolliert werden. Sprechstörungen sind zu beobachten. Die Reaktionszeit ist stark verlangsamt (Fahruntüchtigkeit).
3,0 Promille	Volltrunkenheit, Störungen der Hirnfunktionen, Sinnes- und Orientierungsstörungen
4,5–5,0 Promille	Lähmungen, unkontrollierte Ausscheidungen, Gefahr eines Atemstillstands

* Grenzwert im Verkehrsrecht

Das Wort **Alkohol** stammt aus dem Arabischen und bedeutet das Feinste, das Beste einer Sache. Gewonnen wird **Trinkalkohol** durch die Vergärung verschiedener Grundstoffe, z. B. Früchte und Zuckerrohr. Seit den 50er-Jahren steigt der Alkoholkonsum beständig. Durchschnittlich trinkt jeder Bundesbürger pro Jahr nun mehr als 116 Liter Bier, 20,1 Liter Wein und über 5,8 Liter Spirituosen. Der hohe Alkoholkonsum begünstigt die Entstehung vieler Krankheiten wie Leberzirrhose (Leberschrumpfung), bleibende Gehirnschäden, Herzerkrankungen usw. Mögliche Ursachen für den hohen Alkoholkonsum in unserer Gesellschaft sind:

- Alkohol hebt die Stimmung und lässt Hemmungen schwinden
- steigert das Selbstwertgefühl
- Alkohol schafft in der Gruppe ein Gemeinschaftsgefühl. Wer nicht mittrinkt, grenzt sich aus.
- Alkohol verspricht in der Werbung Geselligkeit, Glück, Erfolg, Attraktivität usw.
- Alkohol gilt oft noch als Problemlöser

Der Konsum von Alkohol wirkt in kleinen Mengen appetitanregend und verdauungsfördernd. Auch Hemmungen und Spannungen werden abgebaut. Alkohol wirkt direkt auf das Zentralnervensystem. In großen Mengen getrunken, kommt es zu immer stärker werdenden Störungen der Hirnfunktionen. Im Extremfall sind Bewusstlosigkeit und Tod die Folge. Für einen Dreijährigen können bereits drei Löffel Branntwein tödliche Folgen haben.

Alkohol wird heute von fast jeder Gesellschaftsschicht konsumiert. Um Kinder vor dieser Droge zu schützen, untersagt das **Jugendschutzgesetz** die Abgabe von Alkohol an Jugendliche unter 18 Jahren.

Nicht jeder, der Alkohol trinkt, ist oder wird süchtig. Jedoch kann schon ein regelmäßiger Konsum auch kleiner Alkoholmengen zu einer zunächst seelischen und dann körperlichen Abhängigkeit führen. Die **„Alkoholikerkarriere"** beginnt meist mit dem täglichen Gläschen. Die Grenzen in die Abhängigkeit sind fließend und deshalb für den Trinker selbst nicht leicht zu erkennen.

Eine Alkoholabhängigkeit verläuft meist lange Zeit sozial unauffällig, da die Droge heimlich oder in Gesellschaft toleriert konsumiert werden kann. Die Alkoholkrankheit macht sich in vielen Fällen erst bemerkbar, wenn dem Süchtigen der Alkohol entzogen wird. Dies kann beispielsweise der Fall sein, wenn ein Alkoholiker aufgrund eines Beinbruchs in ein Krankenhaus eingeliefert wird. Da er die Droge nicht im gewohnten Umfang zu sich nehmen kann, treten bald Entzugserscheinungen in Form von Schweißausbrüchen, Verdauungsstörungen, Muskelzittern usw. auf.

Der Süchtige reagiert dann oft aggressiv und fühlt sich von seiner Umgebung bedroht. Die Alkoholabhängigkeit wird meist vom Pflegepersonal festgestellt.

Bei einer ausgeprägten und jahrelang bestehenden Abhängigkeit kann als Entzugserscheinung ein so genanntes **Delirium** auftreten. Damit wird ein Zustand bezeichnet, der von Muskelzittern, Wahnvorstellungen (z. B. weißen Mäusen, Elefanten) und Krampfanfällen gekennzeichnet ist und oft tödlich endet.

In der Bundesrepublik Deutschland sterben jährlich 42.000 Menschen an den Folgen ihrer Alkoholkrankheit, am häufigsten an einer Leberzirrhose.

Man schätzt, dass etwa drei Millionen Menschen in Deutschland alkoholkrank sind. Dabei handelt es sich um etwa zwei Drittel Männer und ein Drittel Frauen. Erschreckend ist die Zahl von bereits **einer halben Million alkoholkranker Jugendlicher**.

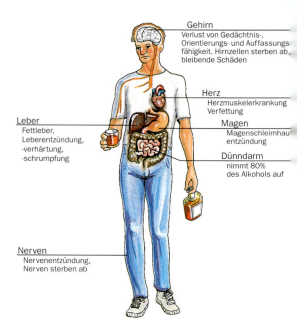

Häufige Schäden an Organen durch regelmäßigen Alkoholkonsum

Phasen der Alkoholkrankheit

Voralkoholische Phase
- gelegentliches Erleichterungstrinken
- häufiges Erleichterungstrinken

Einleitungsphase
- heimliches Trinken
- dauernd an Alkohol denken
- Erinnerungslücken
- Sammeln von Alkoholvorräten
- die ersten Gläser gierig trinken
- Anspielungen auf Alkohol vermeiden
- Schuldgefühle

Kritische Phase
- Kontrollverluste über Trinkverhalten (Nicht-mehr-aufhören-Können)
- übergroße Selbstsicherheit
- Selbstvorwürfe und häufige Stimmungsschwankungen
- Interessenverlust
- morgendliches Trinken
- zeitweilige Enthaltsamkeit
- Einbußen zwischenmenschlicher Beziehungen, Konflikte am Arbeitsplatz, häufiger Arbeitsplatzwechsel
- erste alkoholbedingte körperliche Symptome wie Händezittern, Schweißausbrüche, sexuelle Störungen

Chronische Phase
- jede alkoholische Flüssigkeit wird getrunken
- tagelange Räusche
- Geistesstörungen
- Alkoholpsychosen
- Angstzustände
- Selbstmordabsichten
- Zusammenbruch wird zugegeben

AUFGABEN

1. Versuchen Sie, Ursachen zu benennen, die bei Jugendlichen und bei Erwachsenen zum regelmäßigen Alkoholkonsum führen können.

2. Nennen Sie Krankheiten, die durch einen regelmäßigen Alkoholkonsum begünstigt werden können.

3. Informieren Sie sich über die so genannten „Alkopops". Diese stehen im Verdacht, einen Einstieg in die Alkoholabhängigkeit vor allem bei Jugendlichen zu begünstigen. Begründen Sie Ihre Meinung.

4. Diskutieren Sie das folgende chinesische Sprichwort:
   Du trinkst das erste Glas.
   Das zweite Glas trinkt das erste Glas.
   Das dritte Glas trinkt dich!

5. Beschreiben Sie die verschiedenen Phasen der Alkoholkrankheit.

10.3.2 Nikotin – Gefahr im blauen Dunst!

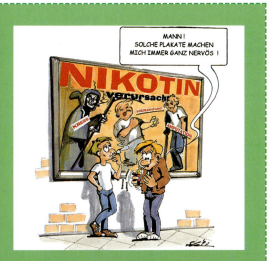

Beschreiben Sie dieses Bild und diskutieren Sie über die möglichen Folgen eines starken Zigarettenkonsums.

Nikotin ist ein Bestandteil der Blätter der Tabakpflanze. Tabak wird geraucht oder geschnupft. In der Bundesrepublik Deutschland sind 33 % der Erwachsenenbevölkerung von 18 Jahren und älter Raucher, das sind rund 27 Millionen Bundesbürger. Bei Kindern und Jugendlichen im Alter von 12 – 17 Jahren zeigt sich ein Trend, der Anlass zur Sorge bereitet. Aktuell liegt der Anteil der Raucher in dieser Altersgruppe bei 28 %. Beim Nikotin handelt es sich um ein **starkes Nervengift**. Es wirkt dämpfend auf das vegetative Nervensystem und löst so ein Gefühl der Erleichterung und Entspannung aus. Bei einem Erwachsenen liegt die tödliche Dosis bei etwa 50 mg Nikotin (das entspricht etwa 20 Zigaretten). Über das Rauchen von Zigaretten ist jedoch keine Vergiftung möglich, da die aufgenommene Nikotinmenge im Körper relativ rasch wieder abgebaut wird. Für ein Kleinkind kann der Verzehr einer Zigarette bereits tödlich sein.
In kleinen Mengen regt Nikotin zunächst die **Hirntätigkeit** an und kann vorübergehend Müdigkeit beseitigen. Dies ist ein Grund dafür, dass Raucher z. B. nach der Arbeit oder in der Pause häufig zur Zigarette greifen. Ein hoher und regelmäßiger Nikotinkonsum führt zu **Verengungen der Blutgefäße**, starken **Durchblutungsstörungen, Blutdruckerhöhung** und **Nervenlähmungen**.
So sinkt beim Rauchen nur einer Zigarette die gemessene Hauttemperatur von 28 auf 26 °C. Besonders die Herzkranzgefäße und die Blutgefäße in den Beinen und Armen sind zunehmend von den Durchblutungsstörungen betroffen. Es kann zum **Absterben und Zerfall** von Gewebe (z. B. Raucherbein) kommen. Auch das Auftreten von **Herzinfarkt** und **Arteriosklerose** wird durch das Rauchen begünstigt. In der Schwangerschaft kann Nikotin schädigend auf das ungeborene Kind wirken. Weitere Folgen für den Körper sind die Beschleunigung des Stoffwechsels und der Hormondrüsentätigkeit.

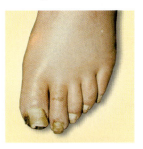
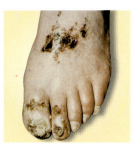
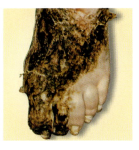

Gewebeschäden am Fuß aufgrund jahrelangen Rauchens

Durch die mit der Zeit auftretende Gewöhnung an das Nikotin muss der Raucher immer mehr oder stärkere Zigaretten rauchen, um die gewünschte Wirkung zu bekommen. Es entsteht eine seelische und körperliche Abhängigkeit.
Im Zigarettenrauch ist ebenfalls ein erheblicher Gehalt an **Teerstoffen** enthalten (pro Zigarette 15–20 mg). Wer zehn Jahre lang täglich zehn Zigaretten raucht, inhaliert etwa ein kg Teer. Dieser ist in der Lunge nur schwer und langsam abzubauen. Die Abbaustoffe können in der Blase und Niere zu bösartigen Wucherungen führen. Der häufige Zigarettengenuss behindert den Selbstreinigungsmechanismus der Luftwege. Die Folge sind oft eine **chronische Bronchitis** und **Lungenaufblähung**. Das **Lungenkrebsrisiko** ist bei Rauchern stark erhöht. Auch Nichtraucher werden durch das passive Mitrauchen in geschlossenen Räumen gefährdet.

AUFGABEN

1. Achten Sie im Kino oder auf Plakaten auf die Zigarettenwerbung. Diskutieren Sie diese kritisch. Welche Aussagen werden gemacht?

2. Überlegen Sie, warum viele Menschen trotz aller Aufklärungsversuche weiter rauchen.

3. Auf den Zigarettenverpackungen sind seit einiger Zeit Warnhinweise über mögliche Gesundheitsschäden abgedruckt. Diskutieren Sie in der Klasse über den „Erfolg" dieser Hinweise.

10.3.3 Medikamente – die stille Sucht!

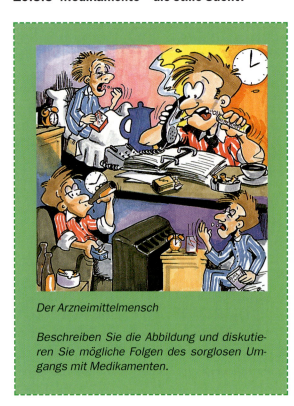

Der Arzneimittelmensch

Beschreiben Sie die Abbildung und diskutieren Sie mögliche Folgen des sorglosen Umgangs mit Medikamenten.

Statistische Untersuchungen haben ergeben, dass etwa 1,5 Millionen Menschen in der Bundesrepublik Deutschland medikamentenabhängig sind (vgl. S. 31 f.). Die Tendenz ist steigend und die Dunkelziffer ist hoch. Auffällig bei der Medikamentenabhängigkeit ist der große Frauenanteil. Der oft sorglose Umgang mit Medikamenten wird durch die Werbung unterstützt (z. B. Schmerz- und Schlaftabletten). Eine gesunde Lebensführung, die auch die Suche nach Alternativen bei Beschwerden beinhaltet, wirkt vorbeugend (vgl. S. 51).

Unter **Medikamenten** versteht man synthetische oder natürliche Stoffe, mit denen man die Beschaffenheit, den Zustand oder die Funktion des menschlichen Körpers bzw. seelische Zustände (im heilenden Sinne) beeinflussen kann (vgl. S. 49 ff.). Medikamente sind als **Heilmittel** gedacht und sollten nur als solche konsumiert werden. Jedoch kann sich bei vielen Medikamenten, bei nicht sachgemäßer und zu langer Anwendung, eine Gewöhnung entwickeln. Dazu gehören:

- **Schlafmittel**
- **Beruhigungstabletten**
- **Appetitzügler**
- **Schmerzmittel**
- **Abführmittel**
- **Nasensprays**
- **angstlösende Medikamente**
- **Aufputschmittel** usw.

Oft wird das spätere Suchtmittel während einer ärztlichen Behandlung zum ersten Mal eingenommen. Die weitere Einnahme auch nach Abschluss der Behandlung erscheint den Betroffenen in Ordnung zu sein, da der Arzt das Medikament ihm zu Beginn der Therapie verschrieben hatte. Meist bleibt eine Medikamentenabhängigkeit relativ lange unbemerkt, obwohl die Süchtigen vieles auf sich nehmen (z. B. Aufsuchen verschiedener Ärzte, Fälschung von Rezepten), um an ihr Suchtmittel zu gelangen.

Die **Medikamentensucht** wird im Allgemeinen von der Gesellschaft toleriert, da sie weitestgehend unauffällig verläuft. Ihre Gefährlichkeit wird fälschlicherweise oft niedriger eingeschätzt als die der Alkoholsucht. Jedoch treten bei Überdosierungen und Langzeitkonsum viele unterschiedliche **Gesundheitsstörungen** auf:

- Bewusstseinstrübungen, Koordinationsstörungen und Vergiftungen durch Schmerzmittel
- Vergiftungen, oft mit tödlichem Ausgang, in Kombination mit Alkohol
- planloses Tätigwerden, Angst und Wahnvorstellungen bei der Einnahme von Aufputschmitteln usw.

Bei dauerhafter Einnahme tritt bei allen Medikamenten die unkontrollierbare Steigerung der Dosis auf. Ferner sind **seelische Abstumpfung, Leber- und Nierenschäden** zu beobachten. Das Konzentrations- und Reaktionsvermögen der Süchtigen ist stark beeinträchtigt. **Persönlichkeitsstörungen, Depressionen** und **Wahnvorstellungen** sind meist vorhanden. **Verfolgungswahn** und **krankhaftes Misstrauen** werden beobachtet. Die Anzeichen sind abhängig vom jeweiligen Medikament und der persönlichen Konstitution.

AUFGABEN

1. Suchen Sie nach Gründen, warum so viele Frauen medikamentenabhängig sind.
2. Untersuchen Sie Medikamentenanzeigen oder Beipackzettel auf mögliche Warnhinweise für eine Medikamentensucht.
3. Überlegen Sie, warum die Medikamentensucht auch als stille Sucht bezeichnet wird.
4. Welche Maßnahmen von Seiten der Ärzte können Sie sich vorstellen, um einer Medikamentenabhängigkeit vorzubeugen?
5. Viele Jugendliche sind bereits medikamentenabhängig. Entwerfen Sie ein geeignetes Plakat zur Aufklärung über die Gefahren des regelmäßigen Medikamentenkonsums.
6. Für viele Störungen des Wohlbefindens stellen so genannte Hausmittel auch heute noch eine vernünftige Behandlungsalternative dar. Finden Sie hierfür Beispiele.

10.3.4 Haschisch – die Einstiegsdroge?

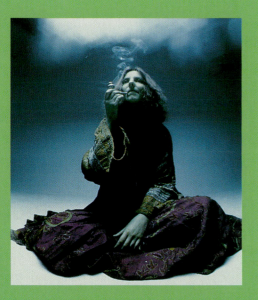

Diskutieren Sie die Ihnen bekannten Auswirkungen eines regelmäßigen Haschischkonsums.

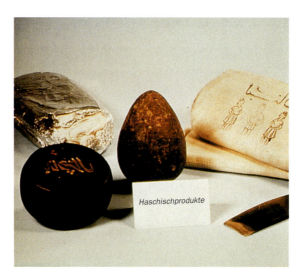

Haschischprodukte

günstigen kann. Der Haschischrausch kann die Reaktionsfähigkeit im Alltag z.B. beim Autofahren sehr stark beeinträchtigen (Unfallgefahr). Schädigungen der Lungen, Verminderung der Zeugungsfähigkeit, Gehirnschädigungen und Beeinträchtigungen des Immunsystems sind als Folgen des regelmäßigen Drogenkonsums beobachtet worden.

Haschisch (arabisch Kraut) wird aus dem Harz der indischen Hanfstaude (**Cannabis**) gewonnen. Das Harz enthält den rauscherzeugenden Wirkstoff Tetrahydrocannabiol (THC). Haschisch wird geraucht oder auch in Getränken und Gebäck eingenommen. Unter **Marihuana** versteht man die getrockneten und zerkleinerten Blätter derselben Pflanze, die ebenfalls geraucht werden.

Die Einnahme dieser Drogen führt zu einer **gehobenen Stimmungslage**, einem Gefühl der Leichtigkeit, gesteigerter Phantasie und erhöhter Kontaktbereitschaft. Zeit, Raum, Farbe und Töne können verändert und/oder verstärkt wahrgenommen werden. Höhere Dosierungen können zu **Sinnestäuschungen** (Halluzinationen), **Angstzuständen** und **Verstimmungen** führen. Die Risikobereitschaft erhöht sich.

Die häufig genannte Aussage „Haschisch kann nicht süchtig machen!" ist falsch. Es sind viele Fälle beobachtet worden, wo nach dem Absetzen des Haschischs körperliche Entzugssymptome auftraten. Psychische Entzugssymptome stehen aber eindeutig im Vordergrund. Ein dauerhafter Haschischkonsum führt zu Veränderungen, wie dauerhafter Untätigkeit, Störungen der Konzentrations- und Leistungsfähigkeit, vereinzelt auch Verwirrtheitszuständen usw. Auch wird die persönliche Hygiene zunehmend vernachlässigt (Vewahrlosung). Auffällig ist auch die durch den Haschischkonsum bedingte Kritiklosigkeit, die den Griff zu „härteren" Drogen wie z. B. Heroin be-

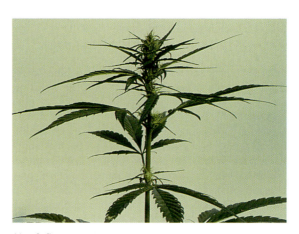

Hanfpflanze

AUFGABEN

1. Beurteilen Sie den folgenden Satz: „Haschisch ist eine Einstiegsdroge!".
2. Begründen Sie, warum Autofahren nach dem Konsum von Haschisch sehr gefährlich ist.
3. Aus Hanf lassen sich Fasern z. B. für die Textilherstellung gewinnen.
   Informieren Sie sich über weitere Einsatzmöglichkeiten.

10.3.5 LSD – ein möglicher Höllentrip

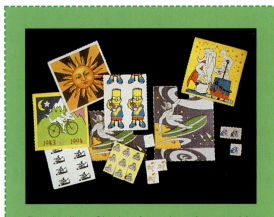

Beschreiben Sie das Aussehen der verschiedenen LSD-Trips. Äußern Sie Ihre Kenntnisse über diese Droge.

LSD (**L**ysergs**ä**ure**d**iethylamid) ist eine klare, geruchlose Flüssigkeit. Diese wird z.B. auf Papier oder Würfelzucker geträufelt und als Trip durch den Mund aufgenommen. Die Wirkung setzt nach ca. 15 Minuten ein. LSD imitiert einen Gehirnbotenstoff, dessen Rezeptoren an den Gehirnzellen (Botenstoffaufnahmefelder) von dem LSD besetzt werden und so den Rausch hervorrufen. Es kommt zu **Veränderungen der Empfindungen** und **Sinnestäuschungen**. Farben werden „gefühlt" und „geschmeckt", Gegenstände scheinen zu zerfließen.

Im LSD-Rausch kommt es häufig zu Selbstüberschätzung, die zu oft tödlichen Unfällen führt. Die Wahnvorstellungen können so beängstigend grausam sein (**„Höllentrip"**), dass der Mensch noch Monate darunter leidet. Ein besonderes Risiko ist der Nachrausch, der so genannte **Flash-back**. Dieses Rauscherlebnis kann noch Wochen nach der letzten LSD-Einnahme auftreten. Regelmäßiger LSD-Konsum führt zur **psychischen Abhängigkeit**. Freunde, Familie, Schule und Beruf werden den Abhängigen zunehmend gleichgültig. Weitere Folgen sind z.B. Gedächtnisstörungen, Antriebsarmut und Persönlichkeitsveränderungen.

AUFGABEN

1. Beschreiben Sie mögliche Gefährdungen durch die Einnahme von LSD.
2. Erläutern Sie den Begriff „Flash-back".
3. LSD wurde früher in der Psychiatrie bei bestimmten Krankheitsbildern zu Heilzwecken eingesetzt. Informieren Sie sich darüber.
4. Eine spezielle Gefahr für betroffene Jugendliche geht von der Illegalität der Droge LSD aus. Erörtern Sie diese Problematik.

10.3.6 Ecstasy

In der dunklen Ecke der Technohalle wartete schon meine Clique. „Was gibt es denn?", fragte ich. „Hört mal zu", sagte Klaus. „Ich hab für uns was besorgt". Auf seiner Handfläche erblickte ich kleine weiße Pillen. „Das ist mir zu riskant. So was nehme ich nicht!", entfuhr es mir. „Feigling!", rief Klaus. „Gehörst du nun zu uns oder bist du noch ein Baby? Das ist doch völlig harmlos und macht ein super Gefühl..." Dann gab er jedem von uns eine Pille zum Schlucken. Ich bekam Angst...

Diskutieren Sie die Geschichte.

Bei Ecstasy (XTC, E, Adam usw.) handelt es sich um eine chemische Verbindung mit dem komplizierten Namen 3,4-**M**ethylen**d**ioxy-N-**M**ethyl**a**mphetamin (MDMA). Häufig enthalten die kleinen weißen Pillen jedoch neben MDMA andere Drogen und sogar giftige Substanzen. Die Zusammensetzung ist von Drogenkonsumenten beim Kauf nicht zu erkennen.
Nach der Einnahme der Droge treten etwa 20 bis 60 Min. später **sinnestäuschende und bewusstseinsverändernde Wirkungen** auf. Der Rauschzustand wird mit Glücksgefühlen, körperlichem Fitsein, Euphorie usw. beschrieben. Jedoch besteht die Gefahr, von aufsteigenden verdrängten und traumatischen Gefühlen überrollt zu werden. Die möglichen Folgen sind psychische Störungen, die ärztlicher Behandlung bedürfen.
Auch die Körperfunktionen werden durch Ecstasy stark beeinflusst. Die Körpertemperatur, der Puls und Blutdruck steigen an. In Kombination mit viel Bewegung, z.B. stundenlangem Tanzen, kommt es durch das Ausschalten des Durst- und Schmerzgefühls im Gehirn sowie den hohen Schweißverlust zu totaler **Erschöpfung** und **Austrocknung**, die tödlich enden kann. Ferner wurden Vergiftungen und allergische Reaktionen beobachtet.
Darüber hinaus besteht ein hohes Risiko, von der Droge Ecstasy psychisch **abhängig** zu werden. Inzwischen mehren sich auch die Hinweise auf mögliche Langzeitschäden wie Leber-, Nieren- und Hirnschäden sowie psychische Erkrankungen (Psychosen, Depressionen).

AUFGABEN

1. Besuchen Sie eine Drogenberatungsstelle (z.B. im Internet) und informieren Sie sich eingehender über Ecstasy.
2. Diskutieren Sie über die möglichen negativen Folgen des Ecstasykonsums.

10.3.7 Kokain und Crack – zwei gefährliche Brüder!

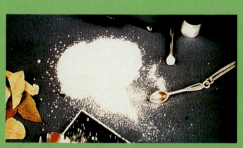

Beschreiben Sie die Abbildung und diskutieren Sie die möglichen Folgen dieses Drogenkonsums.

Kokain ist ein Wirkstoff aus den Blättern des Cocastrauches, der überwiegend in Peru und Bolivien wächst. Das Kokain ist ein weißes, bitter schmeckendes Pulver, das geschnupft oder in Wasser aufgelöst gespritzt wird. Da Kokain nur einen **kurzzeitigen Rauschzustand** erzeugt, versucht der Süchtige, es in immer kürzeren Abständen zu nehmen. Bei der Kokaineinnahme kommt es daher häufig zu schweren Vergiftungen. Mögliche Anzeichen für eine solche Übererregung des Nervensystems sind: **Herzschwäche, Atemstörungen, erhöhter Blutdruck, Muskelzuckungen, Wahnvorstellungen** usw. Bei akuter Vergiftung tritt meist der Tod durch **Atemlähmung** ein. Beim chronischen Konsum kommt es häufig zu **tiefen Depressionen, Verfolgungswahn, unbegründetem Misstrauen, Abbau der Persönlichkeit, Schlaflosigkeit** usw. Ebenfalls treten schwere **Verdauungs-** und **Leberschäden** auf. Auf die Verwahrlosung folgt der vollkommene körperliche Verfall. **Crack**, oder auch „freebase Kokain" genannt, ist eine chemische **Vorstufe des Kokains**. Im Gegensatz zum Kokain kann Crack in kleinen Glaspfeifen geraucht werden, was seine Wirkung intensiviert. Crack macht wie Kokain schnell psychisch abhängig und führt zu schweren körperlichen Schäden. In den USA leiden besonders Kinder von Crack-Müttern unter den Folgen. Diese so genannten **Crack-Babys** entwickeln sich langsamer und sind häufig geistig behindert. Meist kommen sie schon süchtig auf die Welt.

AUFGABEN

1. Überlegen Sie, warum bei Kokainsüchtigen häufig eine Zerstörung der Nasenschleimhaut zu beobachten ist.
2. Erläutern Sie, warum sich beim Kokainkonsum sehr schnell die Sucht entwickelt.

10.3.8 Heroin – der schnelle Weg in den Abgrund!

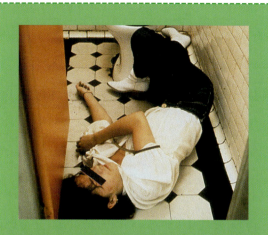

Mark war gerade 19 Jahre alt geworden, als er tot auf der Bahnhofstoilette am Kölner Hauptbahnhof gefunden wurde. Er starb an einer Überdosis Heroin. In einem Abschiedsbrief bat er seine Eltern um Verzeihung für all den Kummer, den er ihnen bereitet hatte. Der Brief endete mit den Sätzen: „Immer mit dem Gedanken an den Stoff, das geht nicht. Ich habe immer geglaubt, ich könnte es noch schaffen, weg von dem ewigen Anschaffen, Stehlen und Lügen. Aber es ist unmöglich, darum wähle ich diesen Weg."

Überlegen Sie, warum viele Heroinabhängige oftmals den letzten Ausweg in einer Überdosis sehen.

Heroin wird aus Morphium gewonnen, das wiederum ein Bestandteil des Opiums (eingedickter Saft des Schafmohns) ist. Heroin ist ein weißes Pulver, das geschnupft, geraucht oder als Lösung in die Venen gespritzt wird.

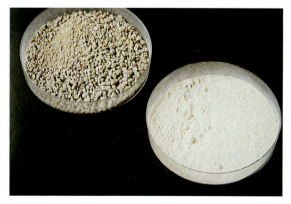

Aussehen von Heroin

Heroin beeinflusst das zentrale Nervensystem, senkt das Schmerzempfinden und verursacht starke Euphorie (Glücksgefühle). Das Selbstbewusstsein wird gesteigert. Akute Gefahren des Heroinkonsums sind Bewusstlosigkeit, Atemlähmung mit Todesfolge, vor allem bei Überdosierung und giftigen Beimengungen (z. B. dem Gift Strychnin). Schon die erste Einnahme von Heroin kann zur **Abhängigkeit** führen.

In der Bundesrepublik Deutschland schätzt man zwischen 168.000 – 282.000 Heroinabhängige. Der Heroinabhängige muss ständig eine größere Menge an Heroin spritzen, da sich der Körper sehr schnell an die Droge gewöhnt. Im Gehirn besetzt das Rauschgift bestimmte Bereiche der Nervenzellen, so dass ein Glücksgefühl entsteht. Heroin zerstört jedoch auch das Gleichgewicht der Botenstoffe (zuständig für die Reizweiterleitung) im Gehirn. Ein unvermeidlicher Überschuss einiger dieser Botenstoffe bewirkt beim Nachlassen der Rauschgiftmittelwirkung Entzugssymptome. Dies äußert sich z. B. in Schwitzen, Muskelschmerzen, Erbrechen und extremer Unruhe. Bei Heroinabhängigen sind eine Veränderung der Persönlichkeit, Abnahme der Intelligenz, Gehirnschäden und ein völliger körperlicher Verfall zu beobachten. Es handelt sich um eine im höchsten Maße körperliche und seelische Abhängigkeit.

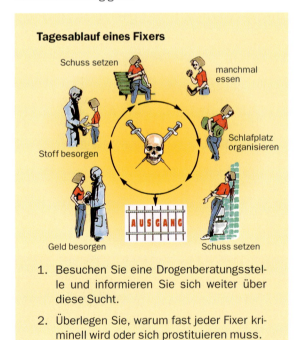

1. Besuchen Sie eine Drogenberatungsstelle und informieren Sie sich weiter über diese Sucht.
2. Überlegen Sie, warum fast jeder Fixer kriminell wird oder sich prostituieren muss.

Da Heroin meistens gespritzt wird, leiden Fixer häufig noch unter den Begleiterscheinungen ihrer Sucht. Verunreinigte Spritzen ziehen Venenentzündungen und Spritzabzesse (vereiterte Stellen) nach sich. Außerdem besteht für Fixer die Gefahr, an einer Gelbsucht (Hepatitis B) zu erkranken oder sich mit dem HIV-Virus zu infizieren.

10.4 „Ich habe ein Suchtproblem!" – Wege aus der Abhängigkeit

Klaus G. (45 Jahre, LKW-Fahrer):
„Der Stress schafft uns manchmal total. Erst vor 8 Wochen hat es den Hannes erwischt. Herzinfarkt. War ein starker Raucher, wie ich. Es gibt Kollegen, die sind schon lange weg von der Fluppe und fühlen sich rundum wohl. Mir fällt es schwer aufzuhören. Aber denen werde ich es zeigen. Das bringe ich auch!"

Carola W. (40 Jahre, Krankenschwester):
„Klar trinke ich gerne öfter einen mit. So mit den Kollegen und Freunden in der Kneipe war das auch immer sehr lustig. Seit einem halben Jahr trinke ich jedoch zunehmend immer mehr. Zuerst war es hier und dort nur ein kleines Schnäpschen. Inzwischen brauche ich täglich eine halbe Flasche Korn, um überhaupt arbeiten zu können. Das Zittern in meinen Händen wird ohne Alkohol immer stärker. Jetzt hat mich der Personalchef auf meine Trinkerei angesprochen. Ich werde eine Entziehungskur beginnen, sonst verliere ich meinen Job."

Henriette H. (38 Jahre, Hausfrau und Mutter): „Seit einigen Jahren nehme ich regelmäßig Tabletten zur Beruhigung ein. Am Anfang dachte ich, dass diese Pillen mir ein bisschen helfen würden. Jetzt ist es aber schon so weit, dass ich ohne sie meinem täglichen Arbeitspensum und dem Stress mit den Kindern nicht gewachsen bin. Ich möchte von den Tabletten loskommen, da ich große Angst habe, dass mein Mann und die Kinder meine Tablettensucht bemerken."

Felix K. (25 Jahre): „Seit drei Jahren bin ich auf Heroin. Jetzt habe ich Melissa kennengelernt und möchte versuchen, von dem Heroin loszukommen. Aber allein habe ich keine Chance."

1. Überlegen Sie, warum ein Ausstieg aus einer Sucht so schwer ist.
2. Informieren Sie sich in Drogenberatungsstellen oder in Broschüren über mögliche Therapieformen bei Suchterkrankungen.

Wer erkannt hat, dass er süchtig ist, und davon loskommen möchte, hat einen ersten wichtigen Schritt getan, um aus der Sucht auszusteigen. Leider ist der weitere Weg alles andere als leicht, und viele Menschen schaffen es auch nie ganz, sich von ihrer Sucht

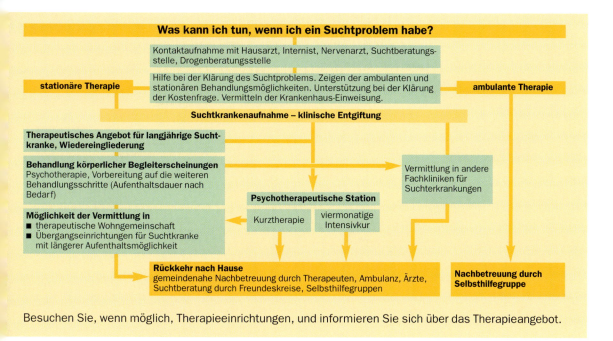

zu lösen. Ein Leben lang wird die Versuchung bleiben, doch noch einmal das betreffende Suchtmittel zu konsumieren. Wichtige Ansprechpartner für das Erkennen der Sucht und den Ausstieg aus ihr können Ärzte und Drogenberatungsstellen sein.

Lange bestehende Verhaltens- und Reaktionsmuster (z. B. Rauchen als Verlegenheitsgeste), die mit der Sucht zusammenhängen, müssen erkannt und in der Folge verändert werden. Oft ist zur Suchtbewältigung fachliche Hilfe oder die Unterstützung einer Gemeinschaft Betroffener nötig (z. B. die Anonymen Alkoholiker, Blaues Kreuz).

In fast jeder größeren Stadt in der Bundesrepublik Deutschland sind **Drogenberatungszentren** zu finden, die von öffentlichen Organisationen oder den freien Wohlfahrtsverbänden getragen werden. Hier wird schnell und unbürokratisch geholfen. Die Aussicht auf Erfolg ist dann am größten, wenn der Süchtige aus eigener Überzeugung in die Therapie geht. Es hilft nur wenig, wenn die Therapie aus Rücksicht auf andere Menschen begonnen wird. Der Ausstieg aus der Abhängigkeit beginnt mit der Einsicht: „Ich bin süchtig, so kann ich nicht weitermachen." Die Beratung und die Vermittlung in Beratungsstellen sind kostenfrei. Die Entgiftung und Entwöhnungsbehandlung wird von der zuständigen Krankenkasse oder Rentenversicherung übernommen. Die Suchttherapie gliedert sich in die Phasen **Entgiftung, Entwöhnung** und **Nachsorge**.

Entgiftung
In der Regel erfolgt die Entgiftung im Krankenhaus stationär unter ärztlicher Aufsicht. Dem Kranken wird dabei sein Suchtmittel entzogen. Dadurch treten je nach Suchtmittel mehr oder weniger starke Entzugserscheinungen auf: Angstzustände, Glieder – und Kopfschmerzen, Wahnvorstellungen, Kreislaufstörungen oder Schlaflosigkeit usw. Diese Entzugssymptome dauern so lange, bis der Körper seinen Stoffwechsel auf ein Funktionieren ohne das Suchtmittel eingestellt hat. In der Regel sind das einige Wochen. Der Entzug ist eine Belastung, die sich Nicht-Süchtige nicht vorstellen können. Um so wichtiger ist es in dieser Zeit, dass die Süchtigen Zuwendung z. B. von der Familie und dem Pflegepersonal erfahren.

Entwöhnung
Nach der Entgiftung wird die Entwöhnung in der Regel in einer Fachklinik oder ambulant in Gesprächs- oder Einzelgruppen durchgeführt. Grundsätzlich verfolgen die verschiedenen Therapieansätze u. a. folgende Ziele:
- Die Ursachen und Gründe für die Sucht müssen erkannt und verarbeitet werden.
- Der Süchtige muss lernen, Probleme **ohne** Zuhilfenahme seines Suchtmittels zu lösen.
- Er wird auf ein selbstständiges Leben im Alltag vorbereitet (z. B. regelmäßige Arbeitszeit, Aufstehen, Termine einhalten).
- Wiedereingliederung in die Gesellschaft. Dazu gehört z. B. das Nachholen eines Schulabschlusses oder eine Berufsausbildung.

Nachsorge
Die Nachsorge konzentriert sich darauf, den Betroffenen bei den ersten Schritten außerhalb der Therapieeinrichtung zu begleiten und zu unterstützen (z. B. in betreuten Wohngruppen).

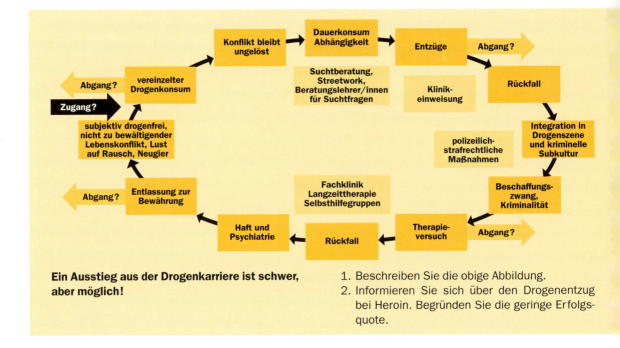

Ein Ausstieg aus der Drogenkarriere ist schwer, aber möglich!

1. Beschreiben Sie die obige Abbildung.
2. Informieren Sie sich über den Drogenentzug bei Heroin. Begründen Sie die geringe Erfolgsquote.

10.5 Suchtprävention – der bessere Weg!

Die meisten Süchtigen hätten es sich nie träumen lassen, dass die zunächst in kleinen Mengen genossene Droge einmal so von ihnen Besitz ergreifen könnte. Eine Sucht entwickelt sich meist schleichend. Wenn man sie bemerkt, ist es häufig schon zu spät.
Aber wie kann man einer Sucht vorbeugen? Auf diese Frage kann es keine allgemeingültige Antwort geben. Ursachen und Situationen, die zu einer Sucht führen, müssen immer im Zusammenhang mit der jeweiligen Lebenssituation des Betroffenen gesehen werden.
Alle vorbeugenden Maßnahmen müssen darauf gerichtet sein, Kinder und Jugendliche zu befähigen, sich mit ihrem Leben aktiv auseinander zu setzen und ihre Probleme selbstständig zu lösen. Es muß alles getan werden, dass das Leben als lebenswert und sinnvoll erfahren wird. Der Mensch mit all seinen Problemen und Ängsten, seiner Suche nach Geborgenheit, Erfüllung seiner Grundbedürfnisse und Lebensziele sollte im Mittelpunkt stehen.
In der Erziehung kommt es vor allen Dingen darauf an, den Kindern Geborgenheit und Wärme zu geben und sie zu ermutigen, sich den Herausforderungen des Lebens zu stellen. Kinder und Jugendliche müssen lernen, auch mit schwierigen Situationen (z. B. Konflikten, Stress, Belastungen, Ärger, Kummer) umzugehen und nicht darauf zu hoffen, dass die Droge ihr Problem löst.

Sieben Regeln gegen die Sucht.

Kinder brauchen:
- seelische Sicherheit
- Anerkennung und Bestätigung
- Freiraum und Beständigkeit
- wahrhaftige Vorbilder
- Bewegung und eine richtige Ernährung
- Freunde und eine verständnisvolle Umgebung
- Träume und Lebensziele usw.

AUFGABEN

1. Berichten und begründen Sie, wie Sie Ihr persönliches Risiko für eine Suchtentwicklung einschätzen.
2. Häufig entwickeln gerade Kinder aus „gutem Hause" ein Suchtverhalten. Finden Sie dafür mögliche Gründe.
3. Überlegen Sie, wie einer Suchtentwicklung vorgebeugt werden könnte, und stellen Sie Ihre Ergebnisse in einer Collage dar.
4. Überlegen Sie, welche Rolle „Gruppendruck" z. B. in Cliquen bei der Suchtentwicklung spielen kann.
5. Diskutieren Sie die sieben Regeln gegen die Sucht kritisch. Gelten diese auch für Jugendliche?

11 Krebs – eine Volkskrankheit

Frau W., 48 Jahre:
Bei einer Krebsfrüherkennung wurde ein kleiner Knoten in meiner Brust festgestellt. Durch eine sofortige Operation musste nicht die ganze Brust abgenommen werden. Heute ist nur noch eine kleine Narbe zu sehen, und ich bin wieder gesund.

Andreas K., 35 Jahre:
Ich lebe sehr gesundheitsbewusst. Deshalb achte ich auch auf Veränderungen an meinem Körper. Eine Veränderung an meinem Leberfleck zum Beispiel habe ich sofort meinem Arzt gezeigt – ein Hautkrebs konnte so rechtzeitig erkannt werden.

Krebs ist eine Erkrankung der Zellen. Chemische Stoffe, Strahlung oder chronische Entzündungen können zu einer Veränderung des Erbgutes der Körperzellen führen. Diese veränderten Zellen teilen und vermehren sich dann unbegrenzt. Sie wuchern in das umgebende gesunde Gewebe hinein und zerstören es. Jährlich erkranken in Deutschland etwa 400.000 Menschen an Krebs. Häufig wird die Erkrankung erst sehr spät entdeckt, weil es an typischen Krankheitszeichen fehlte.

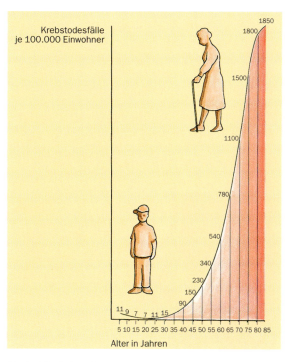

Krebshäufigkeit in verschiedenen Lebensaltern

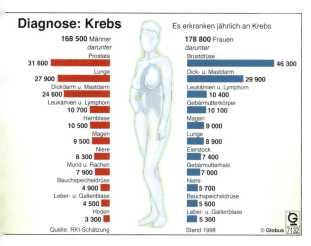

Die Lebenserwartung in unserer Gesellschaft steigt stetig an. Das hat auch zur Folge, dass der einzelne Mensch länger Krebs auslösenden Umweltfaktoren ausgesetzt ist. Das Krebsrisiko des Einzelnen steigt. Mit zunehmendem Lebensalter werden Krebszellen vom Abwehrsystem nur verzögert erkannt. Gegenmaßnahmen, die die Krebszellen vernichten, erfolgen daher oft zu spät. Die Krebshäufigkeit steigt deshalb im höheren Lebensalter an.

11.1 Wie entsteht Krebs?

Der menschliche Körper besteht aus Milliarden von Zellen. Der Zellkern enthält das Erbgut jeder Zelle, welches ihre Funktion, ihre Eigenschaften und ihr Wachstum steuert. Die Lebensdauer der Körperzellen ist begrenzt. Die Zellen sterben nach einer bestimmten Zeit ab und werden durch neu gebildete Zellen ersetzt.
Krebs auslösende Einflüsse, z. B. chemische Stoffe, Strahlen und bestimmte Viren, greifen das Erbgut an und **verändern die genetische Information der Körperzellen**. Es entstehen **Krebszellen**, die sich in den normalen Zellverband nicht einfügen können. Sie vermehren sich ungesteuert und bilden Ansammlungen von Zellen, so genannte **Tumoren**, die im Organismus keine Funktion haben.

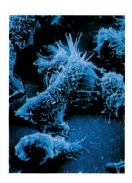

Krebszellen werden in unserem Körper unbemerkt jederzeit gebildet. Beim gesunden Menschen werden sie von dem Abwehrsystem, also von den weißen Blutkörperchen und Antikörpern erkannt und sofort wirksam bekämpft und zerstört. Ein ausgeklügeltes Genreparatursystem erkennt und repariert außerdem genetische Schäden.

Weiße Blutkörperchen, die Lymphozyten, bekämpfen eine Krebszelle

Bei einer geschwächten körpereigenen Abwehr können sich die Krebszellen vermehren, ein **Tumor** entsteht. Man unterscheidet **gutartige** und **bösartige Tumoren**. Gutartige Tumoren wachsen nicht in andere Organe hinein. Sie können aber dann gefährlich werden, wenn Sie durch ihre Größe Druck auf das umliegende Gewebe ausüben wie z. B. bei einem Gehirntumor, der gesundes Gewebe verdrängt. **Bösartige Tumoren** wuchern in das umgebende Gewebe hinein und zerstören es. Sie wachsen sehr schnell. Einzelne Krebszellen von bösartigen Tumoren können über Blut und Lymphwege in entfernt liegende Organe geschwemmt werden. Dort bilden sie **Tochtergeschwülste, Metastasen.**

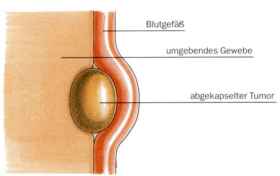

- verdrängendes Wachstum
- Tumor ist scharf begrenzt (Kapselbildung)
- dringt nicht in Blutgefäße ein
- bildet keine Metastasen

Gutartiger Tumor

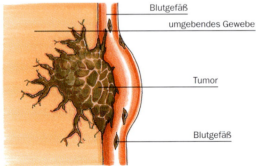

- schnelles Wachstum
- dringt in umliegendes Gewebe ein und zerstört es
- Tumor ist unscharf begrenzt
- bricht in Blutgefäße ein und bildet Metastasen

Bösartiger Tumor

Ob ein Tumor gutartig oder bösartig ist, kann häufig nur durch eine Untersuchung des entnommenen Gewebes festgestellt werden.
Jeder gesunde Mensch trägt in seinen Körperzellen Anlagen für Krebs, so genannte **Krebsgene** oder **Onkogene**. Durch äußere Einflüsse und persönliche Lebensweise können diese körpereigenen Krebsgene aktiviert werden, so dass sich Krebszellen bilden. Zum Schutz verfügen die Zellen über Reparaturmechanismen, welche die Krebsentstehung frühzeitig erkennen und Gegenmaßnahmen ergreifen können. Krebs ist also als Möglichkeit in jedem Menschen angelegt. Krebs entsteht aber erst dann, wenn das Gleichgewicht des Organismus gestört ist und die Kontrollmechanismen der körpereigenen Abwehr nicht mehr funktionieren.

11.2 Welche Ursachen führen zu Krebs?

Frauen gefährdeter als Männer

Schwarzer Hautkrebs beißt besonders an Sonnentagen

Frauen erkranken doppelt so häufig wie Männer an bösartigem Hautkrebs (Melanom). Als Gründe für die besondere Gefährdung werden in einer Studie der Göttinger Hautklinik angeführt: Frauen sind genetisch bedingt anfälliger für Melanome. Auch führen die Bekleidungsgewohnheiten der Frauen – sie lassen häufiger als Männer Hautpartien wie Arme, Beine, Füße unbedeckt – sowie übertriebene Sonnenbäder bei starker Sonnenbestrahlung oft zu Hautverbrennungen. Sonnenbrand kann das Gewebe so stark schädigen, dass sich im schlimmsten Fall Melanome bilden. Diese werden vor allem von den UV-Strahlen verursacht. Sie müssen möglichst frühzeitig erkannt und entfernt werden. Unbehandelt verlaufen sie oft tödlich.

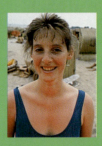

Sonnenbaden kann gefährlich werden

1. Wie kann man sich vor Hautkrebs schützen. Informieren Sie sich und tauschen Sie Tips und Empfehlungen aus.
2. Pia hat viele Leberflecke. Ein Fernsehbericht über Hautkrebs macht ihr panische Angst. Woran ist der Hautkrebs im Unterschied zum Leberfleck zu erkennen? Informieren Sie sich!

Krebs ist nicht erblich. Trotzdem kommen manche Krebsarten in bestimmten Familien gehäuft vor. Man nimmt an, dass bei der Krebsentstehung eine individuelle, genetisch festgelegte Bereitschaft, auf bestimmte Störfaktoren wie radioaktive Strahlen, Viren oder Umweltschadstoffe zu reagieren, eine Rolle spielt. Bei Töchtern von Frauen, die an Brustkrebs erkrankt sind, steigt das Brustkrebsrisiko auf das Dreifache. Lungenkrebs beim Großvater und Vater sollte ein Anlass sein, nicht zu rauchen. Früherkennungsuntersuchungen sollten in diesen Fällen regelmäßig wahrgenommen werden.

Etwa die Hälfte aller Krebstodesfälle beruht auf bösartigen Tumoren in Lunge, Dickdarm und Brust. Durch eine bewusste Lebensweise können die meisten Krebserkrankungen vermieden werden. Man weiß heute, dass Krebs nicht nur eine Ursache hat. Die Gesamtbelastung der individuellen Risikofaktoren ist ausschlaggebend dafür, dass es zu einer Krebserkrankung kommt.

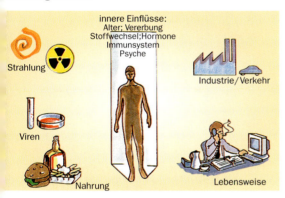

Häufige Ursachen der Krebsentstehung

Als Verursacher der Krebsentstehung gelten heute
- Chemische Stoffe wie z. B. Nitrosamine, Aflatoxin, Asbest
- Strahlen, z. B. UV-, Röntgen-, radioaktive Strahlen
- Viren

Nach heutiger Erkenntnis werden die meisten Krebserkrankungen durch chemische Stoffe ausgelöst. Jeder Mensch kommt täglich mit einer Fülle von **Chemikalien** in Berührung. So atmen wir Chemikalien mit der Luft ein, schlucken sie mit der Nahrung oder nehmen sie über die Haut auf. Bisher sind etwa **1000 chemische Stoffe** bekannt, die im Tierversuch Krebs verursachen. Wissenschaftliche Studien an Krebspatienten weisen darauf hin, dass sie auch beim Menschen eine Krebserkrankung auslösen können.

Rauchen ist eine häufige Krebsursache. Der Tabakrauch enthält viele Krebs auslösende chemische Stoffe, z. B. Nitrosamine, Benzole und polyzyklische aromatische Kohlenwasserstoffe. Rauchen verursacht fast 90 % der Lungenkrebserkrankungen sowie Krebserkrankungen der Bauchspeicheldrüse, der Speiseröhre und des Kehlkopfes. Das Krebsrisiko steigt mit der Anzahl der gerauchten Zigaretten – bei bis zu 10 Zigaretten/Tag auf das Fünffache, bei über 35 sogar auf das 40fache im Vergleich mit einem Nichtraucher. Auch bei Nichtrauchern, die jahrelang passiv mitrauchen, ist das Krebsrisiko erhöht. Besonders gefährlich ist die Kombination von Rauchen und Alkohol.

Krebs erzeugende chemische Verbindungen in unserer Umwelt, in Nahrungsmitteln und Medikamenten nehmen in Anzahl und Konzentration ständig zu und führen zu einem steigenden Krebsrisiko. Die Belastungen durch Luftverschmutzung, Wohngifte oder Gifte am Arbeitsplatz müssen daher so niedrig wie möglich gehalten werden.

Für den Umgang mit Krebs erzeugenden Arbeitsstoffen gibt es Empfehlungen für Höchstwerte, so genannte **MAK-Werte** (Maximale Arbeitsplatz-Konzentration). Diese müssen durch regelmäßige Messungen kontrolliert werden. Zum persönlichen Schutz sollte man nie auf die vorgeschriebenen Schutzmaßnahmen – z. B. Arbeiten unter dem Abzug, Tragen von Schutzmasken und -kleidung sowie Handschuhen – verzichten. Werdende Mütter und Jugendliche dürfen am Arbeitsplatz keinerlei krebserzeugenden Stoffen ausgesetzt werden.

Auch mit der **Nahrung** werden immer mehr Krebs erzeugende chemische Stoffe aufgenommen. Es handelt sich dabei um Rückstände aus der Landwirtschaft, Lebensmittelzusatzstoffe oder chemische Stoffe, die in die Nahrungskette gelangt sind. Angeschimmelte Nahrungsmittel, vor allem Brot, Nüsse oder Marmelade, enthalten das Gift **Aflatoxin**, das bestimmte Schimmelpilze erzeugt. Aflatoxin kann Magen- und Leberkrebs auslösen.

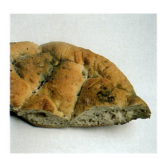

Verschimmelte Lebensmittel können das Krebs auslösende Aflatoxin enthalten. Sie dürfen nicht mehr verzehrt werden!

Die **Nitrosamine** gehören zu den gefährlichsten **Cancerogenen** (Krebs auslösende Stoffe). Sie greifen besonders Magen, Leber, Lunge und Nervensystem an. Bereits Konzentrationen über 1 ppb (1 Millionstel Gramm des Schadstoffs pro Kilogramm Lebensmittel) gelten als gesundheitlich bedenklich. Nitrosamine kommen insbesondere in gepökelten Wurst- und Fleischwaren vor. Sie entstehen, indem sich Nitrit aus dem Pökelsalz mit Eiweißbestandteilen aus den Nahrungsmitteln verbindet. Auch beim Verzehr von Obst, Gemüse und Salaten aus intensiver Nitratdüngung können Nitrosamine entstehen. Das in diesen Lebensmitteln enthaltene Nitrat wird dabei durch

Bakterien in Speichel und Magensaft zu Nitrit umgewandelt. Nitrit wiederum kann im sauren Milieu des Magens mit Eiweißverbindungen zu Nitrosaminen reagieren. Beim Verzehr von Spinat, Roter Bete, Radieschen, Rettich, Kopfsalat und Endivien aus Anbau mit intensiver Nitratdüngung können erhebliche Mengen Nitrosamine entstehen.

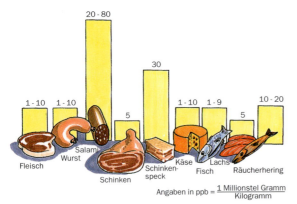

Nitrosamingehalt einiger Lebensmittel

Nicht weniger gefährlich ist das **Benzpyren**. Es entsteht beim Grillen oder Braten von Fleischerzeugnissen über offenem Feuer. Auch Räucherwaren haben hohe Benzpyrengehalte. Eine hohe Benzpyrenaufnahme erfolgt über Brotgetreide, Gemüse und Salat. Besonders die pflanzlichen Lebensmittel, die in der Nähe von Industriegebieten oder verkehrsreichen Straßen angebaut werden, führen heute zu einer hohen Benzpyrenaufnahme.

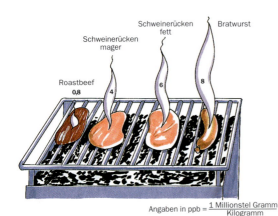

Geschätzte Aufnahme von Benzpyren über verschiedene Nahrungsmittel (die Fleischverordnung legt den Höchstwert auf 1 ppb fest!)

Auch Schwermetalle, wie Blei, Kadmium und Arsen, die infolge einer zunehmenden Umweltbelastung über Nahrungsmittel, Luft und Trinkwasser in immer größeren Mengen aufgenommen werden, stehen im Verdacht, Krebs zu erzeugen.

Hormone, insbesondere die Geschlechtshormone, spielen eventuell bei der Krebsentstehung eine Rolle. So fördert Östrogen nach heutigem Wissensstand die Bildung von Tumoren der Brust und Gebärmutter. Gleichzeitig wurde in Studien nachgewiesen, dass eine Hormonbehandlung mit Östrogenen in Kombination mit dem Gelbkörperhormon Progesteron Krebs verhindernd wirken kann.

UV-Strahlen sind an der Entstehung des Hautkrebs beteiligt. Umweltschadstoffe, wie z.B. Fluorkohlenwasserstoffe („FCKWs") führen zu einem Abbau der Ozonschicht, die die Krebs auslösenden UV-Strahlen von der Erde zurückhält. Als Folge des „Ozonlochs" kommt es zu einem Anstieg von Hautkrebserkrankungen. Intensive Sonnenbestrahlung, Höhensonne und Solarien erhöhen das Hautkrebsrisiko.

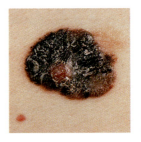

Hautkrebs (malignes Melanom)

Röntgenstrahlen oder radioaktive Strahlen können bösartige Tumoren verursachen. Sie erzeugen in der Zelle sehr reaktionsfähige Moleküle, die die Erbinformation verändern. Schwangere, Kinder und Jugendliche sind besonders gefährdet. Viele Überlebende des Atombombenabwurfs auf japanische Großstädte erkrankten Jahre später an **Blutkrebs** (Leukämie). Bei der Leukämie kommt es zu einer bösartigen Vermehrung der weißen Blutkörperchen. Die körpereigene Abwehr ist stark geschwächt. Auch bei den Menschen, die nach der Reaktor-Katastrophe von Tschernobyl einer hohen Dosis radioaktiver Strahlung ausgesetzt waren, stieg die Zahl der Krebserkrankungen auf mehr als das Dreifache an.

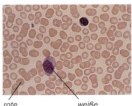 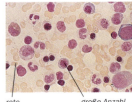

Normales Blutbild   *Leukämie (Blutkrebs)*

Auch **Virusinfekte** werden als Krebsauslöser diskutiert. So weisen wissenschaftliche Untersuchungen z.B. auf einen Zusammenhang von Hepatitis-B-Viren und Leberkrebs hin.

Die Lebenseinstellung des Menschen kann auch ein Risikofaktor für die Entstehung von Krebs sein. So wird in der Fachliteratur die typische **„Krebspersönlichkeit"** – gehemmt, depressiv gestimmt und sozial überangepasst – beschrieben, die besonders anfällig für Krebserkrankungen ist. Untersuchungen an Patienten mit Brustkrebs- und Lungenkrebsverdacht lieferten keinen Beweis für diese „Krebspersönlichkeit". Zur Krebsvermeidung müssen daher vor allem Risiken in der persönlichen Lebensweise, wie z. B. Tabak- und Alkoholkonsum und schädliche Ernährungsgewohnheiten vermieden werden.

Auch seelischer Stress, wie ständiges Überfordern der persönlichen Leistungsreserven, dauerhaftes Angepasstsein und Unterdrücken der eigenen Bedürfnisse und Gefühle schwächen das Immunsystem. Vorhandene Krebszellen können dann eventuell nicht mehr kontrolliert werden.

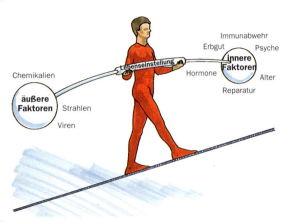

Krebsvermeidung – eine lebenslange Balance

AUFGABEN

1. Stellen Sie in einer Tabelle Krebs erregende Stoffe und Möglichkeiten wie man durch gesunde Lebensführung Krebs vorbeugen kann, zusammen.

11.3 Früherkennung – je früher, desto besser

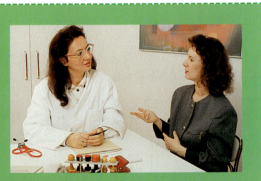

E. F., 25 Jahre:

„Einmal Krebsfrüherkennung im Jahr ist für mich selbstverständlich. Ich will wissen, was in meinem Körper los ist. Nach dem Zellabstrich ist schnell klar, ob sich Zellen krebsartig verändert haben. Dann kann der Krebs noch rechtzeitig durch eine Behandlung ausgeheilt werden."

Früherkennung kann Leben retten!

Die regelmäßige Kontrolle bietet die Chance, dass ein entstandener Krebs rechtzeitig erkannt wird, so dass er entfernt werden kann, bevor er Metastasen bildet und sich ausbreitet.

Heute können viele Krebspatienten geheilt werden. Voraussetzung für einen Behandlungserfolg ist die Früherkennung. So werden von den in ärztlicher Behandlung befindlichen Krebspatienten insgesamt ca. 16 % geheilt, 60 % der erfolgreich Behandelten sind Krebspatienten im Frühstadium – also vor den Tochtergeschwülsten.

Krebs ist im Frühstadium nicht schmerzhaft. Bestimmte körperliche Veränderungen weisen aber frühzeitig auf Krebs hin. Es ist daher besonders wichtig, dass man sich selbst beobachtet und die angebotenen Früherkennungsmaßnahmen wahrnimmt. Geringfügige Veränderungen am eigenen Körper kann jeder durch eine Selbstkontrolle feststellen. Wie Selbstuntersuchungen z. B. an Brust, Haut oder Hoden durchgeführt werden sollten, kann in einem Gespräch mit dem Arzt abgeklärt werden.

Jede Frau sollte einmal im Monat ihre Brüste auf Knoten und Veränderungen kontrollieren.

Selbstuntersuchung der Brust

1. Stellen Sie sich vor den Spiegel, die Hände in die Hüften gestemmt. Beobachten Sie: Veränderungen von Brustgröße, Brustform, Einziehungen der Brustwarzen! Unterscheidet sich eine Brust ungewöhnlich von der anderen?

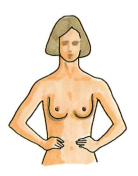

2. Danach tasten Sie, auf dem Rücken liegend, die Brust ab.

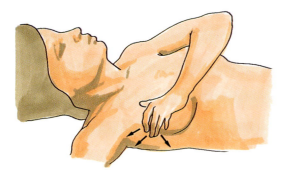

3. Strecken Sie jetzt den Arm auf die Seite, die Sie untersuchen wollen. Tasten Sie die Brust systematisch ab. Vergessen Sie den Bereich um den Warzenhof nicht. Auch die Achselhöhle und das Gewebe zwischen Brust und Achselhöhle müssen abgetastet werden.

4. Heben Sie die Arme. Wiederholen Sie die Beobachtungen von 1.

5. Prüfen Sie, ob sich aus den Brustwarzen eine Absonderung herausdrücken lässt.

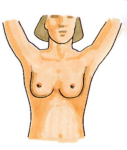

Die genannten Symptome müssen nicht unbedingt auf Krebs hinweisen. Ihr Auftreten sollte aber ernst genommen werden.

Früherkennungsmaßnahmen sollten einmal im Jahr wahrgenommen werden!

11.4 Nach der Diagnose – Behandlung und Heilungschancen

- „Der richtige Umgang mit der Wahrheit ist eine ganz wesentliche Basis für die Krebsbehandlung. Das hilft schlimme Zeiten leichter zu ertragen!" Prof. D. Nithammer, Universitäts Kinderklinik Tübingen.
- „Ich kann noch nicht sterben ... ich habe noch so viel vor in meinem Leben!" Kai, 18 Jahre.
- Als die blonden Locken der dreijährigen Helmi alle fort waren und ein wenig Flaum nachzuwachsen begann, betrachtete sie nachdenklich die Glatze ihres Vaters. „Papa", fragte sie, „kommt dein Haar gerade wieder, oder geht es gerade weg?"
- Emily war fünf und in Chemotherapie, als sie sich beim Einkaufen mit einer Frau unterhielt, die ihr erzählte, dass sie schwer erkältet sei. Als die Frau Emily fragte, wie es ihr denn gehe, antwortete das Mädchen: „Ach, nicht so gut, ich habe eine laufende Nase, ein Wehweh am Fuß und einen Tumor, aber das krieg ich schon wieder hin!"

1. Vertiefen Sie die Aussagen in einem Gespräch: Was kann Krebs für den Einzelnen bedeuten? Welche Folgen ergeben sich daraus für den persönlichen Umgang mit dem Krebs?
2. Informieren Sie sich über die Behandlung bei Krebs!

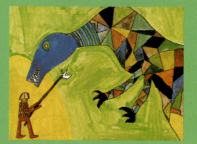

Kinderzeichnung eines krebskranken Jungen

Bei der Diagnose „Krebs" ist es wichtig, dass sich die Betroffenen in einem vertraulichen Gespräch mit dem behandelnden Arzt genau über ihre Krankheit und die Behandlungsmöglichkeiten informieren. **Selbsthilfegruppen** können beratend Hilfe leisten. Je besser der Krebskranke über Chancen, Risiken und Nebenwirkungen der verschiedenen Behandlungen informiert ist, umso sicherer kann er im Gespräch mit dem behandelnden Arzt und seinen Angehörigen entscheiden, welche Behandlung für ihn geeignet ist. Auch die **Krebshilfe** berät in allen medizinischen und sozialrechtlichen Fragen. **Psychologische Beratungsstellen** und **Psychotherapeuten** unterstützen den Krebskranken in dieser schwierigen Lebenssituation und geben **Hilfe zur Selbsthilfe**.

Die Begleitung eines guten Freundes oder des Ehepartners bei den Arztbesuchen hilft oft, die Belastungen der Diagnose, der nachfolgenden Gespräche sowie der Behandlung besser zu verkraften.

Auch die Angehörigen sind häufig durch die Erkrankung verunsichert und wissen nicht, wie sie sich in dieser neuen bedrohlichen Lebenssituation verhalten sollen. Ein offenes Gespräch über die persönlichen Gefühle und die weitere Lebensplanung stabilisiert das Zusammenleben in der Familie und gibt Mut und Kraft, den Kampf gegen den Krebs aufzunehmen.

Die Krebserkrankung eines Kindes stellt viele Familien vor eine schwere Belastungsprobe, der sie meist ratlos gegenüberstehen. Neben den oft langwierigen und aggressiven Therapien, spielt die seelische Belastung des krebskranken Kindes eine große Rolle. Das Kind wird durch die Diagnose ganz plötzlich aus seiner unbeschwerten Kindheit herausgerissen. Eltern, Pflegepersonal und Therapeuten sollten dem Kind gegenüber offen, anteilnehmend und humorvoll auftreten. Nicht Mitleid und übertriebene Fürsorge, sondern Optimismus und der „ganz normale Umgang" unterstützen das Kind im Kampf gegen den Krebs.

Wie wird Krebs behandelt?

Die Behandlung einer Krebserkrankung richtet sich nach den Merkmalen des Tumors: Ist er bösartig oder gutartig? Aus welchen Zellen geht er hervor? Hat er schon andere Organe befallen? Eine sichere Diagnose liefert oft nur die Entnahme einer Gewebeprobe und die Untersuchung des Zellmaterials unter dem Mikroskop.

Um die Ausbreitung zu stoppen, muss ein bösartiger Tumor vollständig entfernt werden. Die Verhinderung der Metastasenbildung ist das oberste Ziel in der Krebstherapie.

Folgende Behandlungsansätze werden verfolgt:
- Operation
- Bestrahlung
- Chemotherapie
- Immuntherapie

Operation

Durch Operation kann bei einem rechtzeitig erkannten Krebs, der noch keine Metastasen gebildet hat, der bösartige Tumor meist vollständig entfernt werden. Um sicherzustellen, dass keine Krebszellen zurückbleiben, muss auch umliegendes gesundes Gewebe entfernt werden. Lymphknoten in der Nähe des Tumors werden häufig mitentfernt, da sie mit Krebszellen besiedelt sein können. Krebszellen, die nach einer Operation verbleiben, versucht man mit Bestrahlung oder Chemotherapie zu zerstören.

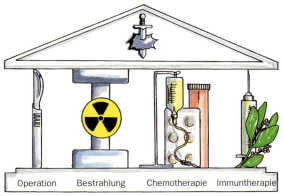

Operation   Bestrahlung   Chemotherapie   Immuntherapie

Bestrahlung

Durch eine gezielte Bestrahlung ist es möglich, die Vermehrung von Krebszellen zu hemmen und sie abzutöten. Die Behandlung selbst ist nicht schmerzhaft. Sie hat aber schwere Nebenwirkungen. Die Bestrahlung zerstört nicht nur die Krebszellen, auch gesunde Zellen werden stark geschädigt. Besonders betroffen sind Haut und Schleimhäute, Blut bildende Organe, Haare und Keimdrüsen, da sich ihre Zellen – wie die Krebszellen – schnell vermehren.

Meist fühlt sich der Patient nach der Behandlung müde und antriebslos. Übelkeit, Durchfälle und Appetitlosigkeit treten auf. Kleine schmackhafte und leicht verdauliche Mahlzeiten sollten daher bevorzugt werden. Übelkeit und Durchfälle können durch Medikamente gelindert werden. Die bestrahlte Haut ist meist gerötet und sehr empfindlich. Die betroffenen Hautstellen sollten nicht mit Seife, Cremes, Deo oder Parfums gepflegt werden. Eine schonende Pflege mit Kinderöl und später mit Fettsalben wird empfohlen. Während der Bestrahlung sollte ausreichend Flüssigkeit zugeführt werden. Die Zerfallsprodukte der Krebszellen können dadurch besser aus dem Körper ausgeschwemmt werden.

Was kann man bei Nebenwirkungen der Bestrahlung tun?
- regelmäßige, kleinere Mahlzeiten bevorzugen (ausreichende Zufuhr von frischen, leichtverdaulichen Früchten, Gemüse, Salaten, Frucht- oder Gemüsesäften und Milchprodukten)
- Mahlzeiten in guter Stimmung und Geselligkeit einnehmen

- regelmäßige Entspannung und Bewegung an der frischen Luft
- regelmäßige Ruhepausen einlegen
- Schonende Hautpflege
- die Haut vor Kälte, Sonnenlicht sowie Verletzungen schützen

Chemotherapie

Krebsmedikamente, so genannte **Zytostatika**, hemmen das Wachstum aller **Zellen, die sich schnell teilen**. Sie schädigen daher nicht nur Krebszellen, sondern auch gesunde Zellen, wie z. B. die Zellen von Haarwurzeln, Magen-Darm-Schleimhaut und Keimdrüsen. Häufig kommt es zu einer Schädigung der Blut bildenden Zellen des Knochenmarks, die körpereigene Abwehr ist dann stark gestört. Zytostatika enthalten Zellgifte, welche die Nukleinsäuren im Zellkern schädigen und den normalen Eiweißstoffwechsel der Zelle zerstören.

Nebenwirkungen der Chemotherapie:

- Haarausfall wird häufig durch Zytostatika verursacht. Für viele Krebspatienten stellt der Haarverlust den größten Schlag gegen ihre menschliche Würde dar. Sie fühlen sich „nackt" und verletzbar ihren Mitmenschen ausgeliefert. Durch eine Perücke versuchen sie diesen Verlust zu verbergen. Die Haare wachsen in den Pausen zwischen zwei Behandlungen wieder nach.
- Übelkeit und Erbrechen sowie Durchfall kommen häufig vor. Sie können meist medikamentös gelindert werden. Leichte Kost unterstützt eine Besserung.
- Müdigkeit, Abgeschlagenheit, Atemnot und Neigungen zu Infektionen und Blutungen weisen auf eine Schädigung des Knochenmarks hin. Rote und weiße Blutkörperchen können nicht in ausreichender Anzahl gebildet werden. Krebskranke sind daher besonders gegenüber Infektionen gefährdet.

- Bei Fieber über 38 °C
- Blutungen und blauen Flecken
- Atemnot
- anhaltendem Husten, Heiserkeit und grippalen Infekten

sollte der Arzt sofort informiert werden!

Schädigung der Geschlechtszellen

Einige Medikamente können die Hoden schädigen und beim Mann zu Unfruchtbarkeit führen. Bei Frauen können Menstruationsstörungen auftreten oder die Regelblutung kann ganz aufhören. Zytostatika können das ungeborene Kind schädigen und zu schweren Missbildungen führen. Schwangere dürfen deshalb keine Zytostatika einnehmen.

Wegen der massiven Nebenwirkungen werden Zytostatika meist nur kurzfristig und mit mehrwöchigen Pausen verabreicht.

Immuntherapie

Hierbei wird versucht, das körpereigene Abwehrsystem gezielt gegen den Tumor zu aktivieren. Diese Verfahren werden daher ergänzend zu der klassischen Krebsbehandlung angewendet. Durch Verabreichung von bestimmten Substanzen, wie z. B. **Interferon (= Signalstoff der Körperzellen zur Steuerung der Immunabwehr)**, wird das Immunsystem angeregt, selbst Antikörper und weiße Blutkörperchen spezifisch gegen die Krebszellen zu bilden. Die in Alarmbereitschaft gesetzte körpereigene Abwehr soll die Krebszellen vernichten. In anderen Untersuchungen spritzte man abgeschwächte, nicht mehr teilungsfähige Krebszellen, um die Immunabwehr gegen den Krebs zu steuern.

Die Behandlung mit Mistelextrakten unterstützt die körpereigene Abwehr. Eine sichere Wirkung der Immuntherapie auf die Krebszellen konnte bisher noch nicht nachgewiesen werden. Bei vielen Krebskranken wurde aber ein besseres Allgemeinbefinden und eine gesteigerte Lebensqualität beobachtet.

Psychologische Betreuung und Unterstützung hilft dem Krebskranken, Depressionen und Angstzustände zu überwinden. Sie ist die Basis im Kampf gegen den Krebs.

Gentherapie

Sie versucht, neue Erbsubstanz künstlich in die Körperzellen einzuschleusen. Ein Ziel ist dabei, den Bauplan von Krebszellen so zu verändern, dass sie absterben oder durch das Immunsystem oder Medikamente besser erkannt und gezielt vernichtet werden können. Der andere Ansatz strebt an, genetische Defekte der Körperzellen, die an der Krebsentstehung beteiligt sind, zu korrigieren. Zurzeit ist es noch schwierig, fremde Erbsubstanz zielgerichtet und dauerhaft in Körper- oder Krebszellen einzuschleusen. Die Gentherapie steht noch am Anfang. Auch Befürchtungen, dass diese Verfahren heftige Immunreaktionen im Organismus des Empfängers hervorrufen können, die den Menschen stark gefährden, müssen überprüft werden.

AUFGABEN

1. „Ob Krebs geheilt werden kann, ist davon abhängig, welche Art des Krebses vorliegt und in welchem Stadium sich der Patient bei der Diagnosestellung befindet."
Nehmen Sie zu der Aussage Stellung.

2. Viele Krebserkrankungen haben ihre Ursache in der Lebensweise des Menschen. Beschreiben Sie Lebensgewohnheiten, die eine Krebsentstehung fördern können.

3. Informieren Sie sich bei Krankenkassen über Krebsvorsorgeuntersuchungen.

12 Zivilisationskrankheiten – mögliche negative Folgen des Wohlstandes!

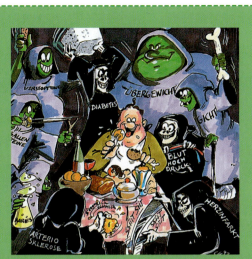

Beschreiben und diskutieren Sie die dargestellte Abbildung. Entwickeln Sie mögliche Lösungsansätze.

Die veränderten Lebensbedingungen haben sich nicht nur vorteilhaft auf unsere Gesundheit ausgewirkt. Als Folge vieler Ernährungsfehler (zu viel, zu süß, zu fett usw.), des allgemeinen Bewegungsmangels und negativen Stresses treten nun häufig Gesundheitsstörungen auf, die bis zu diesem Zeitpunkt nur wenig vorhanden oder unbekannt waren. Zu diesen so genannten **Zivilisationskrankheiten (Wohlstandskrankheiten)** gehören neben Übergewicht auch Verstopfung, Gallensteine, Gicht, Bluthochdruck, Karies, zu hohe Blutfettwerte, Diabetes mellitus usw. Die Folgekosten dieser Krankheiten werden auf über 51 Milliarden Euro pro Jahr geschätzt. Fast jeder dritte Bundesbürger stirbt heute an den Folgen von Zivilisationskrankheiten.

Seit dem letzten Jahrhundert haben sich die Lebensbedingungen für die Deutschen wesentlich verbessert. Fast alle Lebensmittel gibt es reichlich, zu erschwinglichen Preisen und für jedermann zu kaufen. Insgesamt betrachtet, essen wir viel mehr und andere Nahrungsmittel als in der Vergangenheit. Gleichzeitig hat sich die körperliche Arbeitsbelastung stark verringert. Stress und Nervenbelastung z. B. durch Beruf und Schule sind allerdings gestiegen.

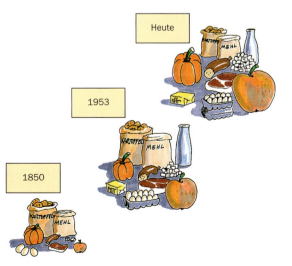

Veränderungen des Nahrungsmittelverbrauchs von 1850 bis heute

Oma Luise (83 Jahre) erzählt aus ihrer Jugend...

Als ich etwa 15 Jahre alt war, habe ich mit meinen Eltern auf einem Bauernhof gelebt. Meine Eltern bewirtschafteten das Land und hatten auch Viehzucht. Meine vier Geschwister und ich mussten daher schon als Kinder viel mithelfen. Die Arbeit war zwar ziemlich anstrengend, hat aber auch viel Spaß gemacht. Jedenfalls habe ich, wenn mein Schultag zu Ende war, noch bis zum Abend auf dem Hof mitgeholfen, Ställe ausmisten, Schweine füttern usw. Während der Erntezeit taten mir abends die Beine und Arme sehr weh, und ich war froh, ins Bett gehen zu können. Morgens musste ich schon um halb fünf aufstehen, um die Kühe zu melken. Dann aber gab es am gemeinschaftlichen Tisch ein gutes Frühstück. Dazu gehörten z. B. Milchsuppe, Brot, frische Milch, Joghurt, Käse und Äpfel. Für die Schule machte mir meine Mutter immer Klappstullen. Am späten Nachmittag, wenn ich von der Schule nach Hause kam, gab es oft Eintopf z. B. mit Steckrüben. Den habe ich immer sehr gern gegessen. Wenn Mutter gebacken hatte, gab es auch noch ein kleines Stück Kuchen. Das Abendbrot bestand meistens aus belegten Broten oder einer Suppe. In der Küche stand auch immer ein großer Korb mit Äpfeln von unseren Bäumen und eine große Kanne Tee. Da durften sich alle, die zwischen den Mahlzeiten Hunger hatten, bedienen...

1. Beschreiben Sie die Ernährung der damals 15-jährigen Luise.

2. Führen Sie mit älteren Menschen (z. B. Großeltern) Interviews durch und lassen Sie sich die damalige Lebensweise beschreiben. Vergleichen Sie Ihre Ergebnisse mit unseren heutigen Lebensgewohnheiten. Begründen Sie mögliche Unterschiede.

3. Stellen Sie Ihre Ergebnisse in einer Collage dar.

Häufig auftretende Zivilisationskrankheiten und deren begünstigende Faktoren sind:

Karies	zu süße Nahrung, mangelnde Zahnpflege
Übergewicht	zu hohe Energieaufnahme (zu süße und zu fette Nahrung, zu viel Alkohol), Bewegungsmangel usw.
Verstopfung	zu wenig Ballaststoffe, zu geringe Flüssigkeitszufuhr, Bewegungsmangel usw.
Arteriosklerose	zu viel und zu fette Nahrung, zu hohe Cholesterinaufnahme, Rauchen, Bewegungsmangel usw.
Bluthochdruck/ Herzinfarkt	erbliche Veranlagung, zu viel, zu salzige und zu fette Nahrung, Rauchen, Bewegungsmangel, Stress usw.
Gicht	zu viele Purine in der Nahrung, hoher Fleischkonsum, Alkoholkonsum usw.
Gallensteine	zu fette Nahrung, zu hohe Cholesterinaufnahme usw.
Diabetes mellitus Typ II (Altersdiabetes)	erbliche Veranlagung, Übergewicht durch fett- und zuckerreiche Nahrung, Bewegungsmangel usw.

AUFGABEN

1. Finden Sie eine Definition für den Begriff Zivilisationskrankheiten.
2. Überlegen Sie, warum es sich bei Übergewicht und Verstopfung um Zivilisationskrankheiten handelt.
3. Ergänzen Sie weitere Zivilisationskrankheiten.
4. Überlegen Sie, ob die Zahl der Zivilisationskrankheiten in den nächsten Jahren steigen wird. Begründen Sie Ihre Meinung.
5. Informieren Sie sich in Broschüren und in Apotheken über so genannte Zivilisationskrankheiten.
6. Besuchen Sie mit der Klasse z.B. bei einer Krankenkasse oder der Volkshochschule einen Vortrag über „gesunde Ernährung".

12.1 Übergewicht – die Last mit den Pfunden!

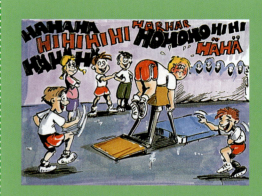

1. Beschreiben Sie das Aussehen dieses Jugendlichen. Wie mag sich der Betroffene in dieser Situation fühlen?
2. Überlegen Sie, wie übergewichtige Menschen in unserer Gesellschaft häufig behandelt werden.
3. Führen Sie ein Rollenspiel durch.
   1. Szene: Unfreundlicher Umgang mit einem Übergewichtigen z.B. im Sportunterricht.
   2. Szene: Freundlicher und helfender Umgang mit einem Übergewichtigen z.B. im Sportunterricht. Vergleichen Sie anschließend die beiden gespielten Szenen und beschreiben Sie Ihre Erfahrungen und Empfindungen.

Essen und Trinken hält Leib und Seele zusammen. Diese alte Volksweisheit hat ihre Gültigkeit auch heute nicht verloren, denn die Nahrungsaufnahme ist lebenswichtig und beeinflusst nachhaltig unser Wohlbefinden. Nach dem Ernährungsbericht der DGE (Deutsche Gesellschaft für Ernährung) kann bei jedem zweiten Bundesbürger nicht mehr von einem „Wohlbefinden" gesprochen werden. Die Betroffenen leiden unter leichtem bis schwerem Übergewicht **(Adipositas)**.

Übergewicht entsteht immer dann, wenn unserem Körper mehr Energie in Form von Nahrung und Getränken zugeführt wird, als er benötigt. Die überschüssige Energie wird in Fett umgewandelt und an Bauch, Gesäß, Brust und Oberschenkeln usw. gespeichert. Die **Fettverteilung im Körper** unterscheidet sich bei den meisten Männern und Frauen deutlich.

Bei Frauen findet sich das Fettgewebe meist am Gesäß und den Oberschenkeln (**Birnentyp**). Im Gegensatz dazu lagert sich das Fett bei Männern überwiegend am Bauch an (**Apfeltyp**). Übergewicht ist aber nicht nur ein kosmetisches Problem. Jedes Kilogramm Körpergewicht zu viel belastet das Herz-Kreislaufsystem und begünstigt Krankheiten wie z. B. **Arteriosklerose, Bluthochdruck** und **Diabetes mellitus**. Auch der gesamte Bewegungsapparat wird überlastet. Die **Gelenke** und **Knochen** zeigen eher **Verschleißerscheinungen**. Die durchschnittliche Lebenserwartung eines Übergewichtigen verringert sich.

„Ich esse Schokolade immer aus Langeweile."
(Nicole A., 14 Jahre, Schülerin)

„Süßigkeiten helfen bei Liebeskummer."
(Uta S., 22 Jahre, Krankenschwester)

„Immer nur gesunde Nahrung ist doch langweilig!"
(Klaus M., 17 Jahre, Auszubildender)

„Wenn ich etwas gut gemacht habe, belohne ich mich mit einem schönen Essen."
(Meike L., 31 Jahre, Hausfrau)

„Nächtlicher Heißhunger bewirkt, dass ich meine verlorenen Pfunde wieder ansetze."
(Monika T., 37 Jahre, Mutter von zwei Kindern)

„Wenn ich Prüfungen habe, kann ich ohne Süßes nicht mehr leben."
(Bernhard H., 27 Jahre, Student)

Führen Sie eine Umfrage durch, warum wir zu viel und falsch essen. Erstellen Sie mithilfe ihrer Ergebnisse eine Collage.

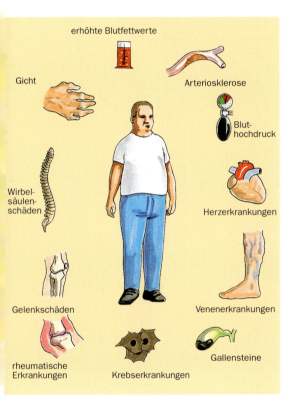

Mögliche Folgen und begünstigte Krankheiten durch Übergewicht

Auch die **Fettzellen** im Körper übernehmen bei der Entstehung von Übergewicht eine wichtige Rolle. Man vermutet, dass im Kindesalter durch eine ausgewogene Ernährung Zahl und Aufnahmefähigkeit dieser Fettzellen beeinflusst werden können. Wird schon in jungen Jahren z. B. durch Überernährung die Aufnahmefähigkeit der Fettzellen erreicht, können sich diese Zellen vermehren. Dadurch erhöht sich für die Betreffenden das Risiko, später einmal übergewichtig zu werden.

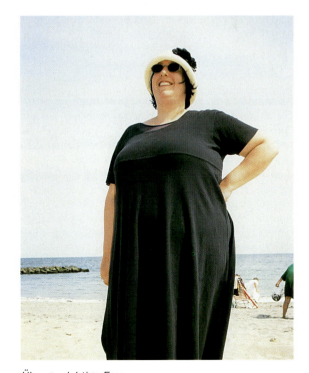

Übergewichtige Frau

Essen wird in unserer Gesellschaft oft als **Erziehungsmittel** benutzt. Beispielsweise bekommt ein Kind, wenn es besonders lieb ist, als Belohnung Schokolade oder wird, wenn es traurig ist, mit seinem Lieblingsessen getröstet. Essen wird zum Ersatz für emotionale Zuwendung. Dies ist oft der Beginn eines Teufelskreises, wobei schon dem Kind anerzogen wird, Probleme mit der Aufnahme von Nahrung zu lösen. Im Erwachsenenalter greifen diese Kinder dann meist in kritischen Situation zum Leckerbissen, um Stress und Misserfolg zu begegnen (vgl. S. 12).

Ein weiterer schwerwiegender Faktor bei der Entstehung von Übergewicht sind **falsche** bzw. **ungesunde Ernährungsgewohnheiten**:

- **zu süße Nahrung** (z. B. Süßigkeiten, Eis, Pudding, Kekse, Kuchen)
- **zu fette Speisen** (z. B. Chips, Pommes frites, fette Wurstsorten)
- **einseitige Ernährung** (bevorzugt Pizza essen)
- Verzehr von **energiereichen Nahrungsmitteln** (Bier, Nuss-Nougat-Creme, Pizza, Dönertasche)

Auch Naschen, hastiges Essen, Verzehr großer Portionen, unkontrollierte Aufnahme von energiereichen Pausensnacks und Bevorzugung schnell zubereiteter, energiereicher Fertiggerichte usw. fördern ebenfalls die Entstehung von Übergewicht.

Unsere heutigen Lebensbedingungen fördern eine Gewichtszunahme. Früher verbrauchten die Menschen sehr viel Energie bei der täglichen Arbeit (z. B. auf einem Bauernhof). Heutzutage ist zwar die Belastung der Nerven, nicht aber die der Muskeln gewachsen. Jedoch entspricht unsere Nahrungsaufnahme immer noch oft der eines körperlich sehr hart arbeitenden Menschen. Die **mangelnde Bewegung** in Verbindung mit **energiereicher Nahrung** führt langfristig immer zu einer **Gewichtserhöhung**. Übergewicht entsteht auch nie von heute auf morgen. Eine kleine Energiemenge pro Tag zu viel, kann allmählich und anfangs unbemerkt zu einer Erhöhung des Körpergewichtes führen. Beispiel: Wer z. B. nur 5 % mehr Energie pro Tag zu sich nimmt, dessen Gewicht kann über einige Jahre von z. B. 65 auf 83 Kilo ansteigen. 5 % mehr Energie, das sind ungefähr eine viertel Tafel Schokolade oder z. B. 25 g Chips.

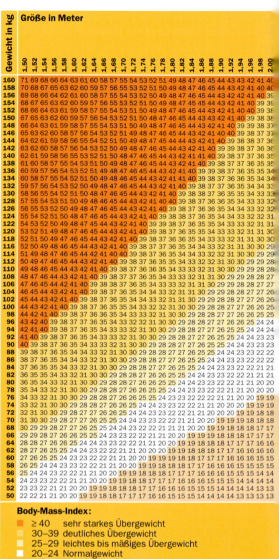

Ab wann ist man denn nun übergewichtig?
Diese Frage ist nicht leicht zu beantworten. Es gibt Formeln (z. B. die Broca-Formel) und daraus abgeleitete Tabellen, die Auskunft darüber geben, ob man übergewichtig ist oder nicht. Jedoch wird dabei die individuelle Erscheinung des Menschen nicht berücksichtigt. So wird z. B. das Gewicht von kleinen und großen Menschen oft besonders ungünstig beurteilt. Auch Sportler mit einer hohen Muskelmasse gelten nach diesen Berechnungen meist als übergewichtig (Muskelmasse ist schwerer als Fettgewebe).
Als Bestimmungsgröße für das anzustrebende Körpergewicht eignet sich der so genannte **Body-Mass-Index** (BMI). Dieser bestimmt das Verhältnis des jeweiligen Körpergewichtes in kg zum Quadrat der Körperlänge in Metern.

Body-Mass-Index:

$$\frac{\text{Gewicht (kg)}}{\text{Körperlänge in m zum Quadrat}}$$

Was tun bei Übergewicht?
Es gibt zahlreiche **Diäten**, die einen hohen Gewichtsverlust in möglichst kurzer Zeit versprechen. Jedoch ist dieser Gewichtsverlust meist nur von kurzer Dauer. Der Stoffwechsel des Körpers reagiert auf den oft drastischen Nahrungsentzug genauso wie auf einen echten Hungerzustand: Er scheidet zunächst vermehrt Wasser aus dem Gewebe aus und trennt sich zunächst schnell, dann aber immer langsamer von seinem Körperfett. Nach Beendigung der Diät (bei normaler Energiezufuhr) werden die Fettdepots häufig sofort wieder aufgefüllt und „zur Sicherheit" noch ein paar Fettdepots mehr angelegt. Das Körpergewicht schnellt wieder in die Höhe (Jo-Jo-Effekt). Der menschliche Körper ist nicht in der Lage, zwischen einer Diät und einer echten Hungersnot zu unterscheiden.
Ein vernünftiger Weg, um dauerhaft Gewicht zu verlieren, ist daher die dauerhafte Umstellung der

So könnte man leben

1. Frühstück
2 Tassen Kaffee/Tee mit 2 Stück Würfelzucker und 4 Kaffeelöffeln Kondensmilch (10% Fett), 2 Brötchen mit Butter, Käse, Honig, 1 Ei **702 kcal / 2.951 kJ**

2. Frühstück
1 Banane **96 kcal / 405 kJ**

Mittagessen
Spargelcremesuppe und gebratenes Rotbarschfilet, Kartoffelsalat mit Majonäse, grüner Salat in Öl-Marinade, Vanillepudding mit Kompott **974 kcal / 4.104 kJ**

Am Nachmittag
2 Tassen Kaffee/Tee mit Zucker und Kondensmilch (wie morgens), 2 Stück Apfeltorte mit Schlagsahne **741 kcal / 3.114 kJ**

Abendessen
1 Scheibe Mischbrot mit Rührei, 1 Scheibe Schwarzbrot mit Mettwurst, 2 kleine Tomaten, **654 kcal / 2.799 kJ**
1 Flasche Bier **148 kcal / 620 kJ**

Tagesbilanz **3.315 kcal / 13.993 kJ**

So lebt es sich leichter

1. Frühstück
2 Tassen Kaffee/Tee mit 2 Kaffeelöffeln Kondensmilch (4% Fett), 1 Scheibe Vollkornbrot mit Butter, Cornedbeef, 1 Brötchen mit Magerquark, Konfitüre **445 kcal / 1.832 kJ**

2. Frühstück
1 Apfel **75 kcal / 315 kJ**

Mittagessen
Tomatencremesuppe, gedünstetes Seelachsfilet, Salzkartoffeln, grüner Salat in Joghurt-Marinade, Obstsalat aus frischem Obst **660 kcal / 2.777 kJ**

Am Nachmittag
2 Tassen Kaffee/Tee mit Kondensmilch (wie morgens), 1 Stück Käsekuchen **236 kcal / 991 kJ**

Abendessen
1 Scheibe Mischbrot mit geräuchertem Schinken, 1 Scheibe Schwarzbrot mit Camembert (30% Fett i.Tr.), 1 Stück Gurke, **519 kcal / 2.205 kJ**
1 Glas Bier **79 kcal / 334 kJ**

Tagesbilanz **2.014 kcal / 8.445 kJ**

Ernährung auf eine **energiereduzierte Mischkost**. Dem Körper wird so die Nahrung nicht drastisch entzogen, sondern energieärmere und gesündere Nahrungsmittel zugeführt. Einige **Ratschläge** für eine **energiereduzierte Mischkost**:

- Lebensmittel mit niedrigem Energie- aber hohem Nährstoffgehalt auswählen (z.B. Gemüse, Obst, Vollkornprodukte, fettarme Milchprodukte, mageres Fleisch und Fisch)
- Verteilung der Gesamtenergiemenge auf viele kleine Mahlzeiten
- Bevorzugung ballaststoffreicher Lebensmittel wie Vollkornprodukte, Obst und Gemüse
- maßvoller Konsum von Süßigkeiten, fettem Essen, Backwaren, Knabbergebäck usw.
- auf versteckte Fette achten (z.B. fette Wurst)
- schonende und fettarme Gararten wählen (z.B. kochen, dünsten, grillen, garziehen, Garen in Folien, Garen in beschichteten Pfannen) usw.

Die Ernährung muss durch ausreichende Bewegung unterstützt werden.

Zeitschriften, Film und Fernsehen vermitteln das Schönheitsideal junger, schlanker und attraktiver Frauen. Dieses Frauenbild erzeugt selbst bei normalgewichtigen Frauen das Gefühl, abnehmen zu müssen. Besonders für Übergewichtige stellen ihre Pfunde angesichts dieses Schönheitsideales neben einer körperlichen auch eine enorme seelische Belastung dar. Oft werden Diäten oder Veränderung der Essgewohnheiten nicht durchgehalten. Die Folge sind oft Schuldgefühle und Versagensängste.

Energiebedarf eines Erwachsenen mit vorwiegend sitzender Tätigkeit

Alter	Frauen kcal/kJ	Männer kcal/kJ
19–24	2.200 / 9.000	2.600 / 11.000
25–50	2.000 / 8.500	2.400 / 10.000
51–64	1.800 / 7.500	2.200 / 9.000
über 64	1.700 / 7.000	1.900 / 8.000

Ein Erwachsener mit mittelschwerer Arbeit (z.B. Autoschlosser, Verkäuferin, hauswirtschaftliche Tätigkeiten) benötigt für den Arbeitstag 600 kcal / 2.500 kJ mehr.

AUFGABEN

1. Ermitteln Sie anhand des BMI-Index, ob Sie normalgewichtig sind.

2. Informieren Sie sich über verschiedene Diätformen und vergleichen Sie diese.

3. Susanne B., 16 Jahre, wiegt etwa fünf Kilo zu viel. Sie fühlt sich unwohl und möchte abnehmen. Sprechen Sie mit ihr über Möglichkeiten der Gewichtsabnahme.

4. Viele Menschen nehmen zur Gewichtsreduktion Appetitzügler ein. Informieren Sie sich in Apotheken und bei Ärzten über deren Wirkung und Gefahren.

12.2 Erhöhte Blutfettwerte – eine ernst zu nehmende Gefahr!

Frau Schmidt berichtet:
Eigentlich habe ich schon immer gerne und viel gegessen. Meine Familie hat ja auch immer meine Kochkunst gelobt! Wir haben viel Fleisch- und Eigerichte mit gehaltvoller Soße gegessen. Ein Gemüse- und Obstfan bin ich schon seit meiner Kindheit nicht gewesen. Auch Kuchen und Kekse esse ich sehr gerne. Mein Lieblingsessen war aber dick Butter auf frischgebackenem Brot. Um meine Gesundheit habe ich mir nie Sorgen gemacht. Bei einer Routineuntersuchung wurden dann meine Blutfettwerte bestimmt.
Das Ergebnis hat mich total erschreckt. Herr Dr. Helm teilte mir mit, dass meine Blutfettwerte stark erhöht seien. Er riet mir sofort, meine Ernährung umzustellen und auch abzunehmen. Angeblich fördern hohe Blutfettwerte u. a. die Entstehung eines Herzinfarktes oder einer Arteriosklerose. Ich habe mich dann über diese Krankheit und ihre möglichen Folgen informiert. Seitdem versuche ich, mich mit mehr Obst, Gemüse und Vollkornprodukten zu ernähren. Beim Verzehr von Fleisch, Fleischprodukten sowie Eiern bin ich vorsichtiger geworden. Dafür kommt jetzt bei uns öfters mal Fisch auf den Tisch…

Informieren Sie sich in Apotheken und beim Arzt über die verschiedenen Blutfettwerte und deren Bedeutung. Welche Krankheiten können durch erhöhte Blutfettwerte begünstigt werden?

Störungen des Fettstoffwechsels und als deren häufige Folge erhöhte Blutfettwerte stehen im Verdacht, die Entstehung einer Arterienverkalkung (Arteriosklerose, vgl. S. 121), Herzinfarkt, Schlaganfall sowie Durchblutungsstörungen zu begünstigen. Oft wird eine solche Fettstoffwechselstörung bei einer Blutuntersuchung beim Arzt festgestellt. Störungen des Fettstoffwechsels treten bei 10–20 % der Bevölkerung auf.

Mögliche Ursachen oder **begünstigende Faktoren** für die Ausbildung einer Fettstoffwechselstörung sind:

- ein hoher Anteil tierischer Fette in der Nahrung
- Übergewicht
- mangelnde Ballaststoffzufuhr
- hohe Nahrungsenergieaufnahme
- Veranlagung
- mangelnde Bewegung usw.

Der Begriff **Cholesterin** wird im Zusammenhang mit den Fettstoffwechselstörungen sehr häufig gebraucht. Es handelt sich dabei um einen lebenswichtigen Stoff, der vom Körper selbst gebildet wird und auch über die Nahrung zugeführt wird. Cholesterin ist zusammen mit anderen Stoffen am **Aufbau der Zellmembranen** und der **Markscheide des Nervensystems** beteiligt. Auch werden aus diesem Stoff z. B. **Gallensäuren, Cortison, Hormone** der Keimdrüsen sowie **Vitamin D** gebildet.

Es gibt zwei Möglichkeiten, wie das Cholesterin im Blut transportiert wird. Eine davon ist das so genannte „gute" **HDL** (**H**igh-**D**ensity-**L**ipoprotein, Lipoproteine mit hoher Dichte). Dieses transportiert nicht mehr benötigtes Cholesterin zur Leber zurück. Über die Leber wird das Cholesterin dann ausgeschieden. Das so genannte „schlechte" **LDL** (**L**ow-**D**ensity-**L**ipoprotein, Lipoproteine mit niedriger Dichte) transportiert das Cholesterin zu den Zellmembranen.

Sind die Zellen ausreichend mit Cholesterin versorgt, können die LDL-Moleküle ihr Cholesterin nicht an die Zellen abgeben. Statt dessen lagert sich das überschüssige Cholesterin an den Gefäßwänden ab. Durch die zunehmenden Ablagerungen wird der Blutstrom immer mehr behindert. Es kommt zu einer **Arteriosklerose**. Als Folge der Verengung tritt eine Unterversorgung des Gewebes mit sauerstoffreichem Blut auf. Durch den völligen Verschluss eines Herzkranzgefäßes kann es zu einem Herzinfarkt kommen (vgl. Kap. 5.8).

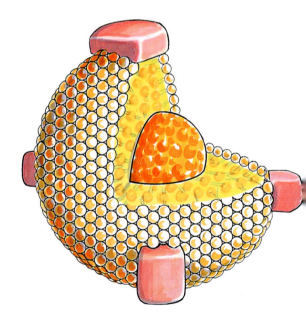

Schematische Darstellung eines LDL-Moleküls. Dieses besteht aus einer äußeren Eiweißhülle und einem inneren Cholesterinkern

Wünschenswerte Blutfettwerte (in mg Cholesterin pro dl Blut)			
	bei Patienten ohne weitere Risikofaktoren	bei Patienten mit weiteren Risikofaktoren	bei Patienten mit bereits vorliegender koronarer Herzkrankheit
Gesamt-Cholesterin	200–240	unter 200	unter 180
LDL-Cholesterin	unter 190	unter 155	unter 135
HDL-Cholesterin	über 35	über 35	über 35
Triglyceride	ungefähr 200	200	200

Die **Blutfettwerte** sollten bei einem gesunden Erwachsenen nicht mehr als **200 mg Cholesterin pro einem Zehntel Liter (dl) Blut** betragen. Cholesterinwerte über 240 mg werden als erhöht bezeichnet. Bei älteren Menschen kann dieser Wert toleriert werden, sofern keine anderen Risikofaktoren bestehen. Für die Bewertung der Blutfettwerte ist das Verhältnis der HDL-Moleküle zu den LDL-Molekülen im Blut wichtig.

Ein zu **hoher Cholesterinspiegel** wird am besten durch eine **Ernährungsumstellung** behandelt. In schweren Fällen kann der Arzt Medikamente verordnen. Durch die getroffenen Maßnahmen soll neben einer allgemeinen Senkung des Gesamtcholesterinwertes versucht werden, den HDL-Gehalt im Blut zu erhöhen und den LDL-Gehalt zu verringern.

Vorschläge für die Lebensmittelauswahl:
Bevorzugt werden sollten:
- fast alle Gemüse- und Obstsorten
- Vollkornprodukte
- Haferflocken
- Kleieprodukte
- Reis
- Magerfisch
- fettarme Milch und Milchprodukte
- Kräuter- und Früchtetee
- Mineralwasser usw.

In geringem Maß sollten verzehrt werden:
- mageres Fleisch
- fettarmes Geflügel
- Vollmilch- und Vollmilchprodukte
- Käse bis 40 % Fett in der Trockenmasse
- Öle mit einem hohem Anteil an ungesättigten Fettsäuren, Butter usw.

Nicht empfehlenswert sind:
- Innereien
- fette Fleisch- und Wurstwaren
- Schalen- und Krustentiere
- Eigelb (auch versteckt z. B. in Kuchen, Majonaise, Teigwaren)
- Schokolade
- Fritiertes (z. B. Chips, Pommes frites)
- Bier
- Aal usw.

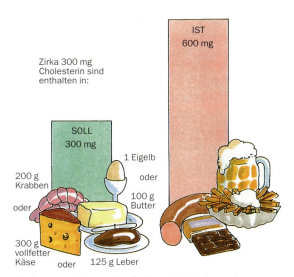

Nahrungscholesterin: Soll und Ist-Verbrauch

AUFGABEN

1. Die Zahl der Fettstoffwechselerkrankungen steigt ständig. Überlegen Sie sich mögliche Ursachen.
2. Ein berühmter Arzt hat einmal gesagt: „Der Mensch ist immer so alt wie seine Gefäße". Diskutieren Sie diesen Satz im Zusammenhang mit einer Fettstoffwechselerkrankung.
3. Erkundigen Sie sich über den Cholesteringehalt einzelner Lebensmittel. Erstellen Sie eine Tabelle über wesentliche Cholesterinlieferanten.
4. Informieren Sie sich bei Krankenkassen über die Ernährungsumstellung bei einer bestehenden Fettstoffwechselerkrankung.
5. Erläutern Sie, warum man HDL als „gute" und LDL als „schlechte" Blutfette bezeichnet.
6. Informieren Sie sich, was man unter Triglyceriden versteht.

12.3 Gicht – das Reißen im Gelenk!

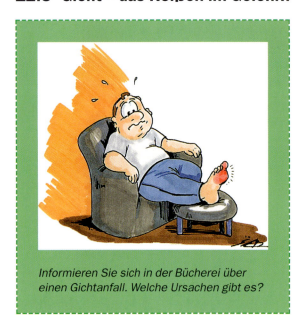

Informieren Sie sich in der Bücherei über einen Gichtanfall. Welche Ursachen gibt es?

In früheren Zeiten war die Krankheit Gicht nur einer kleinen Bevölkerungsschicht, den Fürsten und anderen hochgestellten Zeitgenossen, vorbehalten. Nur diese konnten sich einen besonders üppigen Lebensstil mit hohem Fleischverzehr leisten. Heute ist die Gicht zur **Volkskrankheit** geworden. In ihrer Häufigkeit hat sie bereits den Diabetes mellitus (Zuckerkrankheit) eingeholt. Die Häufigkeit der Gicht hängt also offenbar mit einer **Über- und Fehlernährung** zusammen. Auffällig ist, dass weitaus mehr Männer zwischen dem 50sten und 60sten Lebensjahr von dieser Krankheit betroffen sind als Frauen.

Bei der Gicht handelt es sich um eine Stoffwechselerkrankung. Mögliche Ursachen sind:

- Veranlagung
- Überernährung (zu viel tierisches Eiweiß)
- zu wenig Bewegung
- zu viel Alkohol

Als Folgen dieser Erkrankung bilden sich an Zehen-, Finger- und Ellbogengelenken sowie an der Ohrmuschel die so genannten **Gichtknoten** (Gichtperlen). Diese Knoten verursachen bei einem **Gichtanfall** sehr starke Beschwerden. Ursache für die Entstehung sind **Ablagerungen von Harnsäure** (Stoffwechselprodukt) in den Gelenken aufgrund eines **stark erhöhten Harnsäurespiegels**.

Normalerweise wird im menschlichen Körper genauso viel Harnsäure gebildet wie auch ausgeschieden wird. Bei manchen Menschen ist dieses Gleichgewicht gestört. Ihre **Harnsäureausscheidung** ist zu gering. Dadurch steigt die Konzentration der Harnsäure allmählich im Blut an. Bis zu einer gewissen Grenze bleibt die Harnsäure im Blut gelöst. Wird diese Grenze überschritten, bilden sich aus der Harnsäure kleine Kristalle, die sich bevorzugt in Gelenken ablagern.
Die Kristalle lösen starke Entzündungen aus, die sich als **Gichtanfall** äußern. Dazu kommen Fieber und beschleunigter Herzschlag. Der Gichtkranke fühlt sich insgesamt sehr unwohl.

Bei sachgerechter Behandlung (Gabe von Entzündungshemmern) klingen die Beschwerden in wenigen Tagen ab. Ohne Behandlung halten die Schmerzen ein bis zwei Wochen an und verschwinden dann. Bis zum nächsten Gichtanfall können Monate vergehen. Häufig erhalten Gichtkranke Medikamente, die den erhöhten Harnsäurespiegel im Blut senken oder die Ausscheidung der Harnsäure fördern. Vorbeugend sollte auf genügend Bewegung, ausreichende Trinkmenge (mindestens zwei Liter Mineralwasser, ungesüßte Früchtetees) und ein normales Körpergewicht geachtet werden.

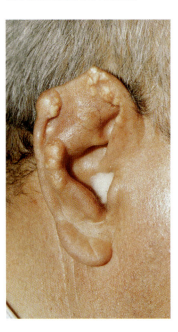

Gichterkrankung

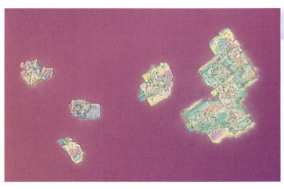

Harnsäurekristalle

Zivilisationskrankheiten

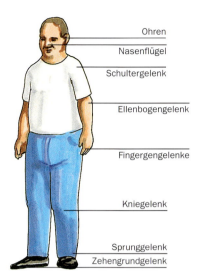

Mögliche Stellen, an denen sich Harnsäurekristalle ablagern

Ein Gichtanfall kann durch Stresssituationen, Verletzungen, körperliche Anstrengung, üppiges und fetthaltiges Essen, Alkohol im Übermaß, eine Fastenkur oder nasskaltes Wetter ausgelöst werden.

Bei der Gicht unterscheidet man drei Krankheitsstadien:

1. Stadium: Es sind erhöhte Harnsäurewerte im Blut festzustellen (Hyperurikämie).

2. Stadium: Es kommt zu einem ersten akuten Gichtanfall. Dabei treten starke Schmerzen auf. Die betroffenen Gelenke sind gerötet und geschwollen. Gichtknoten werden sichtbar. Brechen Gichtknoten auf, entstehen Geschwüre.

3. Stadium: Es treten chronische Entzündungen auf. Dadurch kommt es zu einer Verformung der Gelenke sowie zur Bildung von Harnsäuresteinen in der Niere (Gichtniere).

Bei einer Gicht muss unbedingt eine **purinarme Diät** eingehalten werden (aus Purinen wird die Harnsäure gebildet). Dem Körper sollten täglich nicht mehr als 300 mg Purine mit der Nahrung zugeführt werden.

Nicht empfehlenswert für einen Gichtkranken sind folgende Lebensmittel:

- Innereien, Fleisch, Fleischprodukte und -extrakte
- Hülsenfrüchte (z. B. Erbsen)
- geräucherter Fisch und Ölsardinen
- Alkohol (bremst die Ausscheidung von Harnsäure über die Niere)
- Bier (enthält viele Purine) usw.

Empfohlen wird eine **energiereduzierte Mischkost** mit purinarmen Lebensmitteln und Eiweißen aus Milch- und Milchprodukten.

Lebensmittel je 100 g	Harnsäure in mg
Geflügel	110
Leber (Rind und Schwein)	240
Rindfleisch	120
Schweinefleisch	130
Bierschinken	140
Bratwurst	140
Leberwurst	114
Mortadella	130
Schinken	80
Blumenkohl	25
Bohnen	40
Kartoffeln	10
Möhren	20
Spargel	30
Tomaten	10
Joghurt	0
Speisequark	0
Edamer	0
Gouda	0
Apfel	5
Bananen	0
Erdnüsse	100
Heringsfilet	207
Seelachsfilet	110
Thunfisch in Öl	290
Weizenvollkornbrot	40
Reis	0
Brötchen	21

Harnsäuregehalt ausgewählter Lebensmittel

AUFGABEN

1. Beschreiben Sie die mögliche Entstehung einer Gichterkrankung.
2. Begründen Sie, warum Gichtkranke, wenn überhaupt, nur alkoholfreies Bier trinken sollten.
3. Überlegen Sie, warum Gicht in Entwicklungsländern nahezu unbekannt ist.
4. Informieren Sie sich bei einer Beratungsstelle (z. B. bei einer Krankenkasse) über die so genannte Gichtdiät.

12.4 Magersucht – tatsächlich eine Sucht?

Hallo!

Mein Name ist Marion, und ich bin 20 Jahre alt. Zurzeit mache ich eine Ausbildung zur Kinderkrankenschwester. Ich leide seit fünf Jahren an Magersucht! Seit etwa einem Jahr befinde ich mich in ärztlicher und psychologischer Behandlung und erkenne nun langsam, wie krank ich eigentlich bin.

Damit ihr mich und meine Krankheit besser verstehen könnt, will ich euch meine Geschichte erzählen: Eigentlich hat alles damit angefangen, dass mein damaliger Freund Jan sich über meine Figur lustig gemacht hat. Er sagte, mein Hintern wäre unförmig und dick. Ich war sehr verletzt und traurig, denn eigentlich fühlte ich mich mit 50 kg bei 1,65 m ganz wohl. Ich hatte aber doch große Angst, Jan zu verlieren. Daher habe ich angefangen, fast nichts mehr zu essen, um dünner zu werden. Meine Eltern und besonders meine Mutter fanden dieses Hungern nicht gut. Aber das war mir egal, Probleme hatte ich zu Hause eh schon genug. Nach und nach verlor ich immer mehr an Gewicht. Ich wog bei meiner Größe nur noch 40 kg. Selbst Jan bat mich inständig, meine Hungerei doch endlich aufzugeben.

Ich hungerte jedoch weiter. Aufhören konnte ich zu diesem Zeitpunkt nicht mehr. Der Hunger gab mir das Gefühl, Macht über meinen Körper zu besitzen. Ich fühlte mich als etwas ganz Besonderes und glücklich!!! Gelegentlich konnte ich aber die Hungergefühle nicht mehr kontrollieren. Ich habe dann z.B. Obst, Gurken oder Magerjoghurt gegessen. Nachdem Essen hatte ich dann das Gefühl, versagt zu haben, da ich dem Hungergefühl nachgegeben hatte. Ich schämte mich dann vor mir selbst. Als Folge versuchte ich meinen Körper durch noch weniger Essen strenger zu kontrollieren.

Mit 18 Jahren wog ich dann noch 28 kg, jedoch fand ich mich immer noch zu dick! Ich glaube, ich hätte mich zu Tode gehungert, wenn mein Körper nicht Alarm geschlagen hätte. Eines Tages kippte ich einfach um und wurde in ein Krankenhaus gebracht. Meine dünnen Beine schwollen auf das fünffache an, und die Nieren drohten zu versagen. Die Ärzte kämpften zwei Wochen, um mich am Leben zu erhalten ...

Marion

Diskutieren Sie über die Geschichte dieser Magersüchtigen. Wie ist hier die Magersucht entstanden?

Man schätzt, dass in der Bundesrepublik Deutschland über 100.000 Menschen an **Magersucht (Anorexia nervosa)** leiden. Frauen sind von dieser Krankheit etwa 16-mal häufiger betroffen als Männer. In den letzten Jahren hat sich die Zahl der Kranken verdreifacht. Jeder siebte Jugendliche gilt als gefährdet.

Hauptmerkmal der Magersucht ist die **extreme Gewichtsabnahme**, die durch eine **streng kontrollierte** und **eingeschränkte Nahrungsaufnahme** erreicht wird. Von einer Magersucht spricht man bei einem Gewichtsverlust von mindestens 25% des Normalgewichts.

Die extreme Angst, an Gewicht zuzunehmen, verfolgt die Betroffenen auch noch, wenn sie bereits untergewichtig sind. Es ist eine Störung der Selbstwahrnehmung, die man am ehesten mit der Wirkung eines Zerrspiegels vergleichen kann.

Essen verbinden die Betroffenen mit Scham- und Schuldgefühlen. Unbeschwertes Genießen einer Mahlzeit ist ihnen fremd. Ohne fachliche Hilfe können sie nicht ihre Fixierung auf Körpergewicht und Essen überwinden und zu einem normalen Essverhalten finden.

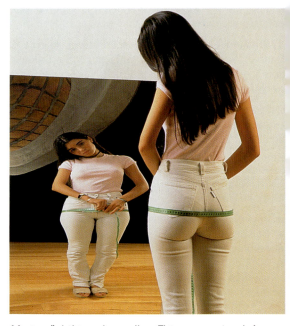

Magersüchtige nehmen ihre Figur verzerrt wahr!

Weitere **mögliche Anzeichen** einer **Magersucht** sind:
- Ausbleiben der Menstruation
- Flaumbehaarung am Körper
- niedriger Puls und Blutdruck
- Überaktivität, z.B. übertriebenes Joggen
- Fehlen der Geschlechtsmerkmale
- die Haut ist trocken und faltig usw.

Die Gedanken der Magersüchtigen kreisen ständig nur um das Essen und das Körpergewicht. Das Nicht-Essen gibt ihnen ein Gefühl der Macht und Einzigartigkeit. Der Körper hat keine Bedürfnisse zu haben. Wichtig ist der Verstand – der Kopf. Trotz ihrer körperlichen Auszehrung sind sie ehrgeizig und leistungsfähig. Oft sind sie Klassenbeste.
Magersüchtige sind meist Kinder aus harmonischen Familien und hatten in der meist überbehüteten Atmosphäre kaum eine Möglichkeit, eine eigene Identität zu entwickeln. So bleibt der Körper der einzige Bereich, über den sie selbst bestimmen können.

Die fehlende oder mangelhafte Ernährung führt zu körperlichen Veränderungen wie z.B. Absinken des Blutdrucks, des Pulses und der Körpertemperatur. Dies führt zu Müdigkeit, Frieren und Verstopfung. 10% aller Magersüchtigen sterben an ihrer Krankheit, bei 30% wird die Sucht chronisch und bei weiteren 30% der Kranken tritt eine Heilung nach einer Behandlung ein. 30% der Patienten erfahren sogar eine „Spontanheilung".

Die Magersucht ist tatsächlich eine Sucht. Es besteht ein seelisches Verlangen nach einem bestimmten Suchtmittel. Das Suchtmittel ist in diesem Fall das **Machtgefühl** über den eigenen Körper. Dadurch erklärt es sich auch, warum die Kranken trotz deutlich sichtbaren Untergewichtes weiterhungern. Die Mädchen, selten Jungen, fühlen sich, da sie ihren Hunger aushalten können, ihrem „essenden sozialen Umfeld" überlegen. Außerdem erhalten sie oft durch die Magersucht Aufmerksamkeit und Bewunderung, später Sorge und Anteilnahme.
Sie verhalten sich anfänglich sehr euphorisch, im fortgeschrittenen Stadium wirken sie apathisch, hilflos und matt.
Es ist schwer, Magersüchtigen zu helfen. Alleiniges Aufklären über die möglichen körperlichen Schäden hilft nicht weiter. Das erklärt sich schon daraus, dass sehr viele Magersüchtige sich tatsächlich zu Tode hungern. Alleine fachkundige Hilfe (z.B. Psychotherapie) kann die Ursachen dieser Erkrankung freilegen und beseitigen. Erste Voraussetzung für eine Heilung ist, dass die Magersüchtige ihren Zustand als Krankheit begreift und den festen Willen entwickelt, gesund zu werden. Die oft verordnete Zwangsernährung (meist Ernährung mit einer Sonde) gibt nur einen kleinen Zeitaufschub. Das eigentliche Grundproblem wird dadurch nicht gelöst.
Die **Nahrung einer Magersüchtigen** sollte leicht verdaulich sein und darf nur in kleinen Mengen aufgenommen werden. Fett darf anfangs nur in kleinen Mengen enthalten sein. Die Lieblingsgerichte sollten bei der Speiseplanzusammenstellung unbedingt einbezogen werden.

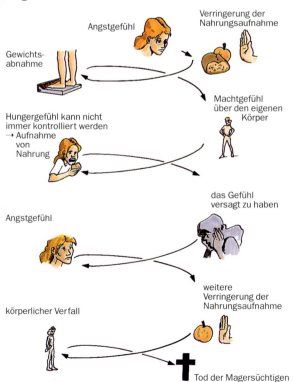

Suchtspirale der Magersucht

AUFGABEN

1. Diskutieren Sie, ob es sich bei der Magersucht tatsächlich um eine Zivilisationskrankheit handelt.

2. Informieren Sie sich anhand von Broschüren und in der Fachliteratur über die Behandlung von Magersüchtigen.

3. Nehmen Sie Stellung zur folgenden Aussage eines Schülers: „Lasst doch die Magersüchtigen einfach in Ruhe, die werden schon essen, wenn sie Hunger haben."

4. Nennen Sie mögliche Kennzeichen einer Magersucht.

12.5 Bulimie – der Ochsenhunger!

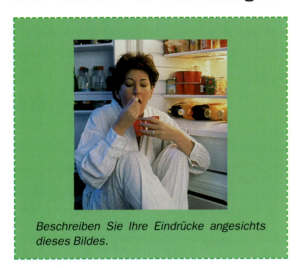

Beschreiben Sie Ihre Eindrücke angesichts dieses Bildes.

Aus einer Magersucht heraus entwickelt sich oft das Krankheitsbild der **Bulimia nervosa** – der so genannte „Ochsenhunger" oder auch „Ess-Brech-Sucht" genannt. Man schätzt, dass mehr als 600.000 Frauen in der Bundesrepublik Deutschland betroffen sind (es sind zu einem geringen Prozentsatz aber auch Männer von dieser Krankheit betroffen).

Mögliche Kennzeichen für eine Ess-Brech-Sucht:

- wiederholte Episoden von **Fressanfällen**
- dabei **große Aufnahme** von hoch kalorienhaltiger, leicht verzehrbarer Nahrung innerhalb einer bestimmten Zeitspanne (mindestens zwei Anfälle in drei Monaten)
- das Gefühl, das Essverhalten während der Fressanfälle nicht unter Kontrolle zu haben.
- nach dem Fressanfall **selbst herbeigeführtes Erbrechen**, Einnahme von **Abführ-** oder **Entwässerungsmitteln**, strenge Diät und übermäßige körperliche Betätigung, um eine Gewichtszunahme zu verhindern.
- andauernde und **übermäßige Beschäftigung** mit dem **Gewicht**

Bulimiekranke wollen schlank sein. Dieses Ziel ist für sie ausgesprochen wichtig. Gleichzeitig sind sie nicht in der Lage, ihr Essverhalten dauerhaft zu kontrollieren. Die Anspannung entlädt sich phasenweise in einem **unkontrollierten Fressanfall**. Dieser wiederum verursacht sehr **starke Schuldgefühle** und **Versagensängste**, und eine noch stärkere **Nahrungskontrolle** setzt ein. Vom äußeren Erscheinungsbild sind meist alle bulimischen Männer und Frauen unauffällig. Ihr Essverhalten ist in der Öffentlichkeit stets kontrolliert. Bulimie ist eine **heimliche Essstörung**. Die Betroffenen schämen und ekeln sich oft vor sich selbst. Sie tun alles um ihre Fressanfälle zu verheimlichen. Um ihren **Heißhungerattacken** nachgehen zu können, vernachlässigen sie oft jegliche andere Interessen und den Kontakt zu Freunden und Bekannten. Soziale Isolation und depressive Verstimmungen treten häufig auf.

Die Bulimie führt zu schweren körperlichen Folgeschäden z. B.:

- Schwellungen der Speicheldrüsen
- Schäden am Zahnschmelz durch häufiges Erbrechen
- Einrisse in der Speiseröhre
- Schäden an der Magenwand
- Kalium- und Magnesiummangel
- Nierenschäden, Herzrhythmusstörungen usw.

Pro Heißhungerattacke werden bis zu 6.000 kcal verzehrt, eine Attacke kostet den Betroffenen etwa 35 Euro.

Als ich etwa 19 Jahre alt war, wollte ich eigentlich nur mein Gewicht ein bisschen verringern, da die Jeans immer etwas kniff. Anfangs klappte das auch ganz gut, nur dann kam abends mein Freund Hans mit einer Riesentüte Chips und Eiscreme zum Fernsehabend. Erst habe ich krampfhaft widerstanden. Aber es roch doch so gut. Ich habe dann die ganze Tüte Chips und die Hälfte der Eiscreme verdrückt. Danach war ich so sauer auf mich und hab mir im Bad einfach den Finger in den Hals gesteckt. Meine zwei abgespeckten Kilo waren gerettet, und auf einmal war es richtig leicht abzunehmen. Richtig essen bis man platzt und dann, ohne dass es jemand merkt, den Finger in den Hals... Die anderen haben mich beneidet. „Mensch, Moni, du futterst wie ein Scheunendrescher und wirst immer dünner." Wenn die gewusst hätten... Mit der Zeit habe ich mich dann immer mehr vor mir selbst geekelt. Diese ekelhafte Fresserei! Ich hatte jede Beziehung zum Essen verloren. Fressen und anschließendes Übergeben bestimmten mein Leben...

Schreiben Sie an Selbsthilfegruppen und bitten Sie um Informationen über diese Essstörung und mögliche Therapieverfahren.

AUFGABEN

1. Begründen Sie, warum die Bulimieerkrankung meist unentdeckt bleibt.
2. Informieren Sie sich in der Fachliteratur und Büchereien über mögliche Ursachen dieser Erkrankung.
3. Überlegen Sie, warum Bulimiekranke häufig auffällige Schäden am Zahnschmelz haben.
4. Besorgen Sie sich zum Thema „Bulimie" den Film „Hunger – Sehnsucht nach Liebe", schauen Sie ihn sich an und sprechen Sie im Anschluss über die dargestellte Problematik.

13 Der alte Mensch

13.1 Der alte Mensch in der Gesellschaft

Das Alter

*Es ist seltsam mit dem Alter.
Wenn man dreizehn ist und noch ein Kind,
weiß man glasklar, dass das Alter
so um zwanzig rum beginnt.*

*Ist man aber selber zwanzig,
denkt man nicht mehr ganz so steif,
glaubt jedoch, so um die dreißig
sei man für den Sperrmüll reif.*

*Dreißiger, schon etwas weiser
und vom Lebenskampf geprägt,
haben den Beginn des Alters
auf Punkt vierzig festgelegt.*

*Vierziger mit Hang zum Grübeln
sagen dumpf wie ein Fagott,
fünfzig sei die Altersgrenze,
und von da an sei man Schrott.*

*Doch die Fünfziger, die Klugen,
denken überhaupt nicht daran.
Jung sind alle, die noch lachen –
Alter fängt mit HUNDERT an!*

*Alt macht nicht die Zahl der Jahre,
alt machen nicht die grauen Haare
alt ist, wer den Mut verliert
und sich für nichts mehr interessiert.*

Diskutieren Sie den Begriff „alt sein".

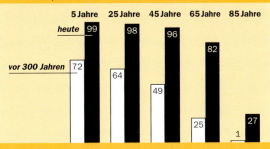

Historische Entwicklung der Lebenserwartung in Deutschland

Zu den Lebensumständen, die zu einer Verlängerung des Lebens beitragen können, gehören z.B.:

- Verringerung der schweren körperlichen Arbeit
- Verkürzung der Lebensarbeitszeit
- Möglichkeiten einer ausreichenden und ausgewogenen Ernährung (vgl. S. 21)
- gesundheitsfördernde Freizeitgestaltung (Sport, autogenes Training)
- medizinische Versorgung, Pflege und Betreuung usw.

Alte Menschen treten in unserer Gesellschaft höchst unterschiedlich auf: So gibt es den rüstigen 80-Jährigen, der eine Freundin hat und noch einmal die Universität besucht. Die so genannten „jungen Alten" reisen in den Süden, machen ihr Sportabzeichen und sind häufig die Stütze eines Vereins. Zeitweise übernehmen sie den gesamten Haushalt samt der quirligen Enkelkinder für die junge Familie und gehen dem Schwiegersohn beim Bau eines Eigenheims zur Hand. Im Gegensatz dazu klagen schon 60-Jährige über zunehmende Altersbeschwerden und nehmen am Leben nicht mehr aktiv teil. Die sich ständig weiter verändernde Welt wird nicht mehr verstanden und akzeptiert. Man unterscheidet daher neben dem biologischen Alter noch andere Altersformen des Menschen.

Jeder Mensch hofft darauf, ein hohes Lebensalter zu erreichen. Doch alt zu werden, bedeutet für viele Menschen, mit gesundheitlichen Einschränkungen leben zu müssen. So lassen mit zunehmenden Alter u.a. Körperkraft, Augenlicht und Hörvermögen nach. Nur wenigen Menschen ist es vergönnt, bei bester Gesundheit ein hohes Alter zu erreichen.

In den letzten 100 Jahre sind die Menschen in Deutschland immer älter geworden. Die durchschnittliche Lebenserwartung hat sich dabei für Männer von 44 auf 76 Jahre, für Frauen von 48 auf 81 Jahre erhöht. Die Tendenz ist weiterhin steigend. Jährlich etwa um 3,5 Monate. Diese Entwicklung ist u.a. auf die verbesserten Lebens- und Arbeitsbedingungen sowie den rasanten medizinischen Fortschritt zurückzuführen. Etwa 19 % der deutschen Bevölkerung sind über 65 Jahre alt.

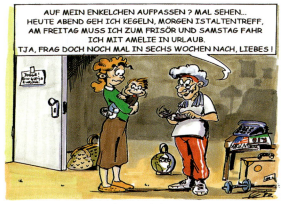

„Junge Alte" unternehmen viel

Die 5 verschiedenen Alter des Menschen:

- das **kalendarische** Alter:
  „Ich bin Jahrgang …"
- das **biologische** Alter
  „Ich glaube, ich werde langsam alt!"
- das **subjektive** Alter
  „Man ist so alt, wie man sich fühlt!"
- das **soziale** Alter
  „Du kommst jetzt auch in das Alter!"
- das **kulturelle** Alter
  „Ich verstehe die Welt nicht mehr!"

In vielen Naturvölkern (Indianer, Aborigines) genießen alte Menschen hohes Ansehen und werden als weise und erfahren verehrt. Die Alten geben das in ihrem langen Leben erworbene Wissen und ihre Erfahrungen weiter und werden auch bei nachlassenden körperlichen Kräften in der Gemeinschaft gebraucht.

In unserer Leistungsgesellschaft ist heute leider eine gegenteilige Entwicklung zu beobachten. Das Alter wird immer noch mit dem Verlust von Kraft, Leistung und Fähigkeiten verbunden. Nur der junge und gesunde Mensch kann den hohen Anforderungen der Gesellschaft entsprechen. Auch werden alte Menschen von ihrer Umwelt oft nicht ernst genommen oder als langweilig, schwierig und sogar als unangenehm empfunden. Dies äußert sich z.B. in geringschätzigen Redewendungen.

„Herr M. ist schon ein richtig alter Tattergreis!"
„Ach lassen wir ihm noch die paar Jahre…"
„Oma wird mit den Jahren immer wunderlicher."
„Diese alten Leutchen sind nicht mehr ernst zu nehmen."

Ursache ist neben Gedankenlosigkeit oft ein geringes Wissen über das Leben der alten Menschen, aus dem sich viele Verhaltensweisen erklären lassen. So entwickeln viele Menschen, die während des Krieges Not gelitten haben, im Alter ein extrem sparsames Verhalten. Es wird alles gesammelt (z.B. auch leere Joghurtbecher, Keksreste) und aufbewahrt. Aus Angst vor der Wegnahme von Lebensmitteln werden z.B. Äpfel und Brote angebissen und so aufbewahrt. Ein solches Verhalten stößt bei der Umwelt auf Unverständnis und Ablehnung. Wichtig ist hier ein einfühlsamer und verständnisvoller Umgang, um den alten Menschen ihre Ängste zu nehmen und Vertrauen aufzubauen.

Das Altern eines nahe stehenden Menschen erinnert immer auch an die eigene Vergänglichkeit. Manche Menschen reagieren darauf mit Unbehagen, Ablehnung und Angst. Unbewusst versuchen sie, den Umgang mit alten Menschen zu meiden, um sich diesem Konflikt zu entziehen. Jedoch kann die Auseinandersetzung mit den eigenen Vorstellungen über das Alter das Leben positiv beeinflussen und Lebensziele deutlicher werden lassen.

Danke für jeden, der …

- mich so annimmt, wie ich bin
- mir erlaubt von der Vergangenheit zu erzählen
- sich Zeit für mich nimmt
- mich nicht spüren lässt, dass ich eine Geschichte schon zum vierten mal erzähle
- sich beim Gehen meinem Tempo anpasst,
- für mich Geduld aufbringt
- meine Launen erträgt
- sich geduldig anhört, was ich zu erzählen habe
- mich nicht bevormundet
- auf mich Rücksicht nimmt
- mich mein Leben leben lässt
- meine Meinung schätzt,
- mich nicht alleine sterben lässt …

Dank eines alten Menschen

Bedingt durch das steigende Lebensalter der Menschen, Veränderungen der Familienstruktur, das Auftreten von Konflikten usw. verbringen viele alte Menschen ihren Lebensabend nicht mehr im Kreis der Familie, sondern oftmals in einem Altenheim. Selbst das beste Altenheim kann die vertraute Umgebung eines Zuhauses nicht ersetzen. Es ist daher nicht überraschend, dass viele alte Menschen nach einem unfreiwilligen Einzug in ein Altenpflegeheim geistig und körperlich sehr stark und schnell abbauen.

Jedoch können Schwerstpflegefälle (z.B. halbseitige Lähmung nach einem Schlaganfall) für die Angehörigen eine so große Belastung darstellen, dass zumindest die körperliche Pflege in einem Heim besser geleistet werden kann. Die Kosten für die Heimunterbringung werden je nach dem Grad der Pflegebedürftigkeit von dem Bewohner, den Angehörigen, der Pflegeversicherung oder dem Sozialamt übernommen.

AUFGABEN

1. Finden Sie mithilfe des Gedichts auf Seite 209 eine Definition für „alt sein".
2. Erläutern Sie den Begriff „junge Alte".
3. Diskutieren Sie den folgenden Satz: „Jeder Mensch möchte alt werden, aber nicht alt sein."
4. Nennen Sie Beispiele für die fünf verschiedenen Alter des Menschen.
5. Erstellen Sie eine Collage zu dem Thema: Was wünsche ich mir im Alter?
6. Diskutieren Sie gesellschaftliche Probleme, die sich aus der steigenden Lebenserwartung ergeben können.

13.2 „Alt werden" – was verändert sich im Körper?

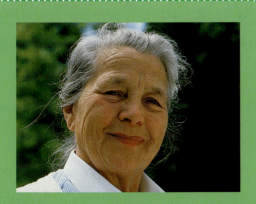

Beschreiben Sie bei dieser Frau die äußerlichen Alterungsanzeichen.

„Ich glaube, ich werde langsam alt!" Dieser Seufzer entfährt Menschen zuerst bei körperlichen Veränderungen, die allgemein für typische Anzeichen des Alters gehalten werden.

Dazu gehören:
- die Haare werden erst grau, dann weiß
- die Haut bekommt Falten
- die Zähne fallen aus
- der Rücken wird krumm
- die Muskeln schwinden
- die Gelenke werden steifer
- die Atmung wird schwächer
- die Durchblutung wird schlechter
- die Hör- und Sehkraft lässt nach usw.

Obwohl wir heute viel mehr als früher für unsere Gesundheit tun können, tritt bei jedem von uns ab einem gewissen Zeitpunkt ein körperlicher Abbau ein. Nachweisbar ist dieser Vorgang bereits zwischen dem zwanzigsten und dreißigsten Lebensjahr. Dies hängt damit zusammen, dass der menschliche Körper grundsätzlich für eine Lebensdauer von zwanzig bis dreißig Jahren „gebaut" wurde. Beispiele für den Alterungsvorgang sind: die Zunahme von Sehfehlern, Hörschäden, grauen Haaren, die körperliche Leistungsfähigkeit z. B. die Maximalkraft, sinkt. Dem medizinischen Fortschritt haben wir es u. a. zu verdanken, dass sich unsere Lebenserwartung auf mehr als das Doppelte erhöht hat. Deutlich wird dies in vielen Entwicklungsländern, wo noch viele Menschen aufgrund mangelnder ärztlicher Versorgung jung sterben.

Mit fortschreitendem Alter kommt es zu vielschichtigen Veränderungen im Körper: Haare und Nägel wachsen durch die verringerte Zahl der Zellteilungen langsamer, und auch Verletzungen heilen schlechter. Die Nahrung wird schlechter verdaut. Ablagerungen, als Folge des veränderten Stoffwechsels, lagern sich in Organen und den Wänden der Blutgefäße ab (Arteriosklerose, S. 119 ff.; siehe auch Bluthochdruck S. 122 ff.). Sichtbar werden diese Ablagerungen z. B. in der Haut als bräunliche Verfärbungen (Altersflecken).

Die Abwehrkräfte (Immunsystem) werden zunehmend nicht mehr ausreichend mobilisiert und gesteuert. So werden z. B. gesunde Körperzellen durch die Immunabwehr zerstört. Eingedrungene Mikroorganismen und entartete Zellen (Krebszellen) werden dagegen nicht immer erkannt und bekämpft. Dadurch erklärt sich die erhöhte Anfälligkeit alter Menschen für Infektionskrankheiten (z. B. Grippe) und auch die erhöhte Zahl an Krebserkrankungen. Bedingt durch die begrenzte Zahl an Zellteilungen und der lebenslangen „Abnutzung" arbeiten die Organe immer schlechter und stellen schließlich ihre Tätigkeit ganz ein.

Altern und Tod sind aus biologischer Sicht das Ergebnis einer langsamen Selbstzerstörung. Dieser biologische Prozess beginnt mit der Geburt und schreitet von da an unumkehrbar jeden Tag fort. Die moderne Altersforschung geht davon aus, dass der Alterungsprozess genetisch gesteuert und von äußeren Faktoren lediglich beschleunigt wird. Die biologische Höchstgrenze für das menschliche Leben wird dabei mit etwa 105–110 Jahren angegeben.

Textauszüge über **angebliche** Altersrekorde aus dem Buch Rekorde der Natur:

… der älteste Einwohner der USA wurde 1842 in Liberia/Afrika geboren und mit 12 Jahren als Sklave nach Amerika verkauft. Charlie Schmith wurde angeblich 132 Jahre alt …

… eine Frau Ashura Amarowa aus der Republik Dagestan am Kaspischen Meer soll das biblische Alter von 159 Jahre erreicht haben.

… erst 1973 soll der angeblich älteste Mann der Welt, der Bauer Schirali Mislimow aus Aserbaidschan, gestorben sein. Nach Aussagen der Wissenschaftler wurde er 1805 geboren.

AUFGABEN

1. Begründen Sie den folgenden Satz: „Alte Menschen sollten nicht von einer erkälteten Person besucht werden!"

2. Erläutern Sie, warum Operationen bei alten Menschen immer ein erhöhtes Risiko darstellen.

3. Nehmen Sie zu den oben zitierten Altersrekorden kritisch Stellung.

13.3 Häufige Krankheiten im Alter

Alter ist keine Krankheit! Mit zunehmendem Lebensalter verliert der Körper jedoch an Widerstandskraft, und die Regeneration der Körperzellen lässt nach. Das kann zunächst zu einer Leistungsschwäche und dann zu Krankheiten führen. Der alternde Mensch hat diesen Erkrankungen meist weniger entgegenzusetzen als ein junger Mensch. Die Krankheit verläuft oft schwerer und der alternde Körper erholt sich schlechter. Alte Menschen leiden häufig an mehreren Krankheiten gleichzeitig. Hinzu kommen häufig seelische Belastungen und Probleme im Alter. Diese können bei Nichtbewältigung auch in körperliche Erkrankungen umschlagen.

13.3.1 Osteoporose – wenn der Knochen schnell bricht!

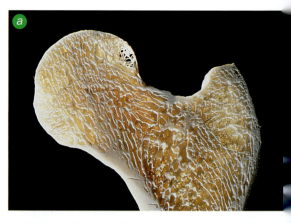

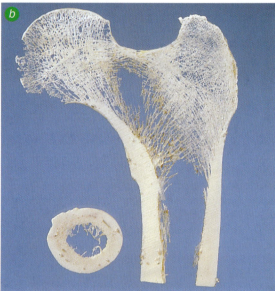

Osteoporose
a) Gesunder Knochen
b) Knochen mit einer Osteoporose

Liebe Mathilde,

du hast dich bestimmt darüber gewundert, dass du längere Zeit nichts mehr von mir gehört hast. Der Grund dafür war ein Oberschenkelhalsbruch. Ich bin beim Saubermachen gestürzt und habe mir schon wieder etwas gebrochen. Du weißt, in den letzten Jahren ist das schon viermal passiert.

Mein Arzt Dr. Kaiser hat mir erklärt, dass ich Knochen wie Glas habe. Mir war nicht bekannt, dass diese Krankheit auch mit einer ungenügenden Aufnahme von Calcium zusammenhängt. Naja, Milch und Käse habe ich schon als Kind nicht gegessen. Früher habe ich gerne und viel gekocht. Nachdem meine Kinder aus dem Haus waren und mein Mann Otto gestorben war, ist auch mein Interesse für das Essen erloschen. Ich habe dann viele Fertiggerichte gegessen. Auch das Einkaufen ist mir immer schwerer gefallen. Du weißt ja, mein Rücken. Ich habe mit der Zeit einen richtigen Buckel bekommen.

Eigentlich hatte ich auch nie Gewichtsprobleme, aber trotzdem habe ich einen Bauch bekommen. Meine Taille ist auch ganz kurz geworden. Das gefällt mir gar nicht. Der Arzt sagt, dass das auch von dieser Osteoporose kommt...

Deine Erika

Beschreiben Sie die Symptome der Krankheit Osteoporose.

Die **Knochen** in unserem Körper sind keine starre feste Masse, sondern ein lebendes Gebilde aus verschiedenen Zellen (vgl. Kap. 9). Zwei Typen von Zellen, die **Knochenbildungszellen** und die **Knochenfresszellen,** sorgen für einen ständigen Auf- und Abbau im Knochengewebe. Die Grundsubstanz des Knochens besteht aus Calciumsalzen, die in anderen Gerüstelementen eingebettet sind. Bis etwa zum 30sten Lebensjahr überwiegt der Knochenaufbau. Mit zunehmendem Alter verlieren die Knochen dann an Masse. Dieser Vorgang ist normal und noch keine Krankheit. Von einer Osteoporose (Knochenschwund) spricht man, wenn der Abbauprozess schneller oder stärker als üblich verläuft. Die Knochen verlieren zunehmend an Festigkeit und brechen leicht bei Druck und Stoß. Der Begriff Osteoporose bedeutet sinngemäß übersetzt „gehöhlter Knochen".

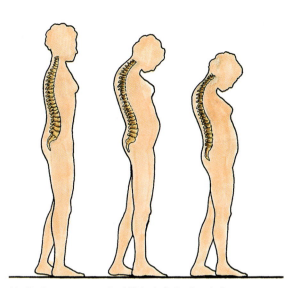
Veränderungen an der Wirbelsäule durch Osteoporose

Häufigste Ursache für eine Osteoporose ist bei Frauen ein Mangel an dem weiblichen Geschlechtshormon (Östrogen) z.B. nach den Wechseljahren. Es kommt zu einer vermehrten „Entkalkung" der Knochen. Als Folge der fortschreitenden Erkrankung kann es zu Knochenbrüchen und zum Brechen einzelner Wirbelkörper der Wirbelsäule kommen. Diese sacken in sich zusammen. Die betroffenen Frauen bekommen den so genannten **Witwenbuckel.** Muskelanspannung verursacht meist starke Muskelschmerzen. Etwa 6–8 Millionen Bundesbürger leiden an Knochenschwund – bald jede vierte Frau ab 60 Jahren ist betroffen. Die Umgebung der Kranken muss nach möglichen Sturzquellen untersucht werden, um den schwer heilenden Knochenbrüchen vorzubeugen.

Mögliche Ursachen
- Hormonmangel (Östrogen)
- Vitamin-D-Mangel
- Ernährungsfehler
- Erbliche Veranlagung
- Bewegungsmangel

können zu einer Osteoporose führen

Mögliche Anzeichen einer Osteoporose
- erhöhte Anfälligkeit für Knochenbrüche
- Abnahme der Körpergröße
- gebeugte Körperhaltung
- hervortretender Bauch (aufgrund geschrumpfter Taille)
- Knochen- und Rückenschmerzen
- Rundrückenbildung (Witwenbuckel)

Die Behandlung einer Osteoporose ist schwierig. Die Krankheit kann zwar durch eine calciumreiche Ernährung nicht geheilt, aber in ihrem Fortschreiten verlangsamt werden. Wichtig ist auch eine ausreichende Vitamin-D-Zufuhr. Auch Hormonpräparate, spezielle Osteoporosegymnastik und viel Bewegung an frischer Luft können helfen.

Gezielte Vorbeugung ist besonders wichtig: Sie beginnt damit, dass bereits in der Jugend auf einen gesunden Aufbau der Knochenmasse geachtet wird. Dazu gehört in jedem Fall eine calciumreiche Ernährung, also viel Milch und Milchprodukte. Auf diese Weise wird ausreichend Knochensubstanz gebildet. Auf eine „knochenfreundliche" Ernährung mit ausreichender Eiweiß- und Calciumzufuhr sollte man natürlich auch als Erwachsener weiterhin achten. Wer sich mit dem Rauchen und vor allem beim Alkohol zurückhält, trägt ebenfalls dazu bei, das persönliche Osteoporoserisiko zu senken. Viel Bewegung und die Vermeidung von Untergewicht können zusätzlich vor einer Osteoporose schützen.

Lebensmittel	Calcium in mg/100g
Basilikum	2070
Emmentaler (45% i.Tr.)	920
Camembert (30% Fett i.Tr.)	600
Haselnüsse	226
Grünkohl	212
Spinat	125
Milch (Vollmilch)	120
Quark (20% Fett i.Tr.)	85
Orangen	42
Leberwurst	41

Der Tagesbedarf an Calcium liegt bei durchschnittlich 800–1000 mg pro Tag.

AUFGABEN

1. Beschreiben Sie die mögliche Entstehung einer Osteoporose.
2. Erläutern Sie den Begriff „Witwenbuckel".
3. Beurteilen Sie Ihr persönliches Osteoporoserisiko.
4. Erstellen Sie eine Collage über calciumreiche Lebensmittel.
5. Begründen Sie, warum eine calciumreiche Ernährung besonders in der Jugend wichtig ist.
6. Erstellen Sie für sich einen Tageskostplan mit calciumreichen Lebensmitteln.
7. Beschreiben Sie die Pflege bei Osteoporose.

13.3.2 Arthrose

> **Frau L. (64 Jahre) erzählt …**
>
> „Angefangen hat alles vor 6 Jahren. Zuerst fühlten sich meine Kniegelenke morgens nur etwas steif an. Das habe ich zunächst nicht weiter beachtet, ich dachte das gehört zum Alter. Ich bekam dann aber immer stärkere Schmerzen in beiden Knien. Es wurde für mich zur Qual, morgens aufzustehen, da ich mich nur noch unter großen Schmerzen bewegen konnte. Der Arzt, der eine Arthrose feststellte, erklärte mir, dass ich eben lernen müsste, mit den Schmerzen zu leben. Als Ursache nannte der Arzt meine jahrzehntelange schwere körperliche Arbeit als Putzfrau …"
>
> Beschreiben Sie das Krankheitsbild der Arthrose.

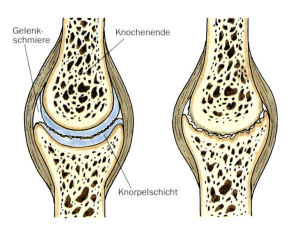

Entstehung einer Arthrose

Erkrankungen der Gelenke, die auf Abnutzungsprozesse zurückzuführen sind, bezeichnet man als **Arthrose** (arthros = griechisch Gelenk). Etwa 6–8 Millionen ältere Bundesbürger leiden in irgendeiner Form darunter. Verschleißerscheinungen der Gelenke sind nicht krankhaft – bei jedem Menschen nutzen sich im Laufe der Jahre die Gelenke ab. Ob dies schließlich zur schmerzhaften Krankheit führt, hängt vom Ausmaß der Schädigung ab und davon, wie sie sich auswirkt. Eine Arthrose entsteht besonders häufig an den Knie-, Fuß- und Hüftgelenken sowie an der Wirbelsäule. In einem Gelenk (z. B. Kniegelenk) treffen zwei Knochenenden aufeinander (vgl. Kap. 9). Beide sind so geformt, dass sie gut ineinander passen. Eine elastische und spiegelglatte Knorpelschicht überzieht die Gelenkflächen. Dadurch können die Knochenenden reibungslos aneinander vorbeigleiten. Beide Knorpelschichten berühren sich nicht direkt. Zwischen ihnen befindet sich ein dünner Gelenkspalt, der von einer zähen Flüssigkeit ausgefüllt ist. Diese Gelenkschmiere dient als Schmiermittel und Stoßdämpfer. Darüber hinaus transportiert die Flüssigkeit die Nährstoffe, die zur ständigen Neubildung von Gelenkknorpel benötigt werden. Gelenke arbeiten meist Jahrzehnte „wartungsfrei". Im Laufe der Jahre kommt es zu natürlichen Abbau- und Alterungsprozessen: Elastizität und Widerstandsfähigkeit des Knorpels nehmen ab. Die Beweglichkeit der betroffenen Gelenke wird eingeschränkt. Jede **Arthrose** verläuft zunächst schmerzfrei. Erste Schmerzen treten auf, wenn die Knorpelschicht angegriffen ist und die Gelenkenden aneinander reiben. Frühe **Warnzeichen einer Arthrose** sind:

- Gelenkschmerzen unter Belastung
- morgendlicher Anlaufschmerz
- Einschränkung der Gelenkbeweglichkeit
- Ruheschmerz (nur bei akuter Arthrose)

Bei fortschreitender Arthrose kann der Knochen zerstört werden. Das Gelenk versteift und verändert sich durch die knöchernen Auswüchse.
Die Entstehung einer Arthrose kann durch starke körperliche Beanspruchung (Verschleiß), Fehlstellungen der Beine (X- oder O-Beine), Fußschäden (Spreizfüße), Übergewicht und Gelenkverletzungen gefördert werden. Als **Vorbeugung** gilt regelmäßige Bewegung, die die Gelenke möglichst gleichmäßig belastet – ideal sind Sportarten wie Schwimmen oder Radfahren. Der Gelenkknorpel wird nur ausreichend ernährt, wenn die Gelenke auch bewegt werden. Aus diesem Grund darf ein arthrotisches Gelenk nicht stillgelegt werden. Es muss regelmäßig bewegt werden. Bei einer Zerstörung des Gelenkes kann durch eine Operation ein Kunstgelenk eingesetzt werden.
Häufige **Behandlungsverfahren** bei einer Arthrose:

- Entzündungen und Schmerzen müssen zum Abklingen gebracht werden (Kälte- oder Wärmetherapie, Ultraschall, Schmerzmittel, Medikamente)
- Die Beweglichkeit der Gelenke muss erhalten werden (ausreichende Bewegung, Krankengymnastik, Massagen).

AUFGABEN

1. Beschreiben Sie die mögliche Entstehung einer Arthrose und ihre Ursachen.
2. Nennen Sie Berufe, die eine Arthrose in späteren Jahren begünstigen können.
3. Begründen Sie, warum ein arthrotisches Gelenk ausreichend bewegt werden muss.

13.3.3 Arthritis

> *Ein alter Medizinprofessor, der an schwerer Arthritis leidet, hält einen Vortrag im Hörsaal: „Wir wollen jetzt den Unterschied zwischen einer Arthrose und einer Arthritis festhalten. Stellen Sie sich vor, Sie stecken in einem Schraubstock, der zugedreht wird, bis es schmerzt. Das ist eine Arthrose. Und wenn dann noch ein bisschen weitergedreht wird – dann ist es Arthritis."*
>
> *Überlegen Sie, welche Information der Professor über die Krankheit Arthritis gibt. Erkundigen Sie sich z. B. bei älteren Verwandten, wie sich diese Krankheit bemerkbar macht. Berichten Sie anschließend in der Klasse.*

Warnzeichen einer akuten **Arthritis** können sein:
- Rötung des Gelenks
- Schwellung
- Gelenküberwärmung („heißes" Gelenk)
- Gelenkschmerzen auch in Ruhe
- Einschränkung der Gelenkbeweglichkeit

Bei der **Arthritis** handelt es sich um eine **entzündliche Gelenkerkrankung.** Diese kann schubartig auftreten und ist häufig mit einem schlechten Allgemeinbefinden verbunden. Ursache für die Entzündung im Gelenk kann eine **bakterielle Infektion** oder eine **Stoffwechselstörung** sein. Auch gibt es die Möglichkeit, dass das **fehlgesteuerte Immunsystem** den Gelenkknorpel zerstört. Unabhängig von der Entzündungsursache bietet die Arthritis stets ein typisches Bild.

In der Bundesrepublik Deutschland leiden etwa 800.000 alte Menschen an dieser entzündlichen Gelenkerkrankung. Bei einem langjährigen und chronischen Verlauf zerstört die Entzündung den Gelenkknorpel. Es kommt zu schweren Gelenkverformungen und Einschränkungen in der Bewegung. Für viele alte Menschen bedeutet dies, dass sie bei einer akuten oder chronischen Erkrankung auf Hilfe und Pflege angewiesen sind.

Eine akute Arthritis ist schwierig zu behandeln. Im Gegensatz zu einer Arthrose muss das Gelenk ruhig gestellt werden und darf nicht belastet werden. Kühlung, z. B. durch Kühlkissen oder kalte Wickel, kann lindernd wirken. Bei bakteriellen Infektionen werden Antibiotika verabreicht. Generell ist eine Ernährungsumstellung mit einem höheren Anteil an pflanzlichen Lebensmitteln und einer Reduktion des Verzehrs von Fleisch und Wurstwaren sinnvoll. Medikamente und krankengymnastische Übungen können die Gelenkveränderungen hinauszögern. Schmerzmittel, z. B. Acetylsalicylsäure, lindern den Schmerz und wirken auch entzündungshemmend. Cortisonpräparate werden nur in akuten Schüben angewendet. Sie wirken entzündungshemmend und unterdrücken das Immunsystem. Bei langer Anwendungsdauer haben sie starke Nebenwirkungen. Der Patient kann aber viel zur Linderung seiner chronischen Krankheit tun, indem er z. B. lernt, mit seinen Schmerzen und der Steifheit zu leben. Regelmäßige Gymnastik, Laufübungen auf weichem Boden und Schwimmen unterstützen die Behandlung.

Das Leben mit einer Arthritis ist nicht einfach – aber machbar. Vor allem in Selbsthilfegruppen finden die Betroffenen Unterstützung und Kontakte zu anderen Kranken. Schlimm ist, dass viele Kranke bei einer fortgeschrittenen Arthritis vor Schmerzen kaum noch ihre Wohnung verlassen können und vereinsamen.

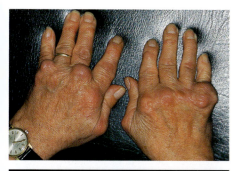
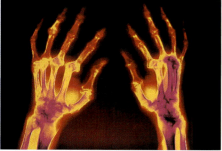

Aufnahmen arthritischer Hände mit den typischen Veränderungen an den Fingergelenken

AUFGABEN

1. Erläutern Sie den Begriff Arthritis.
2. Nennen Sie mögliche Ursachen für eine Arthritis.
3. Erläutern Sie, warum bei einer Arthritis das erkrankte Gelenk ruhig gestellt werden muss.
4. Begründen Sie, warum Arthritiskranke häufig vereinsamen.

13.3.4 Altersbedingte Demenz

> Juliane H. ist 87 Jahre alt. Bis vor einem Jahr lebte sie in ihrer kleinen Wohnung in einem Wohnblock. Täglich ist sie einkaufen gegangen und hat auch immer mit den Nachbarn ein Schwätzchen gehalten. Auch ihre Hausarbeit hat sie bis vor kurzem noch allein erledigt. In den letzten Monaten sind der Tochter und den Nachbarn an Frau H. starke Veränderungen aufgefallen. Immer häufiger verlässt diese mit beschmutzten Kleidern und ungekämmten Haaren die Wohnung. Außerdem kann sie sich kaum noch etwas merken. Selbst den Namen ihrer Tochter vergisst sie zeitweise. Zweimal hat sie schon ihre Wohnung verlassen und dabei die Herdplatte angelassen. Die Nachbarn machen sich Sorgen um die Sicherheit im Haus. Nach längeren Überlegungen nimmt die Tochter ihre Mutter bei sich zu Hause auf. Frau H. erkennt nun auch zeitweise ihre Tochter und Enkel nicht mehr. Morgens begrüßt sie ihre Tochter mit den Worten: „Wer bist du denn? Du kommst mir so bekannt vor!" Frau H. erzählt zwar noch ab und zu von der Vergangenheit, weiß aber nicht mehr in welchem Jahr sie lebt.
> Die Tochter ist verzweifelt und kann sich den Zustand ihrer Mutter nicht erklären …
>
> Diskutieren Sie Ihre Erfahrungen mit der Vergesslichkeit von alten Menschen. Wann wird Vergesslichkeit zur Krankheit?

Jeder Mensch vergisst ab und zu etwas. Tritt diese Vergesslichkeit mit zunehmendem Alter immer häufiger auf und geht mit einer Verwirrung einher, lautet die Diagnose oft „beginnende **Altersdemenz**" (**Altersschwachsinn**). Bei einer Demenz ist die Fähigkeit zur Bewältigung der alltäglichen Anforderungen stark beeinträchtigt.

Mögliche **Anzeichen** einer **Demenz** können sein:
- **Nachlassen des Gedächtnisses** (Vergessen von Namen, Anlassen der Herdplatte usw.)
- **Verlust geistiger Fähigkeiten** (z. B. die Konzentrationsfähigkeit lässt stark nach, Zusammenhänge werden nicht mehr erkannt)
- **Störungen des sozialen Verhaltens** (z. B. nacktes Erscheinen in der Öffentlichkeit)
- **Störungen des Gefühlslebens** (z. B. unerklärliche Wutausbrüche, Beschimpfungen)

Die Störungen betreffen zunächst nur das Kurzzeitgedächtnis, das Langzeitgedächtnis bleibt relativ lange erhalten. Das erklärt, warum alte Menschen, die an fortschreitender Demenz leiden, noch viel aus ihrer Jugend berichten können, oft aber die Geschehnisse des vorherigen Tages vergessen haben. Die alten Menschen verlieren ihre Merkfähigkeit und auch die Fähigkeit, sich zu konzentrieren, lässt nach. Der alte Mensch ermüdet geistig und körperlich sehr rasch. Häufig kommt es bei einer fortgeschrittenen Demenz zur Ausbildung von Wahnideen und starken Ängsten. So kann es geschehen, dass Angehörige aufgefordert werden, z. B. im Schlafzimmer das Pferd zu entfernen oder doch endlich die Mutter hereinzulassen. Es ist wichtig, auf diese Wahnideen behutsam einzugehen und den alten Menschen zu beruhigen. Viele Wahnvorstellungen (z. B. der Besuch der Mutter) sind oft Ausdruck eines starken Wunsches.

Den erkrankten Menschen ist meist bewusst, dass mit ihnen etwas nicht stimmt. Die Hilflosigkeit kann sich z. B. in Aggressionen oder auch in haltlosem Weinen äußern. In dieser Situation bietet es sich an, durch Zuwendung dem Menschen das Gefühl zu geben, in seiner schwierigen Situation angenommen und nicht alleine zu sein. Bei Demenzkranken kommt es bei fortschreitender Erkrankung neben dem Verlust der Harn- und Stuhlkontrolle zu einer Veränderung oder sogar dem Verlust der Sprache. Häufig erfolgt die Verständigung nun allein über die Körpersprache (Gesichtsausdruck, Gesten).

Über mögliche Ursachen einer Demenz ist noch nicht allzu viel bekannt. Häufig wird eine alters- oder krankheitsbedingte Abnahme des Nervengewebes für die Entstehung der Demenz verantwortlich gemacht. Beispiele sind Nervenzerstörungen als Folge eines Schlaganfalls und Veränderungen der Nervenzellen durch Stoffwechselrückstände.

Gedanken eines verwirrten, alten Menschen

Welcher Tag ist heute?
Wo bin ich? Das ist nicht meine Wohnung!
Ist schon Weihnachten?
Ich will nach Hause!
Warum bekomme ich niemals etwas zu essen?
Habe ich Kinder? Leben sie noch?
Ich möchte jetzt Abendessen!
Mit mir stimmt etwas nicht!
Ich habe Angst!
Wie ist mein Name?

AUFGABEN

1. Nennen Sie mögliche Anzeichen einer Demenz und finden Sie Beispiele.
2. Begründen Sie, warum ein behutsamer und einfühlsamer Umgang mit Demenzkranken besonders wichtig ist.
3. Welche Aktivitäten können die geistigen Fähigkeiten im Alter trainieren?

13.3.5 Altersdepression – dunkle Wolken auf der Seele

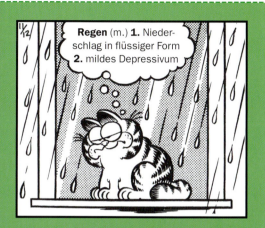

Diskutieren Sie in der Klasse über den Cartoon. Beschreiben Sie, was Sie unter „Depressivsein" verstehen.

Redewendungen wie „ich bin heute so depressiv" sind weit verbreitet und gehören zu unserer Umgangssprache. Mit solchen und ähnlichen Worten soll ausgedrückt werden, dass man sich traurig fühlt. Diese meist kurzzeitige **depressive Verstimmung** hat mit einer echten Depression nicht viel zu tun. Das Gefühl der Traurigkeit ist eine völlig normale Reaktion auf belastende Erlebnisse und Situationen. Solche können z.B. der Tod eines Familienmitgliedes oder Freundes, die Trauer eines alten Menschen über den Verlust seiner Wohnung bei Einweisung in ein Pflegeheim sein. Der Unterschied zwischen dem Gefühl der **Trauer** und der **Depression** besteht darin, dass der Depressive seinen Zustand beibehält, während der Trauernde im Laufe der Zeit Abschied nimmt von dem, was er betrauert. Die geleistete **Trauerarbeit** hilft ihm, den Verlust zu überwinden.

Mögliche Anzeichen für eine Depression
- Die täglichen Aufgaben können plötzlich nicht mehr bewältigt werden
- Es liegt eine starke Antriebs- und Entschlusslosigkeit vor
- Der Betroffene grübelt ständig und plagt sich mit Selbstvorwürfen
- Gefühle der Wertlosigkeit und Schuldigkeit werden beschrieben
- Äußerungen von Suizidgedanken (Selbstmord)
- Gleichgültigkeit gegenüber Dingen, die dem Betroffenen vorher wichtig waren
- Rückzug vor Freunden, Familie und Verwandten
- Schlafstörungen und Appetitverlust
- Auftreten von psychosomatischen Krankheiten usw.

Von einer **Altersdepression** wird gesprochen, wenn die Störung nach dem 65. Lebensjahr auftritt. 15 % aller Frauen und 10 % aller Männer werden in diesem Lebensabschnitt depressiv. Damit ist die Altersdepression die häufigste psychiatrische Erkrankung.

Viele Depressive klagen nicht über das Gefühl der Traurigkeit, sondern beschreiben ein Gefühl der inneren Leere (Gefühl der Gefühllosigkeit), das es ihnen unmöglich macht, Freude, Angst, Trauer usw. zu empfinden. Sie sind in ein großes schwarzes Loch gefallen, aus dem sie sich aus eigener Kraft kaum befreien können. Die Patienten haben oft keine Hoffnung auf Besserung oder auf eine schöne Zukunft. Häufig erscheint ihnen das Weiterleben unerträglich und ohne Sinn. So wird der Suizid als letzter möglicher Ausweg empfunden.

Das Alter ist nicht die Ursache für die Depression. Als **Ursachen** können z.B. Schlaganfall, Arteriosklerose, Hormonstörungen, Leber- und Pankreaserkrankungen sowie Medikamentennebenwirkungen (dauerhafte Einnahme von Schlaf-, Beruhigungs- und Schmerzmitteln, Neuroleptika usw.) verantwortlich sein (**körperlich bedingte Depression**). Bei der so genannten **psychogenen Depression** lösen nicht verkraftete Erlebnisse (z.B. Tod eines geliebten Menschen, frühkindliche Störungen) und körperliche Erschöpfungszustände die Krankheit aus. Bei der **endogenen Depression** (endogen = von innen heraus) nimmt man an, dass bei dem Betroffenen eine Veranlagung besteht, die durch starke seelische Belastung zum Vorschein kommt. Oft sind die Ursachen jedoch unbekannt. Wichtig ist, dass es sich bei den hier genannten Depressionsformen nur um eine Grobeinteilung handelt, deren Übergänge fließend sind. Die WHO hat als häufigste Ursache für die weltweit ansteigende Zahl von Depressionsfällen Materialismus und Vereinsamung angegeben. Alte Menschen leiden besonders unter der Einsamkeit. Beziehungen gehen durch den Tod des Partners und der Freunde zu Ende. Auch der Verlust von Macht und Ansehen sowie das Gefühl, auf dem „Abstellgleis" zu stehen, begünstigen die Entwicklung von Depressionen.

Bei allen Depressionsformen besteht eine **besondere Form der Beziehungsaufnahme des Kranken mit seiner Umgebung**. Der Depressive zieht sich einerseits von seinem sozialen Umfeld zurück. Die verbleibenden Bezugspersonen beansprucht er dann aber umso intensiver. Viele Depressive wünschen uneingeschränkte Aufmerksamkeit. Die Zuwendung wird oft durch zahlreiche körperliche Beschwerden erreicht. Die Bezugsperson soll sich den Erwartungen des Kranken völlig unterordnen, die eigenen Bedürfnisse zurückstellen. Sie hat das Gefühl, „mit hineingezogen" zu werden oder „heruntergezogen" zu werden.

Dies kann ein wichtiger Hinweis für das Vorliegen einer Depression sein.

Gerade im Alter verschiebt sich das Gefühl des Bedrücktseins hin zu körperlichen Beschwerden. Es kann so weit kommen, dass die Depression hinter den körperlichen Beschwerden (wie Kopf-, Glieder- und Magenschmerzen, Übelkeit, Herzrasen usw.) zurücktritt. In diesem Fall spricht man von einer **larvierten Depression**. Der Betroffene hat in seinem Leben erfahren, dass körperliche Beschwerden Aufmerksamkeit und Zuwendung hervorrufen, so dass unbewusst das Leiden der Seele in körperliche Symptome umgewandelt wird.

Ob eine Depression ambulant oder im Krankenhaus behandelt werden kann, ist abhängig von der Schwere der Erkrankung (Suizidgefahr), dem sozialen Umfeld und der Persönlichkeit des Kranken. Die **Therapie der Depression** stützt sich auf:
- Behandlung der organischen Ursachen
- medikamentöse Behandlung (Antidepressiva, Lithiumsalze usw.)
- psychotherapeutische Verfahren
- Schlafentzugsbehandlung
- Lichttherapie usw.

Die **Antidepressiva** wirken depressionslösend und stimmungsaufhellend. Die Wirkung der Medikamente zeigt sich jedoch erst nach ein bis zwei Wochen. Im Gegensatz zu vielen anderen Medikamenten führt die regelmäßige Einnahme von Antidepressiva nicht zu einer Abhängigkeit! Es können aber schwere Nebenwirkungen (z.B. Gleichgewichtsstörungen, Augenschäden, Herzrhythmusstörungen, allergische Reaktionen, Störungen des Hormonsystems) auftreten. Menschen, die starke Schmerzmittel und andere Psychopharmaka einnehmen oder an bestimmten Erkrankungen der Leber, Niere und Prostata leiden, dürfen in der Regel nicht mit Antidepressiva behandelt werden.

Das Leben mit depressiven alten Menschen ist besonders für Angehörige und Bezugspersonen belastend. Auch für die Pflegende ist es oft nicht leicht, angemessen mit diesen Patienten umzugehen. Es gibt für den Umgang mit depressiven alten Menschen kein Patentrezept. Nebenstehende Regeln können jedoch den Umgang mit Depressiven erleichtern.

Wichtig ist, mit den betroffenen alten Menschen einfühlsame Gespräche zu führen und auf deren Eigenarten und Wünsche einzugehen. Ein sinnvoll ausgefüllter Tagesablauf (Anleitung zur Beschäftigung) wirkt sich positiv auf den Gemütszustand des Depressiven aus. Regelmäßige Bewegung und Gymnastik (soweit es der Gesundheitszustand erlaubt) haben sich ebenfalls bewährt.

Was man nicht tun sollte:
- auffordern, sich zusammenzureißen und aktiv zu sein
- Vorsicht mit Ironie, Sarkasmus und „harmlosen" Scherzen. Der Sinn für Humor geht bei Depressionen oft verloren
- in die Ferien und Kuraufenthalte schicken
- zu frühe Aktivierung durch Physio- und Ergotherapie
- Selbstmordideen nicht ernst nehmen und dem Betroffenen verbieten, darüber zu reden
- behaupten, es gehe schon besser oder es sei bald vorbei

Besser ist es:
- dem Betroffenen helfen, seine Depression als Krankheit zu akzeptieren
- die momentane Hoffnungslosigkeit des Depressiven als ein Zeichen des depressiven Zustands erkennen
- die guten Prognosen und Behandlungsmöglichkeiten betonen
- volle Zuwendung gewähren
- die Lebensgeschichte des alten Menschen erforschen und eventuelle Motive klären
- Informationen über den Behandlungsplan geben
- die Nebenwirkungen von Medikamenten erklären
- auf Stimmungsschwankungen bei der Therapie vorbereiten
- über Selbstmordgedanken offen sprechen
- eine regelmäßige, rhythmische Gliederung des Tagesablaufs fördern. Darauf achten, dass der Depressive am Morgen nicht regelmäßig im Bett liegen bleibt, sich am Abend nicht zu früh zurückzieht und während des Tages nicht isoliert
- nicht auf das Grübeln über vergangene Ereignisse eingehen. Während einer schweren depressiven Phase nicht nach Gründen für die Verstimmung suchen. Möglichst in der Gegenwart, beim aktuellen Empfinden bleiben
- durch Betonung kleiner Fortschritte die positive Wirkung der Behandlung verstärken
- die Angehörigen mit einbeziehen und das Milieu berücksichtigen

AUFGABEN

1. Diskutieren Sie über die Angabe der WHO, die die steigende Zahl an Depressionen mit Materialismus und Vereinsamung begründet.
2. Begründen Sie in der Klasse die „Regeln" für den Umgang mit Depressiven.

13.3.6 Inkontinenz – „wenn Urin und Stuhl nicht mehr gehalten werden können"

> Herr S. ist 75 Jahre alt, Rentner und lebt zusammen mit seiner Tochter und deren Familie in einem Mehrfamilienhaus bei München. Herr S. fährt viel Fahrrad und kegelt gerne. Abends trifft er sich häufig mit alten Freunden für eine Runde Skat. Vor einigen Monaten ist Herr S. in seinem nassen Bett aufgewacht. Zuerst dachte er, dass sein Glas Wasser ins Bett gekippt wäre. Aber die Schlafanzughose war an der Vorderseite ganz durchnässt. Herr S. duschte sich schnell und zog sich trockene Kleidung an. Er hoffte, diesen Vorfall schnell zu vergessen. Jedoch wiederholte sich dieses Geschehen zunächst alle zwei Wochen, dann häufiger. Herr S. bekam zunehmend Angst, aus seiner Wohnung zu gehen. Er sagte die Skatabende ab, fuhr kaum noch mit dem Rad, und zum Kegeln ging er auch nicht mehr.
> Mit der Zeit fiel der Tochter auch der süßliche Uringeruch aus der Kleidung ihres Vaters auf. In einem einfühlsamen Gespräch überzeugte sie ihren Vater, sein Problem doch mal mit seinem Arzt zu besprechen …
>
> Überlegen Sie, warum Herr S. so lange zögerte, zu einem Arzt zu gehen.

Als **Inkontinenz** bezeichnet man allgemein den unkontrollierten Harn- oder Stuhlverlust. Man schätzt, dass etwa 6 – 8 Millionen Menschen in der Bundesrepublik Deutschland daran leiden. Es gibt viele Ursachen oder vorangegangene Erkrankungen, die zu einer Inkontinenz führen können. Mögliche Ursachen für Inkontinenz können sein:

Harninkontinenz

- Schwäche des Blasenschließmuskels
- Gebärmutterabsenkung (Druck auf die Blase)
- Blasentumore
- Chronische Harnwegsinfekte (Blasenleiden)
- Vergrößerung der Prostata
- Blasenlähmung durch einen Schlaganfall
- psychische Einflüsse (z. B. Stress)
- allgemeine Körperschwäche
- Fehlsteuerung durch Rückenmarks- oder Gehirnverletzungen usw.

Stuhlinkontinenz

- Verletzung oder Schädigung des Schließmuskels
- Starke körperliche Belastung (z. B. schweres Heben)
- Rückenmarks- und Gehirnverletzungen
- Darmtumore
- psychische Einflüsse
- allgemeine Körperschwäche

Das **Hauptproblem** bei einer **Inkontinenz** besteht darin, dass diese Erkrankung auch heute noch in unserer Gesellschaft tabuisiert wird. Auftretende Inkontinenz gilt oft als ein Zeichen für mangelnde Pflege und Unsauberkeit. Viele Betroffene fühlen sich mit ihrem Problem allein gelassen und haben selbst beim Arzt Schwierigkeiten, über ihr Leiden zu reden. Vielen Inkontinenzkranken kann heute schon durch eine Operation oder durch spezielle Übungen (z. B. Blasenmuskeltraining, „Trainieren" der Blase durch regelmäßigen Gang zur Toilette) geholfen werden. Auch gibt es für die **Inkontinenzversorgung** in Apotheken und im Versandhandel ein großes Angebot an saugfähigen Einlagen (Zellstoffwindeln) und Spezialhosen für Männer und Frauen. Diese auf die jeweilige Inkontinenz abgestimmten Produkte ermöglichen den Betroffenen eine Teilnahme am normalen Tagesgeschehen (Einkaufsbummel, Radtouren, Theaterbesuche usw.) und verbessern so die Lebensqualität. In schweren und nicht behandelbaren Fällen von Inkontinenz wird vom Arzt ein Katheter (Röhrchen) in die Blase eingeführt. Der Urin wird in einen Beutel am Körper geleitet. Für Männer gibt es Kondom-Urinale, die den Harn ebenfalls direkt ableiten.

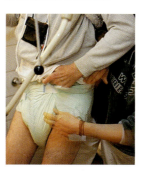 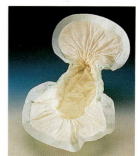

Inkontinenzprodukte

AUFGABEN

1. Definieren Sie, was man unter Inkontinenz versteht.
2. Begründen Sie, warum Inkontinenz für viele Menschen ein gesellschaftliches Problem darstellt.
3. Informieren Sie sich in einer Apotheke über mögliche Hilfsmittel bei Inkontinenz.

13.4 Betreuung und Pflege alter Menschen

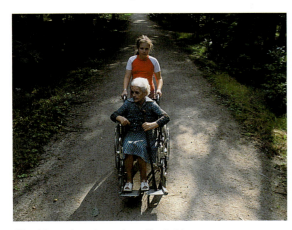

Alte Menschen brauchen Kontakte

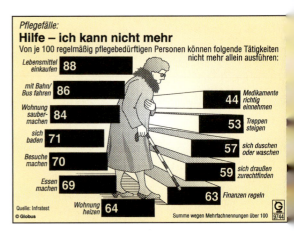

Wie jeder Mensch braucht auch der alte und besonders der alte und kranke Mensch liebevolle Betreuung und Zuwendung.

Alte Menschen haben einen langen Lebensweg zurückgelegt und befinden sich nun in der dritten und letzten Phase ihres Lebens. Die Gedanken an das zurückliegende Leben, die gemachten Erfahrungen sowie der nahe eigene Tod führen dazu, dass alte Menschen ihre verbleibende Zeit anders wahrnehmen und auch gestalten wollen. War vielleicht früher die Arbeit das Wichtigste im Leben, rücken nun die zwischenmenschlichen Kontakte immer mehr in das Zentrum des Lebens. Die Familie wird auch aufgrund der durch den Tod immer weniger werdenden alten Freunde immer wichtiger. Viele alte Menschen können noch lange Zeit alleine leben und ihr Leben ohne fremde Hilfe gestalten. Eine Betreuung und Pflege ist erst dann notwendig, wenn wesentliche geistige und/oder körperliche Einschränkungen auftreten.

Die Pflege und Betreuung eines alten Menschen erfordert viel Geduld und ist nicht immer leicht und angenehm. Das wichtigste Ziel ist es, dem Menschen auch im Lebensabend ein menschenwürdiges Dasein zu ermöglichen. Der alte Mensch sollte nur dort unterstützt werden, wo er Hilfe braucht. Alles, was er noch tun kann, soll er selber tun, um sein Selbstwertgefühl und seine Unabhängigkeit so lange wie möglich zu erhalten. Das **ganzheitliche Pflegeprinzip** unterstützt den alten Menschen in allen Lebenssituationen. Der Mensch wird in seiner Gesamtheit (Körper – Geist – Seele – Lebensumstände – Lebensverlauf) betrachtet und auch so betreut. Die Befriedigung der geistigen und seelischen Bedürfnisse ist genauso wichtig wie die Pflege des Körpers!

Zu den **Maßnahmen** gehören:
- Hilfen bei der **Körperpflege**
- Hilfe bei den **Toilettengängen**
- das **An-** und **Auskleiden**
- die Kontrolle der **Medikamenten-, Nahrungs-** und **Flüssigkeitsaufnahme** usw.

Auch die Haushaltsführung und Freizeitgestaltung gehören dazu. Persönliche Zuwendung, Spiele, Körperschulungen, Gedächtnistraining, Filmvorführung und Gesprächsgruppen ergänzen den ganzheitlichen Ansatz.

In der Bundesrepublik Deutschland leben etwa 2 Millionen alte Menschen, die auf Pflege angewiesen sind. Über vier Fünftel davon werden zu Hause betreut. Der Grad der Pflegebedürftigkeit ist dabei sehr unterschiedlich.

Stufe I / erheblich Pflegebedürftige benötigen im Schnitt 90 Min. Pflegebedarf, und zwar wenigstens zwei Verrichtungen bei Körperpflege, Essen oder Mobilität. Darüber hinaus muss mehrfach in der Woche Hilfe bei der hauswirtschaftlichen Versorgung benötigt werden. Bei der **Stufe II/Schwerpflegebedürftige** erhöht sich der Pflegebedarf auf ca. drei Stunden täglich. **Stufe III/Schwerstpflegebedürftige** benötigen rund um die Uhr, auch nachts, Hilfe und zusätzlich mehrfach in der Woche Hilfe bei der hauswirtschaftlichen Versorgung (im Schnitt fünf Stunden Pflegebedarf täglich).

Für die Pflege der alten Menschen gibt es in Apotheken und Sanitätsfachgeschäften ein reichhaltiges Angebot. Dies reicht von der richtigen Bettenauswahl über Gehhilfen bis zu den Hygieneartikeln.

AUFGABEN

1. Informieren Sie sich in Sanitätsfachgeschäften über Pflegehilfsmittel für den alten Menschen, und erstellen Sie eine Collage.

2. Berichten Sie über mögliche Erfahrungen bei der Betreuung und Pflege von alten Menschen.

Bildquellenverzeichnis

AFP Agence France-Presse, Bonn, S. 94
Allgemeines Krankenhaus Altona, Hamburg, S. 86
amw Pressedienst GmbH, München, S. 76
Anthony-Verlag, Starnberg, S. 7, (H. Theissen), 8/1 (Burbeck), 13 (Deike), 23 (Özdemir), 27 (Burbeck), 30 (H. Theissen), 31 (H. Theissen), 35/1 (Ege), 39/1 (S. Gruber), 43 (Klingsöhr), 52/1 (Klingsöhr), 52/2 (Kratz), 54 (H. Theissen), 87 (Burbeck), 211 (Burbeck), 220 (N. Fischer)
Archiv für Kunst und Geschichte, Berlin, S. 11, 95, 104, 165/3, 171
Barmer Ersatzkasse, Wuppertal, Broschüren „Alkohol" und „Drogen" S. 176, 180, 188
Bavaria Bildagentur GmbH, Gauting, S. 143
Bayer AG, Köln, S. 50
Beiersdorf AG, Hamburg, S. 126/3, 127
Bieniek Dr. Dr. K., Wuppertal, S. 39/3
Dachroth, Sabine, Garbsen, S. 90, 179
Deutsche Leukämie-Forschungshilfe Aktion für krebskranke Kinder e.V., Bonn, S. 194
Deutsche Presse-Agentur GmbH, Frankfurt, S. 167/1, 178 (Kleefeldt), 185/2 (Eilmes)
FOCUS Photo- und Presseagentur GmbH, Hamburg, S. 82/1, 169, 206
FOTEX Medien Agentur GmbH, Hamburg, S. 124, 193, 199
Freie und Hansestadt Hamburg – Impfzentrum, Hamburg, S. 58
Fujitsu Siemens Computers GmbH, München, S.31
Getty Images, München, S. 8, 24
Globus-Infografik, Hamburg, S. 57, 94, 95, 108, 113, 189/1, 220/2
Gohl GmbH, Recom Verlag, Baunatal, S. 93/1, 97/2, 98/3, 126/2, 147, 204/2
Hartmann, Dr., Hamburg, S. 57
Hestia Pharma GmbH, Mannheim, S. 75
Hoechst Aktiengesellschaft, Bad Soden, S. 155
Hoting, Dr. med. Edo, Hamburg, S. 68, 97/3, 101, 111/2
Institut für Pflanzenbau und Pflanzenzüchtung – FAL, Braunschweig, S. 183/3
Keil, Prof. Dr. Manfred, Neckargemuend, S. 99/2, 100
Krüger, Werner, Bielefeld, S. 219/1
Landesinstitut für Schule und Weiterbildung, Soest, S. 187
Landeskriminalamt Baden-Württemberg, Stuttgart, S. 183/2, 184, 185/1/3
Margarine-Institut für gesunde Ernährung, Hamburg, S. 120
Mauritius Die Bildagentur GmbH, Mittenwald, S. 25 (Eye Press), 183/1 (Grasser)
OKAPIA KG, Frankfurt, S. 79 (NAS/Omikron), 80 (J. Giannicchi/PR ScienceSou), 82/2 (Dan McCoy/Rainbow), 89 (Biophoto Ass./Science Sou.), 91 (Omikron NAS), 92/1 (Biophoto Ass.NAS), 92/2 (Manfred P. Kage), 92/3 (Photo Researchers/NAS), 93/2 (Susan Leaviness/NAS), 97/1 (L. Georgia/PR ScienceSource), 98/1 (Ulrich Sapountsis), 99/1 (W.&D. McIntyre/NAS), 106/1 (Manfred P. Kage), 106/2 (Neufried) 110 (Dr. med. J.P. Müller), 111/1 (Neufried), 137 (M.M. Rotker/Science Source), 138 (Susan Leavines/NAS), 156 (Dr. med. J.P. Müller), 158 (Biophoto Associates/NAS), 159 (Manfred P. Kage), 165/1/2 (S. Camazine/NAS), 170 (Dr. D. Dickson/P. Arnold, Inc.), 189 (Manfred P. Kage), 191 (Ulla Spiegel), 192/1 (Neufried), 192/2 (E. Reschke/P. Arnold, Inc.), 192/3 (Manfred P. Kage), 204/3 (A. u. H. - F. Michler), 212/1 (Manfred P. Kage), 215 (Dr. med. J.P. Müller, Biophoto Ass./ScienceSource)
Praxis Dr. med. Pierre Villars, Zürich, S. 82
Procter & Gamble GmbH, Schwalbach, S. 40/2, 41
Rehm, Prof. Willy, Weingarten, S. 181
Reinbacher, Dr. med. Lothar, Kempten, S. 66/1, 67, 71, 98/2, 135, 141, 154, 212/2
Roth, Prof. Klaus K.-F.,Universitäts-Krankenhaus Eppendorf, Hamburg, S. 39/2, 40/1
SCA Mölnlyke GmbH, Hilden, S. 219/2
Schneider, Dieter, Fotojournalist, Kiel, S. 19
Schürholz Arzneimittel GmbH, München, S. 66/2
St. Vinzenz-Hospital, Köln, S. 135
Techniker Krankenkasse, Hamburg, Broschüre „Das Herz" S. 8/2, 113, 129 „Hygiene" S. 12, 16, 36, 38, „Bewegung" S. 29, „Sicherheit" S. 42, 44, „Hausmittel" S. 46, 51
Thieme, Georg, Verlag, Stuttgart, S. 83
Thomashilfen, Bremervörde, S. 10
Transglobe Agency, Hamburg, S. 142 (Broze), 190 (Wallocha), 208 (Chederros)
Trias Verlag, Stuttgart, S. 200
United Feature Syndicate, Inc./CTM, Merchandising, München, S. 217
WDV Wirtschaftsdienst Gesellschaft für Medien + Kommunikation mbH + Co. OHG, Bad Homburg, S. 35/2
Wella AG, Darmstadt, S. 111/1
Wolter, Harro, Hamburg, S. 69, 167/2
ZEFA Zentrale Farbbild Agentur GmbH, S. 128 (Wartenberg), 140 (Padberg)

Informationsdienste

ANAD e.V/pathways: Neue Wege aus der Essstörung
Seitzstr. 8, 80538 München; www.ANAD-pathways.de
Beratung@ANAD-pathways.de

Arbeitsgemeinschaft Allergiekrankes Kind e.V.
Nassaustr. 32, 35745 Herborn; aak-ev@t-online.de

Auswertungs- und Informationsdienst für Ernährung, Landwirtschaft und Forsten (aid), Friedrich-Ebert-Straße 3, 53177 Bonn; aid@aid.de

Bundesministerium für Gesundheit und Soziale Sicherung
Am Propsthof 78a, 53121 Bonn; www.bmgesundheit.de

Bundesverband Verbraucherzentrale e.V.
Markgrafenstr. 66, 10969 Berlin; info@vzbv.de

Bundesvereinigung für Gesundheit e.V.
Heilsbachstraße 30, 53123 Bonn; webmaster@bvgesundheit.de

Bundeszentrale für gesundheitliche Aufklärung
Ostmerheimer Str. 220, 51101 Köln; info@bzga.de

Deutsche Gesellschaft für Ernährung (DGE)
Godesberger Allee 18, 53175 Bonn; webmaster@dge.de

DHS-Deutsche Hauptstelle gegen die Suchtgefahren e.V.
Westring 2, 59065 Hamm; info@dhs.de

DKV, Abteilung Bildungswesen
Aachener Str. 300, 50933 Köln; gesundheit@dkv.com

Die Verbraucher Initiative e.V.
Elsenstr. 106, 12435 Berlin; mail@verbraucher.org

Verbraucherschutzverein e.V.
Bayreutherstr. 41, 10787 Berlin; verbraucherservice@regtp.de

Literatur

Aulbert, E.: Bewältigungshilfen für den Krebskranken. Georg Thieme Verlag, Stuttgart 1993
Deutsche Gesellschaft für Ernährung e. V. (Hrsg.): Ernährungsbericht 2000. Frankfurt am Main
Freudenberg, E.: Der Krebskranke und seine Familie. TRIAS, Stuttgart 1990
Frey, I.; Schmid-Lübke, L.; Wenzel, W.: Krankenpflegehilfe. Georg Thieme Verlag, Stuttgart 1996
Gottschalk, W.: Allgemeine Genetik. Georg Thieme Verlag, Stuttgart 1994
Grond, E.: Die Pflege verwirrter alter Menschen. Lambertus-Verlag, Freiburg im Breisgau 1996
Grond, E.: Kompendium der Alters-Psychiatrie und -Neurologie für Altenpflegerinnen. Brigitte Kunz Verlag, Hagen 1999
Jecklin, E.: Arbeitsbuch Anatomie und Physiologie. Gustav Fischer Verlag, Stuttgart 2001
v. Koerber, K.; Männle, T.; Leitzmann, C.: Vollwerternährung. Konzeption einer zeitgemäßen Ernährungsweise. K. F. Haug, Heidelberg 1999
Mehnert, H.: Diabetes und andere Stoffwechselerkrankungen. Piper Verlag, München 1991
Ohm, D.: Psyche, Verhalten und Gesundheit. TRIAS, Stuttgart 1990
Pschyrembel: Klinisches Wörterbuch. de Gruyter, Berlin 1998
Rattner, J.: Psychosomatische Medizin heute. Seelische Ursachen körperlicher Erkrankungen. Gustav Fischer Verlag, Frankfurt am Main
Schäffler, A.; Schmidt, S.: Mensch, Körper, Krankheit. Jungjohann-Verlag, Neckarsulm 1999
Schlieper, C. A.: Ernährung heute. Verlag Handwerk und Technik, Hamburg 2001
Silbernagel, S.; Aesopulus, A.: Taschenatlas der Physiologie. Georg Thieme Verlag, Stuttgart 2001
Zimbardo, P. G.: Psychologie. Springer-Verlag, Berlin, Heidelberg, New York 1999

Sachwortverzeichnis

A
Abführmittel 93, 139
Abhängigkeit 175, 178, 184 ff.
 –, körperliche 178
 –, seelische 178
Adipositas 198
Adrenalin 149, 151
After 133
Aids 108 f.
 –, Infektionsschutz 109
 –, Krankheitsverlauf 108
 –, Pflege von Aids-Patienten 108 f.
 –, Symptome 108
Alkohol 142, 143, 179 ff.
 –, Wirkung 179, 143
Alkoholsucht 179 f.
 –, Gesundheitsschäden 143, 180
 –, Phasen 180
Allergene 110 f.
Allergie 109 ff.,
 –, Behandlung 111 f.
 –, Diagnose 111
 –, Formen 112
Allergietest 111
allergische Reaktion 110
Alter 209, 216
 –, biologisches 210
 –, kalendarisches 210
 –, kulturelles 210
 –, soziales 210
 –, subjektives 210
Altern 209 ff.
Altersdemenz 216
Altersdepression 217 f.
Alterskrankheiten 212 ff., 216
Alterungsprozess 7, 211, 216
Alzheimerkrankheit 169 f.
 –, Krankheitsverlauf 169
 –, Pflege und Betreuung 170
 –, Symptome 169
ambulante Pflege 220
Aminosäuren 14
Anorexia nervosa 206
Antibiotika 93, 133
Antibiotikabehandlung 106
Antidepressiva 218
Antidiabetika, orale 155
Antihistaminika 111
Antikoagulantien 126, 127
Antikörper 103 ff., 109
Arbeitsbelastung 22 f.
Arbeitsplatzgestaltung 23 ff.
Arbeitsweise, rückenschonende 174
Arbeitszeit 22 ff.
arterielle Verschlusskrankheit 125, 181
Arterien 118 ff.
Arteriolen 118
Arteriosklerose 119 f., 128, 163, 181, 202
 –, Entstehung 121
 –, Prophylaxe 121
arteriosklerotische Veränderungen 119 f., 128, 156, 181
Arthritis 215
 –, Behandlung 215
 –, Symptome 215
 –, Warnzeichen 215
Arthrose 214
 –, Behandlung 214
 –, Vorbeugung 214
 –, Warnzeichen 214
Arzneimittel 46 ff.
 – –entsorgung 50
 – –formen 48
 – –lagerung 50
 – –missbrauch 50 f., 142, 176, 182
 – –umgang 50
 – –wirkung 49
Arzneimittelverabreichung 49
 –, enterale 49
 –, lokale 49
 –, parenterale 49
 –, rektale 49
 –, systemische 49
ärztliche Versorgung 53
Atemfrequenz 71
Atemgeräusche 71
Atemnot 71
Atemrhythmus 71
Atemstillstand 71
Atmung 70 f.
Ausscheidungen 71 ff.
Austrocknung 66
Auswurf 73
Autoimmunkrankheit 153, 215
AV-Knoten 116

B
Bakterien 89 f., 97 f.
Bakterienkolonie 89
Ballaststoff 139
 –, Gehalt in Lebensmitteln 139
Bänder 172
Bandscheiben 173
Bandscheibenvorfall 173
Bauchspeichel 132
Bauchspeicheldrüse 132, 153
Baustoff 13
Befruchtung 78 f.
Behinderung 6, 10
 –, geistige 9
 –, körperliche 9, 167
 –, psychische 9
 –, Sinnesbehinderung 9, 86
 –, Sprachbehinderung 9
Beipackzettel 50
Benzpyren 192
Betreuung alter Menschen 220
Betriebsstoff 13
Beuger 172
Bewegung 28, 124, 138, 171
Bewegungsmangel 113, 124, 128, 171, 173
Blasen 66
Blinddarm 133
Blutalkoholspiegel 179
Blutcholesterinspiegel 203
Blutdruck 68 ff., 122 ff.
 –, diastolischer 70
 –, systolischer 69
Blutdruckmessung 69 f.
Blutdruckwerte 122
Blutfettwerte 203
Blutgefäße 114, 117, 118 ff.
Blutgerinnsel 119, 120, 125, 163
Bluthochdruck 68 f.,122 ff.,
 –, Behandlung 123 f.
 –, experimenteller 123
 –, Risikofaktoren 123, 181
Blutkreislauf 117 f.
Blutplättchen 125
Blutzuckerbelastungstest 150
Blutzuckerregulation 150 f.
 –, beim Gesunden 150 f.
blutzuckersenkende Medikamente 155
Blutzuckerspiegel 150 f., 152
Bobathkonzept 164
Body-Mass-Index 200
Botulismus 59
Bowmann'sche Kapsel 145
Bronchien 70
Broteinheit, BE 155
Bulimie 208
 –, Essverhalten 208
 –, Folgeschäden 208
 –, Ursachen 208
Bundesseuchengesetz 57
Burning-out-Syndrom 24

C
Cadmiumvergiftung 55
Calcium 212, 213
calciumreiche Ernährung 213
Cancerogene 191 f.
Clostridium botulinum 59
Cholera 94
Cholesterin 15 f., 121, 202
 –, HDL 202
 –, LDL 202
cholesterinreiche Lebensmittel 16, 121
Cholesterinspiegel 16, 121
Chorionbiopsie 83
Chromosomen 79, 82
Chromosomenkrankheiten 82 f.
Coffein 123
Coitus interruptus 84
Cortisol 151
Cortison 111, 215
Crack 185
Cremes 48

D
Dammschnitt 81
Darmbakterien 93, 133
Darmflora 93, 133
Darmtraining 139
Darmzotten 133
Dauergebiss 39
Defektheilung 62
Dekubitus 66
Delirium 180
Demenz 216
Depression 34, 217 f.
Desinfektion 105
 –, chemische 105
 –, physikalische 105
Desinfektionsmittel 105 f.
Diabetes mellitus 150 ff.
 –, Behandlung 154 f.
 –, Früherkennung 152
 –, Symptome 150, 152
 –, Spätschäden 156
 –, Typ I 153
 –, Typ II 153
 –, Ursachen 150
Diabetes-Spätschäden 156
Diabetesdiät 154 f.
Diabeteskost 154 f.
Diabetikerausweis 150
Diabetikerschulung 154, 156
Diabetikerselbstkontrolle 154, 156
diabetisches Koma 152
Dialyse 144, 146
Diaphragma 84
Diastole 115
Dickdarm 133
Diphterie 98
Disstress 26, 27
Dominanz, Vererbung 83
Dopamin 168
Down-Syndrom 82
Dragees 48
Dreimonatsspritze 85
Drogen 176, 183 ff.
 –, Drogenwirkung 176, 179 ff., 183 ff.
 –, illegale 176, 183 ff.
 –, legale 176, 179 ff.
Drogenberatung 187
Dünndarm 132 f.
 –, Dünndarmschleimhaut 133
Durchfall 73, 93, 137
Durst 76

E
Ebolaviren 94
Ecstasy 184
Eierstock 78
Eileiter 78
Einschlafrituale 35
Einzeller 89, 92
Eisprung 78, 84
Eiterbakterien 60, 90
Eiweiß 14, 148
Eiweißbedarf 14
Eiweißversorgung 14

Eizelle 78
Elektrokardiogramm 116
Embolie 126
Embolus 126, 163
Embryo 79 f.
Empfängnisregelung 84
Empfängnisverhütung 84 f.
Endoskopie 137
Energiebedarf 13, 148 f.
 – bei körperlicher Aktivität 148
 – eines Erwachsenen 201
 – im Ausdauersport 148
 – in Ruhe 147
Energiebedarf 148
Energiegewinnung 147
Energiereserven 148
Energieumsatz 148
Energieverbrauch 13, 147 f.
Entspannungstechnik 28, 124
Entwicklung 77 ff.
Entwicklung 86 f.
 –, frühkindliche 80, 95
 –, kindliche 86 f.
Entwicklungsstörungen 86 f.
Epidemie 96
Epilepsie 165
Erbkrankheiten 82 f.
Erbrechen 73
ernährungsbedingte Krankheiten 11, 138, 197 ff.
Ernährungserziehung 12, 199
Ernährungssituation 11, 197, 199
Ernährungsverhalten 11, 12, 199
Ernährungszustand 76
Essensverweigerung 76
essenzielle Fettsäure 15
Eustress 26, 27
Extremitäten 171

F
Faltentest, Haut 66
Familienplanung 84 f.
Fehlernährung 11, 139, 197 f.
Fernsehen, Kinder 30 f.
Fett 15 ff.
Fettbedarf 15
Fettstoffwechsel 151, 202
Fettstoffwechselstörungen 202 f.
 –, Diätetik 203
 –, Folgen 202
 –, Lebensmittelauswahl 203
 –, Ursachen 202
Fettsucht 76, 198
Fettverzehr 15
Fettzellen 199
Fetus 80
Fieber 74 f.
Fieberanfall 74
Fieberkrampf 75
Fiebermessung 75
 –, axillar 75
 –, oral 75
 –, rektal 75
Fieberthermometer 75
Fleischbeschaugesetz 60
Fluorid 41
Flüssigkeitsaufnahme 76, 137 f.
Flüssigkeitsbedarf 76, 137, 148
 –, alter Mensch 76, 137
 –, Kleinkind 76, 137
Follikel 78
Fortpflanzung 77 f.
Freizeitgestaltung 28 ff., 124
 –, von Kindern 29 f.
Fresszellen 102
Fruchtwasseruntersuchung 83
Frühförderung 87
Frühmobilisation 126 f.
Füße 174

G
Galle 133, 134
Gallenblase 132, 141

Sachwortverzeichnis

Gallenblasenentzündung 142
Gallensaft 132, 141
Gallensteine 141
–, Beschwerden 141
–, kolik 142
–, Prophylaxe 142
Gangrän 156
Ganzheitspflege 220
Gastritis 135 f.
–, Behandlung 136
–, Risikofaktoren 136
Gebärmutter 78
Geburt 81
–, natürliche 81
Geburtshilfe 81
Gefahrentraining für Kinder 45
Gefäße 118 ff.
–, Altersveränderungen 119, 122, 125
–, Aufbau 118 ff.
–, Funktionen 118 ff.
Gehirn 159 f., 170
Gehirntraining 170
Gelbkörper 78
Gelbkörperhormon 78
Gelee 48
Gelenk 172, 214
Gelenkaufbau 172, 214
Gene 82
Genkrankheiten 83
Gerinnungshemmende Medikamente 127
Geschlechtshormone 77
Gesundheit 5 ff.
–, Merkmale 5 ff.
– nach WHO 5
–, persönliche 5 f.
–, Risikofaktoren 5 ff.
Gesundheits-Check-up 121
Gewichtsreduktion 200 f.
Gicht 204 f.
–, Diät 205
–, Krankheitsstadien 205
–, Symptome 204
–, Ursachen 204
–, Verlauf 204
Gichtanfall 204 f.
Glukagon 151
Glukosurie 152
Glykogen 150 f.
grippaler Infekt 98, 103
Grippe 98
Grippeviren 90, 98 ff.
Großhirn 160
Grundumsatz 13

H

Haarpflege 38
Haltung 171 f.
Haltungsschäden 28, 171, 173
Harn 72, 145
Harnbildung 145
Harnblase 145
Harnentleerung 72, 145
Harnentleerungsstörung 72, 145
Harninkontinenz 145, 219
Harnkanälchen 144 f.
Harnleiter 144
Harnröhre 145
Harnsäure 204
–, Gehalt in Lebensmitteln 205
Haschisch 183
Hausapotheke 46 f.
–, Ausstattung 46 f.
–, Pflege 46
Haut 36 ff., 66
Hautalterung 36
Hautbeschaffenheit 66 f.
Hautcremeherstellung 38
Hautdrüsen 36
Hautfarbe 66
– beim Gesunden 66
– beim Kranken 66
Hautfunktionen 36
Hautkrebs 37, 190, 192
Hautmykose 101
Hautpflege 37 f.
Hautpflegemittel 37
Hauttemperatur 66
Hauttyp 37
Hautveränderungen 66 f.
Heilmittel, natürliche 51
Heilung 62
Heilwirkung, Arzneimittel 50, 124
Hepatitis 100, 143
–, Krankheitszeichen 143
–, Maßnahmen zur Verhütung 143
–, Typ-A-Virus 143
–, Typ-B-Virus 143
Heroin 185 f.
Herz 113 ff.
–, Aufbau 114
–, Erregungsleitung 116
–, Funktion 115 f.
Herzfrequenz 67
Herzinfarkt 128 ff.
–, Behandlung 128
–, Ernährung 129
–, Risikofaktoren 128, 130
Herzinsuffizienz 130
Herzklappen 114
Herzkranzarterien 128
Herzkranzgefäße 114, 128
Herz-Kreislauf-Erkrankungen 113
Herz-Kreislauf-System 113
Herzleistung 114 f.
Herzminutenvolumen 116
Herzmuskelschwäche 130
Herzschlagvolumen 116
Herzschrittmacher 116
Heuschnupfen 110
Hirnstamm 160
Histamin 110
Hitzschlag 75
HIV-Virus 108
Hohlvene 114
–, obere 114
–, untere 114
Hormondrüsen 149
Hormone 78 ff., 149 f.
Hormonwirkung 149
Hörstörungen 10, 86
Hunger 76
Hygiene 52 ff., 94, 105 f.
Hyperglykämie 152, 154
Hypertonie 68 f., 122 f.
Hypervitaminose 17
Hypoglykämie 154
Hypophyse 150
Hypothalamus 150
Hypotonie 68, 124
Hypovitaminose 17

I

Immunität 103
Immunsystem 102 ff.,107,
–, Schwächung 107
–, Stärkung 107
Immuntherapie 196
Impfausweis 58
Impfkalender 59
Infarkt 120, 202
Infektion 94 ff.
Infektionskette 56, 95
Infektionskrankheiten 94
Infektionsquellen 95, 108
Infektionsschutz 96, 98 ff.,105 f.
Infektionsverhütung 105 f.
Infektionsverlauf 95, 96, 107 f.
Infektionsweg 96
Influenzaviren 98
Infusionslösung 48
Inhibiting-Hormone 150
Injektion 49
–, intramuskuläre 49
–, intravenöse 49
–, subkutane 49
Injektionslösung 48
Inkontinenz 219
–, Produkte 219
Inkubationszeit 96, 97 ff.
Insulin 155
–, Aufbewahrung 155
–, Depotinsulin 155
–, Mischinsulin 155
–, Normalinsulin 155
Insulin 149, 150 f.
–, Wirkung 150, 151
Insulinmangel 153
–, relativer 153
–, absoluter 153
Insulinpumpen 155
Interferon 75, 196

J

Jo-Jo-Effekt 200

K

Kalendermethode 84
Kapillaren 118
Kapseln 48
Karies 40
Katzenschreisyndrom 83
Ketoazidose 152
Kilojoule 147
Kilokalorie 147
Kinderlähmung 98
Kleinwuchs 147
Kneipp-Anwendung 124
Kniesehnenreflex 162
Knochen 171 f., 212
Knochenaufbau 171 f., 212
Knochenbildungszellen 171, 212
Knochenfresszellen 171, 212
Knochenmark 103, 107, 171
Knochenschwund 212
Koch, Robert 88
Kochsalz 123
Kohlendioxid, Gasaustausch 70
Kohlenhydrataustauschtabelle 155
Kohlenhydrate 16, 148
Kohlenhydratstoffwechsel 150 f.
Kohlenhydratversorgung 16
Kokain 185
Kompressionsverband 127
Kondom 84
Konservierungsstoffe 60
Kontaktinfektion 95, 100 f.
körpereigene Abwehr 88 ff., 102 ff.,109
–, spezifisch 103 f.
–, unspezifisch 102
Körperfunktionen 74, 76
Körperhaltung 65, 173 f.
– beim Gesunden 65
– beim Kranken 65, 173
Körperkreislauf 118
Körpermerkmale 77
–, Frau 77
–, Mann 77
Körperpflege 36 ff.
Körperpflegemittel 37
Körperschlagader 114
Körpertemperatur 74 f.
–, erhöhte Temperatur 74
–, Normaltemperatur 74
–, Untertemperatur 74
Krampfadern 118, 127
Krankenbeobachtung 64 f.
Krankheit 6, 61 ff., 212 ff.
Krankheitsbereitschaft 61, 96
Krankheitsentstehung 62
Krankheitserreger 7, 90 f., 97 ff.
Krankheitssymptome 61 ff.
Krankheitsursachen 6, 62
–, äußere 6 f.
–, innere 6 f.
Krankheitsverlauf 61 ff.
–, akuter 62
–, chronischer 62
Kranksein 61, 63

Krebs 189 ff.
–, Entstehung 189 ff., 191 ff.
–, Früherkennung 193
–, Ursachen 190 f.
–, Warnsignale 194
Krebsbehandlung 194 ff.
–, Beratung 195
–, Bestrahlung 195 f.
–, Chemotherapie 196
–, Immuntherapie 196
–, Operation 195
Krebserkrankungen 189, 193
Krebsgene 190
Krebsvorsorge 193 f.
Krebszelle 189, 190
Kropfbildung 149
Kühlkette 60
Kurzzeitgedächtnis 216

L

Langerhans'sche Inselzellen 153
Langzeitgedächtnis 216
Lärmbelastung 55
Lebenserwartung 53, 122, 209
Lebensmittelgesetz 60
Lebensmittelinfektion 59 f., 90, 94, 99
Lebensmittelvergiftungen 59 f., 90, 99
Lebensweise 7, 9, 11
Leber 141 ff.
–, Aufbau 141
–, Funktionen 141
–, gesunde Lebensweise 143
–, Risikofaktoren 141
Leber-Galle-Diät 142
Leberfunktionsstörungen 142 ff.
Leberzirrhose 142
Leistungsumsatz 13, 148 f.
Leukämie 192
LH 78
Lipase 134
Liquor 159
LSD 184
Luftröhre 70
Lungenarterie 114
Lungenbläschen 70, 117
Lungenembolie 126
Lungenentzündung 100
Lungenkreislauf 117
Lungenpest 94
Lungenvene 114, 117
Lymphknoten 103, 107

M

Magen 132, 136
Magenfunktion 132
Magenkrebs 137
Magensaft 132
Magensalzsäure 132
Magenschleimhaut 132, 136
Magenspiegelung 135, 136
Magersucht 206
–, Behandlung 207
–, Ernährung 207
–, Symptome 206 f.
–, Ursachen 206 f.
MAK-Wert 191
Malaria 92
Maltase 134
Mandeln 103
Markscheide 158, 165
Masern 97
Mastdarm 133
Mastzellen 110
maximale Schadstoffeinnahme 54
Medikamente 31 f., 182
–, Abhängigkeit 32, 176, 182
–, Konsum durch Schüler 32
Meldepflicht 58
Mengenelemente 18
Metastasen 137, 190
Mikroorganismen 88 ff., 97 ff.
–, nützliche 88, 93

–, pathogene 88 ff.
Milchgebiss 39
Milz 103, 107
Mineralstoffbedarf 18, 148
Mineralstoffe 17 f. 148
Mineralstoffhaushalt 148
Mineralstoffversorgung 18
Minipille 85
Mistelextrakt 196
Morbus Crohn 140
multiple Sklerose 164 f.
Mumps 97
Mundhöhle 132
Muskeln 171 f., Umschlag hinten
Muskelpumpe 125
Müsli-Erlass 19
Mutterkuchen 79 f.

N
Nachgeburt 81
Nährstoffdichte 12
Nährstoffe 14
Nahrungsaufnahme 76
Nahrungscholesterin 203
Nephron 144 f.
Nephropathie 156
Nervenfaser 158, 162
–, motorische 158, 162
–, sensible 158, 162
Nervensystem 157 ff.
–, peripheres 157
–, vegetatives 157, 161 f.
–, zentrales 157, 159 ff.
Nervenzelle 158
Neuropathie 156
niedriger Blutdruck 124
Niere 144 ff.
Nierenbecken 144
Nierenfunktionsstörungen 146 ff.
Niereninsuffizienz 146
Nierenkolik 146
Nierenkörperchen 144 f.
Nierenmark 144
Nierenrinde 144
Nierenschwelle 152
Nierensteinleiden 146
Nierentransplantation 146
Nierenversagen 72, 146
Nikotin 123, 181
Nitrat in Lebensmitteln 54
Nitrit in Lebensmitteln 54, 191
Nitrosamine 191

O
Obstipation s. Verstopfung
Ödem 66
Öle 48
Östrogen 77, 213
Onkogene 190
Osteoblasten 171
Osteoklasten 171
Osteoporose 212 f.
–, Anzeichen 213
–, Ernährung 213
–, Ursachen 213
–, Vorbeugung 213

P
Pandemie 96
Parasympathikus 116, 161
Parkinsonerkrankung 167
Parodontose 40
Pasteur, Louis 88
Pen 155
Penicillin 106
Penicillinallergie 106
Pepsin 132, 134
Periduralanästhesie, PDA 81
peripheres Nervensystem 157
Pest 94
Pflaster 48
Phagozytose 102
Phenylketonurie 83
Pille 85
Pilze 89, 92, 101

Pilzerkrankungen 92
Pneumonie 100
Pocken 57, 104
Poliovirus 98
Pollenflugkalender 110
Primärharn 145
Progesteron 77
psychosomatische Erkrankung 62, 140
Pubertät 77
Pudendus-Block 81
Puls 67
Pulsfrequenz 68
Pulskontrolle 68
Pulsmessung 67
Purine 205

Q
Querschnittslähmung 167

R
Rauchen 181, 191
Raucherbein 181
Reduktionsdiät 154, 200
–, energiereduzierte Mischkost 201, 205
–, Tageskostplan 201
Reflexbogen 162
Reflexe 162
Regelblutung 78
Regelkreis, Hormone 150
Reizleitung 158, 165
Releasing-Hormone 150
Resistenz 106
Resorption 131
Retinopathie 156
Rezessivität, Vererbung 83
Riva-Rocci 68
Rot-Grün-Blindheit 83
Röntgenstrahlen 192
Röteln 57, 97
Rötelnembryopathie 57, 95 f.
Rötelschutzimpfung 58
Rückenmark 159, 160 f.
Rückenschmerzen 173 f.
Rückenschule 174

S
Saft 48
Salben 48
Salmonellen 59, 99
Salmonellenträger 59
Salmonellose 59, 99
Samenzelle 79
Sammelrohre 144 f.
Sauerstoff, Gasaustausch 70
Säuglingssterblichkeit 53
Schadstoffe 53 f.
–, Haushalt 53
–, Nahrung 53 f.
–, Umwelt 53, 192
Scharlach 100
Schichtarbeit 24, 34
Schilddrüsenhormon 147, 149
Schilddrüsenüberfunktion 147
Schilddrüsenunterfunktion 149
Schimmelpilze 60, 191
Schlaf 33 f.
Schlaf-Wach-Rhythmus 34
Schlafdauer 34
Schlafphasen 34
Schlafqualität 34 f.
Schlafstörungen 33
Schlafveränderungen im Alter 33
Schlaganfall 163 f.
–, Pflege 164
–, Risikofaktoren 163
–, Symptome 163
–, Warnzeichen 163
Schmierinfektion 95
Schulfrühstück 12, 19
Schutzimpfung 57 f., 99, 104
–, aktive 104
–, Nebenwirkungen 58, 104
–, passive 104 f.

Schwangerschaft 79 ff.
Schwangerschaftshormon 79
Schwangerschaftstest 79
Schweiß 148
Schwermetalle, Lebensmittel 54, 192
Schwermetalle, Umwelt 192
Sehnen 171 f.
Sehstörungen 10, 86
Selbsthilfe 215
– bei Krebs 195
Selbstmedikation 51, 124
Sensibilisierung 110
Seuchen 94, 104
Sicherheitszeichen 45
Sinusknoten 116
Skelett 171 ff., Umschlag hinten
Sonnenbrand 37
Soor 108
Sozialhygiene 56
Sozialverhalten, Kinder 29 ff.
Speicheldrüsen 132
Speiseröhre 132
Spielen, Kinder 29
Spielgeräte 29
Spirale 85
Sporen 92
Spurenelemente 18
Sputum 73
Sterilisation 105
Stoffwechsel 147 ff.
–, Baustoffwechsel 147 f.
–, Betriebsstoffwechsel 147 f.
– in den Körperzellen 147
Stoffwechselregulation 149 ff.
Strecker 172
Stress 25 ff., 34
Stressauslöser 25 ff.
Stressbewältigung 27 ff.
Stressreaktion 26 f., 124
Stuhl 72 f., 133
Stuhldiagnostik 72 f.
Stuhlentleerung 72, 133, 219
Stuhlinkontinenz 219
–, Ursachen 219
Sucht 175 ff.
–, Entstehung 177
–, Risikofaktoren 177
–, Symptome 178
–, Verlauf 177 f.
Suchterkrankungen 175 ff.
Suchtmittel 175 f., 179 ff.
Suchtprävention 188
–, Medikamente 32, 182
Suchttherapie 186
–, Entgiftung 187
–, Entwöhnung 187
–, Nachsorge 187
Sympathicus 116, 161
Synapse 158, 168
Systole 115

T
Tabletten 48
Temperaturmethode 84
Temperaturregulation 74
Testosteron 77
Tetanus 99
Thrombose 119, 125 ff.
–, Behandlung 125 f.
–, Risikofaktoren 125 f.
Thromboseprophylaxe 126
Thymusdrüse 107
Thyroxin 147, 149
Tollwut 101
Toxine 90, 191
Toxoplasmose 93
Traumreise 29
Trinkwasserinfektionen 60
Tropfen 48
Tröpfcheninfektion 95
Trypsin 134
Tuberkulose 99
Tumor 189 ff.
Turgor 66

U
Überernährung 153
Übergewicht 13 f., 15 f., 76, 123, 153, 198 ff.
–, Behandlung 200 f.
–, Folgen 199
– und Erziehung 199
–, Ursachen 198
Übertragung, Infektion 56, 95, 108
Umgang mit Kranken 62 ff.
Unfallursachen 42 ff.
Unfallverhütung 42 ff.
Untergewicht 76
Urin 72, 145
–, Diagnostik 72, 145
UV-Strahlen 192

V
Vegetarier 14
vegetatives Nervensystem 157, 161 f.
Venen 118 f., 125
Venenklappen 118, 125
Verdauungsenzyme 132, 134
Verdauungssystem 131
Verdauungstrakt 131 f.
Verhütungsmethoden 84 f.
–, chemische 85
–, mechanische 84 f.
–, natürliche 84
Verhütungsmittel 85
Verstopfung 73, 138 f.
–, Behandlung 138 f.
–, Ursachen 138
Viren 89 ff., 97 ff.
Vitaminbedarf 17
Vitamine 17
–, fettlösliche 17
–, wasserlösliche 17
vollwertige Ernährung 20
Vorsorgeuntersuchungen 86
Vorsorgeuntersuchungsheft 86

W
Wachstumshormon 147, 149
Warzen 66
Wasser 148
Wasserhaushalt 148
Wechseljahre 213
Wertigkeit, biologische 14
Windpocken 98
Wirbelkanal 160
Wirbelsäule 173, 225
Wirkstoffkonzentration, minimale 50
Witwenbuckel 213

Z
Zahn 39 ff.
Zahnbein 39
Zahnfleisch 40
Zahnmark 39
Zahnpflege 39 ff.
Zahnpflegehilfsmittel 41
Zahnschmelz 39
Zahnwurzel 39
Zäpfchen 48
zentrales Nervensystem 157, 159 ff.
Zivilisationskrankheiten 197 ff.
–, Risikofaktoren 198
Zwölffingerdarm 132